高等学校医学规划教材
（供临床、全科、基础、预防、护理、口腔、检验、药学等专业用）

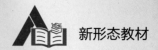 新形态教材

生 理 学

Shenglixue

主　　编　郭益民

副主编　韩丽萍

编　　者（按姓氏拼音排序）

毕云天　陈　然　郭益民

韩丽萍　花春艳　李　旭

卢　波　王　颖　余立群

插　　图　郭益民

中国教育出版传媒集团

高等教育出版社·北京

内容简介

　　本教材共分十一章。详细介绍了人体功能活动的基本规律,包括生命活动的现象、过程、规律、机制及影响因素等。为利于学生对躯体和内脏感觉部分内容的系统性了解,本教材将该部分内容一并归入神经系统的功能一章中介绍,并将第九章改为特殊感觉器官的功能;生殖一章受精、着床和分娩的内容与《组织学与胚胎学》《妇产科学》的内容重复,故删去,而将性腺和胎盘的内分泌功能归入内分泌一章。教材篇幅适中,文字精炼,深入浅出,图文并茂。配有数字课程,包括教学PPT、自测题、复习思考题等,有助于培养学生自主学习能力。

　　本教材主要供高等医学院校临床、全科、基础、预防、护理、口腔、检验、药学等专业学生使用,也可作为其他专业本科生和临床医务人员的参考书。

图书在版编目(CIP)数据

生理学 / 郭益民主编 . -- 北京 : 高等教育出版社,
2023.9(2024.11重印)

　供临床、全科、基础、预防、护理、口腔、检验、药
学等专业用

　ISBN 978-7-04-061057-4

　Ⅰ. ①生… Ⅱ. ①郭… Ⅲ. ①人体生理学 - 高等学校
- 教材 Ⅳ. ① R33

　中国国家版本馆 CIP 数据核字(2023)第 163803 号

策划编辑　初　瑞	责任编辑　初　瑞	封面设计　赵　阳	责任印制　存　怡

出版发行	高等教育出版社	网　　址	http://www.hep.edu.cn
社　　址	北京市西城区德外大街4号		http://www.hep.com.cn
邮政编码	100120	网上订购	http://www.hepmall.com.cn
印　　刷	北京市密东印刷有限公司		http://www.hepmall.com
开　　本	787mm×1092mm　1/16		http://www.hepmall.cn
印　　张	31		
字　　数	700 千字	版　　次	2023 年 9 月第 1 版
购书热线	010-58581118	印　　次	2024 年 11 月第 4 次印刷
咨询电话	400-810-0598	定　　价	98.00元

数字课程（基础版）

生理学

主编　郭益民

生理学

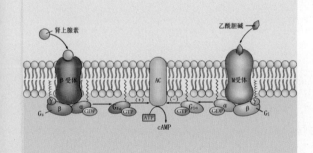

　　生理学数字课程与纸质教材一体化设计，紧密配合。数字课程内容有教学PPT、自测题、复习思考题等，充分运用多种形式的数字体资源，极大地丰富了知识的呈现形式，拓展了教材内容。在提升课程教学效果同时，为学生提供思维与探索的空间。

用户名:　　　　密码:　　　　验证码:　　　　5360　忘记密码？　登录　注册

http://abook.hep.com.cn/61057

扫描二维码，下载Abook应用

前　言

　　教材是实施教学的基本工具，是保障和提高教学质量的重要基础。随着我国医学教育改革的持续深化，医学类"金课"建设迫切需要一本条理清楚、注重生理学知识与临床结合并适合学生自学的教材，为此，在学校教务处和高等教育出版社的大力支持下，我们尝试着编写了这本彩色版的《生理学》教材。

　　本教材共分十一章。传统教材将躯体和内脏感觉的内容分为两部分，这不利于学生对该部分内容的系统性了解，故本教材将这两部分内容一并归入神经系统的功能一章中介绍，而将第九章改为特殊感觉器官的功能。生殖一章的受精、着床和分娩的内容与《组织学与胚胎学》《妇产科学》的内容重复，故删去，而将性腺和胎盘的内分泌功能归入内分泌一章。

　　本教材的主要特色有：①图文并茂，全书图表丰富，将复杂的生理过程或机制进行归纳和总结，简单易懂；②条理清晰，尤其适合进行线上或线上线下教学的师生使用，有利于生理学教学改革的深入开展；③名词解释精炼、易记，特别注意使用规范化的生理学名词及名词的前后一致性，例如将何尔登效应改为霍尔丹效应，将外毛细胞质膜上的马达蛋白 prestin 改为快蛋白等；④加强生理学知识与临床的联系，且联系临床力求准确，例如在心肌细胞兴奋性的内容中介绍如何延长有效不应期，在心肌细胞传导性中介绍心肌缺血区为何会发生兴奋传导速度减慢；⑤根据后续课程的需要或临床的实际情况，对生理学教学内容进行优化和适当的增减，例如，将传统教材中锥体系和锥体外系的内容改为内侧运动通路和外侧运动通路，将血液凝固过程分为内源性途径、外源性途径和共同途径等；⑥更新了一部分陈旧的知识，适当增加了一些新进展，例如修改了皮质小脑的功能；⑦对传统教材的一些不合理或错误的内容进行了更正和修订；⑧配有丰富的数字课程资源。

　　虽然本教材编写人员长期工作在教学、科研第一线，具有丰富的教学和教材编写经验，由于编写时间有限，教材中肯定存在不当之处，望各位读者能及时予以反馈，以便再版时修订。

郭益民

2023 年 8 月

目 录

第一章
绪 论

人体解剖学和组织学是研究正常人体形态结构的科学，属于形态学的范畴，而生理学则是研究正常人体功能的科学。虽然生理学和形态学在 19 世纪后半期才被划分开来，但人体的形态结构与生理功能密切相关，很难截然分开。例如神经生理学必须在神经解剖学的基础上介绍神经系统的功能，肾生理学必须在肾解剖学和组织学的基础上进行讲述。在学习生理学的过程中，要注意人体的形态结构与生理功能之间的关系，处理好本课程与其他相关课程内容之间的衔接。

第一节　生理学概述

一、生理学的定义及其分类

生理学（physiology）是一门研究机体及其各组成部分正常功能活动规律的学科。生理学属于生物学的一个分支，其主要任务是研究机体各生理功能的正常活动过程，包括生命活动的现象、过程、规律、机制和影响因素等，以及当内、外环境发生变化时，机体如何通过调节来维持正常的生命活动过程。

根据研究对象的不同，生理学可分为动物生理学（animal physiology）、植物生理学（plant physiology）和人体生理学（human physiology）等。医学类专业学生学习的主要是人体生理学，其研究对象是具有生命的人体。根据所研究器官、系统的不同，人体生理学又可分为细胞生理学、血液生理学、心血管生理学、呼吸生理学、胃肠生理学、肾生理学、神经生理学、内分泌生理学和生殖生理学等。人体各器官、系统有机地组成统一的整体，在神经系统和内分泌系统的调控下，保证人体对内、外环境的变化及时作出反应，维持人体内环境的稳态。

人体生理学是一门重要的桥梁学科，起着促进基础研究与临床应用相互转化的重要作用。一方面，生理学的基本理论是研究疾病问题的理论基础，另一方面，医学实践又可以丰富生理学理论、推动生理学研究的发展。医学生只有在了解了人体及其各组成部分的正常功能及其调节机制后，才能理解疾病的发生条件、发生机制，理解药物的作用原理，才能继续学习内、外、妇、儿等后续的临床医学课程。

二、生理学的发展简史

早在公元前 400—公元前 300 年，中医学的经典著作《黄帝内经》中就有不少关于人体生理功能的描述，这是最古老的生理学，其中有一部分理论与人体的结构和功能相符合，如"心主血脉""肺主气""肾主水"和"肝藏血"等。盖伦（C. Galen）、维萨利（A. Vesalius）等早期的西方医学家也曾对人体生理功能有过推断和描述，但当时生理学与解剖学是结合在一起的，解剖学家在研究机体形态的同时，也研究其功能。英国著名医生哈维（W. Harvey，1758—1657）最先通过活体解剖等实验观察了血液循环，得出的结论是血液由心脏射入动脉，流经全身后再经静脉流回心房，周而复始。由此，哈维被认为是近代生理学的创始人，他于1628年发表的《心与血液的运动》为近代生理学开端的代表作，同时，这也标志着生理学真正开始成为一门独立的学科。随后，笛卡尔（Descartes）提出反射的概念，加万尼（Galvani）发现了生物电现象。法国生理学家贝尔纳（C. Bernard）发现胰液的脂肪分解作用和消化液的分泌机制，还首先提出内环境的概念。1939年，美国生理学家坎农（W. B. Canon）在内环境概念的基础上创制了稳态（homeostasis）这个新名词，阐明机体通过调节维持内环境的相对稳定，使生命活动得以正常进行，若稳态被打破，机体可出现病理状态甚至会导致生命活动的终止。20世纪初，俄国生理学家巴甫洛夫（I. P. Pavlov）在大脑和消化系统功能的研究上取得了丰硕的成果，并因发现主要消化腺的分泌规律而荣获1904年诺贝尔生理学或医学奖。胰岛素和神经递质的发现、G蛋白在细胞信号转导中的作用、一氧化氮是心血管系统中的信息分子、多巴胺在神经系统中的作用、构成大脑定位系统细胞的发现等研究成果也先后获得诺贝尔生理学或医学奖。

中国近代生理学开始的标志性事件是中国生理学会的成立，这是在1926年由北京协和医学院生理系主任林可胜教授发起并创建的，学会成立后，创办了《中国生理学杂志》，并积极开展各种学术活动，为推动中国生理学事业的发展作出了巨大的贡献。

三、生理学研究的三个水平

生理学是一门从分子到整体水平研究机体功能和生命整合过程的科学。生理学的研究最早是在器官、系统水平上进行的，随着物理学、化学、材料学和分子生物学等技术的发展，后又增加了细胞、分子水平的研究及整体水平的研究。

（一）细胞和分子水平

细胞和分子水平的研究对象是细胞及其所含的物质分子。通过研究细胞各亚微结构的功能和胞内生物分子的各种理化变化，了解各组织、器官功能活动的原理，并进而阐明生命活动的基本规律及其实质，其内容属于细胞生理学（cell physiology）或普通生理学（general physiology）。例如，通过对离子通道的研究，阐明了可兴奋细胞动作电位的产生与电压门控通道有关、终板电位的产生与化学门控通道有关、耳蜗基底膜上毛细胞感受器电位的产生与机械门控通道有关。

（二）器官和系统水平

器官和系统水平主要研究和观察各器官、系统在机体中所起的作用，实现其功能活动的机制和影响因素，以及当内环境或外环境发生变化时机体的调节机制。例如呼吸生理学主要介绍呼吸的三个环节（即外呼吸、血液的气体运输和内呼吸）和呼吸运动的调节；心血管生理学主要介绍心脏与血管的功能及心血管活动的调节。本教材是根据器官、系统进行章节划分的。

（三）整体水平

整体水平研究是以整个机体为研究对象，研究在劳动、运动或处于特殊环境（高原、高空、失重、潜水等）下各功能系统间的相互关系及机体与环境的关系，即研究机体在不同生理情况下和环境因素发生改变后，各器官、系统间的相互联系和协调及完整机体所作出的各种反应的规律。

必须注意，通过一个水平研究所得到的知识和理论不能简单地用于其他水平，因为不同水平的研究，其研究对象所处的条件差别很大。当前，生命科学的研究更重视的是通过对不同水平研究成果的整合，从而对器官和系统的功能及生命现象有更全面和清晰的认识，这有利于更好地解决各种临床问题。

第二节　生命活动的基本特征

生理学的研究对象是机体的功能。机体即生物体，为自然界有生命物体的总称。而生命的最具体表现就是功能，也就是说只有活的、有生命的机体才具有功能。生命活动的基本特征至少包括新陈代谢、兴奋性与适应性及生殖。

一、新陈代谢

生活在适宜环境中的机体不断从外界环境中摄取营养物质来合成自身所需的物质并储存能量（即同化作用），同时不断分解自身的物质和释放能量（即异化作用），并将分解产物排出体外。机体通过与周围环境之间进行的物质交换和能量转换以实现自我更新的过程称为新陈代谢（metabolism）。机体的新陈代谢是不能停止的，新陈代谢一旦停止，即意味着生命活动的结束，因此新陈代谢是机体生命活动的最基本特征。

二、兴奋性与适应性

生理状态下，当机体的生活环境发生一定变化时，机体能主动作出相应的反应，以适应环境的变化、维持正常的生命活动。例如当血液中 CO_2 分压升高时，通过刺激化学感受器，反射性地使呼吸运动加深加快，增加 CO_2 排出，从而使血液的 CO_2 分压恢复正常。

（一）兴奋性

1. 刺激　生理学将能够引起机体产生反应的各种内、外环境条件的变化称为刺激（stimulation）。刺激的种类很多，按其性质可分为物理性刺激（如渗透压、温度、光、声、电和机械因素等）、化学性刺激（如酸、碱、激素、神经递质和细胞因子等）和生物性刺激（如细菌、病毒等），此外，心理因素、社会因素构成的刺激对人体的生理功能也有十分重要的影响。当然，并不是所有的刺激都能引起机体产生反应，刺激要引起机体产生反应必须达到一定的刺激量，刺激量通常包括刺激的强度、持续时间和强度 – 时间变化率三个参数。由于电刺激的这三个参数易于控制，只要将刺激量控制在适当范围内，电刺激对组织的损伤性小、重复性好，因此，生理学实验常采用电脉冲作为人工刺激。

2. 反应　机体对刺激所产生的应答性变化称为反应（response）。反应有两种表现形式：一种是兴奋（excitation），是指刺激使组织由相对静止变为显著活动，或原有的活动由弱变强的现象；另一种是抑制（inhibition），是指刺激使组织由活动状态转为相对静止，或原有的活动由强变弱的现象。

虽然不同的组织受刺激后所产生的反应可表现为不同的形式，如神经纤维表现为神经冲动的产生和传导、肌肉表现为收缩、腺体表现为分泌活动，但这些组织产生各自固有活动前均要先产生动作电位。由于动作电位是大多数可兴奋细胞受刺激后产生兴奋的共有的特征性表现，是细胞发挥其功能的前提或触发因素，因此，近代生理学将神经、肌肉和腺体这些受刺激后能迅速产生动作电位的组织、细胞分别称为可兴奋组织（excitable tissue）和可兴奋细胞（excitable cell）。可兴奋细胞产生动作电位的现象称为兴奋，可兴奋细胞产生动作电位的能力称为兴奋性（excitability）。虽然上述概念相对狭义，但可使人们对机体许多重要生理过程的描述更为简便。

3. 刺激引起兴奋的条件　有两个：①接受刺激的细胞必须具有兴奋性。如受刺激细胞的兴奋性极低甚至没有兴奋性（如神经纤维或骨骼肌细胞处于绝对不应期、心室肌细胞处于有效不应期），任何刺激均不可能引起该细胞产生兴奋。②适宜刺激刺激量的三个参数都必须达到某一最小值，刺激量的这三个参数任何一个过小都不能引起可兴奋细胞产生兴奋。

事实上，刺激量的三个参数可以相互影响。如将刺激的强度–时间变化率固定在某一数值不变，在一定范围内，引起可兴奋细胞产生兴奋所需的最小刺激强度与该刺激的持续时间成反比关系，表现为刺激强度增大，引起可兴奋细胞产生兴奋所需的持续时间可以缩短；而延长刺激的持续时间，引起可兴奋细胞产生兴奋所需的强度可以减弱。若将刺激的持续时间和强度–时间变化率均固定在某一适当的数值，引起可兴奋细胞产生兴奋所必需的最小强度称为阈强度（threshold intensity），简称阈值（threshold）。不同细胞或同一细胞在不同功能状态下，其兴奋性的高低可能会不同。阈强度是衡量细胞兴奋性高低的常用指标，阈强度的大小与细胞兴奋性的高低成反比关系：即阈强度愈大，可兴奋细胞的兴奋性愈低；阈强度愈小，可兴奋细胞的兴奋性愈高。

具有阈强度的刺激称为阈刺激（threshold stimulus），大于阈强度的刺激称为阈上刺激（suprathreshold stimulus），小于阈强度的刺激称为阈下刺激（subthreshold stimulus）。能使可兴奋细胞产生动作电位的刺激称为有效刺激。一个阈刺激或一个阈上刺激均可成为有效刺激，引起可兴奋细胞产生兴奋；而阈下刺激则不同，一个阈下刺激只能引起可兴奋细胞产生局部电位或电紧张电位，两个或两个以上阈下刺激通过总和，可能成为有效刺激，引起可兴奋细胞产生兴奋（见第二章）。

（二）适应性

机体生存的外环境如温度、湿度和气压等因素在不断地发生变化，但机体普遍具有对环境变化作出适宜反应的能力。机体根据所处环境的变化，调整体内各部分活动以适应这种变化的能力称为适应性（adaptability）。适应包括行为适应（behavioral adaptation）和生理适应（physiological adaptation）两种。行为适应常有躯体活动的改变，属本能行为，如在低温环境中的取暖活动；生理适应是指机体内部的反应，如长期居住在高原低氧环境中的人，其血液中的红细胞数量显著高于居住在平原地区的人，以适应高原缺氧的环境。

综上所述，兴奋性是有生命机体普遍具有的特性，具有兴奋性的机体能对环境变化作出适当的反应，从而使机体能适应环境的变化，并维持正常的生命活动，因此，兴奋性和适应性是机体生存的必要条件，也是机体生命活动的基本特征。

三、生殖

生物为维持物种延续而由亲代繁衍出新的与自己相似子代个体的行为称为生殖（reproduction）。依生殖过程中是否出现生殖细胞的结合可将生殖分为无性生殖和有性生殖。在高等动物中，生殖是通过两性生殖细胞结合来实现的。任何机体的寿命都是有限的，必然要走向衰老、死亡，而生殖是机体繁殖后代、延续种系的一种特征性活动，所以也是生命活动的基本特征。

第三节　机体的内环境与稳态

一、体液

机体内的液体部分称为体液（body fluid），健康成年人的体液总量约占体重的60%，按其分布可分为细胞内液（intracellular fluid，ICF）和细胞外液（extracellular fluid，ECF）。细胞内液是指分布在细胞内的液体，约占体重的40%；细胞外液是指分布在细胞外的液体，约占体重的20%。细胞外液主要包括血浆和组织液，分别约占体重的5%和15%；此外，还有少量的淋巴液和脑脊液等（图1-1）。人体内的大多数细胞并不与外界环境直接接触，而是浸浴在细胞外液之中。

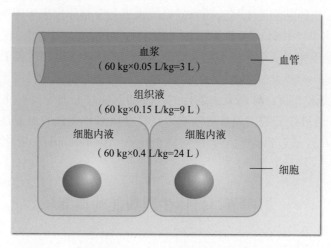

图 1-1　一个体重为 60 kg 的健康成年人的体液及其组成

二、机体的内环境与稳态

（一）机体的内环境

贝尔纳认为，机体的生存环境有两个，一个是不断变化着的外环境，包括自然环境和社会环境；另一个是相对稳定的内环境（internal environment）。机体的内环境是指细胞维持正常新陈代谢所需要的适宜理化环境，即细胞外液。细胞外液围绕在多细胞动物的细胞周围，构成了细胞生活的适宜液体环境。由于绝大部分组织液呈胶冻状，不能自由流动，因此，血浆为内环境中最活跃的部分。

（二）稳态

内环境的一个突出特点就是其理化性质和化学成分变动幅度非常小。例如，血浆 pH 的正常值为 7.35～7.45，低于 6.9 或高于 7.8 均可危及生命（图 1-2）。就在贝尔纳提出内环境恒定概念约 50 年后，坎农对该概念进行引申和发展，并创制了"稳态"一词。内环境稳态是指内环境的理化性质和化学成分保持相对稳定的状态。即内环境稳态并不是指一种静止不变的固定状态，而是一种受生理功能调节机制调控的动态平衡，可表现为细胞外液的理化性质和化学成分在一定范围内的波动。内环境稳态是维持机体生存的基本条件，内环境稳态一旦遭到破坏，就可能引起疾病，甚至导致机体的死亡。

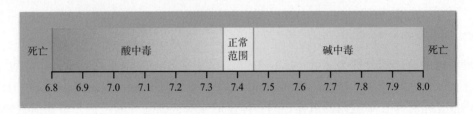

图 1-2　健康成年人血液 pH 的变动范围及其意义

在生命科学中，稳态几乎是一个无处不在的极为重要的概念，而且，随着生命科学的发展，稳态的概念已得以扩展。稳态不仅用于表示内环境的理化性质和化学成分的动态平衡，也可用于表示机体在细胞水平、器官或系统水平乃至整体水平生理功能的相对稳定状态，也就是说稳态是指机体内所有保持相对稳定的生理过程。例如，在生理状态下，心率、人体的动脉血压和血液中的红细胞数量等均可保持相对稳定，均属于稳态。

稳态的维持是一个极其复杂的问题，简单来说，稳态是机体在神经系统的主导下，通过神经调节、体液调节和自身调节来维持的。例如，通过心血管反射将动脉血压维持在 100 mmHg 左右；通过红细胞生成素等体液因素将健康成年男性的血液红细胞数量维持在 $(4.0～5.5) \times 10^{12}/L$；通过自身调节，使动脉血压在 70～180 mmHg 变化时，肾血流量保持相对稳定。

第四节　机体生理功能的调节

一、机体生理功能的调节方式

机体生理功能的调节方式包括神经调节、体液调节和自身调节。当机体内、外环境发生变化时，通过对生理活动的调节，恢复被扰乱了的器官、系统的功能，维持机体的稳态。但是，这并不意味着机体的每一项功能均要受到这三种方式的调节，例如机体主要通过神经调节对呼吸运动进行调节；主要通过体液调节对糖皮质激素的分泌进行调节；而心脏泵血功能的调节包括神经调节、体液调节和自身调节。

（一）神经调节

通过反射实现对效应器功能的调节称为神经调节（neuroregulation 或 neural regulation）。

神经调节是体内起主导作用的调节机制。

神经调节的基本方式是反射（reflex）。反射是指在中枢神经系统的参与下，机体对内、外环境变化产生的规律性反应。反射有两种类型：一是非条件反射（unconditioned reflex），这是指出生后无需训练就具有的比较固定的反射，非条件反射是机体适应环境的基本手段，是遗传的，有固定的反射弧，数量有限，通过皮质下各级中枢即可完成；二是条件反射（conditioned reflex），这是指出生后通过训练而形成的建立在非条件反射基础上的反射，条件反射能增强机体活动的预见性、灵活性和精确性，能使机体更好地适应环境的变化，其数量无限，需通过大脑皮质完成。

反射的结构基础是反射弧（reflex arc）。反射弧是指完成反射所必需的结构，通常由感受器、传入神经、反射中枢、传出神经和效应器等五个环节组成，反射弧任何一个环节受损，反射就不能实现。例如骶段脊髓或支配膀胱的盆神经受损，排尿反射不能发生，大量尿液潴留在膀胱内，导致尿潴留。

（二）体液调节

细胞分泌的特殊化学物质通过体液途径实现对靶细胞功能的调节称为体液调节（humoral regulation）。特殊化学物质既包括内分泌细胞分泌的激素，也包括细胞在代谢过程中产生的代谢产物（如 H^+、CO_2 等）、生长因子和组胺等。

激素等特殊化学物质的运输途径包括血液、组织液和细胞内液。人体内分泌细胞分泌的激素经血液运送到全身各处，调节靶细胞的功能，这种体液调节称为远距分泌（telecrine）或全身性体液调节。例如促甲状腺激素经血液运输至甲状腺，促进甲状腺激素的合成与分泌，这就是一种远距分泌。激素等化学物质经组织液扩散，改变邻近靶细胞的活动，这种体液调节称为旁分泌（paracrine）调节或局部性体液调节。例如，胰岛 A 细胞分泌的胰高血糖素可经旁分泌调节的方式刺激邻近 B 细胞分泌胰岛素。神经元合成的激素经轴突末梢释放入血液，调节靶细胞的功能，这种体液调节称为神经内分泌（neuroendocrine）调节。最典型的例子就是血管升压素（vasopressin, VP）的肾效应，血管升压素在下丘脑视上核和室旁核神经元的胞体内合成，经下丘脑-垂体束运输至神经垂体储存，受到适宜刺激后释放入血，经血液运输至肾，发挥抗利尿的效应（图1-3）。中枢神经系统通过直接或间接地调节某些内分泌细胞的活动来调控激素的分泌，这种调节方式称神经-体液调节（neurohumoral regulation）。许多内分泌细胞的分泌功能受到自主神经系统的调节，例如交感-肾上腺髓质系统，若支配肾上腺髓质的交感神经节前纤维兴奋，肾上腺髓质分泌肾上腺素（adrenaline, Ad；或 epinephrine, E）和去甲肾上腺素（norepinephrine, NE 或 noradrenaline, NA）增加，激素经血液运输至全身各处，调节物质代谢，参与应急反应，并增强机体对有害刺激的警觉性和应变力。此外，激素的递送方式还包括自分泌、胞内分泌和腔分泌等形式，其中，自分泌（autocrine）是指内分泌细胞分泌的激素在局部扩散而又返回作用于该内分泌细胞；胞内分泌（intracrine）是指胞内合成的激素直接在胞内发挥作用；腔分泌（solinocrine）是指激素直接释放到管腔中发挥作用。

（三）自身调节

内、外环境发生变化时，组织、细胞不依赖于神经和体液调节而产生的适应性反应称为自身调节（autoregulation）。以心肌的异长自身调节为例，在生理状态下，静脉回心血量

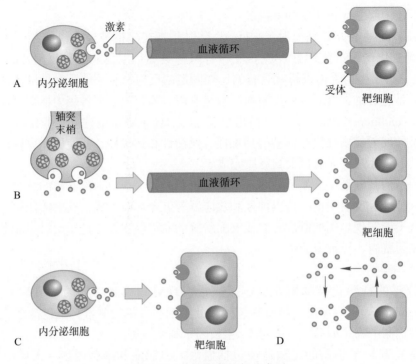

图 1-3　**体液调节的部分类型**
A. 远距分泌　B. 神经内分泌　C. 旁分泌　D. 自分泌

的增加可使心室前负荷增大、心肌初长度增加，这可引起心肌收缩力加强、搏出量增加，而该机制并无神经或体液机制的参与，属于自身调节。与前述的神经调节和体液调节相比，自身调节一般局限于某些组织细胞，其调节幅度和影响范围较小，且不十分灵敏。

二、机体内的控制系统

机体内存在大量的控制系统，精确地调节细胞、组织、器官和系统的各种功能活动。机体通过反馈控制系统（feedback control system），使某生理过程保持相对稳定或迅速完成；通过前馈控制系统（feed-forward control system），使机体的活动更精确、更有预见性（图 1-4）。

（一）反馈控制系统

反馈控制系统也称为自动控制系统，其中的控制部分是指调节机体功能的调节部分，如反射中枢、内分泌细胞；受控部分则为相应的效应器或靶细胞；输出变量是指受控部分的状态或产生的效应；参考信息即原初设定的信息；来自受控部分的反映输出变量变化情况的信息称为反馈信息；参考信息与反馈信息比较后得出的信息即为偏差信息。

来自受控部分的反馈信息对控制部分施加的影响称为反馈（feedback）。反馈控制系统是一个闭环系统，即在控制部分与受控部分之间存在双向的信息联系。反馈控制就是根据输出变量产生的偏差来指导控制系统的活动，一般需要较长的时间。根据反馈信息对控制部分作用的不同，反馈有两种类型，即负反馈（negative feedback）和正反馈（positive feedback）。

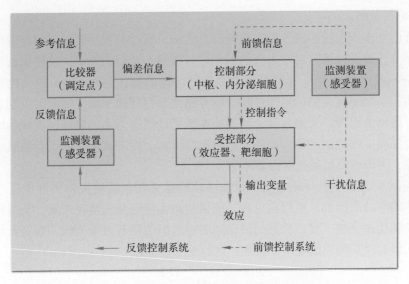

图 1-4　反馈控制系统和前馈控制系统模式图

1. 负反馈　在反馈控制系统中，反馈信息最终使受控部分的活动向与其原先活动相反方向改变的反馈称为负反馈。体内的控制系统绝大多数是负反馈控制系统，其控制的生理过程是可逆的。

在体内，许多负反馈控制系统中设置了调定点（set-point）。调定点是指反馈控制系统所设定的一个限制受控部分变动的工作点。如健康成年人体温的调定点水平为 37℃、平均动脉压的调定点水平为 100 mmHg。负反馈机制对受控部分活动的调节就以调定点作为参照水平，但调定点水平在一定条件下是可以改变的，这称为调定点的重调定（resetting of set-point）。例如细菌感染后，致热源使调定点水平上移，机体出现发热。

负反馈是利用误差来消除误差，即只有当误差出现并形成反馈信息后才能通过作用于控制部分，对受控部分进行调节，因此，负反馈的缺点是具有波动性和滞后性，这里的波动是指在调定点水平附近的波动。

负反馈调节的意义是使反馈控制系统处于稳定状态，从而维持机体的稳态。例如，下丘脑神经元合成的促甲状腺激素释放激素经垂体门脉系统的血液转运至腺垂体后，可促进促甲状腺激素的分泌，血液将促甲状腺激素运至甲状腺，促进甲状腺激素的合成与释放。当血中游离甲状腺激素达一定水平后，可对下丘脑促甲状腺激素释放激素和腺垂体促甲状腺激素的分泌产生负反馈作用，从而使血液中的甲状腺激素水平保持相对稳定。

2. 正反馈　在反馈控制系统中，反馈信息最终使受控部分的活动向与其原先活动相同方向改变的反馈称为正反馈。正反馈的意义在于使反馈控制系统处于再生状态，可使某生理功能在短时间内迅速完成，其所控制的生理过程是不可逆的。例如，在神经纤维动作电位去极相的产生过程中，去极化与膜对 Na^+ 的通透性之间形成正反馈，即去极化程度愈大、膜对 Na^+ 的通透性也愈大，这种现象称为再生性循环，从而使 Na^+ 迅速内流，膜电位迅速接近钠离子平衡电位。此外，常见的正反馈还有分娩、排尿反射、血液凝固和卵泡期雌激素的中枢性正反馈作用等，但是，正反馈控制系统远较负反馈控制系统少。

（二）前馈控制系统

在干扰信号作用于受控部分引起反馈信息之前，通过监视装置发出的前馈信息直接作用于控制部分，对受控部分可能出现的偏差进行提早、及时的纠正，这种控制形式称为前馈（feed-forward）（图1-4）。条件反射就是一种前馈控制。例如运动员进入比赛场地进行百米赛跑前，与比赛有关的信息通过视、听等感觉器官传递至脑，经前馈机制启动机体的应急反应，运动员出现以交感－肾上腺髓质系统活动增强为主的反应，表现为中枢神经系统的兴奋性提高、呼吸运动加强加快、心输出量增加、内脏血管收缩、骨骼肌血管舒张和血糖升高等，为即将开始的比赛做好准备。

前馈控制系统是一个开环系统，前馈活动的意义在于能使机体更好地适应环境的变化，使机体的活动更准确、更有预见性。前馈控制系统可预先监视干扰，及时作出适应性反应，而且调控速率快，受控部分的波动幅度小。但前馈有可能失误，如见到食物后唾液分泌增加，但如因某种原因吃不到食物，这就是一种失误。

数字课程学习……

🖥️ 教学 PPT　　　　📝 自测题　　　　🖨️ 复习思考题

第二章
细胞的基本功能

细胞是人体结构和功能的基本单位。胞内的物质称为原生质，包括无机分子、有机小分子和生物大分子。如按结构和功能对细胞进行分类，人体的细胞有两百多种，虽然这些细胞的分布、结构或功能存在不同，但许多基本功能的活动原理还是有很大程度的相似性。本章主要讨论具有共性的细胞的基本功能。

第一节　细胞膜的基本结构和物质转运功能

细胞膜（cell membrane）曾称质膜（plasma membrane），是指包被在所有胞质外周的一层单位膜，现泛指包围胞质和细胞器（如线粒体、内质网、溶酶体和高尔基体等）的界膜。细胞膜不是一种机械屏障，细胞要维持正常的生命活动，必须通过细胞膜与周围环境进行有选择的物质交换，以维持胞内物质成分的相对稳定。

一、细胞膜的化学组成和分子结构模型 🅔

二、膜的物质转运功能

细胞在新陈代谢过程中需要选择性地摄入和排出各种物质，但是膜的脂质双分子层结构只允许少数物质可以进行直接跨膜扩散，大多数物质的跨膜转运需要膜蛋白的帮助，物质团块和大分子物质的跨膜转运更为复杂。此外，细胞器膜（如储存神经递质的囊泡膜、肌质网膜和线粒体膜等）也具物质转运功能。

根据转运过程是否需要消耗 ATP，可将膜物质转运的方式分为被动转运和主动转运；根据转运机制的不同，膜物质转运的方式又可分为单纯扩散、膜蛋白介导的跨膜转运、出胞和入胞等类型。一般来说，离子或小分子物质的跨膜转运方式包括单纯扩散、易化扩散和主动转运；而大分子物质或颗粒物质的跨膜转运方式包括出胞和入胞。

（一）单纯扩散

设想将两种不同浓度的同种物质的溶液相邻地放在一起，则会出现高浓度一侧的溶质分子向低浓度一侧的净移动，该现象称为扩散（diffusion）。单位时间内物质的移动量可用扩散通量表示。扩散通量（diffusion flux）是指某物质每秒通过每平方厘米假想平面的克分子（或毫克分子）数。

物质通过膜的脂质分子间隙由高浓度一侧向低浓度一侧的扩散称为单纯扩散（simple diffusion）。单纯扩散是一种没有生物学转运机制参与的、简单的物理扩散，这种转运形式无饱和现象，物质的扩散速率即扩散通量的大小主要取决于膜两侧该物质的浓度梯度和膜对该物质的通透性，浓度梯度越大、通透性越高，该物质的扩散通量就越大。

　　单纯扩散不是细胞膜物质转运的主要形式，事实上，能经单纯扩散进行跨膜转运的物质很少，主要有脂溶性物质（如氧气、二氧化碳和一氧化氮等气体物质及类固醇激素等）、不带电荷的极性小分子物质（如乙醇、甘油）及部分水和尿素。而不带电荷的极性分子（如葡萄糖）、带电荷的极性分子（如氨基酸）和无机离子等物质则不能直接进行跨膜扩散，其转运往往需要膜蛋白的帮助（图2-1）。

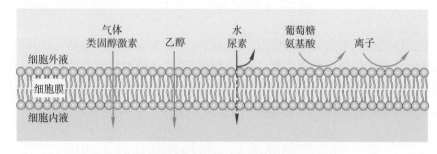

图 2-1　膜的脂质双分子层对部分物质的通透性

（二）易化扩散

　　易化扩散（facilitated diffusion）是指非脂溶性的小分子物质或带电离子在膜蛋白的帮助下，进行顺浓度梯度或顺电 – 化学梯度的跨膜转运。这种转运所依赖的膜蛋白包括通道蛋白和载体蛋白两类，因此，易化扩散可分为经通道易化扩散和经载体易化扩散两种形式（图2-2）。

　　1. 经通道易化扩散　带电离子或水依靠膜上通道蛋白的介导，进行顺电 – 化学梯度或依靠渗透压梯度的跨膜转运称为经通道易化扩散（facilitated diffusion via channel）。通道蛋白有两类，一类是离子通道（ion channel），这是一种贯穿膜的脂质双分子层，中央带有亲水性孔道，能选择性地允许离子通过的膜蛋白；另一类是主要介导水分子跨膜转运的水孔蛋白（aquaporin，AQP），也称水通道蛋白。这里主要讨论离子通道及其介导的经通道易化扩散。

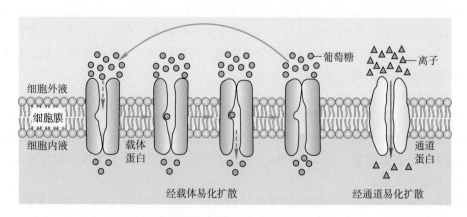

图 2-2　通道蛋白和载体蛋白及其介导的易化扩散

经通道易化扩散通常无饱和现象，其转运速率与膜两侧被转运物质的浓度梯度成正比。当离子通道的亲水性孔道开放时，带电离子无需与脂质双分子层相接触即可进行顺电－化学梯度的跨膜流动，从而使带电离子以极快的速率（$10^6 \sim 10^8$ 个离子 /s）跨越膜结构。所有的离子通道均无分解 ATP 的能力，且离子的跨膜转运是顺电－化学梯度进行的，显然，这种转运属于被动转运。

离子通道具有以下特征：①相对的离子选择性（ion selectivity）。离子能否通过离子通道取决于亲水性孔道的直径、孔道内壁的化学结构和带电状况等因素。每种离子通道仅对一种或几种离子有较高的通透性，其他离子则不能或不易通过。如终板膜上的 N_2 型乙酰胆碱受体阳离子通道对 Na^+、K^+ 有高度通透性，但对 Cl^- 无通透性。离子通道的离子选择性一般不如载体蛋白严格，如 L 型钙通道除了对 Ca^{2+} 有较大的通透性外，对 Na^+ 也有一定的通透性。②大部分通道蛋白内部存在起"闸门"作用的可移动的结构或化学基团，这些离子通道具门控特性。门控是指离子通道通过一个或两个"闸门"样结构控制其开放和关闭的过程。"闸门"开、闭的转换可使离子通道具有不同的功能状态，如电压门控钠通道的激活门和失活门的开、闭转换使该通道具有静息、激活和失活等不同的功能状态。③有些离子通道的开放或关闭还受药物等化学物质的影响。例如，用于研究生物电产生机制的河鲀毒素（tetrodotoxin，TTX）和四乙铵（tetraethylammonium，TEA）可分别阻断电压门控钠通道和电压门控钾通道；临床上，L 型钙通道阻滞药可用于治疗高血压或抗心律失常，电压门控钠通道阻滞药用于局部麻醉或抗心律失常。

根据离子通道"闸门"的不同控制机制，可将门控通道分为以下几种主要类型：①电压门控通道。开启和关闭受膜两侧电位差调控的离子通道称为电压门控通道（voltage-gated ion channel）。大部分电压门控通道是在去极化过程中被激活的，如神经纤维膜中的电压门控钠通道；但有少数离子通道是在超极化时被充分激活，如一些心肌细胞膜中的 I_f 通道。电压门控钠通道或钙通道的激活是神经纤维、肌肉产生动作电位去极相的基本机制。②化学门控通道。开启和关闭受膜内或膜外某种特定化学物质调控的离子通道称为化学门控通道（chemical-gated ion channel），也称配体门控通道（ligand-gated ion channel）。如终板膜上的 N_2 型乙酰胆碱受体阳离子通道，两个分子的乙酰胆碱（acetylcholine，ACh）与一个通道蛋白结合后，通道开放，出现 Na^+ 内流和 K^+ 外流。可见，化学门控通道兼有受体和通道的功能。化学门控通道的激活或关闭是化学性突触处信息传递的基本机制。③机械门控通道。开启和关闭受机械刺激调控的离子通道称为机械门控通道（mechanically-gated ion channel）。细胞膜表面压力、牵张力或剪切力等应力的变化可引起这类离子通道的开启或关闭。如耳蜗基底膜上的毛细胞，如其顶部静纤毛由短纤毛向长纤毛侧弯曲，机械门控通道开放数量增加，K^+ 内流，听毛细胞产生去极化型感受器电位。

除了门控通道外，还有少数通道是一直开放的，只要存在电－化学梯度，特定离子就可通过该通道持续进行跨膜扩散，此类通道称为非门控通道（non-gated channel）。如参与神经纤维静息电位产生的钾漏通道、与心肌"全或无"式收缩有关的细胞间的缝隙连接通道等。

2. 经载体易化扩散 载体（carrier）也称转运体（transporter），有 ATP 酶活性的载体称为离子泵（ion pump），因此，经载体易化扩散、主动转运（包括原发性和继发性主动转运）均可归为载体介导的跨膜转运。

小分子物质（如葡萄糖、氨基酸和核苷酸）依靠膜上载体蛋白的介导，进行顺浓度梯度的跨膜转运称为经载体易化扩散（facilitated diffusion via carrier）。血液中的葡萄糖在红细胞膜上葡萄糖转运蛋白（glucose transporter，GLUT）的介导下，顺浓度梯度进入胞内的过程就属于经载体易化扩散。

经载体易化扩散的机制尚不完全清楚，有人认为载体的结合位点在高浓度一侧与小分子物质进行可逆性结合后，蛋白质构象发生改变，亚单位扭曲，将物质转运至低浓度一侧并予以释放。离子通道只要开放，离子即可经水相孔道进行直接跨膜扩散，故转运速率快；而经载体易化扩散由于要经历结合 – 构象改变 – 释放等过程，其转运速率较慢，大概仅为 200 ~ 50 000 个分子或离子 /s。

经载体易化扩散具有以下共同特点：①结构特异性，载体蛋白上特定的结合位点只能与某种特定的物质结合并进行转运，甚至对待运物质的旋光性也有选择性。例如，人体内可利用的葡萄糖几乎都是右旋葡萄糖，在浓度梯度相同的前提下，GLUT 对右旋葡萄糖的转运能力大大超过左旋葡萄糖。②饱和现象，在一定范围内，经载体易化扩散的转运速率与膜两侧被转运物质的浓度梯度正相关；但由于膜中载体蛋白的数量和载体蛋白的转运速率是有限的，当膜两侧被转运物质的浓度梯度增加到一定程度时，被转运物质的转运速率达最大值，不再随浓度梯度的增大而增加，此即经载体易化扩散的饱和现象。③竞争性抑制。如某一载体蛋白能转运 A、B 两种结构类似的物质，当膜两侧 A 物质的浓度梯度增加时，由于部分结合位点被 A 竞争性地占据，使转运 B 物质的位点减少，导致载体对 A 物质的转运加强，却减弱了对 B 物质的转运，这称为竞争性抑制。

（三）主动转运

被动转运（passive transport）是指物质依靠浓度梯度、电 – 化学梯度或渗透压梯度进行跨膜转运的过程，细胞本身无需消耗生物能，物质移动所消耗的能量来自高浓度溶液所含的势能，因此，上述的单纯扩散和易化扩散均属于被动转运，被动转运的最终结果是膜两侧被转运物质的浓度梯度或电 – 化学梯度等于零。如通过直接或间接消耗 ATP 对某物质进行逆浓度梯度或逆电 – 化学梯度的跨膜转运，这种转运方式称为主动转运（active transport）。根据在物质转运过程中 ATP 利用方式的不同，主动转运可分为原发性主动转运和继发性主动转运两种形式。

1. 原发性主动转运 离子泵利用分解 ATP 产生的能量，对离子进行逆电 – 化学梯度的跨膜转运过程称为原发性主动转运（primary active transport）。由于这种转运方式是逆电 – 化学梯度进行的，所以，转运的最终结果一般是在膜两侧建立或维持某些离子的浓度梯度。实现原发性主动转运的离子泵包括同时转运 Na^+ 和 K^+ 的钠 – 钾泵（sodium-potassium pump）、转运 Ca^{2+} 的钙泵和转运 H^+ 的两种质子泵（氢 – 钾泵和氢泵）。

（1）钠 – 钾泵 简称钠泵，这是一种镶嵌在膜的脂质双分子层中的、由 α 和 β 亚单位组成的二聚体蛋白质，其中，α 亚单位是催化亚单位，上有磷酸化位点、ATP 酶活性部位、与 Na^+ 和 K^+ 结合的部位及与哇巴因结合的位点。钠泵广泛分布于细胞膜上，因其需在膜内 Na^+ 和膜外 K^+ 的共同参与下才具 ATP 酶的活性，故也称为钠 – 钾 ATP 酶（Na^+-K^+-ATPase）。

钠泵有两种构象，即 E1 和 E2 构象。E1 构象的钠泵与 Na^+ 亲和力高、与 K^+ 亲和力低；E2 构象则相反，与 Na^+ 亲和力低、与 K^+ 亲和力高。当膜内 Na^+ 浓度升高时，去磷酸化的

E1 构象与膜内三个 Na^+ 结合，通过结合并水解 ATP 导致自身的磷酸化，并转变为 E2 构象；处于 E2 构象的钠泵与 Na^+ 的结合位点转向膜外，在将 Na^+ 释放到膜外的同时与膜外的两个 K^+ 结合，随后，钠泵发生去磷酸化，重新回到 E1 构象，将结合的 K^+ 释放到膜内，然后再进行下一周期的活动（图 2-3）。可见，钠泵每水解一分子 ATP，可逆电 – 化学梯度移出三个 Na^+、移入两个 K^+，从而维持膜内、外两侧 Na^+、K^+ 的浓度差，使胞质的 K^+ 浓度总是高于细胞外液、细胞外液的 Na^+ 浓度总是高于胞质。钠泵的一个转运周期约需 10 ms，因此，其最大转运速率为 500 个离子 /s。

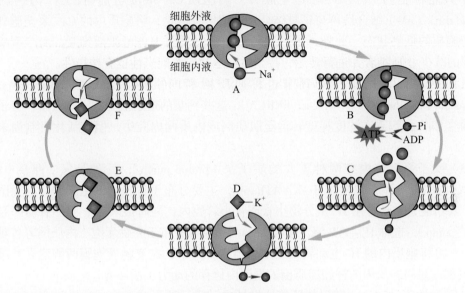

图 2-3 钠泵的构象及其对 Na^+ 和 K^+ 的转运

A、B、E、F. E1 构象 C、D. E2 构象

神经纤维或骨骼肌细胞等可兴奋细胞在静息状态下存在少量恒定的 Na^+ 内流和 K^+ 外流，或这些细胞因反复兴奋而多次出现 Na^+ 内流和 K^+ 外流，上述因素均可引起膜内 Na^+ 浓度升高和膜外 K^+ 浓度升高，使膜两侧 Na^+、K^+ 浓度差减小，从而导致钠泵活动加强，钠泵通过直接消耗 ATP 对 Na^+、K^+ 进行主动转运，将膜两侧的 Na^+、K^+ 浓度差维持在正常水平。

钠泵广泛存在于人体各种细胞的细胞膜上，钠泵活动消耗的能量占细胞代谢产能的 20%～30%，甚至更多。钠泵活动主要有以下重要的生理意义：①维持胞质的高钾状态。这是细胞的许多代谢反应进行的必需条件。②维持胞质的低钠状态，从而使胞质渗透压和细胞容积保持相对稳定。细胞在未受刺激时存在少量恒定的 Na^+ 内流，但由于膜的内表面有机负离子的吸引作用，K^+ 向外漏出的量相对较少，如无钠泵活动，这势必会造成胞质 Na^+ 的浓度与渗透压的升高，使细胞发生肿胀。③建立了 Na^+、K^+ 的势能储备。钠泵所维持的膜两侧 Na^+、K^+ 浓度差是产生生物电活动的前提条件，是神经、肌肉等组织具有兴奋性的基础，该势能储备还可作为继发性主动转运系统的能源。④影响静息电位的数值。钠泵为生电性泵，在一般生理情况下，钠泵每分解一分子 ATP，可使三个 Na^+ 移到膜外，同时有两个 K^+ 移入膜内，从而使静息电位增大，膜发生超极化（图 2-3，图 2-4）。

钠泵的活动受诸多因素的影响，其中，地高辛、哇巴因等化学物质或低温、缺氧等因素均可抑制钠泵活动，使膜两侧 Na^+、K^+ 的浓度差减小；而胰岛素、甲状腺激素等可增强钠泵活动，从而促进 K^+ 进入胞内，降低血钾浓度。

（2）钙泵（calcium pump）　又称钙 ATP 酶（Ca^{2+} ATPase），主要分布于细胞膜、内质网和肌质网膜中（图 2-4）。

细胞膜钙泵（plasma membrane calcium pump）也称细胞膜钙 ATP 酶（plasma membrane Ca^{2+}-ATPase，PMCA），这些钙泵与 Ca^{2+} 的亲和力较高，但运送能力小，每分解一分子 ATP 只能将胞内一个 Ca^{2+} 转运至膜外。当胞质 Ca^{2+} 浓度增加时，Ca^{2+} 与钙调蛋白（calmodulin，CaM）结合后再与钙泵结合，并使后者活化，将胞质内的 Ca^{2+} 泵至胞外，参与维持胞质的低钙状态。此外，蛋白激酶 C 和蛋白激酶 A 也可激活钙泵，而二磷酸磷脂酰肌醇的减少可使钙泵活性降低。

肌质网和内质网膜中的钙泵也称肌质网和内质网钙 ATP 酶（sarcoplasmic and endoplasmic reticulum Ca^{2+}-ATPase，SERCA），这些钙泵的运送能力大，每分解一分子 ATP 可将两个 Ca^{2+} 由胞质逆浓度梯度转运至肌质网或内质网内腔中，但其活化机制尚未完全清楚。

（3）质子泵　体内有两种重要的质子泵（proton pump），一种是氢 – 钾泵（H^+-K^+ pump），也称氢 – 钾 ATP 酶（H^+-K^+-ATPase），主要分布于胃腺壁细胞膜和肾小管闰细胞膜上，其功能是主动分泌 H^+ 至分泌小管或肾小管腔内，同时摄入 K^+；另一种质子泵是氢泵（H^+ pump），也称 H^+-ATP 酶（H^+-ATPase），主要分布于突触囊泡、内质网等各种细胞器膜上，可将胞质内的 H^+ 主动转运至细胞器内，其中，在突触囊泡膜两侧建立并维持的 H^+ 浓度梯度是将胞质内的神经递质摄入囊泡内储存的动力（图 2-4）。

2. 继发性主动转运　转运体顺着原发性主动转运所形成的离子浓度梯度，对某物质进行逆浓度梯度或逆电 – 化学梯度的跨膜转运，这种间接利用 ATP 的主动转运过程称为

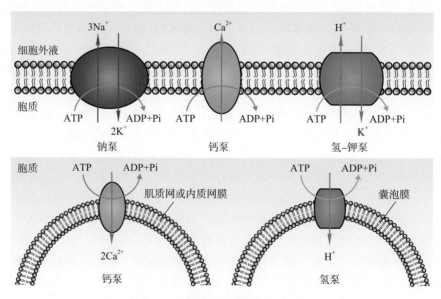

图 2-4　几种常见的原发性主动转运

继发性主动转运（secondary active transport）。常见的继发性主动转运的动力是膜两侧的 Na^+ 或 H^+ 的浓度梯度，例如 γ- 氨基丁酸（GABA）、谷氨酸的跨细胞膜继发性主动转运的动力是由钠泵维持的膜两侧 Na^+ 浓度梯度，GABA、谷氨酸的跨细胞器膜进行的继发性主动转运的动力来自 H^+-ATP 酶维持的 H^+ 浓度梯度。

实现继发性主动转运的转运体也是一种膜蛋白，但需同时结合两种或两种以上的物质才能引起构象的改变。根据被转运物质的转运方向的不同，继发性主动转运可分为同向转运和反向转运两种类型。

（1）同向转运　物质向同一方向进行转运的继发性主动转运称为同向转运（symport）。参与该转运的膜蛋白称为同向转运体（symporter），如存在于小肠或肾小管上皮细胞的 Na^+- 葡萄糖同向转运体、肾髓袢升支粗段顶端膜上的 Na^+-K^+-$2Cl^-$ 同向转运体、甲状腺上皮细胞的 Na^+-I^- 同向转运体、远曲小管始段的 Na^+-Cl^- 同向转运体及远曲小管后段和集合管的 K^+-Cl^- 同向转运体等（图 2-5）。

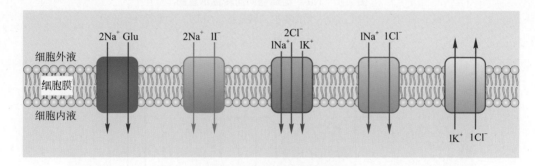

图 2-5　几种常见的同向转运

以肾小管对葡萄糖的重吸收为例。在肾近端小管上皮细胞的顶端膜存在 Na^+- 葡萄糖同向转运体，由于细胞基底侧膜上钠泵的活动，胞内的 Na^+ 浓度远低于小管液，Na^+、葡萄糖与转运体三者组成复合体后，顺着 Na^+ 的电 - 化学梯度，将葡萄糖从低浓度的小管液一侧移向高浓度的胞质一侧，进入上皮细胞内的葡萄糖再经基底侧膜上的葡萄糖转运蛋白，以经载体易化扩散的方式扩散至管周组织间液，最后进入毛细血管（图 2-6）。

（2）反向转运　物质向相反方向进行转运的继发性主动转运称为反向转运（antiport）或交换（exchange），参与该转运的膜蛋白称为反向转运体（antiporter）或交换体（exchanger）。如存在于心肌细胞细胞膜中的 Na^+-Ca^{2+} 交换体、肾小管上皮细胞顶端膜的 Na^+-H^+ 交换体和红细胞膜中的 HCO_3^--Cl^- 交换体等（图 2-7）。

以正向 Na^+-Ca^{2+} 交换为例，Na^+-Ca^{2+} 交换体可顺 Na^+ 的电 - 化学梯度将胞内的 Ca^{2+} 进行逆电 - 化学梯度的转运，该转运以三个 Na^+ 进入胞内和一个 Ca^{2+} 排至胞外的化学量进行活动，从而将胞质内游离 Ca^{2+} 浓度维持在较低的水平。地高辛等药物通过抑制钠泵的活动，降低膜两侧 Na^+ 浓度差，使正向 Na^+-Ca^{2+} 交换减弱，胞质内 Ca^{2+} 的外运减少，结果导致胞质内 Ca^{2+} 浓度升高，产生强心作用。

（四）膜泡运输

颗粒物质和大分子物质不能直接穿过细胞膜，这些物质的跨膜转运需通过形成细胞膜包被的囊泡，以出胞作用或入胞作用的形式进行，这种以囊泡包裹被转运物质的转运方式

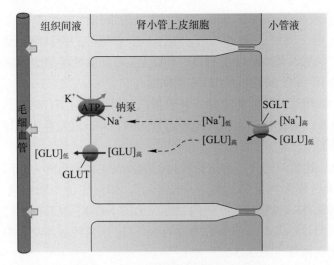

图 2-6　Na⁺- 葡萄糖同向转运示意图

GLU：葡萄糖；SGLT：Na$^+$- 葡萄糖同向转运体；GLUT：葡萄糖转运蛋白。

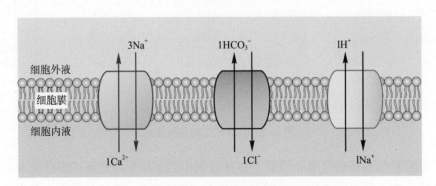

图 2-7　几种常见的反向转运

称为膜泡运输（vesicular transport）。膜泡运输需消耗能量，也是一个主动转运过程。

1. 出胞作用　细胞合成的大部分神经递质及激素和酶原等大分子物质以分泌囊泡的形式排至胞外的过程称为出胞作用（exocytosis）。蛋白质等大分子物质在粗面内质网的核糖体上合成后，再转移到高尔基体修饰成分泌囊泡。在一定条件下，分泌囊泡移向可释放部位的细胞膜内侧，然后，囊泡膜和细胞膜相互融合并在融合处出现裂口，最后囊泡内容物被释放到胞外，同时，因囊泡膜的融入，细胞膜的面积有所增加。

出胞作用有两种形式，即调节性出胞和持续性出胞。

（1）调节性出胞　是指细胞受到化学信号或电信号等刺激后发生的出胞过程。例如，在神经 - 骨骼肌接头处，当动作电位传到运动神经末梢，激活电压门控钙通道，内流的 Ca^{2+} 触发囊泡向细胞膜内侧移动，并将乙酰胆碱释放入接头间隙，引起骨骼肌收缩。

（2）持续性出胞　是指囊泡内容物经出胞过程被不间断地排出细胞的现象，如小肠黏膜杯状细胞持续分泌黏液的过程。

2. 入胞作用　胞外的大分子物质或物质团块借助于细胞膜形成囊泡并进入胞内的过

程称为入胞作用（endocytosis）。入胞作用有两种形式，即吞噬作用和吞饮作用。

（1）吞噬作用 被转运物质以固态形式进入胞内的入胞过程称为吞噬作用（phagocytosis）。吞噬作用仅发生在单核细胞、巨噬细胞和中性粒细胞等特殊的细胞，吞噬的物质往往是细菌、细胞碎片等物质团块或颗粒。首先膜伸出伪足将膜外的物质团块或颗粒包裹起来，经膜融合、离断后，以吞噬泡的形式进入胞内，完成吞噬过程。显然，吞噬作用可致细胞膜的表面积减小。

（2）吞饮作用 被转运物质以液态形式进入胞内的入胞过程称为吞饮作用（pinocytosis）。吞饮作用几乎可以发生在所有细胞，被转运的物质以液态的形式进入胞内，这是体内大多数蛋白质等大分子物质进入胞内的唯一途径。吞饮作用又可细分为液相入胞（fluid-phase endocytosis）和受体介导的入胞（receptor-mediated endocytosis）两种形式（图 2-8）。

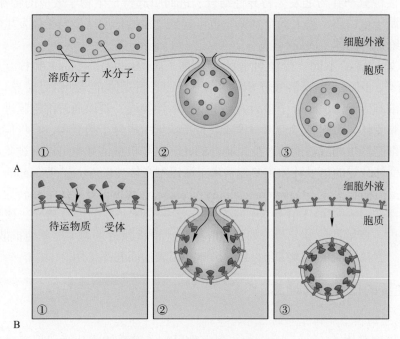

图 2-8 吞饮作用的两种形式
A. 液相入胞（①→②→③） B. 受体介导的入胞（①→②→③）

对细胞外液及其所含的溶质进行的吞饮过程称为液相入胞，这种转运形式没有特异性，液相入胞也能减小细胞膜的表面积。膜受体选择性地与被转运物结合，通过形成吞饮泡促进其进入胞内的过程称为受体介导的入胞。膜受体"辨认"胞外物质并与之结合后，结合部位的膜内陷并离断，形成吞饮泡，吞饮泡与胞质中胞内体融合后，受体与其结合的物质分离，含有转运物的囊泡被转运到能利用它们的细胞器，而含受体的囊泡则移回到细胞膜并与之融合，重新成为细胞膜的组成部分。可见，受体介导的入胞可选择性地将溶质运入胞内，但并没有带入较多的细胞外液，同时这种转运对膜表面积的影响不大。受体介导的入胞可转运胰岛素、多种生长因子、低密度脂蛋白、运铁蛋白和糖蛋白等物质。

第二节 细胞的跨膜信号转导

一、跨膜信号转导概述

胞外信号通过受体或离子通道的介导，引发一系列有序反应并传递到胞内，对细胞功能活动进行调节的过程称为跨膜信号转导（transmembrane signal transduction）。参与细胞信号转导的胞内、外化学分子统称为信号分子（signal molecule）。其中，胞外的信号分子主要有激素、神经递质和细胞因子等，胞内的信号分子主要有酶、调节蛋白和小分子第二信使等。由信号分子组成的信号分子链称为信号转导通路（signal transduction pathway）。

细胞的信号转导往往需要经由受体介导。受体（receptor）是指位于细胞膜上或胞内、能识别生物活性分子并与之发生特异性结合、进而引起特定生物学效应的特殊生物分子。大部分受体属于蛋白质，膜上的个别糖脂也可起到受体的作用。能与受体发生特异性结合的化学物质统称为配体（ligand）。

根据所处位置的不同，受体可分为膜受体（membrane receptor）和核受体（nuclear receptor）两类，因此，跨膜信号转导有两条途径：①膜受体介导的信号转导。神经递质、激素和各种细胞因子等信号分子多为大分子或亲水性物质，难以通过细胞膜进入胞内，往往先作用于膜受体，引起膜结构中一种或数种特殊蛋白质分子的变构，再将信息传递到胞内，引发靶细胞产生相应功能的改变。胞外的光、电和机械信号也可以通过此途径引致生物效应。膜受体介导的信号转导主要包括离子通道型受体（ion channel receptor）介导的信号转导、G 蛋白耦联受体（G protein-coupled receptor，GPCR）介导的信号转导和酶联型受体（enzyme-linked receptor）介导的信号转导。②核受体介导的信号转导。核受体存在于胞质或胞核内。脂溶性信号分子（如类固醇激素、甲状腺激素等）经单纯扩散进入胞内，直接与胞质、胞核中的核受体结合，通过影响基因表达而发挥作用。

二、主要的信号转导通路

（一）离子通道型受体介导的信号转导

离子通道型受体（ionotropic receptor）也称促离子型受体或化学门控通道，这是一类自身是离子通道的受体，其主要配体是神经递质。如 N_2 型乙酰胆碱受体阳离子通道、促离子型谷氨酸受体、甘氨酸受体等。当膜外化学信号作用于离子通道型受体，引起该通道的开放，使膜对离子的通透性发生变化，导致细胞膜内、外两侧电位差发生改变，引起细胞产生反应，实现信号转导功能。

体内细胞所感受的胞外信号主要是化学信号，物理性刺激（如生物电、机械力、温度和一定范围内的电磁波等）很少，但这些物理性刺激可经膜上的电压门控通道或机械门控通道介导进行跨膜信号转导。例如，电信号改变膜两侧跨膜电位，引起电压门控通道的开放或关闭，导致细胞膜出现新的电变化或其他胞内功能的变化；机械性刺激可能引起膜的局部变形或牵引细胞膜，通过直接激活膜中的机械门控通道，引起细胞功能的改变。可见，虽然电压门控通道和机械门控通道不称为受体，但这些通道同样可以接受一些物理性刺激，引起膜的去极化或超极化，实现跨膜信号转导，故也可归为离子通道型受体介导的信号转导。

各种门控通道介导的跨膜信号转导路径简单，信号转导速率快，这是机体对外界刺激作出快速应答的基础，但从数量上来说并不是最常见的跨膜信号转导方式。

（二）G 蛋白耦联受体介导的信号转导

配体与 G 蛋白耦联受体结合后，通过激活所耦联的 G 蛋白进行跨膜信号转导，并导致各种生物效应的产生。与离子通道型受体相比较，G 蛋白耦联受体介导的信号转导信息传递速率慢，但作用的空间范围大，信号的逐级放大作用显著。迄今为止，在已经发现的受体中，G 蛋白耦联受体的种类最多，且信号转导过程最为复杂多样。

1. 主要的信号分子　G 蛋白耦联受体介导的信号转导通路中的主要信号分子有 G 蛋白耦联受体、G 蛋白、G 蛋白效应器、第二信使和蛋白激酶等。

（1）G 蛋白耦联受体（GPCR）　也称促代谢型受体（metabotropic receptor），就分子结构来说，这些受体属于同一个超家族（superfamily），均由一条多肽链组成，受体的氨基端位于细胞膜外表面，羧基端朝向胞内，其肽链反复跨膜七次，形成一个球形蛋白质分子，故又称为七次跨膜受体（seven-spanning receptor），且这七次跨膜形成了三个胞外环和三个胞内环。当受体与胞外的信号分子结合后，通过构象改变，受体的胞质侧部分与异三聚体 G 蛋白发生相互作用，并通过 G 蛋白向下游传递信号。

（2）G 蛋白（G protein）　为鸟苷酸结合蛋白（guanine nucleotide-binding protein）的简称，在细胞信号转导通路中起信号转换器或分子开关（molecular switch）的作用。G 蛋白可分为异三聚体 G 蛋白（heterotrimeric G protein）、小 G 蛋白（small G protein）和高分子量其他 G 蛋白三类，受 G 蛋白耦联受体激活的 G 蛋白一般是指异三聚体 G 蛋白。

异三聚体 G 蛋白位于细胞膜内侧，由 α、β 和 γ 三个亚单位构成。α 亚单位是主要的功能亚单位，通常起催化亚单位的作用，具 GTP 酶活性，可将结合的鸟苷三磷酸（guanosine triphosphate，GTP）水解为鸟苷二磷酸（guanosine diphosphate，GDP）；β 亚单位和 γ 亚单位常以功能复合体即 G 蛋白 βγ 复合体（$G_{\beta\gamma}$ complex）的形式发挥作用。失活态 G 蛋白的 α 亚单位结合的是 GDP，当 α 亚单位与 GTP 结合并引起 βγ 二聚体脱离时则转变为激活态。

静息时，细胞膜内 G 蛋白的 α 亚单位结合 GDP，且与受体分离。当胞外信号分子结合并激活位于细胞膜上的 G 蛋白耦联受体，受体与失活态 G 蛋白结合并使之转变为激活态，表现为 α 亚单位与 GDP 分离后随即与 GTP 结合、并与 βγ 二聚体解离，形成 α-GTP 复合物和 βγ 二聚体两部分，这两部分均可激活下游的效应分子，完成跨膜信号转导。当配体与受体解离后，具 GTP 酶活性的 α 亚单位将与之结合的 GTP 水解为 GDP，α 亚单位恢复至原初的构象，随即与效应分子解离，并与 βγ 二聚体重新结合形成三聚体，恢复为失活态 G 蛋白，终止信号转导。G 蛋白在激活态和失活态之间的连续转换称为 G 蛋白循环（G protein cycle）（图 2-9）。

根据 α 亚单位的功能进行分类，异三聚体 G 蛋白可分为 G_s（stimulatory G protein，兴奋性 G 蛋白）、G_i（inhibitory G protein，抑制性 G 蛋白）、G_q 和 G_t（transducin，转导蛋白）等亚族，每个亚族又包括多个成员，新的亚族或每个亚族的新成员还可能继续被发现（表 2-1）。

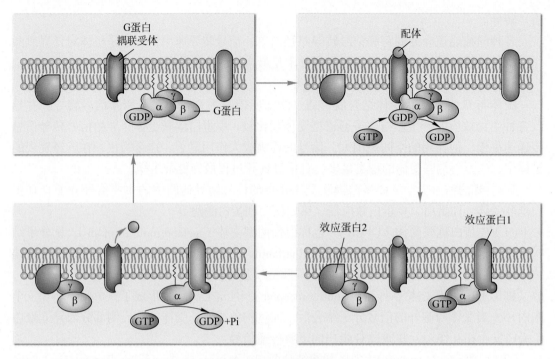

图 2-9 G 蛋白循环

表 2-1 G 蛋白的主要类型及其效应

G 蛋白类型	主要效应	相关受体的例子
G_s	激活 AC，使 cAMP 生成↑；激活钙通道	β_1 受体、D_1 受体、V_2 受体
G_i	抑制 AC，使 cAMP 生成↓；激活钾通道	M_2 受体、D_2 受体、α_2 受体
G_q	激活 PLC，使 IP_3、DAG 生成↑、胞质 $[Ca^{2+}]$↑	α_1 受体、V_1 受体
G_t	激活 PDE，使 cGMP 水解↑	视紫红质

注：AC，腺苷酸环化酶；PLC，磷脂酶 C；PDE，磷酸二酯酶。

（3）G 蛋白效应器（G protein effector） 主要包括催化生成或分解第二信使的效应器酶和离子通道。①效应器酶：主要有腺苷酸环化酶（adenylyl cyclase，AC）、磷脂酶 C（phospholipase C，PLC）、磷脂酶 A_2（phospholipase A_2，PLA_2）和磷酸二酯酶（phosphodiesterase，PDE）等。②离子通道：某些离子通道接受激活态 G 蛋白的直接（通过 G 蛋白的 α 亚单位或 βγ 复合体）或间接（通过第二信使）的调控，例如乙酰胆碱与心肌细胞膜上的 M_2 受体结合，激活 G_i，后者的 βγ 复合体直接激活 K^+ 通道。

（4）第二信使 能与细胞膜受体结合并引起胞内信号转导级联反应的胞外信号分子称为第一信使（first messenger），显然，第一信使实际上就是神经递质、激素和细胞因子等配体。第一信使与细胞膜受体结合后产生的可调节信号转导蛋白活性的胞内信号分子称为第二信使（second messenger）。目前发现的第二信使主要有环磷酸腺苷（cyclic adenosine monophosphate，cAMP）、三磷酸肌醇（inositol triphosphate，IP_3）、二酰甘油（diacylglycerol，DAG）、环磷酸鸟苷（cyclic guanosine monophosphate，cGMP）和 Ca^{2+} 等。

第二信使能将细胞膜内侧 G 蛋白效应器激活的信息传递至胞质的相应靶蛋白，这些靶蛋白主要包括蛋白激酶和离子通道。

（5）蛋白激酶（protein kinase）　是指能将 ATP 分子上的磷酸基团转移到底物蛋白使之发生磷酸化的一类酶类。G 蛋白耦联受体介导的信号转导通路中的蛋白激酶属于丝氨酸 / 苏氨酸蛋白激酶，该蛋白激酶的功能是使底物蛋白中的丝氨酸、苏氨酸残基磷酸化。根据激活条件的不同，这类蛋白激酶又可分为蛋白激酶 A（protein kinase A，PKA）、蛋白激酶 C（protein kinase C，PKC）等。

在信号转导过程中，蛋白激酶使底物蛋白磷酸化，引起底物蛋白的带电特性和构象发生变化，最终导致细胞功能发生改变。如底物蛋白也是一种蛋白激酶，则可形成磷酸化级联反应（phosphorylation cascade），导致下游蛋白发生瀑布样的依次磷酸化。当信号分子的作用减弱或去除时，胞内的蛋白磷酸酶（protein phosphatase）可使磷酸化的底物蛋白发生去磷酸化，终止蛋白激酶引起的底物蛋白磷酸化。底物蛋白的磷酸化或去磷酸化可引起蛋白质功能的激活或抑制，从而使其调节的细胞功能发生改变。

综上所述，G 蛋白耦联受体介导的信号转导过程为：胞外的信号分子结合并激活细胞膜中的 G 蛋白耦联受体，经激活态 G 蛋白作用于催化生成或分解第二信使的效应器酶或离子通道。第二信使的作用是激活蛋白激酶等靶分子，后者通过引起底物蛋白磷酸化，激活一些与代谢有关的酶、与生物电产生有关的离子通道、与基因表达有关的转录因子或与细胞运动有关的蛋白质等下游信号分子；此外，G 蛋白也可直接作用于离子通道，引起通道通透性的改变。上述这些变化最终导致相应细胞产生应答反应。

2. 主要的信号转导通路

（1）受体 –G 蛋白 –AC–cAMP–PKA 信号转导通路　胞外的信号分子激活细胞膜中的 G 蛋白耦联受体，后者再激活 G_s 或 G_i。如激活 G_s，其 α-GTP 复合物结合并激活膜上的 AC，位于胞内侧的 AC 催化活性部位水解及环化胞质内的 ATP，生成 cAMP，使胞质内 cAMP 水平在几秒钟内升高 5 倍以上。作为第二信使的 cAMP 主要通过以下途径发挥作用：①激活 PKA。PKA 活化后，可通过调节关键酶的活性来调节代谢，通过修饰激活转录调控基因来调控基因表达，通过磷酸化作用激活离子通道来调节膜电位。因为不同类型细胞中 PKA 的底物蛋白存在不同，所以 PKA 的作用也不同。②直接调节细胞膜中离子通道的通透性。③通过 cAMP 激活的交换蛋白（exchange protein activated by cAMP）激活非 cAMP–PKA 信号转导通路。如 cAMP 被 cAMP 磷酸二酯酶迅速分解为 5′–AMP，则可减弱或终止 cAMP 介导的信号转导功能。如果胞外的配体经受体激活的是 G_i，导致 AC 活性下降，cAMP 生成减少，在同一细胞上往往产生与 G_s 相反的效应。例如，肾上腺素与心肌细胞 β_1 受体结合后，通过激活 G_s，使胞内 cAMP 生成增加，cAMP 激活 PKA，后者使许多功能蛋白磷酸化，引起心输出量增加；当乙酰胆碱与心肌细胞 M_2 受体结合后，通过激活 G_i，使胞内 cAMP 生成减少，心输出量减少（图 2-10）。

（2）受体 –G 蛋白 –PLC 通路　一些胞外配体与细胞膜中的 G 蛋白耦联受体结合后，激活 G_q，后者再激活膜中的 PLC，PLC 可迅速将膜脂质中的磷脂酰肌醇 4,5- 双磷酸（phosphatidylinositol 4,5–bisphosphate，PIP2）水解为 IP_3 和 DAG，IP_3 和 DAG 作为第二信使分别经 IP_3–Ca^{2+} 信号转导通路、DAG–PKC 信号转导通路发挥作用（图 2-11）。

1）IP_3–Ca^{2+} 通路：IP_3 是水溶性小分子物质，经 PLC 催化生成的 IP_3 进入胞质，与内

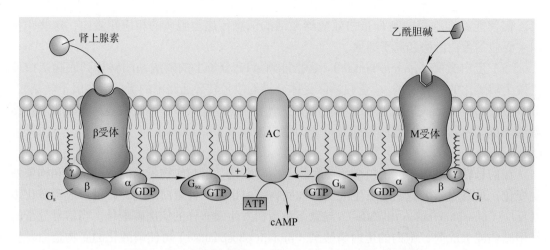

图 2-10　心肌细胞受体 –G 蛋白 –AC–cAMP 通路示意图

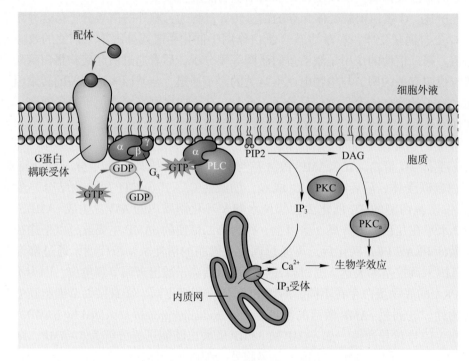

图 2-11　受体 –G 蛋白 –PLC 途径

质网或肌质网膜上的 IP_3 受体结合，导致内质网或肌质网内的 Ca^{2+} 释放入胞质，使胞质 Ca^{2+} 浓度升高。作为第二信使的 Ca^{2+} 既可直接作用于底物蛋白发挥作用，也可与胞质中的钙调蛋白结合后发挥作用。IP_3 可被 IP_3 磷酸单酯酶降解。

　　2）DAG-PKC 信号转导通路：DAG 是脂溶性物质，生成后留在膜内表面的 DAG 可激活胞质中的 PKC，PKC 属于丝氨酸 / 苏氨酸蛋白激酶，通过使底物蛋白磷酸化而发挥其生物学作用，这些底物蛋白多为膜蛋白，如钠泵、钙泵、Na^+-Ca^{2+} 交换体和 Na^+-H^+ 交换体等。DAG 可被 PLA_2 等降解。

（三）酶联型受体介导的信号转导

部分肽类激素（如胰岛素、生长激素）及细胞因子（如白细胞介素、表皮生长因子、血小板源生长因子等）的跨膜信号转导是通过细胞膜上的酶联型受体实现的。酶联型受体的共同结构特点是：①每个受体分子只有一个α跨膜螺旋，即受体只跨膜一次；②受体的胞外结构域含有配体的结合位点；③受体胞质侧的结构域自身具有激酶或环化酶等酶的活性，或虽然受体本身没有酶的活性，但受体和配体结合后可直接结合并激活胞质中的酶而无需 G 蛋白的参与。较重要的酶耦联受体有酪氨酸激酶受体（tyrosine kinase receptor，TKR）、酪氨酸激酶结合型受体（tyrosine kinase-associated receptor，TKAR）和鸟苷酸环化酶受体（guanylyl cyclase receptor）等（图 2-12）。

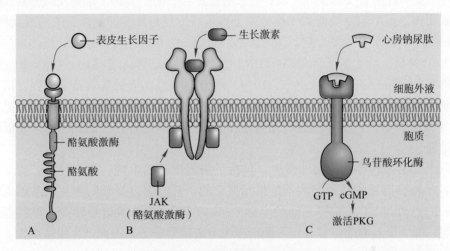

图 2-12　酶联型受体示意图
A. 酪氨酸激酶受体　B. 酪氨酸激酶结合型受体　C. 鸟苷酸环化酶受体

1. 酪氨酸激酶受体　只有一条肽链，受体与酶是同一蛋白分子。受体可分为三个部分，除了单跨膜区外，还有具识别和结合配体的膜外肽段和具有酪氨酸激酶活性的膜内肽段。激活该受体的配体是胰岛素和多种生长因子。当配体与细胞膜上的酪氨酸激酶受体的胞外部分结合后，受体膜内肽段的酪氨酸激酶被活化，引起膜内肽段或其他靶蛋白中的酪氨酸残基发生磷酸化，从而导致细胞功能发生改变或触发下游信号转导过程。

2. 酪氨酸激酶结合型受体　本身并无酪氨酸激酶的活性，但受体激活后可直接与胞质中的酪氨酸激酶结合并使之激活，从而使下游信号蛋白的酪氨酸残基磷酸化，产生生物学效应。这类受体主要参与红细胞生成素、生长激素、催乳素、干扰素和一些细胞因子的信号转导。

3. 鸟苷酸环化酶受体　只有一个α跨膜螺旋，受体的膜外侧有配体结合位点，胞质侧存在具有鸟苷酸环化酶（guanylyl cyclase，GC）活性的结构域。这种受体的配体是心房钠尿肽（atrial natriuretic peptide，ANP）和脑利尿钠肽（brain natriuretic peptide，BNP）。ANP 或 BNP 与细胞膜上的鸟苷酸环化酶受体结合后，激活受体胞质侧的 GC，后者催化胞质内的 GTP 转变为 cGMP，cGMP 结合并激活 cGMP 依赖性蛋白激酶 G（protein kinase G，

PKG），进而使底物蛋白中的丝氨酸 / 苏氨酸残基发生磷酸化，完成信号转导。

此外，还有一种存在于胞质中的 GC 称为可溶性鸟苷酸环化酶（soluble guanylyl cyclase，SGC），这是一氧化氮（nitric oxide，NO）作用的受体。NO 生成后作用于可溶性鸟苷酸环化酶，继而通过 cGMP–PKG 通路产生血管平滑肌舒张等生物效应。

（四）核受体介导的信号转导

通常将存在于胞质或胞核内的胞内受体统称为核受体。核受体多为转录因子（transcription factor）。受体与相应配体结合后，进而与 DNA 的顺式作用元件结合，在转录水平调节基因表达。

根据结构与功能的不同，核受体可分为两类：类固醇激素受体家族和甲状腺激素受体家族。对于类固醇激素受体家族来说，在没有配体存在时，受体（如糖皮质激素受体和盐皮质激素受体，但不包括雌激素受体）位于胞质内，且与具有抑制作用的热激蛋白（heat shock protein，HSP）形成复合物，保持无活性状态；如配体与受体结合，受体发生构象变化并与 HSP 解离，活化的受体暴露出 DNA 结合部位并迁移入胞核内，与 DNA 上的激素应答元件（hormone response element，HRE）结合，增强或抑制基因转录过程。位于胞核内的甲状腺激素受体家族从不与 HSP 结合，虽然这种受体在与配体结合前就与靶基因的 HRE 处于结合状态，但是不具有转录活性，只有当配体结合并激活受体后，才能调节基因转录过程。

实际上，信号转导的范畴非常大，包括了细胞所有的生理、生化过程。需要指出的是：①各条跨膜信号转导通路并不是相互孤立的，它们通过复杂的相互联系形成信号网络（signaling network）或信号之间的串话（cross-talk）；②跨膜信号转导过程具有信号放大的作用，即一个上游的信号分子可激活多个下游信号分子，由此产生级联放大，引发靶细胞产生显著反应；③一种化学信号可能通过使用多个跨膜信号转导途径发挥作用，如乙酰胆碱既可以激活 N 受体（属化学门控通道），也可以激活 M 受体（属 G 蛋白耦联受体）；④不同的胞外化学信号可能使用相同的跨膜信号转导途径，如 β_1 受体、D_1 受体和 V_2 受体均使用受体 –G_s 蛋白 –AC–cAMP–PKA 信号转导通路进行信号转导；⑤相同的跨膜信号转导途径可能介导不同的细胞功能，如同样是胞内 cAMP 减少，在血小板可促进血小板聚集，在心肌细胞则可以使其收缩能力减弱。

第三节　细胞的生物电现象

早在公元前 300 年左右，亚里士多德（Aristotle）就在他的著作中介绍了电鱼能通过放电产生强烈的电击作用，但是，对生物电进行直接测量并证明其存在则是在电流计问世之后，随着电学仪器的不断发明，电生理学研究由简单证明生物电的存在逐渐深入到研究其产生的分子机制。细胞在进行生命活动过程中往往伴有生物电（bioelectricity）现象。这些生物电现象是指存在于细胞膜内表面和外表面之间的电位差或电位差的变化，统称为跨膜电位（transmembrane potential），简称膜电位（membrane potential），包括静息电位、动作电位和局部电位。

一、静息电位

(一) 静息电位的概念及其测定

细胞未受刺激时存在于膜内、外两侧的电位差称为静息电位 (resting potential, RP)。以神经纤维为例,如将置于细胞外液中的参考电极接地,当将测量电极置于细胞外液时,示波器荧屏的光点在零电位水平扫描,这表明测量电极与参考电极之间不存在电位差;如果用微电极推进器将测量电极插入膜内,在示波器上将显示出一个突然的电位跃变,即示波器上的扫描线迅速下移到零电位水平以下,并稳定在新的水平,这表明在细胞膜内、外两侧存在电位差,该电位差就是静息电位 (图 2-13)。

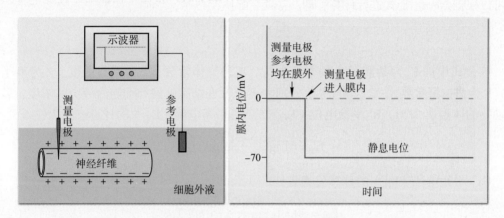

图 2-13　神经纤维静息电位的测定

哺乳动物各种细胞的静息电位均表现为膜内电位比膜外低。习惯上规定膜外电位为 0 mV (即将参考电极接地),以膜内电位的数值表示静息电位,所以静息电位均为负值。如某一细胞的静息电位为 –70 mV,表示该细胞的细胞膜内、外两侧的电位差为 70 mV,或者可以理解为该细胞细胞膜内电位比膜外低 70 mV。各种细胞的静息电位值并不相同,如蛙肌纤维的静息电位为 –90 mV 左右,在体枪乌贼巨轴突为 –70 mV,哺乳类动物心室肌为 –90 mV,人红细胞为 –10 mV。除自律细胞外,静息电位一般是一种稳定的直流电位,只要细胞未受刺激,其膜电位就稳定在某一水平。

生理学中用于描述膜两侧电荷分布状态的术语也可用于说明各种生物电。例如,细胞未受刺激时,膜两侧存在的内负外正的状态称为极化 (polarization);而细胞兴奋时,膜两侧存在的内正外负的状态则称为反极化 (reverse polarization)。静息电位的数值向膜内电位升高方向变化的过程或状态称为去极化 (depolarization);静息电位的数值向膜内电位降低方向变化的过程或状态称为超极化 (hyperpolarization);膜去极化后又向原初极化状态恢复的过程称为复极化 (repolarization)。

(二) 静息电位的产生机制及其影响因素

早在 1902 年,伯恩斯坦 (J. Bernstein) 就用膜学说解释生物电的产生机制,直到 20 世纪 40 年代才由霍奇金 (A. L. Hodgkin) 等人通过实验对该学说进行了证实,并提出新的解释和论证。目前认为,各种生物电都产生在细胞膜两侧,细胞各种生物电的产生与细胞膜两侧某些带电离子的不均衡分布、膜在不同情况下对离子的通透性发生改变等因素有关，但不同细胞的生物电类型及其产生机制等可能存在很大的不同。

1. 离子的平衡电位和电化学驱动力 由于钠泵的作用，膜内 K^+ 浓度为膜外 K^+ 浓度的 30 多倍。假设安静时膜只对 K^+ 有通透性，于是就出现 K^+ 顺浓度差的外向扩散，而膜内带负电荷的蛋白质等有机离子因细胞膜对其缺乏通透性而聚积在膜的内表面，这可将外流的 K^+ 限制在膜的外表面，从而在膜两侧形成内负外正的电场，该跨膜电场可阻碍 K^+ 的继续扩散。随着 K^+ 移出的增加，阻碍 K^+ 外流的电场力逐渐增大，当促进 K^+ 外流的浓度差和阻碍 K^+ 外流的电场力大小相等时，K^+ 就没有净移动，此时，膜两侧的电位差也就稳定在某一数值。这种离子净扩散为零时的跨膜电位差称为该离子的平衡电位（equilibrium potential）。可见，离子平衡电位的大小取决于该离子原初在膜两侧的浓度差的大小，其数值可以根据 Nernst 公式进行计算，即：

$$E_X = \frac{RT}{ZF} \ln \frac{[X]_o}{[X]_i} \, (V) \tag{2-1}$$

该公式中的 E_X 为某离子 X 的平衡电位，R 为气体常数，T 为绝对温度，Z 为离子价数，F 为法拉第常数，$[X]_o$ 与 $[X]_i$ 分别为离子 X 在细胞外液和细胞内液中的浓度。若哺乳动物的体温取 37℃，K^+ 平衡电位（E_K）或 Na^+ 平衡电位（E_{Na}）的计算公式为：

$$E_X = 61 \lg \frac{[X^+]_o}{[X^+]_i} \, (mV) \tag{2-2}$$

Ca^{2+} 平衡电位（E_{Ca}）的计算公式为：

$$E_{Ca} = 30.5 \lg \frac{[Ca^{2+}]_o}{[Ca^{2+}]_i} \, (mV) \tag{2-3}$$

Cl^- 平衡电位（E_{Cl}）的计算公式为：

$$E_{Cl} = 61 \lg \frac{[Cl^-]_i}{[Cl^-]_o} \, (mV) \tag{2-4}$$

根据上述公式，分别将膜两侧体液中的离子浓度代入，即可计算出各种离子的平衡电位（表 2-2）。实际上，仅需极少量的 K^+ 外流即可使膜电位接近 K^+ 平衡电位，极少量的 Na^+ 内流即可使膜电位接近 Na^+ 平衡电位。

表 2-2 哺乳动物骨骼肌细胞膜两侧主要离子的浓度和平衡电位（温度：37℃，RP：-80 mV）

离子	胞外浓度 /mM	胞内浓度 /mM	平衡电位 /mV
K^+	4.5	155	-95
Na^+	145	12	+67
Ca^{2+}	1.0	10^{-4}	+123
Cl^-	116	4.2	-89

离子经通道蛋白进行跨膜扩散的速率取决于膜两侧该离子的浓度差和膜两侧的电位差，跨膜电场与某离子平衡电位的代数和即为该离子的电化学驱动力（electrochemical driving force），即：

某离子的电化学驱动力＝膜电位（E_m）- 该离子的平衡电位（E_X） （2-5）

对 Na^+、K^+ 等正离子来说，若电化学驱动力 > 0，这是外向驱动力，可驱动正离子向胞外扩散；反之，若电化学驱动力 < 0，属于内向驱动力，可驱动正离子向胞质扩散。

假如未受刺激神经纤维的膜电位 $E_m = -70$ mV，$E_K = -90$ mV，$E_{Na} = +60$ mV，则 Na^+ 和 K^+ 的电化学驱动力分别为：

$$Na^+ \text{的电化学驱动力} = E_m - E_{Na} = -70 \text{ mV} - (+60 \text{ mV}) = -130 \text{ mV}$$

$$K^+ \text{的电化学驱动力} = E_m - E_K = -70 \text{ mV} - (-90 \text{ mV}) = +20 \text{ mV}$$

可见，细胞未受刺激时，Na^+ 的内向驱动力大于 K^+ 的外向驱动力，只要细胞膜对 Na^+ 的通透性足够大，Na^+ 内流量可迅速超过 K^+ 外流量，引起膜的去极化。如果某激活的离子通道对 Na^+、K^+ 均有通透性，且电导相同，但由于驱动 Na^+ 内流的电化学驱动力大于驱动 K^+ 外流的电化学驱动力，因此，Na^+ 内流量超过 K^+ 外流量，引起膜的去极化。

当神经纤维受刺激产生动作电位时，假设膜去极化使 E_m 升高至 +30 mV，而在动作电位期间 Na^+ 的内流和 K^+ 的外流对膜两侧 Na^+、K^+ 浓度差影响极小，故 E_{Na} 和 E_K 基本不变，此时 Na^+ 和 K^+ 的电化学驱动力分别为：

$$Na^+ \text{的电化学驱动力} = E_m - E_{Na} = +30 \text{ mV} - (+60 \text{ mV}) = -30 \text{ mV}$$

$$K^+ \text{的电化学驱动力} = E_m - E_K = +30 \text{ mV} - (-90 \text{ mV}) = +120 \text{ mV}$$

可见，在膜发生反极化时，K^+ 的外向驱动力远大于 Na^+ 的内向驱动力。只要膜对 K^+ 的通透性够大，K^+ 外流量会迅速超过 Na^+ 的内流量，这是锋电位复极相的产生机制。

由于在神经纤维动作电位产生过程中 E_{Na} 和 E_K 变化不大，而 E_m 发生了大幅度的波动，故在动作电位的产生过程中，Na^+、K^+ 的电化学驱动力一直随 E_m 的变化而变化。

2. 静息电位的产生机制　在安静状态下，细胞膜上的非门控钾通道（如神经纤维膜中的钾漏通道）持续开放，这种通道对 K^+ 的通透性远大于对 Na^+ 的通透性。如不考虑 Na^+ 的内向扩散，K^+ 外流，而膜内带负电荷的蛋白质等有机负离子不能移至膜外，于是在膜内表面形成一层负电荷，膜外表面形成一层正电荷，该跨膜电场对 K^+ 的继续外流起阻碍作用。当促使 K^+ 外流的电化学驱动力等于零时，膜两侧的电位差即为 K^+ 平衡电位。若膜在安静时只对 K^+ 有通透性，则 K^+ 平衡电位就是静息电位，也就是说，静息电位是由 K^+ 外流所造成的电 – 化学平衡电位。实际上，静息电位的实测值比计算所得的 K^+ 平衡电位稍小，这是由于膜在静息时对 Na^+ 也有极小的通透性，如前面提及的钾漏通道，这种通道对 Na^+ 的通透性约只有对 K^+ 通透性的 1/100～1/50，这可抵消一部分由 K^+ 外移所造成的膜内负电位，因此，静息电位略小于 K^+ 平衡电位。

以神经轴突为例，由于钾漏通道对 K^+、Na^+ 具有不同程度的通透性，加上静息电位并不与 E_K 或 E_{Na} 相等，就意味着在安静状态下 K^+ 或 Na^+ 的电化学驱动力并不等于零，所以细胞在未受刺激时存在少量 Na^+ 内流和少量 K^+ 外流，而内流的 Na^+ 和外流的 K^+ 可经钠泵转运，恢复原初的不均衡分布，如这两种转运的效应相互抵消，静息电位还是能保持相对稳定（图 2-14）。

3. 影响静息电位的主要因素　对于神经纤维和骨骼肌细胞来说，其静息电位主要受到以下因素的影响。

（1）细胞外液 K^+ 浓度　如提高细胞外液 K^+ 浓度，神经纤维或骨骼肌细胞膜两侧的 K^+ 浓度差减小，K^+ 平衡电位和静息电位均减小，膜发生去极化（即静息电位水平上移）；

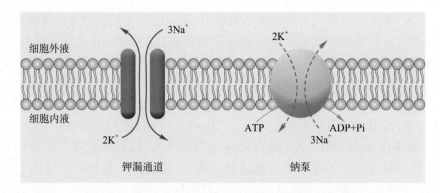

图 2-14　轴突膜上的钾漏通道和钠泵对静息电位的影响

而降低细胞外液 K^+ 浓度，则 K^+ 平衡电位和静息电位均增大（即静息电位水平下移），膜发生超极化（图 2-15）。

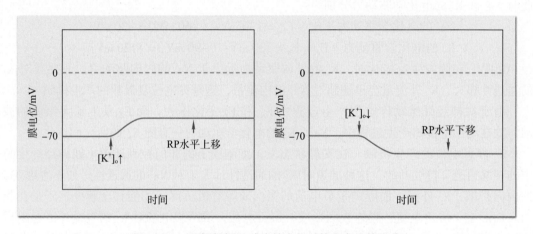

图 2-15　细胞外液 K^+ 浓度的变化对静息电位的影响

［K^+］。↑：细胞外液 K^+ 浓度升高；［K^+］。↓：细胞外液 K^+ 浓度降低。

（2）膜对 K^+、Na^+ 的相对通透性　如膜对 K^+ 通透性增大或（和）对 Na^+ 通透性减小，膜对 K^+、Na^+ 的通透性比值增大，膜电位更接近 E_K，静息电位增大；反之，如膜对 K^+、Na^+ 的通透性比值减小，静息电位减小。横纹肌和平滑肌细胞膜对 K^+、Na^+ 的通透性比值分别为 20 ~ 100、7 ~ 10，其静息电位分别为 –80 ~ –90 mV、–55 mV。

（3）钠泵的活动水平　钠泵活动时，每分解一分子 ATP 可将两个 K^+ 移入胞内、同时将三个 Na^+ 移至胞外，造成膜内电位降低，静息电位增大。钠泵活动愈强，静息电位愈大。在生理状态下，钠泵的生电性效应大概可使静息电位增大 2 ~ 16 mV。

二、动作电位

（一）动作电位的概念及其测定

动作电位（action potential，AP）是指可兴奋细胞兴奋时，膜电位在原有静息电位的基础上发生一次快速且可逆的倒转和复原。以神经纤维为例，将参考电极放在神经纤维的外表面，测量电极插入膜内。如给神经纤维施加一个有效电刺激，在示波器上就可观察到一个短促、尖锐的脉冲样变化即动作电位。

一个完整动作电位的主要部分是锋电位（spike potential）。神经纤维受到有效刺激后，膜电位先由静息时的 –70 mV 缓慢去极化至 –55 mV，–55 mV 是爆发动作电位的临界膜电位值（即阈电位），可导致膜两侧在短时间内由原来的内负外正变为内正外负，形成锋电位的上升支即去极相。其中，膜内电位高于零电位的部分称为超射（overshoot），其数值称为超射值。由刺激引起的膜两侧电位的倒转只是暂时的，很快就出现膜内电位的下降，形成锋电位的下降支即复极相。在神经纤维，锋电位一般只持续 0.5 ~ 2.0 ms。

锋电位之后，一些细胞的膜电位还要经历一些微小而缓慢的波动，称为后电位（after-potential）。一般是先有一段持续 5 ~ 30 ms 的去极化状态，称为后去极化电位（after depolarization potential），由于细胞外记录法（即将参考电极和测量电极均置于细胞外表面）记录动作电位时，去极化部位的膜外电位低于静息部位，故又称为负后电位（negative after-potential）；在后去极化后还可再出现一段延续更长的超极化状态，称为后超极化电位（after hyperpolarization potential），同样，因为此时膜外电位高于静息部位，故又可称为正后电位（positive after-potential）（图 2–16）。

（二）动作电位的特点

动作电位是可兴奋细胞产生电兴奋的共有特征性表现。虽然不同类型细胞的动作电位的形态和产生机制可有很大差异，但均具有以下几个特点。

1. "全或无"现象　刺激作用于单个可兴奋细胞（如单根神经纤维或单个骨骼肌细胞），如刺激强度过弱，则细胞不能产生动作电位，但只要刺激能使膜去极化达到阈电位，动作电位的幅度即达最大值，即使有效刺激的刺激强度发生改变，动作电位始终保持其固

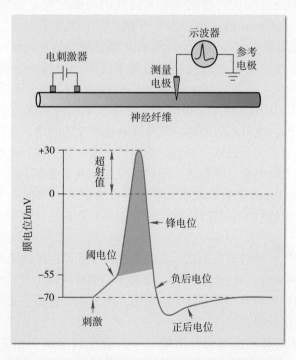

图 2–16　单根神经纤维动作电位的引导及其变化过程

有的大小和波形。这种同一细胞上动作电位的大小不随刺激强度变化而改变的现象称为"全或无"（all-or-none）现象。

2. 不衰减性传导 动作电位并不是只出现在受刺激的部位，动作电位产生后可沿细胞膜迅速向周围传导，在动作电位的传导过程中，其幅度和波形始终保持不变，直至整个细胞的细胞膜依次产生一次同样形式的动作电位。这种同一细胞上动作电位的大小不随传导距离变化而改变的现象称为不衰减性传导（图2-17）。

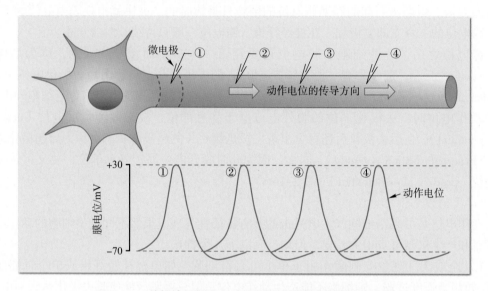

图 2-17 单根神经纤维上动作电位的不衰减性传导示意图

3. 有不应期 神经纤维或骨骼肌细胞兴奋性的高低主要受静息电位水平、阈电位水平和 Na^+ 通道性状的影响。静息电位水平下移、阈电位水平上移、处于失活态的电压门控钠通道的数量增加等均可降低神经纤维或骨骼肌细胞的兴奋性。神经纤维或骨骼肌细胞兴奋后，其兴奋性的变化要依次经历绝对不应期、相对不应期、超常期和低常期（图2-18，表2-3）。

（1）绝对不应期 细胞发生电兴奋时兴奋性等于零的时期称为绝对不应期（absolute refractory period，ARP）。绝对不应期对应的是锋电位发生的时期，在这段时间内，电压门控钠通道处于激活态或大部分进入失活态，细胞暂时丧失兴奋性，此时给细胞施加任何刺激均不能引起该细胞再次兴奋，故称之为绝对不应期。由于绝对不应期的存在，连续产生的锋电位不会发生融合，而是呈脉冲式发放，这也决定了该细胞动作电位出现的最高频率。例如，某神经纤维绝对不应期的持续时间为 2 ms，理论上该细胞每秒钟兴奋的最高次数不会超过 500 次。

（2）相对不应期 在绝对不应期之后，兴奋性由零开始逐渐向正常恢复的时期称为相对不应期（relative refractory period，RRP）。相对不应期对应的是负后电位的前期，此期内由于失活的电压门控钠通道未全部复活至静息态，因此兴奋性低于正常，只有较强的阈上刺激才可能引起其再次兴奋。

（3）超常期 在相对不应期之后出现一个兴奋性轻度高于正常的时期称为超常期（supranormal period）。超常期对应的是负后电位的后期，此期内由于 Na^+ 通道已基本复活

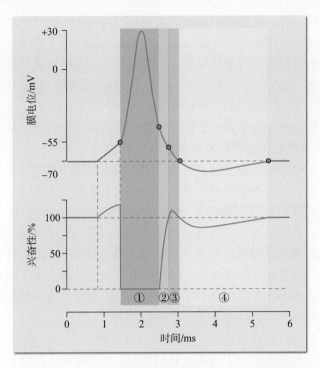

图 2-18 兴奋性变化的分期及其与动作电位的时间关系
①绝对不应期；②相对不应期；③超常期；④低常期。

表 2-3 神经纤维和骨骼肌细胞兴奋时兴奋性的变化

分期	动作电位时期	兴奋性	引起再次兴奋的刺激	机制
绝对不应期	锋电位	等于零	对任何刺激都不会产生反应	Na^+ 通道的激活或失活
相对不应期	负后电位前期	低于正常	某些阈上刺激	部分 Na^+ 通道复活至静息态
超常期	负后电位后期	高于正常	阈刺激、阈上刺激或某些阈下刺激	膜电位与阈电位的差距小
低常期	正后电位	低于正常	某些阈上刺激	膜电位与阈电位的差距增大

至静息态，但膜电位与阈电位的差距较小，故兴奋性高于正常，此时，某些阈下刺激也有可能引起细胞产生新的兴奋。

（4）低常期 有的细胞在超常期之后还存在一个兴奋性低于正常的时期称为低常期（subnormal period）。虽然在低常期，钠通道的复活已经完成，但是，由于膜处于轻度超极化状态，膜电位与阈电位水平的差距增大，故兴奋性低于正常，要引起再次兴奋必须是阈上刺激。

（三）动作电位的产生机制

1. 原理 实验证明，动作电位的产生是离子跨膜移动的结果。能引起膜内电位升高的离子电流称为内向电流（inward current），如正离子内流或负离子外流，内向电流可引起膜的去极化。能引起膜内电位降低的离子电流称为外向电流（outward current），如正离子外流或负离子内流，外向电流可引起膜的超极化或复极化。离子的跨膜移动可产生膜电流，膜对离子的通透性可用膜电导（membrane conductance，G）表示，膜电导等于膜电阻的倒数，可用于表示电荷流动的难易程度，一般情况下可理解为膜对离子的通透性。

细胞未受刺激时，Na^+ 的内向驱动力大于 K^+ 的外向驱动力，但由于膜对 Na^+ 的通透性很低，膜电位接近于 K^+ 平衡电位。如细胞仅受到一个阈下刺激，由于 Na^+ 通道不能或仅有极少数被激活，膜去极化达不到产生动作电位所需的阈电位水平，该去极化很快被增加的 K^+ 外流量所抵消，膜电位逐渐恢复至静息电位水平。

若细胞受到有效电刺激，刺激电流及少量 Na^+ 通道激活所致的 Na^+ 内流使膜逐渐去极化并达到阈电位水平，在这个膜电位水平，因 Na^+ 电导的增大，经电压门控钠通道的 Na^+ 内流量刚开始超过经非门控钾通道的 K^+ 外流量，因而出现净内向电流。此后，膜的继续去极化与刺激无关，去极化与 Na^+ 电导之间可形成正反馈，即去极化程度愈大、Na^+ 电导愈大，这种现象称为再生性循环。由于 Na^+ 电导的迅速增大，Na^+ 在较大的电化学驱动力的作用下迅速内流，膜内电位迅速升高，形成锋电位的去极相。在去极化过程中，由于膜内电位的升高，促进 Na^+ 内流的驱动力逐渐降低，但只要膜对 Na^+ 的高通透性保持足够长的时间，膜电位或超射值可更接近于 Na^+ 平衡电位。

在膜的快速去极化过程中，电压门控钾通道逐渐被激活，K^+ 电导逐渐增大，而且 K^+ 外流的电化学驱动力也逐渐增大。去极化达峰值后，Na^+ 电导迅速减小，一旦电导和驱动力的改变导致单位时间内 K^+ 外流量超过 Na^+ 内流量，膜内电位迅速降低，形成锋电位的复极相。

可见，有效刺激使细胞去极化达到阈电位水平后，先是 Na^+ 内流引起快速去极化，然后是 K^+ 外流引起快速复极化，从而形成锋电位。必须注意的是在一次动作电位的产生过程中，Na^+ 内流量和 K^+ 外流量很少，仅能引起膜内 Na^+ 浓度或膜外 K^+ 浓度升高几万分之一，Na^+、K^+ 的跨膜移动主要影响膜两侧的电位梯度。但当细胞反复兴奋使膜两侧 Na^+、K^+ 浓度差降低到一定程度时，钠泵可被激活，将进入膜内的 Na^+ 泵出，将逸出膜外的 K^+ 泵入，使膜两侧的离子分布状态恢复至兴奋前的水平。

某些细胞在锋电位之后还会出现负后电位和正后电位，一般认为，负后电位的产生与复极化过程中膜外侧 K^+ 浓度升高、K^+ 外流减慢有关；而正后电位的产生可能与钠泵活动加强有关。

2. 实验证据

（1）超射值与 Na^+ 平衡电位　霍奇金等人证实，动作电位往往存在超射现象，且动作电位的超射值（也可理解为膜内电位的最高值）接近于 Na^+ 平衡电位，由此提出钠学说并用之解释动作电位去极化的产生机制，即细胞受到有效刺激后，由于膜对 Na^+ 通透性增大，Na^+ 内流增加使膜电位接近于 Na^+ 平衡电位。

如果静息电位的产生只与 K^+ 外流有关，动作电位去极相只有 Na^+ 内流，则动作电位去极化的幅度等于静息电位与超射值的绝对值之和，也等于 K^+、Na^+ 平衡电位的绝对值之和，但事实并非如此。前已述及，由于安静状态下存在少量的 Na^+ 内流，故静息电位达不到 K^+ 平衡电位；同样，动作电位的超射值达不到 Na^+ 平衡电位的原因是在动作电位去极化过程中存在少量的 K^+ 外流。

（2）动作电位去极化幅度高低的决定因素　霍奇金和赫胥黎（A. F. Huxley）利用枪乌

贼的巨轴突证实了动作电位幅度与细胞外液 Na^+ 浓度之间的关系。如将人工海水中的 Na^+ 减少，枪乌贼巨轴突静息电位变化不大，但动作电位的幅度降低、去极化速率减慢；如将人工海水中的 Na^+ 全部去除，甚至可导致动作电位不能产生。根据钠学说很容易理解动作电位幅度的高低主要取决于去极化过程 Na^+ 的内流量，而 Na^+ 内流量又是由 Na^+ 电导和 Na^+ 的电化学驱动力所决定的；其中，Na^+ 电导大小与通道的开放数目、通道的开放概率和单通道电导大小等因素有关，上述任一因素的改变均可使动作电位去极化幅度发生改变。譬如，人为降低神经纤维浸浴液中的 Na^+ 浓度，因膜两侧 Na^+ 浓度差的减小，Na^+ 的内向驱动力减小，当细胞产生兴奋时，Na^+ 内流量减少，动作电位的幅度因此降低（图 2-19）。

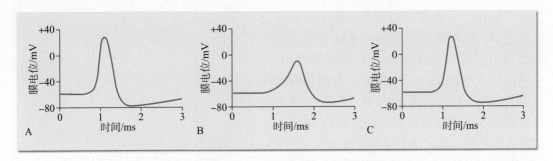

图 2-19　细胞外液 Na^+ 浓度降低对动作电位的影响
A. 对照　　B. $[Na^+]_o$↓　　C. $[Na^+]_o$ 恢复至对照水平

（3）通道阻断剂的作用　特异性 Na^+ 通道阻断剂河鲀毒素可阻断动作电位的产生；K^+ 通道阻断剂四乙铵对动作电位去极相影响不大，但可显著延长复极化时程。这些实验结果均证明了动作电位去极相和复极相的发生分别是 Na^+ 内流和 K^+ 外流所致。

（4）电压钳实验　在简单的电池与电阻组成的电路中，根据欧姆定律，电流（I）= 电压（V）/ 电阻（R），如用电导表示，则为 $I = V \times G$。可见，某离子 X 跨膜转运所产生的膜电流（I_X）的计算公式为：

$$I_X = G_X (E_m - E_X) \tag{2-6}$$

公式中的 G_X 为某离子 X 的电导，E_m 为膜电位，E_X 为某离子 X 的平衡电位，（E_m-E_X）为某离子的电化学驱动力。如将公式应用于 K^+ 或 Na^+，则钾电流（I_K）、钠电流（I_{Na}）的计算公式分别为：

$$I_K = G_K (E_m - E_K) \tag{2-7}$$

$$I_{Na} = G_{Na} (E_m - E_{Na}) \tag{2-8}$$

显然，当 $E_m = E_K$，K^+ 没有净移动，钾电流等于零；如 $E_m < E_K$，电化学驱动力促使 K^+ 流向胞外，产生外向电流；而如 $E_m > E_K$，则出现 K^+ 内流，产生内向电流。在安静状态下，虽然驱动 Na^+ 内流的电化学驱动力较大，但由于此时 G_{Na} 小，故 Na^+ 内流量很少。

在动作电位期间，虽然 E_X 基本不变，但由于 E_m 在不断变化，各种离子的电化学驱动力并不能保持相对稳定，在这种情况下，测得的离子电流 I_X 就不能反映膜电导 G_X 的改变。电压钳（voltage clamp）实验的基本原理是：人为地将膜电位 E_m 固定（钳制）在某水平并保持不变，此时测得的离子电流 I_X（即宏膜电流，macroscopical current）能真实反映

膜电导 G_X 的变化，并可由此推断出膜对离子通透性的大小。20 世纪 50 年代，霍奇金和赫胥黎利用电压钳技术直接测定了枪乌贼巨轴突动作电位期间的离子电流，并据此计算出 G_{Na} 和 G_K 的变化过程，证实了动作电位形成的离子基础，他们因这一贡献，共同获得了 1963 年的诺贝尔生理学或医学奖。

图 2-20 所示的是利用枪乌贼巨轴突进行的一次电压钳实验的结果。如将膜电位从 –65 mV 迅速钳制并维持在 –9 mV 水平，先出现内向电流，后出现外向电流；进一步的实验还发现，河鲀毒素可使内向电流消失，而四乙铵可使外向电流消失。上述结果表明，在膜电位保持在 –9 mV 水平时，首先出现的是 Na^+ 内流，然后出现 K^+ 外流。但是如果用电压钳技术将膜电位钳制在静息时的 –65 mV 或超极化水平，则记录不到膜电流。

图 2-20 仅记录膜电位设定在 –9 mV 这一个水平时的膜电流变化，而图 2-21 是将膜电位钳制在四个不同去极化水平，利用测得的膜电流分别计算出 G_{Na} 和 G_K 随电压和时间发生的变化。

实验结果表明，G_{Na} 和 G_K 变化均存在明显的电压依赖性，表现为去极化程度越大，G_{Na} 和 G_K 就越大，即膜对 Na^+、K^+ 的通透性越高。不同去极化水平的 G_{Na} 和 G_K 变化还存在时间依赖性，表现为在不同的膜电位水平，G_{Na} 迅速增加到峰值，随后很快下降；而 G_K

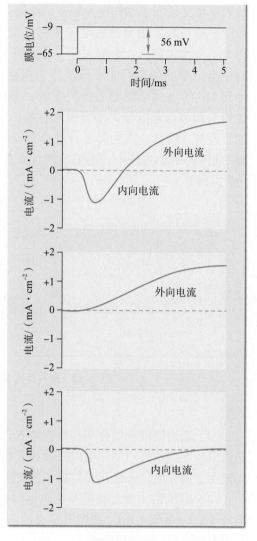

图 2-20 利用电压钳技术测定膜电流及其成分分析

随时间缓慢增大，并可维持在峰值，在膜电位恢复至静息电位水平后，G_K 才随之逐渐恢复。可见，膜发生去极化后，电压门控钠通道表现为快速一过性激活，但激活后会迅速失活；而电压门控 K^+ 通道为延迟激活，无失活状态。

正是因为 G_{Na} 和 G_K 的变化具有电压和时间依赖性，有效刺激使膜去极化达到阈电位后，Na^+ 的内流引起膜的去极化，后者通过增加 G_{Na} 又促进 Na^+ 内流，使膜进一步去极化，从而形成陡峭的动作电位去极相；同时，随着去极化程度的增大，Na^+ 通道迅速失活，而 G_K 逐渐增大，一旦 K^+ 外流量超过 Na^+ 内流量，出现净外向电流，即进入动作电位的复极相（图 2-22）。

（5）膜片钳实验　内尔（E. Neher）和萨克曼（B. Sakmann）于 1976 年创建了膜片钳（patch clamp）技术，并获得了 1991 年的诺贝尔生理学或医学奖。膜片钳实验的基本原理是当玻璃微电极与膜接触后，通过施加负压使微电极与膜形成紧密的封接，然后经微电极

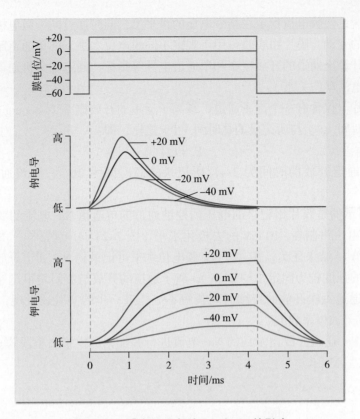

图 2-21 膜电位改变对 G_{Na} 和 G_K 的影响

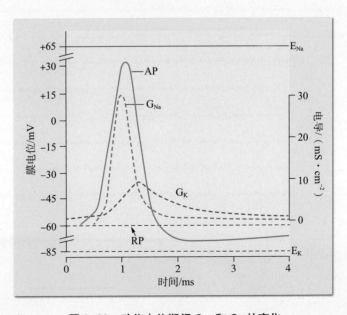

图 2-22 动作电位期间 G_{Na} 和 G_K 的变化

向膜片施加电流，使膜电位稳定在指令电压的水平上，同时通过同一微电极记录经单通道的跨膜离子流的变动。膜片钳实验可用于观察不同膜电位水平下的单通道跨膜离子电流的变动，并由此计算出通道的开放概率和单通道电导等指标，确定和分析通道的门控特性及其与整个细胞电活动的关系。

如一个膜片上仅含有一个离子通道，该离子通道的开放概率（opening probability，P_o）等于通道开放时间（t_o）与所记录的总时间（T）之比，即：

$$P_o = t_o/T \hspace{4cm} (2-9)$$

例如某一通道开放的时间为 2 s，所记录的总时间为 20 s，则该通道的开放概率为 10%。

图 2-23 所示的是膜片钳记录的电压门控钠通道的单通道 Na^+ 电流的变化，多次人为地将膜片的膜电位钳制在 -10 mV 的去极化水平（图 2-23A），观察同一 Na^+ 通道的开放情况（图 2-23B）。结果证实，在 -10 mV 膜电位水平可记录到 Na^+ 通道开放形成的离子电流，离子电流的强度较为固定（约 2 pA）；离子通道的开放与关闭均很迅速，且是"全或无"式的，但通道每次开放的持续时间长短不一。进一步的实验还发现，去极化程度愈大，Na^+ 通道的开放概率愈大。

如将多次 Na^+ 通道开放记录到的 Na^+ 电流进行叠加，可模拟出整段膜去极化时的 Na^+

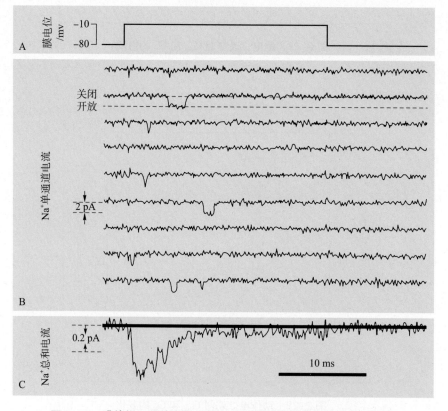

图 2-23 膜片钳记录的电压门控 Na^+ 通道的单通道 Na^+ 电流的变化

A. 将膜电位钳制在 -10 mV   B. 在同一膜电位水平对同一通道进行的多次连续记录

C. 将 144 次膜片钳记录到的离子电流进行叠加，得到的 Na^+ 电流曲线

内流情况，证明了电压钳实验记录到的宏膜电流其实是由大量离子通道的单通道电流叠加而成的（图2-23C），膜电导变化的实质是膜上离子通道随机开放和关闭的总和效应。宏膜电流（I）与单通道电流（i）之间的关系为：

$$I = N \cdot P_o \cdot i \tag{2-10}$$

公式中的 N 为通道的开放数目，P_o 为通道的开放概率。可见，全细胞离子电流的大小取决于离子通道开放的数目、通道开放概率和单通道电流等。

3. 离子通道的功能状态　在动作电位的产生过程中，膜电导的变化是建立在离子通道功能状态改变的基础上。

（1）电压门控钠通道　电压门控钠通道存在激活门（m门）和失活门（h门）两种门控机制，受膜电位控制的 m 门与 h 门的开闭使钠通道呈现三种功能状态（图2-24）：①静息态（resting state），是指 m 门关闭、h 门开启的状态。此时通道虽然是关闭的，但具正常的开放能力。②激活态（activated state），是指 m 门与 h 门均开启，通道瞬时导通的状态，此时，Na^+ 可顺电化学驱动力迅速内流。③失活态（inactivated state），是指 m 门开启、h 门关闭的状态，此时通道是关闭的，且不具再次开放的能力。失活态的 Na^+ 通道必须通过复活过程恢复至静息态后，才具有被再次激活的能力。

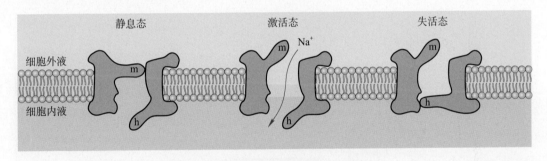

图2-24　电压门控钠通道的三种功能状态

在静息电位水平，因电压门控钠通道处于静息态（m门关闭、h门开启），通道未导通，虽然此时驱动 Na^+ 内流的电化学驱动力很大，但没有出现 Na^+ 内流。如刺激使膜去极化达一定水平，钠通道的 m 门迅速开放、h 门缓慢关闭，由于这两个闸门的运动速率不同，m 门开放后 h 门仍在关闭的过程中，此时，通道导通，呈现激活态，Na^+ 可经由通道进行跨膜扩散；随着 h 门的完全关闭，通道进入失活态。在膜的复极化过程中，失活态的钠通道 m 门迅速关闭而 h 门缓慢开启，通道逐渐复活至静息态，恢复其受到有效刺激后能被再次激活的能力。可见，激活态是一个瞬态，静息态和失活态属于持续态。需要注意的是电压门控钠通道激活后的失活是时间依赖性的，与电压无关，但钠通道还有另外一种失活方式，即稳态失活，如高钾血症或急性心肌梗死患者，由于心肌细胞外 K^+ 浓度升高，静息电位水平上移，电压门控钠通道无需激活就可直接进入失活态，显然，这种失活方式是电压依赖性的。

（2）电压门控钾通道　与钠通道不同，一般认为电压门控钾通道只有一个激活门即 n 门，无失活门，因而只具有两种功能状态：①静息态，是指 n 门关闭的状态，此时通道关闭，K^+ 不能经通道扩散，但通道受到适当刺激时可被激活；②激活态，是指 n 门开放，

允许 K^+ 进行跨膜扩散的状态。

电压门控钾通道激活门开放的速率比钠通道慢得多，表现为延迟激活，所以在去极化过程中，大多数 K^+ 通道是在大量 Na^+ 通道失活后才开放。膜电位恢复至静息电位水平，电压门控 K^+ 通道也恢复至静息态。

（四）动作电位的引起

神经纤维和骨骼肌细胞受到有效刺激后的去极化过程可分为两部分，前面的缓慢去极化部分是由刺激电流和少量 Na^+ 内流引起的；后面的快速去极化部分是由 G_{Na} 增大、Na^+ 迅速内流引起的，这两部分之间的临界膜电位值就称为阈电位。因此，阈电位（threshold potential，TP）可定义为能触发动作电位产生的临界膜电位值。阈电位的绝对值比正常静息电位的绝对值小 10～20 mV。

动作电位的引起条件是刺激使膜去极化达到阈电位水平。当有效刺激引起膜去极化达到阈电位水平时，经电压门控钠通道的 Na^+ 内流量刚刚超过经非门控钾通道的 K^+ 外流量，出现净内向电流，引起膜进一步去极化，后者使 G_{Na} 增大，又促进 Na^+ 内流，这种正反馈过程称为再生性循环（图 2-25），可导致膜内电位迅速升高，形成锋电位的快速去极相，直至膜内电位上升到接近于 Na^+ 平衡电位的水平。

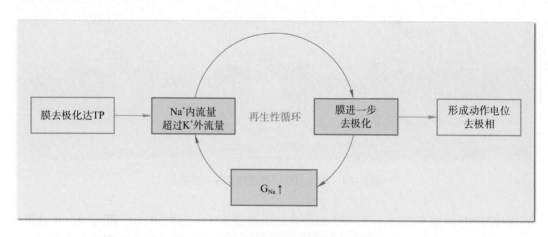

图 2-25　再生性循环与动作电位去极相

影响神经纤维和骨骼肌细胞阈电位水平的主要因素有：①细胞膜上可被激活的电压门控钠通道的数量，如钠通道的分布密度大，且处于静息态的钠通道数量多，较小的去极化即可引发较大的 Na^+ 电流，Na^+ 内流量超过 K^+ 外流量出现更快，因此，阈电位水平下移，细胞的兴奋性增高。②细胞外液的 Ca^{2+} 浓度，如细胞外液 Ca^{2+} 浓度降低，膜外表面的电位降低，跨膜电场减小，这可使阈电位水平下移，细胞的兴奋性提高，这是低钙血症患者出现肌肉痉挛现象的原因；反之，细胞外液 Ca^{2+} 浓度升高可使阈电位水平上移，细胞的兴奋性降低。

（五）动作电位在同一细胞上的传导

在膜某处产生的动作电位以不衰减的方式传遍整个细胞的过程称为传导（conduction）。动作电位在同一细胞上的传导原理可用局部电流学说予以解释。该学说认为，动作电位发生部位即兴奋区的细胞膜呈内正外负的反极化状态，而邻近静息区的膜呈内负外正的极化状态，即在兴奋区和静息区之间，无论是膜外还是膜内均存在电位差，因而可出现由正电位区流向负电位区的电流，该电流称为局部电流（local current）。在膜内侧，局部电流由兴奋区经细胞内液流向邻近静息区；而在膜外侧，局部电流是由静息区经细胞外液流向兴奋区，两者构成电流回路。局部电流除了使兴奋区膜电位增大、膜发生复极化外，还能造成邻近静息区膜电位减小，发生去极化，该去极化一旦达阈电位水平，通过激活该处电压门控钠通道，使静息区细胞膜产生动作电位，这样，兴奋区爆发的动作电位就传导到邻近静息区，使原静息区变成了新的兴奋区；然后，新的兴奋区与邻近的静息区又可以形成局部电流，从而使动作电位沿细胞膜传导下去（图 2-26A）。可见，动作电位的传导实际上就是膜的兴奋区通过局部电流"刺激"了静息区并使后者出现动作电位的过程。局部电流的主要作用是使邻近静息区去极化达阈电位水平，而阈电位水平以上的去极化是由 Na^+ 内流形成的，与局部电流无关。在生理状态下，兴奋区和邻近静息区之间的电位差高达 100 mV 左右，而静息区的膜电位与阈电位的差距只有 10~20 mV，所以，局部电流的强度足以使静息区爆发动作电位，动作电位的传导非常安全。在同一细胞，动作电位能进行不衰减性传导的条件是各处细胞膜兴奋时的 Na^+ 内流量保持不变，而 Na^+ 内流量又是由 G_{Na} 和 Na^+ 电化学驱动力等因素所决定的。

在有髓神经纤维，有髓鞘包裹的结间区细胞膜上电压门控钠通道分布密度较低，再加上胶质细胞膜的多层包裹使此处的跨膜电流较小，局部电流并不能使该处细胞膜去极化达阈电位水平；郎飞结则不同，该处的轴突是裸露的，而且膜上的钠通道分布密度高、阈电位水平低，因此，在局部电流的作用下，可触发动作电位的产生。当有髓神经纤维某郎飞结处产生动作电位后，由于局部电流只能发生在相邻的郎飞结之间，因此动作电位表现为跨过每一段髓鞘而在相邻郎飞结处相继出现（图 2-26B）。这种动作电位由一个郎飞结跨越结间区传至下一个郎飞结的传导方式称为兴奋的跳跃式传导（saltatory conduction）。髓鞘是生物进化的产物，因为髓鞘的存在，有髓神经纤维兴奋的传导速率比无髓神经纤维快得多，而且，由于结间区细胞膜无需产生动作电位，这可减少离子的跨膜主动转运，减少

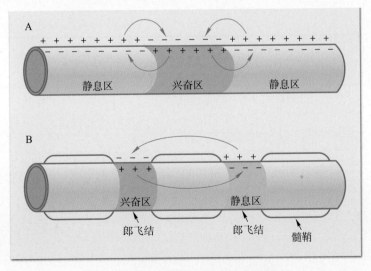

图 2-26　动作电位在神经纤维上的传导
A. 无髓神经纤维　B. 有髓神经纤维

能量消耗。假如髓鞘发生丢失（如多发性硬化症），神经纤维兴奋传导速率减慢甚至完全阻滞，患者可出现感觉丧失或瘫痪等临床症状。

三、局部电位

（一）局部电位相关概念

1. 膜电容和膜电阻 细胞膜是脂质膜，可视为绝缘体，细胞内液和细胞外液均为含电解质的液体，可视为导体，这样，细胞外液–细胞膜–细胞内液三者组成了膜电容（membrane capacitance，C_m）。膜电容反映细胞膜堆聚电荷的能力，各种细胞的膜电容比较接近。当膜上离子通道开放、带电离子进行跨膜流动时，相当于在电容器上充电或放电，使不同极性的电荷积聚在膜的内、外两侧并形成电位差即膜电位。

在细胞内液和细胞外液的纵向上（特别是细长的神经纤维和肌纤维）均有电阻，这些电阻称为轴向电阻。在细胞内液和细胞外液的横向上即细胞膜也有电阻，称为膜电阻（membrane resistance，R_m）。膜电阻反映离子通过细胞膜的难易程度，其倒数即为膜电导，但膜电阻 R_m 的变异极大，单纯的脂质双分子层几乎是绝缘的，而嵌入的离子通道和转运体可显著减小生物膜的电阻值，膜上开放的离子通道数量越多和（或）转运体活动越频繁，膜电阻就越小。

细胞膜的等效电路是并联的阻容耦合电路（图 2-27）。如给该等效电路通以一恒定电流，其电位变化与实验测得的膜电位变化非常接近，因此利用膜的等效电路，可分析膜在静息状态下或受到有效刺激后膜电位和膜电流的变化规律。

2. 细胞膜和胞质的被动电学特性及电紧张电位 细胞膜和胞质的被动电学特性是指细胞在未受刺激时，细胞膜和胞质作为一个静态的电学元件所具有的电学特性，包括静息状态下的膜电容、膜电阻和轴向电阻。

如经微电极向神经纤维某处的轴浆内注入电流，电流横向流过细胞膜，在注入处形成跨膜电流，并在膜两侧形成膜电位；而在电流注入处以外的膜上，电流沿轴浆纵向流

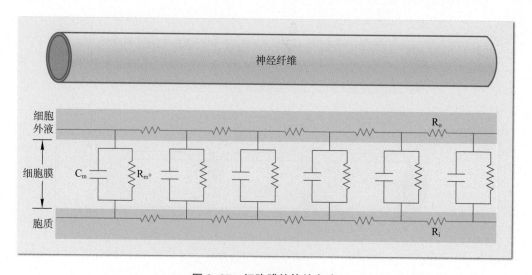

图 2-27 细胞膜的等效电路

C_m：膜电容；R_m：膜电阻；R_o：细胞外液的轴向电阻；R_i：轴浆的轴向电阻。

动并跨膜流向胞外，由于纵向电阻的存在和沿途电流经开放的离子通道（如非门控漏通道）不断跨膜漏出，轴向电流和跨膜电流的电流密度随流动距离的延长而逐渐衰减，膜电位也随之逐渐衰减，这种衰减呈指数型，直至该电流不再影响膜电位（图 2-28）。这种完全由膜的被动电学特性决定其空间分布和时间变化的膜电位称为电紧张电位（electrotonic potential）。电紧张电位的产生与离子通道的激活和膜电导的改变无关，但当这种电位的幅度达到一定水平时，就会影响膜的主动电学特性如电压门控通道的功能状态。

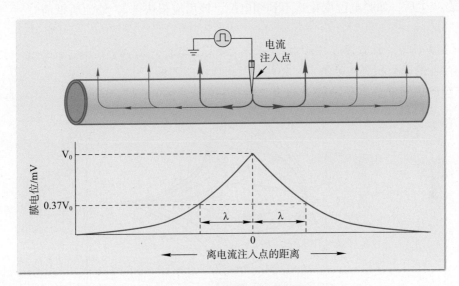

图 2-28　电紧张电位及其衰减

V_0：注入电流部位的最大膜电位值；λ：λ 为空间常数，是指膜电位衰减至最大值的 37% 左右时
所扩布的空间距离，可用于描述电紧张电位传播范围即空间分布特征。

3. **极性法则**　在神经纤维外表面放置正、负两个电极，并通以强度足以引起兴奋的直流电进行刺激，通电时兴奋发生在负极，断电时兴奋发生在正极，这称为直流电电刺激的极性法则（law of polarity）。

直流电的通电过程相当于对膜电容进行充电。如刺激强度不大，在正极下方膜的内表面有阴离子积聚，蓄积的负电位使该处产生超极化电紧张电位，膜电位与阈电位的差距增大，膜的兴奋性降低；而在负极下方膜的内表面则有阳离子积聚，蓄积的正电位使该处产生去极化电紧张电位，这可引起膜电位与阈电位的差距减小，膜兴奋性增高。当阈下刺激的刺激强度达阈强度的 50% 左右时，产生的去极化电紧张电位可影响膜的主动电学特性即激活少量 Na^+ 通道，引起 Na^+ 内流。去极化电紧张电位与 Na^+ 内流形成的去极化进行叠加，只要达到阈电位，该处即可爆发动作电位。以直流电刺激神经时，如持续通电，由于强度 - 时间变化率等于零，因而不能起刺激作用；一旦断电，由于膜电容的放电过程，可观察到与通电电流方向相反的电流通过，如果能引起神经纤维兴奋，兴奋只能先发生在正极下方。如该直流电的强度较大，则可发生电解现象，从而使组织受到损害。

（二）局部电位的产生机制与特点

1. **产生机制**　将双极电极置于神经纤维膜的外表面，如给予多次强度不等的直流电刺激，随着刺激强度的逐渐增大，通电时在负极下方可记录到对应的、逐渐增大的去极化型膜电位变化。在阈电位水平以下，这些去极化膜电位变化可有两种成分（图2-29）：①电紧张电位，用刺激强度较小的阈下刺激刺激神经时，在负极下方只能记录到去极化电紧张电位，后者完全由膜的被动电学特性和所施加的电流大小所决定。②局部兴奋，刺激强度超过阈强度的50%时，由于少量Na^+通道被激活，膜电位在去极化电紧张电位的基础上叠加了Na^+内流形成的去极化。在阈电位水平以下，这种因Na^+内流形成的去极化称为局部兴奋（local excitation）。显然，局部兴奋的产生与膜的主动电学特性发生改变有关。局部兴奋产生后，如膜电位变化达不到阈电位，该反应很快被K^+外流所抵消。

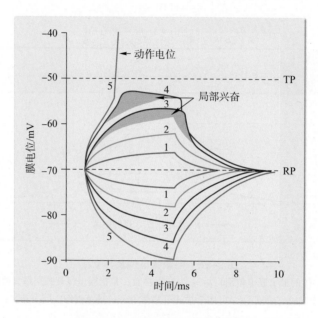

图2-29 电紧张电位与局部兴奋
1~5为不同刺激强度的直流电刺激对膜电位的影响。静息电位水平以下的1~5为在阳极下方记录到的超极化电紧张电位。静息电位水平以上的1和2为在阴极下方记录到的去极化电紧张电位；3和4为在去极化电紧张电位的基础上产生了局部兴奋；5为去极化电紧张电位和局部兴奋使膜去极化达阈电位，导致动作电位的产生。TP：阈电位；RP：静息电位。

局部电位（local potential）是指刺激使膜中少量离子通道活动发生改变而产生的膜电位变化。电刺激、化学信号或机械刺激等均可通过改变门控通道的通透性，诱发局部电位的产生。局部电位有两种类型，除了称为局部兴奋的去极化型局部电位外，还有超极化型局部电位。终板电位、兴奋性突触后电位、慢波电位及部分感受器电位或发生器电位等均属于去极化型局部电位，其产生机制包括少量Na^+内流、Ca^{2+}内流、Na^+内流量超过K^+外流量、机械门控通道开放导致K^+内流、Cl^-通道开放引起Cl^-外流及原先开放的K^+通道关闭等；抑制性突触后电位、感光细胞的感受器电位等属于超极化型局部电位，其产生机制包括Cl^-通道开放出现Cl^-内流、K^+通道的激活引起K^+外流及原先开放的钠通道关闭等。

2. 特点

（1）等级性电位 无论是去极化型还是超极化型局部电位，均没有动作电位的"全或无"现象，其电位变化的幅度与刺激强度正相关。

（2）衰减性传导　与动作电位不同，局部电位产生后只能沿膜向邻近区域做短距离扩布，并且膜电位随着扩布距离的增加而迅速衰减乃至消失，这种现象称为衰减性传导或电紧张传播，局部电位的传播距离取决于膜的被动电学特性。

（3）无不应期　有总和现象局部电位不存在不应期，多个局部电位可以进行叠加总和。同一处膜先后产生的多个局部电位进行叠加的过程称为时间性总和（temporal summation）；膜的两处或两处以上产生的局部电位进行叠加的过程称为空间性总和（spatial summation）。局部电位通过总和，如能使膜去极化达阈电位水平，就能触发一次可传导的动作电位的产生。

第四节　肌细胞的收缩功能

根据形态和功能不同，肌组织可分为骨骼肌、心肌和平滑肌三类，其中骨骼肌和心肌属横纹肌。人体各种形式的运动主要依靠肌细胞的收缩活动来完成。例如，人体依赖骨骼肌的收缩活动完成各种躯体运动和呼吸运动，依赖心肌的收缩活动完成心脏的泵血功能，依赖平滑肌的收缩活动完成一些中空器官（如胃肠道、血管、膀胱、子宫等内脏器官）的运动。本节以研究最为充分的骨骼肌为重点，阐述骨骼肌的收缩机制及其影响因素，同时简单介绍平滑肌的收缩功能。

一、骨骼肌的收缩功能

骨骼肌是人体内最多的组织，约占体重的40%。骨骼肌由大量成束的肌纤维组成，每条肌纤维就是一个肌细胞，每个骨骼肌细胞都是一个独立的结构和功能单位。运动神经纤维传出的动作电位经神经－骨骼肌接头传递给骨骼肌细胞，骨骼肌细胞通过兴奋－收缩耦联，将动作电位转变为机械收缩。

（一）神经－骨骼肌接头处的兴奋传递

作为随意肌的骨骼肌受躯体神经支配，躯体神经抵达肌细胞时失去髓鞘，其轴突反复分支，通常一个分支与一个肌细胞形成一个神经－骨骼肌接头。在体内，只有当运动神经纤维有神经冲动传出时，骨骼肌才能发生收缩。

1. 神经－骨骼肌接头的结构　神经－骨骼肌接头常位于肌纤维的中部，由裸露的运动神经末梢嵌入到相应的肌膜上形成，这是一种特化的突触，由接头前膜、接头间隙和接头后膜三部分组成。

（1）接头前膜（prejunctional membrane）　为失去髓鞘的轴突末梢膜。在接头前膜内侧的轴浆中内含有约 3×10^5 个乙酰胆碱（ACh）囊泡。每个囊泡的直径约50 nm，内含 $10^3 \sim 10^4$ 个 ACh 分子。ACh 是在神经末梢轴浆内合成后再被移入突触小泡内进行储存的。在接头前膜上还分布一种与 ACh 释放密切相关的电压门控钙通道（图 2-30）。

（2）接头间隙（junctional cleft）　是指存在于接头前、后膜之间的一个 20～30 nm 的间隙，接头间隙内充满了细胞外液，其中尚含有成分不明的基质。

（3）接头后膜（postjunctional membrane）　也称终板膜（end-plate membrane），是指与运动神经末梢相对应的那部分凹入的细胞膜，而与之相延续的为肌膜。与肌膜相比较，终板膜有如下特点：①终板膜向肌细胞内凹入形成的终板皱褶可增加终板膜的表面积，有

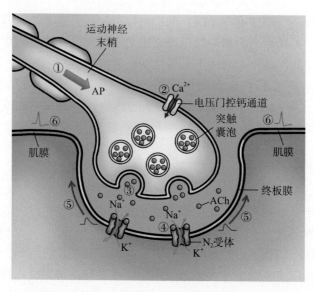

图 2-30 神经-骨骼肌接头的结构与兴奋传递过程

利于兴奋的传递；②由于终板膜上没有电压门控通道的分布，所以缺乏电兴奋性，即不能产生动作电位；③终板膜上的 N_2 型 ACh 受体阳离子通道（N_2-ACh receptor cation channel，简称 N_2 受体）属化学门控通道，这种通道集中分布于终板皱褶的近间隙处，由 5 个亚单位组成，其中 α 亚单位有两个，β、γ、δ 亚单位各一个。α 亚单位存在与 ACh 分子结合的位点，当两分子 ACh 与一个 N_2 受体的两个 α 亚单位结合才可引起通道的开放，且每一通道开放时主要允许 Na^+、K^+ 进行跨膜移动。由于 Na^+ 的内向驱动力远大于 K^+ 的外向驱动力，而 N_2 受体被激活后对 Na^+ 与 K^+ 的通透性之比为 1：1.1，所以，如通道开放，Na^+ 内流量可超过 K^+ 外流量，导致膜的去极化，形成终板电位（end-plate potential，EPP）；④终板膜的外表面还分布有可将 ACh 迅速分解为胆碱和乙酸的胆碱酯酶（主要是乙酰胆碱酯酶）。

2. 神经-骨骼肌接头处的兴奋传递过程　运动神经元处于静息状态时，其神经末梢约每秒发生一次一个 ACh 量子（即突触小泡）的随机自发释放，由此引发终板膜产生幅度很小的去极化电位。这种由一个 ACh 量子引起的终板膜电位变化称为微终板电位（miniature end-plate potential，MEPP），以囊泡为单位的倾囊释放称为量子释放（quantal release）。MEPP 的幅度平均为 0.4 mV，其意义尚不清楚。

当运动神经元兴奋时，动作电位传至运动神经末梢，引起接头前膜去极化并激活电压门控钙通道，Ca^{2+} 顺电化学驱动力进入神经末梢内，诱发大量囊泡移近接头前膜内侧面，经出胞过程将 ACh 释放入接头间隙，释放出去的 ACh 与终板膜上 N_2 受体结合并使其开放，导致终板膜对 Na^+、K^+ 通透性增大，Na^+ 内流量超过 K^+ 外流量，引起终板膜去极化，产生终板电位。因终板膜缺乏电兴奋性，终板电位以衰减性传导的方式传向与终板膜相延续的邻近肌膜并使之去极化，如达阈电位即可致肌膜产生动作电位，最终通过兴奋-收缩耦联引起骨骼肌收缩。

神经-骨骼肌接头处兴奋传递的一个关键步骤就是 ACh 的释放。ACh 的释放是 Ca^{2+} 依赖性的，Ca^{2+} 内流增加可促进 ACh 的释放；另外，接头前膜去极化幅度增大、去极化持续时间延长也可促进 ACh 的释放。ACh 引起终板膜产生的终板电位是一种局部电位，可持续 1~2 ms，其特点有：①无"全或无"现象，在一定范围内，电位大小与神经末梢释放的 ACh 量成正相关；②衰减性传导；③无不应期，有总和现象。

神经－骨骼肌接头处的兴奋传递是一对一的传递，即运动神经末梢传出一个动作电位，骨骼肌细胞就可产生一次兴奋与收缩，这与神经元之间的兴奋传递有明显不同（见第十章）。保证这种一对一传递的条件是：①一个动作电位传至运动神经末梢可触发足够量 ACh 分子的释放。两分子 ACh 激活一个 N_2 受体产生的终板膜去极化只有几个 μV，而一个动作电位到达运动神经末梢可触发约 125 个 ACh 囊泡进行量子释放，释放的 ACh 可激活约 $2×10^5$ 个通道，产生的终板电位的去极化幅度达 50 mV 甚至更大，而肌膜仅需去极化约 20 mV 就可达到阈电位，所以终板电位产生后，通过衰减性传导足以使肌膜去极化达阈电位，并产生一次动作电位；②胆碱酯酶对 ACh 的水解作用。胆碱酯酶只需几毫秒时间就可将一次神经冲动所释放的 ACh 水解为乙酸和胆碱，及时终止 ACh 的作用，从而保证该接头处兴奋的一对一传递。

3. 影响神经－骨骼肌接头处兴奋传递的重要因素　①肉毒梭菌毒素。肉毒梭菌毒素通过抑制接头前膜 ACh 的释放，导致肌无力。②筒箭毒碱和 α-银环蛇毒。筒箭毒碱（tubocurarine）和 α-银环蛇毒可特异地阻断终板膜上的 N_2 受体，从而阻断神经－骨骼肌接头处的兴奋传递，引起骨骼肌松弛。③有机磷农药和新斯的明。这两种化学物质均可选择性地抑制胆碱酯酶，造成 ACh 在接头间隙等处大量积聚。对于重症肌无力患者来说，由于体内的自身抗体破坏了终板膜上的 N_2 受体，新斯的明造成的这种 ACh 在接头间隙的积聚可改善其无力的症状；而有机磷农药是不可逆的胆碱酯酶抑制剂，有机磷农药中毒造成的 ACh 在接头间隙的过度蓄积可使患者出现肌纤维颤动、全身肌肉强直性痉挛等表现，严重时甚至引起呼吸肌麻痹。

（二）骨骼肌细胞的微细结构

骨骼肌细胞呈长圆柱状，长度不等，胞内含有少则几十个、多则几百个胞核。其最突出的结构特征是含有大量的肌原纤维和发达的肌管系统（图 2-31）。

1. 肌原纤维和肌节

（1）肌原纤维　每个骨骼肌细胞内含有上千条直径为 1~2 μm 的肌原纤维（myofibril），在光镜下可以观察到肌原纤维的明带（light band）与暗带（dark band）相交替的横纹结构。暗带又称 A 带，一般由粗肌丝（thick filament）和细肌丝（thin filament）组成，粗肌丝的长度即暗带的长度，约为 1.6 μm；安静时，在暗带中央有一段相对透明的区域称为 H 带，只由粗肌丝组成，其中央有一条横向的 M 线，将粗肌丝固定在一定位置上。明带又称 I 带，由细肌丝组成，明带中央有一条横向的暗线，称为 Z 线，细肌丝就由 Z 线向两侧伸出，每侧的长度都是 1.0 μm。

从骨骼肌细胞的横断面上可以看到两种肌丝的分布情况。暗带的横断面（H 带除外）上每条粗肌丝处在以六条细肌丝为顶点的正六边形的中央，而每条细肌丝周围有三条粗肌丝；H 带横断面上只有粗肌丝；明带横断面上只有细肌丝。

（2）肌节（sarcomere）　是指相邻两条 Z 线之间的区域，包括一个暗带和两侧各 1/2 明带。骨骼肌在体安静时，肌节长度为 2.0~2.2 μm；骨骼肌肌节长度的最大变动范围是 1.6~3.6 μm。显然，如肌节长度 < 3.6 μm，必然有一段细肌丝伸入暗带，与粗肌丝进行交

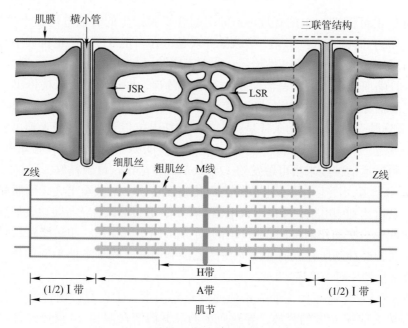

图 2-31　骨骼肌细胞的肌原纤维和肌管系统

错和重叠。

2. 肌管系统　是指包绕在每条肌原纤维周围的膜性囊管状结构。骨骼肌具有两套独立的肌管系统，分别称之为横小管（transverse tubule；又称 T 小管，T tubule）和纵小管（longitudinal tubule；又称 L 小管，L tubule）。

走向与肌原纤维相垂直的肌管称为横小管，这是由明带和暗带交界处的肌膜向胞内凹入而形成的环绕肌原纤维的管道，横小管中的液体就是细胞外液。在横小管膜上分布有 L 型钙通道（L-type calcium channel），因这种钙通道可与二氢吡啶（dihydropyridine，DHP）进行特异性结合，故又称为 DHP 受体。横小管的作用是将肌细胞兴奋的电变化传向细胞深部。

走向与肌原纤维平行的肌管称为纵小管，纵小管相当于其他细胞的内质网，故又称为肌质网（sarcoplasmic reticulum，SR）。SR 可分为纵行肌质网（longitudinal SR，LSR）和连接肌质网（junctional SR，JSR）两个彼此相通的部分。纵行肌质网分布在肌原纤维周围，膜上分布有钙泵，可逆浓度梯度将胞质中的 Ca^{2+} 转运至 SR 内。接近于横小管的管腔膨大的纵小管末端称为连接肌质网或终池（terminal cisterna），内储存有大量的 Ca^{2+}，安静时终池内的 Ca^{2+} 浓度可比胞质高数千乃至数万倍；在 JSR 膜上分布有一种钙释放通道（calcium release channel），因这种通道可被植物碱雷诺丁（ryanodine）阻断，故称之为雷诺丁受体（ryanodine receptor，RyR），其结构属于骨骼肌型 RyR，即 RyR1。纵小管的功能是通过储存、释放和回收 Ca^{2+}，使肌原纤维收缩或舒张。

骨骼肌细胞中的每一横小管与其两侧的终池相接触，形成了三联管结构（triad thribble），这是骨骼肌细胞兴奋 – 收缩耦联的关键部位。

（三）骨骼肌的兴奋 – 收缩耦联

运动神经纤维上的神经冲动通过神经 – 骨骼肌接头处的兴奋传递，引起肌膜产生动作电位。对于骨骼肌细胞来说，要先产生动作电位，然后才能出现机械收缩，即在肌细胞内肯定存在将两者联系起来的中介过程。这种将肌细胞的电兴奋和肌细胞的机械收缩联系起来的中介过程称为肌肉的兴奋 - 收缩耦联（excitation-contraction coupling）。骨骼肌细胞的兴奋 - 收缩耦联是在三联管结构处进行的，其中最重要的耦联因子是 Ca^{2+}。

骨骼肌兴奋 - 收缩耦联的基本步骤如下：①动作电位传至横小管膜，激活 L 型钙通道。② JSR 释放 Ca^{2+}，触发肌肉收缩。T 小管膜上的动作电位要引起 L 型钙通道完全激活需要几百毫秒，而骨骼肌细胞的锋电位仅持续数毫秒，所以，横小管膜的去极化只能使膜中的 L 型钙通道表现为构象改变但无通道的开放，而这种构象改变产生的"拔塞"样效应可激活 JSR 膜中的 RyR1，导致终池内的 Ca^{2+} 顺浓度梯度向胞质扩散，使胞质 Ca^{2+} 浓度由静息时的低于 0.1 μmol/L 迅速升高到 10 μmol/L 的水平，胞质内 Ca^{2+} 浓度的升高可促使

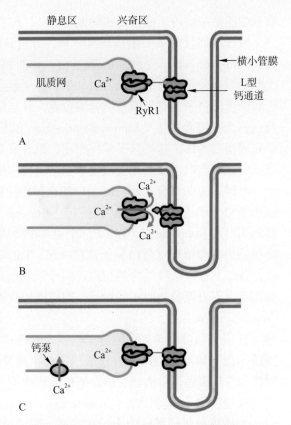

图 2-32　骨骼肌细胞的兴奋 - 收缩耦联过程
A. 静息状态　B. JSR 释放 Ca^{2+}　C. LSR 回摄 Ca^{2+}

Ca^{2+} 与细肌丝上的肌钙蛋白结合，由此触发骨骼肌的收缩。③ LSR 回收 Ca^{2+}，引起肌肉舒张。胞质 Ca^{2+} 浓度的升高在触发肌肉收缩的同时，也激活了 LSR 膜中的钙泵，后者将胞质内增加的 Ca^{2+} 几乎全部泵回肌质网内腔中，从而使胞质 Ca^{2+} 浓度降低，引起骨骼肌舒张（图 2-32）。

（四）骨骼肌的收缩机制

关于肌肉的收缩机制，目前公认的还是 20 世纪 50 年代初期由赫胥黎等提出的肌丝滑行理论（myofilament filament theory），该理论的主要内容是：肌肉收缩时，由于在每一个肌节内发生了细肌丝向暗带中央的滑行，使各相邻的 Z 线互相靠近，肌节长度变短，从而造成整个肌原纤维、肌细胞乃至整条肌肉长度的缩短。证明滑行理论的最直接证据就是在显微镜下可以观察到肌肉收缩时，暗带长度不变，而明带和 H 带的长度缩短。

1. 肌丝的分子组成　粗肌丝由肌球蛋白（myosin，也称肌凝蛋白）分子构成，一条粗肌丝含有 200 ~ 300 个肌球蛋白分子。肌球蛋白分子形似豆芽，包括一对形成杆状部的重链和两对形成头部的轻链。各杆状部平行排列，且聚合成束，其尾端朝向 M 线，形成粗肌丝的主干；球状膨大部称为横桥（cross-bridge），它包括一小段称为"桥臂"的杆状部分和两个球形的头。横桥有规律地突出在粗肌丝表面，每条粗肌丝有 300 ~ 400 个横桥，沿长轴排成六列，但 M 线附近约 0.2 μm 长的粗肌丝没有横桥。横桥有两个重要的特性：①能与细肌丝上的肌动蛋白分子进行可逆性结合；②具有 ATP 酶的活性，横桥分解 ATP

49

获得的能量主要用于横桥的移动做功。

组成细肌丝的主要蛋白质有三种，分别是肌动蛋白（actin，也称肌纤蛋白）、原肌球蛋白（tropomyosin，也称原肌凝蛋白）和肌钙蛋白（troponin），三者的比例为 7：1：1。①肌动蛋白分子呈球形，众多肌动蛋白分子聚合成一条双螺旋链，构成细肌丝的主干。由于肌动蛋白分子上有与横桥结合的位点，且与肌丝滑行直接有关，故可将肌球蛋白和肌动蛋白称为收缩蛋白质（contractile protein）。②原肌球蛋白分子呈长杆状，其长度相当于 7 个肌动蛋白单体，这些分子首尾相连，聚合成双螺旋结构，与肌动蛋白双螺旋并行。肌肉处于舒张状态时，原肌球蛋白位于肌动蛋白和横桥之间，遮盖了肌动蛋白上的横桥结合位点，阻碍两者的结合，原肌球蛋白的这种作用称为"位阻效应"（图 2-33）。③肌钙蛋白。肌钙蛋白分子呈球形，由肌钙蛋白 T（troponin T，TnT）、肌钙蛋白 I（troponin I，TnI）和肌钙蛋白 C（troponin C，TnC）三个亚单位构成。在静息状态下，TnT 与原肌球蛋白结合，将肌钙蛋白与原肌球蛋白分子连在一起；TnI 与肌动蛋白结合，维持原肌球蛋白的位阻效应；TnC 上有与 Ca^{2+} 结合的位点，每个肌钙蛋白分子最多可结合 4 个 Ca^{2+}。原肌球蛋白和肌钙蛋白不直接参与肌丝的滑行，但可调控收缩蛋白质之间的相互作用，故称为调节蛋白（regulatory protein）。

2. 骨骼肌收缩与舒张的分子机制　安静状态的骨骼肌因存在原肌球蛋白的位阻效应，横桥不能与肌动蛋白结合，骨骼肌因此不能发生收缩。当胞质 Ca^{2+} 浓度升高到一定水平时，Ca^{2+} 与肌钙蛋白结合，诱发横桥与肌动蛋白反复进行结合、摆动、复位、再结合，该周期性过程即为横桥周期（cross-bridge cycling）。一个横桥周期主要包括以下四个基本步骤。①横桥与肌动蛋白结合：在兴奋–收缩耦联过程中，终池释放 Ca^{2+} 使胞质 Ca^{2+} 浓度升高，Ca^{2+} 与细肌丝的 TnC 结合引起肌钙蛋白构象改变、TnI 与肌动蛋白结合减弱，导致原肌球蛋白滑入肌动蛋白双螺旋沟槽的深部，暴露出肌动蛋白的横桥结合位点，进而

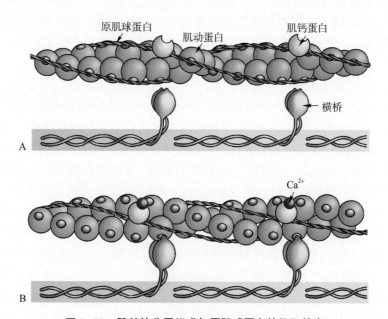

图 2-33　肌丝的分子组成与原肌球蛋白的位阻效应
A. 安静状态下原肌球蛋白的位阻效应　B. 骨骼肌兴奋后原肌球蛋白的位阻效应解除

引起横桥与肌动蛋白结合。②横桥扭动：横桥与肌动蛋白结合后发生构象改变，其头部向 M 线方向（即暗带中央）扭动 45 度，拖动细肌丝向 M 线方向滑动，同时与 ADP 和无机磷酸解离。③横桥与肌动蛋白解离：当横桥头部的 ADP 解离位点结合 ATP 后，横桥与肌动蛋白的亲和力降低，两者解离。④横桥复位：横桥头部利用其 ATP 酶的活性将 ATP 迅速分解为 ADP 和无机磷酸，使扭动后的横桥重新竖起，与粗肌丝主干保持垂直并保持高势能，而且与 ADP 和无机磷酸结合的横桥对肌动蛋白恢复高亲和力。此时，如果胞质中 Ca^{2+} 浓度仍能维持在高水平，横桥可与后面的肌动蛋白再结合，进入下一个横桥周期（图 2-34）。随着横桥周期反复进行，细肌丝不断被拖入暗带中央，导致相邻 Z 线相互靠近，肌节长度缩短，骨骼肌收缩。

胞质 Ca^{2+} 浓度升高，在触发肌肉产生收缩的同时，还可激活位于 LSR 上的钙泵。由于钙泵的转运，胞质 Ca^{2+} 浓度逐渐降低，TnC 与结合的 Ca^{2+} 解离，原肌球蛋白的位阻效应恢复，横桥周期停止。由于横桥不能与肌动蛋白结合，被拖入暗带中央的细肌丝滑出，肌节恢复至收缩前的长度，骨骼肌因而舒张。

可见，骨骼肌收缩的实质就是横桥将 ATP 蕴藏的化学能转变为机械能，而舒张则需 LSR 膜上的钙泵降低胞质 Ca^{2+} 浓度，骨骼肌无论是收缩还是舒张都需要消耗 ATP，都是主动过程。

（五）影响骨骼肌收缩效能的因素

体内骨骼肌的功能就是收缩时产生张力和（或）缩短，以完成躯体运动或抵抗外力的

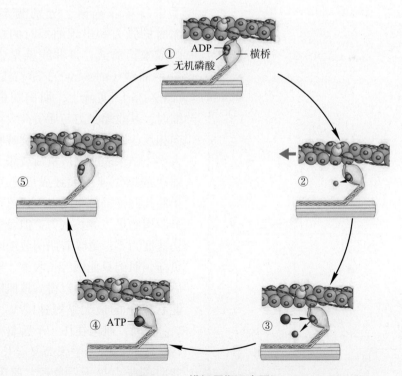

图 2-34 横桥周期示意图

①横桥与肌动蛋白结合；②横桥释放无机磷酸，头部向暗带中央扭动 45°；③横桥释放 ADP，与 ATP 结合；④横桥与肌动蛋白分离；⑤横桥 ATP 酶分解 ATP，横桥复位。

作用。肌肉收缩效能是指肌肉收缩时产生的张力大小和（或）缩短的程度，以及产生张力或缩短的速度。肌肉在收缩前、后可能遇到的负荷主要有两种：肌肉在收缩过程中遇到的负荷或阻力称为后负荷（afterload），后负荷可阻碍肌肉收缩时的缩短；肌肉在收缩前所承受的负荷称为前负荷（preload），前负荷可使肌肉具有一定的收缩前长度即初长度（initial length）。骨骼肌的收缩效能受到后负荷、前负荷、肌肉收缩能力和收缩的总和等因素的影响。

1. 后负荷　在实验条件下，离体骨骼肌受到一次有效刺激，产生一个动作电位后出现一次机械收缩，此时，骨骼肌的收缩形式与后负荷大小有关。离体骨骼肌在有后负荷条件下进行单收缩时，如肌肉的张力低于后负荷，表现为张力增加而长度不变，这种收缩形式称为等长收缩（isometric contraction）；当肌肉张力增大到等于后负荷时，肌肉表现为长度缩短而张力不变，这种收缩形式称为等张收缩（isotonic contraction）；然后，随着肌肉舒张的出现，张力降至原初水平。骨骼肌在适当大小后负荷的条件下进行收缩时，先进行等长收缩，后进行等张收缩；后负荷愈大，肌肉收缩时产生的张力愈大，缩短出现愈迟，缩短的初速度和总长度愈小。如后负荷过大，肌肉收缩时产生的最大张力小于后负荷，此时，只有等长收缩而无等张收缩。体内骨骼肌收缩时，可因后负荷的不同而表现出不同的收缩形式。比目鱼肌、颈后部肌肉这些与维持姿势和对抗外力（如重力）作用有关的肌肉的收缩形式近于等长收缩，以产生张力为主；与肢体运动和屈曲有关的肌肉在收缩时，因后负荷较小，表现为以肌肉长度缩短为主的等张收缩。

实验时，将骨骼肌的前负荷固定在最适前负荷，当同一骨骼肌在不同后负荷条件下进行单收缩时，分别测定该肌肉收缩时的张力和出现缩短时的初速度，并画成坐标曲线，该曲线就是张力–速度关系曲线（tension-velocity relation curve）（图2-35）。实际上，肌肉在进行等张收缩时，其收缩张力与后负荷大小相等、方向相反，因此可用后负荷反映收缩张力的大小。结果表明，后负荷或张力与肌肉收缩时的缩短速度大致成反比关系。P_0是指曲线同横轴相交的点，该点代表的张力是肌肉的最大等长张力，但骨骼肌的缩短初速度为零，意味着肌肉收缩时不能移动负荷，肌肉只能做等长收缩。理论上，当后负荷为零时，可以得到该肌肉在当时功能状态下的最大缩短速度V_{max}。在P_0至V_{max}之间，肌肉在任一个后负荷条件下进行收缩时，既产生张力又有长度的缩短，此时的张力等于后负荷，肌肉做等张收缩。根据物理力学原理，肌肉的输出功率＝张力×缩短速度，即张力–速度关

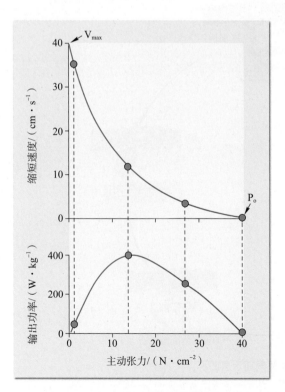

图2-35　张力–速度关系曲线

系曲线上任意一点的横坐标和纵坐标数值的乘积。显然，后负荷过大或过小均可使肌肉的输出功率降低；若其他因素不变，肌肉在中等大小后负荷情况下进行收缩时，其输出功率最高。

肌肉的缩短速度取决于横桥周期的长短，肌肉的收缩张力取决于每瞬间与肌动蛋白结合的横桥的数目。在 P_0 至 V_{max} 之间，随着后负荷增大，每瞬间处于结合状态的横桥数量随之增加，可引起收缩张力的增大；但由于横桥头部摆动速度减慢，横桥周期延长，肌肉的缩短速度减慢。值得注意的是，粗肌丝上横桥的摆动是不同步的，在骨骼肌收缩的任一瞬间，总有一些横桥与肌动蛋白解离，还有众多的横桥与肌动蛋白处于结合状态，从而使肌肉收缩时张力和长度的变化都是平稳和连续的。

2. 前负荷　在实验条件下将离体骨骼肌的后负荷固定在无限大，使骨骼肌受到有效刺激后只能做等长收缩，测定不同前负荷下骨骼肌收缩前、后的张力，由于前负荷可以决定肌肉的初长度，因此可用初长度表示肌肉的前负荷，从而得到长度 – 张力关系曲线（length-tension relation curve）。

肌肉受到牵拉产生的弹性回位力称为被动张力，肌肉主动收缩（即横桥摆动拖动细肌丝）产生的张力称为主动张力。被动张力曲线是改变初长度，不刺激肌肉时的张力变化。总张力曲线则是改变初长度，刺激肌肉并引起其收缩时的张力变化，曲线的每一点都代表该初长度肌肉的被动张力和主动张力之和。主动张力曲线代表每一初长度的总张力与被动张力之差，表示肌肉在不同前负荷时进行收缩所能产生的主动张力（图 2–36A）。

实验结果表明，骨骼肌在做等长收缩时，随着初长度的增加，主动张力逐渐增大；前负荷过大，主动张力反而减小。能使骨骼肌收缩时产生最大主动张力的初长度称为最适初长度（optimal initial length），最适初长度对应的肌节长度为 2.0～2.2 μm。能使骨骼肌处于最适初长度的前负荷称为最适前负荷（optimal preload）。在体骨骼肌的自然长度大致正相当于其最适初长度，肌肉收缩时效能最佳。前已述及，粗肌丝的长度是 1.6 μm，但正常时在 M 线两侧各有 0.1 μm 的范围内没有横桥；细肌丝由 Z 线向两侧伸出，每侧的长度均为 1.0 μm。肌节长度为 2.0～2.2 μm 时所有的横桥均能与细肌丝接触，骨骼肌收缩时横桥的利用率最高，因此产生的主动张力最大；如肌节长度超过 2.2 μm，细肌丝和粗肌丝相互重叠的程度降低，横桥的利用率下降，造成肌肉收缩时产生的主动张力下降；当肌节长度增加到 3.6 μm 时，细肌丝将全部由暗带拉出，此时肌肉兴奋后不再产生主动张力；如肌节长度小于 2.0 μm，细肌丝可能穿过 M 线或两侧细肌丝相互重合和卷曲，这不利于横桥活动，因而也可造成收缩时主动张力的下降（图 2–36B）。

3. 肌肉收缩能力（contractility）　是指与负荷无关的、决定肌肉收缩效能的内在特性。这种内在特性主要受到活化横桥数和横桥 ATP 酶活性的影响。活化横桥数是指与肌动蛋白处于结合状态的横桥数目。

前负荷和后负荷的改变对骨骼肌收缩效能的影响均是在肌肉收缩能力保持恒定的情况下进行的，但肌肉收缩能力也是可以改变的。例如，缺氧、酸中毒、肌肉缺乏能源物质和横桥 ATP 酶活性降低等因素均可使肌肉收缩能力降低。前负荷、后负荷和肌肉收缩能力的改变均可影响骨骼肌的收缩效能，但是，很难区分在体骨骼肌收缩效能的改变到底是由哪个因素的改变所致。例如，后负荷减小、骨骼肌处于最适前负荷和肌肉收缩能力的提高，或者三者兼而有之，均可使一块骨骼肌在等张收缩时收缩速度加快，目前还无法直接

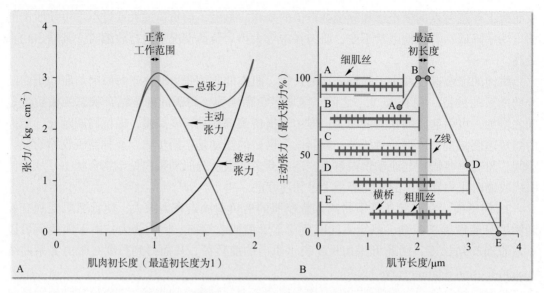

图 2-36　骨骼肌等长收缩时的长度 - 张力关系曲线

利用某项力学指标衡量肌肉收缩能力的大小。可用于反映肌肉收缩能力提高的间接指标有：肌肉收缩能力提高可表现为张力 - 速度关系曲线右上移和长度 - 张力关系曲线上移，张力 - 速度关系曲线右上移表示肌肉在同一后负荷条件下进行收缩时，肌肉缩短速度加快，而长度 - 张力关系曲线上移表示肌肉在同一前负荷进行等长收缩时产生的最大主动张力增大。肌肉收缩能力降低则相反，可导致张力 - 速度关系曲线左下移和长度 - 张力关系曲线下移。

4. 收缩的总和　是机体对骨骼肌收缩效能进行快速调节的主要方式，包括运动单位总和（也称多纤维总和）和频率总和。

（1）运动单位总和（motor unit summation）　一个运动神经元支配的肌纤维数量，少的只有 1～2 条，多的可达上千条。由一个运动神经元及其支配的全部肌纤维组成的功能单位称为运动单位（motor unit）。体内骨骼肌是以运动单位为基本单位进行收缩的，参与同步收缩的运动单位数量越多，骨骼肌收缩的强度就越强。这种由多个运动单位同步收缩所产生的叠加效应称为运动单位总和或多纤维总和（multiple fiber summation）。运动单位总和是一种空间总和形式。

运动单位的兴奋性与其大小负相关，抑制性与其大小正相关。骨骼肌收缩时，小运动单位先收缩，大运动单位后收缩；骨骼肌舒张时，大运动单位先舒张，小运动单位后舒张；骨骼肌收缩强度的这种调节方式称为运动神经元的大小原则（size principle）。运动神经元的大小原则可使神经系统更完善、更精确地控制肌肉收缩时的各种参数，保证肌力能平滑地增减，从而获得最佳的运动模式。

（2）频率总和（frequency summation）　是指通过提高骨骼肌收缩频率而产生的叠加效应。频率总和是一种时间总和形式，运动神经元冲动发放频率的改变可影响骨骼肌的收缩形式和收缩强度。

离体骨骼肌实验观察到，随着有效刺激刺激频率的逐渐增加，骨骼肌的收缩逐渐由单收缩融合成强直收缩（tetanus）（图 2-37）。刺激频率较低时，每次刺激均可引起一次完整

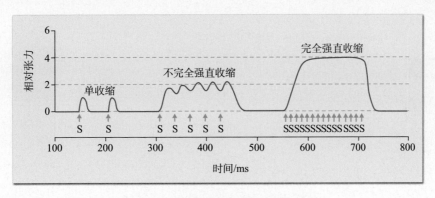

图 2-37 骨骼肌的单收缩和强直收缩

的收缩与舒张过程，这种收缩形式称为单收缩（single twitch）；随着刺激频率的增大，如后一刺激引起的收缩过程出现在前一次收缩过程的舒张期内，肌肉尚未完全舒张即开始新的收缩，这种收缩形式称为不完全强直收缩（incomplete tetanus）；如后一刺激引起的收缩过程出现在前一次收缩过程的收缩期内，肌肉在前一收缩过程结束前即开始新的收缩，这种收缩形式称为完全强直收缩（complete tetanus）。

骨骼肌发生强直收缩时，各次收缩的张力或长度变化可以融合并叠加起来。骨骼肌做等长收缩时，完全强直收缩所产生的最大张力可为单收缩的 3~4 倍。骨骼肌进行单收缩时，胞质 Ca^{2+} 浓度升高的持续时间过短，被活化的收缩蛋白质尚未产生最大张力，胞质 Ca^{2+} 浓度就开始下降；而发生强直收缩时，终池中的 Ca^{2+} 持续释放至胞质中，使胞质 Ca^{2+} 浓度持续升高，一方面这可保证收缩蛋白质充分活化并产生最大张力，使未完全收缩的肌纤维进一步收缩；另一方面，胞质 Ca^{2+} 浓度持续保持在高水平可有效地克服肌肉组织的弹性缓冲，从而使骨骼肌的收缩张力达到一个稳定的最大值。生理状态下，体内骨骼肌的收缩形式一般为完全强直收缩，这有利于机体完成各种躯体运动和对外界物体做功。

二、平滑肌的收缩功能 𝒆

数字课程学习……

🖥 教学 PPT   📄 自测题   🖨 复习思考题

第三章
血 液

血液是一种流体组织。血液在心泵的周期性推动下，在心血管系统中不断循环流动，灌注全身各个器官，起着运输物质和沟通机体各部分组织液的作用；血液是机体与外环境进行物质交换的中间环节，体内任何器官的血流量不足，均可造成该器官出现严重的代谢紊乱和组织损伤；机体急性大量失血甚至可危及生命；许多临床疾病还可引起血液组成成分或理化特性发生特征性的变化。因此，血液在医学诊断学和治疗学上具有重要的价值。

第一节 概 述

一、血液的组成与功能

（一）血液的组成

血液由液态的血浆（plasma）和悬浮于其中的血细胞（blood cell）组成。

1. 血细胞 包括红细胞（erythrocyte 或 red blood cell，RBC）、白细胞（leukocyte 或 white blood cell，WBC）和血小板（platelet 或 thrombocyte）。取一定量的血液与抗凝剂混匀后，置于比容管中，由于血液各种成分比重的不同，如将该抗凝血以 3 000r/min 的速率离心 30 min，血液可被分成三层，上层淡黄色的液体为血浆，中间白色不透明的薄层为白细胞和血小板，下层深红色的不透明层为红细胞。血细胞在血液中所占的容积百分比称为血细胞比容（hematocrit，HCT）。健康人的血细胞比容值（温氏法）是：成年男性 40%~50%，成年女性为 37%~48%，新生儿约为 55%（图 3-1）。由于白细胞和血小板仅约占血液总容积的 1% 以下，故在计算容积时常忽略不计。各种原因引起的血液浓缩或红细胞绝对性增多（如真性红细胞增多症）时，HCT 增高；而发生贫血时，HCT 减低。

2. 血浆 基本成分是晶体物质溶液。血浆中水分占 91%~93%，其中溶解着多种电解质、小分子有机物质和一些气体，以 Na^+、Cl^- 的含量最高。由于毛细血管壁的通透性较大，血浆中的晶体物质和水都很容易透过毛细血管壁与组织液进行交换，因此，血浆和组织液中的电解质含量

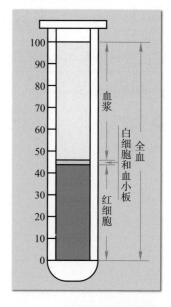

图 3-1 血细胞比容示意图

很接近（表 3-1）。

表 3-1 体液中电解质和蛋白质的含量   单位：mmol/L

正离子	血浆	组织液	细胞内液	负离子	血浆	组织液	细胞内液
Na^+	142	145	12	Cl^-	104	117	4
K^+	4.3	4.4	139	HCO_3^-	24	27	12
Ca^{2+}	2.5	2.4	< 0.001（游离）*	$HPO_4^{2-}/H_2PO_4^-$	2	2.3	29
Mg^{2+}	1.1	1.1	1.6（游离）*	蛋白质**	14	0.4	54
				其他	5.9	6.2	53.6
总计	149.9	152.9	152.6	总计	149.9	152.9	152.6

注：* 表示游离 Ca^{2+} 和 Mg^{2+} 浓度，是离子活性的一种度量；** 表示蛋白质以当量浓度（mEq/L）表示，而不是摩尔浓度。

血浆的另一成分是溶解于晶体物质溶液中的血浆蛋白（plasma protein）。由于血浆蛋白的分子大，不能自由透过毛细血管管壁，故组织液的蛋白质含量甚少（表 3-1），这是血浆与组织液成分的主要区别。血浆蛋白是血浆中多种蛋白质的总称，各种蛋白质的分子大小和结构功能各不相同。用盐析法可将血浆蛋白分为白蛋白（albumin）、球蛋白（globulin）和纤维蛋白原（fibrinogen）三大类；用电泳法可将球蛋白再区分为 α_1- 球蛋白、α_2- 球蛋白、β- 球蛋白、γ- 球蛋白等；用分辨率更高的免疫电泳方法还可将血浆蛋白进一步区分为多达 120 种组分。健康成年人血浆蛋白含量为 65 ~ 85 g/L，其中白蛋白为 40 ~ 48 g/L，球蛋白为 15 ~ 30 g/L，纤维蛋白原为 2 ~ 4 g/L；白蛋白和球蛋白的浓度比值（A/G）为（1.5 ~ 2.5）∶1。除 γ- 球蛋白由浆细胞合成外，大多数血浆蛋白在肝合成。正常情况下，A/G 是相对恒定的，严重肝功能损伤可导致白蛋白减少和（或）球蛋白增高，引起 A/G 倒置。

血浆蛋白的主要功能有：①形成血浆胶体渗透压，调节毛细血管内、外的水分布；②运输脂溶性物质、激素、维生素和代谢废物等物质；③参与生理性止血过程，因为绝大多数的凝血因子、生理性抗凝物质和促进血纤维溶解的物质均为血浆蛋白；④可抵御病毒、细菌和真菌等病原微生物的入侵，故具防御功能；⑤营养功能，即血浆中的蛋白质起着营养储备的功能；⑥缓冲功能，即血浆白蛋白及其钠盐组成的缓冲对可对血浆的酸碱度变化进行缓冲，维持血浆 pH 的相对稳定。

（二）血液的功能

血液通过心血管系统不断流经全身各处，使体内各器官之间保持相互联系，并通过呼吸、消化、排泄等器官保持机体与外环境之间的相互联系。血液在维持机体内环境稳态中起着非常重要的作用，血液的组成成分或理化性质的异常变化可导致机体各器官系统的功能紊乱。血液主要有以下功能：①运输功能，包括运输 O_2、营养物质和激素等到各组织器官，运输 CO_2、细胞代谢产物等到排泄器官，以利于排出体外；②缓冲功能，血液含有的多种缓冲物质可缓冲进入血液的酸性或碱性代谢产物，使血液的 pH 保持相对稳定；③调节体温，血浆中的水比热较大，可通过吸收代谢产生的热量，参与体温稳态的维持；④参与生理性止血功能，血液中的血小板、凝血因子、抗凝物质和纤溶物质既可防止机体失血，又可使血管内血流保持通畅；⑤免疫功能，血液中的白细胞、抗体和补体等参与机体的非特异性和特异性免疫反应，以抵御病原微生物和异物的入侵。

二、血液的理化特性

（一）血液的比重

健康成年人全血的比重为 1.050～1.060，其大小与血液中的红细胞数量正相关；血浆的比重为 1.025～1.030，其大小主要取决于血浆蛋白的含量，血浆蛋白含量愈高则比重愈大；红细胞的比重较血浆大，为 1.090～1.092，其大小与红细胞内血红蛋白含量正相关。

（二）血液的黏度

液体的黏度（viscosity）来自液体内部分子或颗粒之间的摩擦。血液的黏度通常以血液或血浆与水流过等长的两根毛细管所需要的时间之比来表示，当温度为 37℃时，如以水的黏度为 1，这时血液的相对黏度为 4～5，血浆的相对黏度为 1.6～2.4。全血黏度的大小主要取决于血液中所含的红细胞数，血浆黏度的大小主要取决于血浆蛋白的含量。水、酒精等物理学上的"理想液体"的黏度不随切率的改变而变化。血流速度很快的血液与"理想液体"类似；但当血流速度小于一定限度时，黏度与切率成反比关系，这主要是缓慢流动的血液中红细胞发生了叠连（见后）或聚集成团粒状态的缘故。例如因某种疾病使微循环血流速度显著减慢时，红细胞发生叠连或聚集，血液的黏度增大，血流阻力增大，从而影响血液循环的正常进行。

（三）血浆渗透压

1. 概念　渗透压（osmotic pressure）是指溶液中溶质分子所具有的吸水或固水的能力。渗透压的大小与单位体积溶液中溶质颗粒数目的多少成正比，而与溶质的种类及颗粒的大小无关。无论是离子、分子或蛋白质，只要单位体积溶液中溶质颗粒的数目多，溶液的渗透压就高，其吸水或固水的能力就强。因此，如果用只允许水分子通过的半透膜将两侧不同浓度的溶液隔开，水分子将由低浓度溶液侧向高浓度溶液侧移动，这一现象称为渗透（osmosis）。

2. 数值与组成　血浆渗透压（plasma osmotic pressure）的值约为 300 mmol/L，相当于 300 mOsm/（kg·H_2O）、770 kPa 或 5 790 mmHg。其主要包括以下两部分。

（1）血浆晶体渗透压　血浆渗透压主要来自溶解于其中的晶体溶质颗粒，其中，约 80% 来自电解质 Na^+ 和 Cl^-。由血浆中晶体溶质颗粒所形成的渗透压称为血浆晶体渗透压（plasma crystal osmotic pressure）。血浆晶体渗透压约占血浆总渗透压的 99% 以上。由于水和晶体物质可自由通过毛细血管壁，因此，血浆与组织液中晶体物质的浓度几乎相等，由这些晶体溶质颗粒形成的晶体渗透压也基本相等。但是，血浆和组织液中的晶体溶质颗粒绝大部分不能自由通过细胞膜，细胞外液晶体渗透压的变化可影响胞内外的水平衡。例如，当细胞外液晶体渗透压降低时，水进入胞内，细胞发生肿胀甚至破裂；反之，细胞可发生脱水、皱缩。因此，血浆晶体渗透压保持相对稳定，对于维持胞内外的水平衡及使细胞保持正常的形态和功能极为重要。

（2）血浆胶体渗透压　除血浆晶体渗透压外，血浆渗透压还来自溶解于其中的胶体溶质颗粒即血浆蛋白。由血浆蛋白所形成的渗透压称为血浆胶体渗透压（plasma colloid osmotic pressure）。由于血浆蛋白相对分子质量大，分子数量少，由血浆蛋白形成的血浆胶体渗透压一般不超过 1.5 mmol/L（约相当于 3.3 kPa 或 25 mmHg）。在白蛋白、球蛋白和纤维蛋白原这三类血浆蛋白中，白蛋白的相对分子质量最小，量最多，单位体积血浆中分子数量远多于其他血浆蛋白，故 75%～80% 的血浆胶体渗透压来自白蛋白。如血浆蛋白含量减少，即使通过增加球蛋白含量使血浆蛋白总量保持不变，血浆胶体渗透压也将显著降低。虽然血浆胶体渗透压较低，但在调节毛细血管内外的水平衡和维持正常的血浆容量方面有着重要的作用。若血浆胶体渗透压降低，经毛细血管壁滤出的血浆量增加，可造成组织水肿、腹水或原尿生成量增加等。

3. 等渗溶液和等张溶液　等渗溶液（iso-osmotic solution）是指渗透压与血浆渗透压相等的溶液，如 0.9%NaCl 溶液和 5% 葡萄糖溶液。高于、低于血浆渗透压的溶液则分别被称为高渗溶液（hypertonic solution）和低渗溶液（hypotonic solution）。等张溶液（isotonic solution）是指溶质分子不能自由通过细胞膜的等渗溶液。不同溶质的等渗溶液不一定都能使红细胞保持正常的体积和形态，例如 1.9% 尿素溶液虽然是等渗溶液，但由于尿素能自由通过细胞膜，当将红细胞置入其中后，尿素可顺浓度差进入红细胞内，导致红细胞胞质渗透压升高，水进入胞内，红细胞出现肿胀，甚至发生破裂、溶血。可见，1.9% 尿素溶液是等渗溶液，但不是等张溶液。而如将红细胞置于 0.9% NaCl 溶液中，由于 NaCl 不能自由透过细胞膜，故悬浮于其中的红细胞能保持正常大小和形态，0.9% NaCl 溶液既是等渗溶液，也是等张溶液。

（四）血浆 pH

健康人动脉血血浆的 pH 为 7.35～7.45。动脉血 pH 低于 7.35 称为酸血症（acidemia），高于 7.45 称为碱血症（alkalemia）。血浆 pH 的相对稳定依赖血液中的缓冲系统及肺、肾对酸碱平衡的调节作用。血液缓冲系统由弱酸及其相对应的弱酸盐组成，血液中的主要缓冲对包括血浆中的 $NaHCO_3/H_2CO_3$、蛋白质钠盐 / 蛋白质、Na_2HPO_4/NaH_2PO_4 缓冲对，红细胞内的血红蛋白钾盐 / 血红蛋白、氧合血红蛋白钾盐 / 氧合血红蛋白、K_2HPO_4/KH_2PO_4、$KHCO_3/H_2CO_3$ 缓冲对，以血浆中的 $NaHCO_3/H_2CO_3$ 缓冲对的作用最为重要。由于存在这些缓冲系统，酸性或碱性物质进入血液后，一般对血浆 pH 的影响很小，再加上肺和肾也能不断排出体内过多的酸或碱，因此，血浆 pH 可保持相对稳定，且波动范围极小。在病理情况下，体内酸性或碱性物质产生过多，超过了血液缓冲对的缓冲能力，机体不能将过多的酸性或碱性物质及时排出，引起血浆 pH 超出正常范围，出现酸血症或碱血症。血浆 pH 低于 6.9 或高于 7.8 均可危及生命。

第二节　血　细　胞

一、造血过程 e

二、红细胞生理

（一）红细胞的数量、形态和功能

1. 红细胞的数量　红细胞是血液中数量最多的血细胞，血红蛋白（hemoglobin，Hb）是红细胞内的主要蛋白质。我国健康成年男性的红细胞数量为（4.0～5.5）× 10^{12}/L，血红蛋白浓度为 120~160 g/L；女性的红细胞数量为（3.5~5.0）×10^{12}/L，血红蛋白浓度为 110~150 g/L。新生儿的红细胞数量为（6.0~7.0）×10^{12}/L，血红蛋白浓度为 170~200 g/L，均高于健康成年人；随后在儿童期，红细胞数量和血红蛋白含量一直保持在较低水平；直至青春期才逐渐接近成年人水平，其性别差异也逐渐显现。血液中的红细胞数量和血红蛋白浓度除了存在年龄和性别差异外，还受一些其他因素的影响，例如高原居民的红细胞数量与血红蛋白浓度均高于居住在海平面的居民；孕妇在妊娠后期因血浆量增多而使单位体积血液中的红细胞数量和血红蛋白浓度相对减少。单位体积外周血液中红细胞数量与血红蛋白浓度低于正常，称为贫血（anemia）。红细胞生成减少、破坏过多或者失血均可引起贫血。

2. 红细胞的形态 人类正常成熟的红细胞没有胞核，也没有细胞器。在扫描电镜下，红细胞呈双凹圆碟形，直径为 7~8 μm，中央最薄处和周边最厚处的厚度分别约为 1 μm 和 2.5 μm，因此，在血涂片中，红细胞的中央部呈浅红色（图 3-2）。健康成年人红细胞的体积约为 90 μm³，同体积的球形红细胞和双凹圆碟形红细胞的表面积分别约为 100 μm² 和 140 μm²，可见，双凹圆碟形的形态可增加红细胞的表面积；而且，正因为红细胞为双凹圆碟形，胞内任何一点与细胞表面的距离都不超过 0.85 μm。红细胞的这些形态学特点均可促进胞内外的气体交换。

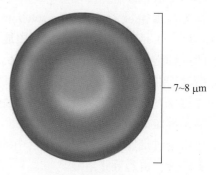
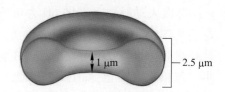

图 3-2 红细胞的形态示意图

红细胞膜对通过的物质具有选择性。O_2 和 CO_2 可以自由通过红细胞膜，负离子（如 Cl^-、HCO_3^-）较易通过，而正离子却很难通过。红细胞内 Na^+ 浓度远低于胞外，而 K^+ 浓度远高于胞外，这种胞内外 Na^+、K^+ 的不均衡分布主要依靠细胞膜上 Na^+ 泵的活动来维持。成熟红细胞缺乏线粒体，红细胞获得能量的唯一途径是从血浆中摄取葡萄糖，经糖酵解生成 ATP，以维持钠泵的活动和双凹圆碟形的形态。低温处储存较久的血液，血 K^+ 浓度升高，这与低温条件下细胞代谢几乎停止、Na^+ 泵不能活动有关。

3. 红细胞的功能 红细胞的主要功能是运输 O_2 和 CO_2。红细胞的双凹圆碟形使胞内外气体的交换面积较大，由细胞中心到大部分表面的距离较短，这些特点均有利于 O_2 和 CO_2 的交换。红细胞运输 O_2 的形式主要是氧合血红蛋白，红细胞运输 CO_2 的形式主要是碳酸氢钾和氨基甲酰血红蛋白。红细胞运输 O_2 的功能主要靠胞内的血红蛋白来实现，一旦红细胞破裂，血红蛋白逸出，即丧失运输气体的功能。此外，红细胞内有碳酸酐酶（carbonic anhydrase，CA）和多种缓冲对，可对血液 pH 的变化起缓冲作用。

（二）红细胞的生理特征

红细胞具有可塑变形性、悬浮稳定性和渗透脆性，这些生理特征均与其双凹圆碟形的形态有关。

1. 可塑变形性 成熟红细胞的双凹圆碟形外形允许红细胞发生很大的变形。在全身血管中循环运行的红细胞，常需通过变形挤过口径比它小的毛细血管或血窦孔隙，通过孔隙后红细胞又可恢复原状（图3-3）。正常红细胞在外力作用下具有变形能力的特性，称为红细胞可塑变形性（plastic deformation of erythrocyte）。红细胞的变形能力主要受下列因素的影响：①红细胞表面积与体积的比值。比值愈大，红细胞的变形能力也就愈大，故双凹圆碟形红细胞的变形能力远大于异常情况下出现的球形红细胞。遗传性球形红细胞增多症（hereditary spherocytosis）患者，由于红细胞表面积和体积的比值下降，红细胞变形能力降低，通过脾时容易发生滞留而被破坏，产生血

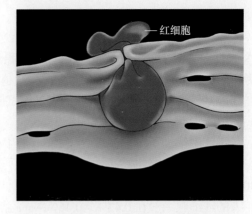

图3-3 红细胞挤过脾窦的内皮细胞裂隙（大鼠）

管外溶血性贫血。②红细胞内黏度。黏度愈高，变形能力愈小。红细胞内黏度增高可见于血红蛋白变性或浓度过高时。③红细胞膜的弹性。衰老红细胞变形能力降低，其主要原因就是红细胞膜的弹性降低。

2. 悬浮稳定性 虽然红细胞的比重大于血浆，但是正常红细胞在血浆中下沉十分缓慢。血液中的红细胞能够相对稳定地悬浮于血浆中的特性称为红细胞悬浮稳定性（suspension stability of erythrocyte）。红细胞沉降率（erythrocyte sedimentation rate，ESR；简称血沉）是指红细胞在一定条件下的沉降速率，通常以红细胞在第一小时末下沉的距离来表示。健康成年人的血沉男性为0~15 mm/h，女性为0~20 mm/h。红细胞沉降率可用于表示红细胞悬浮稳定性的大小，红细胞沉降率愈快，提示红细胞的悬浮稳定性愈小。

红细胞具有的悬浮稳定性与其双凹圆碟形的外形有关。由于红细胞表面积与体积的比值较大，与血浆的接触面较大，下沉过程中所产生的摩擦力也就较大，因此红细胞下沉缓慢。某些疾病（如活动性肺结核、风湿热等）能引起多个红细胞彼此较快地以凹面相贴，形成红细胞叠连（erythrocyte rouleaux formation）（图3-4）。红细胞发生叠连后，其表面积与体积的比值减小，与血浆的总接触面积减小，所产生的摩擦力也就减小，因此血沉加快。通常血浆中球蛋白、纤维蛋白原及胆固醇含量增多时，红细胞叠连加速，血沉加快；血浆中白蛋白、卵磷脂含量增多时，则可抑制红细胞叠连，血沉减慢。正常红细胞由于细胞膜表面存在带负电荷的N-乙酰神经氨酸（N-acetylneuraminic acid）而相互排斥，因此不会发生红细胞叠连，血浆中带正电荷的球蛋白、纤维蛋白原通过中和红细胞表面的负电荷而促进红细胞叠连。活动性肺结核、风湿热等患者，由于炎症因子可促进肝合成纤维蛋白原，因此，血沉加快。可见，红细胞叠连形成的快慢主要取决于血浆成分的变化，而不在于红细胞本身。所以，若将血沉正常者的红细胞置于血沉加快者的血浆中，因红细胞发生叠连，血沉加快；而将血沉

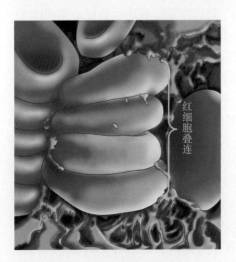

图3-4 红细胞叠连示意图

加快者的红细胞置于血沉正常者的血浆中，则血沉正常。

3. 渗透脆性 红细胞在低渗溶液中发生膨胀，甚至破裂的特性，称为红细胞渗透脆性（osmotic fragility of erythrocyte）。红细胞渗透脆性用来表示红细胞对低渗溶液的渗透阻力（osmotic resistance），红细胞渗透脆性越大，表示红细胞对低渗溶液的阻力越小。反映红细胞对低渗 NaCl 溶液抵抗能力高低的试验称为红细胞渗透脆性试验（erythrocyte osmotic fragility test）。

将红细胞加至不同浓度的 NaCl 溶液中，红细胞在等渗溶液中可以保持正常大小和形态，在渗透压递减的一系列低渗溶液中，红细胞逐渐膨胀并双侧凸起，红细胞体积增加 30% 时成为球形，体积增加 45%~60% 时则红细胞破裂，发生溶血（hemolysis）。健康成年人的红细胞一般在 0.42%~0.46% NaCl 溶液中开始出现破裂、溶血，此为红细胞的最小阻力；在 0.28%~0.34% NaCl 溶液中完全溶血，此为红细胞的最大阻力。遗传性球形红细胞增多症患者，其红细胞开始溶血和完全溶血的 NaCl 溶液浓度均比健康人高，即红细胞对低渗溶液的渗透阻力减小，渗透脆性增高；衰老红细胞的渗透脆性增高，而巨幼细胞贫血（megaloblastic anemia）患者的红细胞渗透脆性减低。

（三）红细胞的生成与调节

1. 红细胞生成的条件 包括红骨髓的正常造血功能、足够的造血原料（铁和蛋白质）及必要的红细胞成熟因子（叶酸和维生素 B_{12}）。此外，生成红细胞还需要氨基酸、维生素 B_6、维生素 B_2、维生素 C、维生素 E 和微量元素等。

（1）红骨髓的正常造血功能 红骨髓是健康成年人生成红细胞的唯一场所。在红骨髓内，红细胞的生成是一个连续、阶段性的过程，即由骨髓造血干细胞分化为红系定向祖细胞，再经过原红细胞、早幼红细胞、中幼红细胞、晚幼红细胞及网织红细胞的阶段，最后发育成为成熟红细胞。

网织红细胞（reticulocyte）是晚幼红细胞脱核后的红细胞阶段，其胞质内尚残留部分核糖体，用煌焦油蓝染色后呈细网状，故称网织红细胞。网织红细胞存在时间较短，这些细胞在血流中约循环 1 d 后，核糖体消失，发育成为成熟红细胞。在成年人，网织红细胞在外周血液中仅占红细胞总数的 0.5%~1.5%。骨髓造血功能发生障碍时（如再生障碍性贫血），网织红细胞减少。外周血中网织红细胞增多，提示骨髓红系增生活跃，常见于急性失血、溶血性贫血、缺铁性贫血、巨幼细胞贫血，或提示针对贫血的治疗有效。

（2）足够的造血原料 蛋白质和铁是合成血红蛋白的重要原料。蛋白质主要来源于肉类及豆类食物。健康成年人体内有 3~4 g 铁，其中约 67% 的铁存在于血红蛋白内，Fe^{3+} 需还原成 Fe^{2+} 才能被利用。

在红细胞生成过程中，血红蛋白的合成从原红细胞开始，一直持续到网织红细胞阶段。血红蛋白由血红素（heme）和珠蛋白结合而成，其中血红素的合成需要铁的参与。健康成年人每天需要 20~25 mg 铁用于红细胞生成，其中，外源性铁（extrinsic iron）来源于食物，每天仅需吸收 1~2 mg 就可补充排泄和丢失的铁；内源性铁（intrinsic iron）主要是指红细胞在体内破坏后释放的铁，每天约有 21 mg，约占日需铁量的 95%。衰老的红细胞被巨噬细胞吞噬后，血红蛋白被分解，释放出血红素中的铁，一部分以铁蛋白（ferritin）或含铁血黄素的形式进行储存，还有一部分返回血液并与转铁蛋白结合。血浆中的内源性或外源性铁以 Fe^{3+} 的形式与转铁蛋白（transferrin）结合后，转运至骨髓中的幼红细胞，然后以吞饮的方式进入幼红细胞内，Fe^{3+} 与转铁蛋白分离并还原成 Fe^{2+}，参与血红蛋白的合成。

由于铁的摄入不足或吸收障碍（如胃酸缺乏、慢性腹泻或吸收不良综合征）、慢性失血等原因造成体内储存铁的减少，或者由于机体对铁的需求量增加（如婴幼儿、妊娠期或哺乳期妇女），都可使血红蛋白合成不足，引起缺铁性贫血（iron deficiency anemia）。

（3）必要的红细胞成熟因子　在幼红细胞的发育过程中，胞核的 DNA 对于细胞分裂和血红蛋白合成有着十分重要的作用，叶酸（folic acid）和维生素 B_{12} 均为合成 DNA 的重要辅酶。如机体缺乏叶酸或维生素 B_{12}，骨髓中幼红细胞合成 DNA 受阻，分裂增殖能力降低，发育成熟减慢，而由于胞质 RNA 合成不受影响，胞质成分（包括血红蛋白）形成相对较多，可引起幼红细胞体积增大、功能降低、寿命缩短，导致巨幼细胞贫血的发生。

1）维生素 B_{12}：多存在于动物性食品（如肉、肝、肾等）中。人体内的维生素 B_{12} 储存量为 4～5 mg，而生成红细胞的日需量仅为 2～5 μg，如维生素 B_{12} 吸收障碍，常在 3～5 年才出现贫血。回肠对维生素 B_{12} 的吸收需胃黏膜壁细胞分泌的内因子的参与，内因子可保护并促进回肠对维生素 B_{12} 的吸收。维生素 B_{12} 被吸收后，一部分储存在肝，另一部分与血浆中的转钴胺素 Ⅱ（transcobalamine Ⅱ）结合后，经血液运送至相应组织，参与造血组织的红细胞生成过程。胃或回肠被切除、体内产生抗内因子或抗壁细胞抗体，均可导致维生素 B_{12} 吸收障碍，发生巨幼细胞贫血。

2）叶酸：广泛存在于动物内脏、新鲜水果和蔬菜等动植物食品中，人体自身不能合成。叶酸以单谷氨酸或双谷氨酸型的形式进入小肠黏膜上皮细胞，在还原酶的催化下，先后生成二氢叶酸、四氢叶酸，后者再转变为有生理活性的 N^5-甲基四氢叶酸。血浆中与白蛋白结合的 N^5-甲基四氢叶酸被运送至相应组织，进入细胞内，N^5-甲基四氢叶酸转变为四氢叶酸，而四氢叶酸既可以为 DNA 的合成提供一碳基团，也可转变为多聚谷氨酸型叶酸，称为胞内辅酶。叶酸的转化需要维生素 B_{12} 的参与，如维生素 B_{12} 缺乏，叶酸的利用率下降，可引起叶酸的相对不足。健康人体内的叶酸储存量为 5～20 mg，生成红细胞的日需量约为 200 μg，叶酸摄入不足或吸收障碍，可在 3～4 个月发生巨幼细胞贫血。

2. 红细胞生成的调节　正常情况下，红细胞的生成与破坏保持动态平衡。成年人体内约有 25×10^{12} 个红细胞，每 24 h 约有 0.8% 的红细胞更新，也就是说每 24 h 约需要生成 20×10^{10} 个红细胞才能使血液中的红细胞数量保持相对恒定。在失血或某些疾病使红细胞寿命缩短等情况下，通过机体的调节，红细胞的生成速率还能加快数倍。

在红细胞的分化和发育过程中，红系祖细胞可分为早期的红系祖细胞和晚期的红系祖细胞两个亚群，其中早期的红系祖细胞称为红系爆式集落形成单位（burst-forming unit-erythroid，BFU-E），这是因为它们在体外培养中能形成很大的细胞集落，组成集落的细胞散布成物体爆炸的形状；晚期的红系祖细胞称为红系集落形成单位（colony-forming unit-erythroid，CFU-E），在体外培养中只能形成较小的集落。干细胞因子、白细胞介素 -3 及粒 - 巨噬细胞集落刺激因子可促进 BFU-E 的增殖并发育成为 CFU-E；而转化生长因子 β、干扰素 γ 和肿瘤坏死因子则可抑制 BFU-E 的增殖。CFU-E 的分裂和增殖主要受红细胞生成素（erythropoietin，EPO）和性激素的调节。

（1）红细胞生成素　是相对分子质量约为 34 000 的糖蛋白，含有 166 个氨基酸，其主要生成部位是肾皮质肾单位肾小管周围的间质细胞（如成纤维细胞）和内皮细胞，但肾外器官（如肝）也有少量生成。EPO 是调节红细胞生成的主要体液因素。由于肾分泌的 EPO 约占 90%，因此，双肾实质严重破坏的患者常因缺乏 EPO 而发生肾性贫血；但由于肾外组织也能产生一部分 EPO，故患者体内仍有低水平的红细胞生成。

EPO 的主要生理作用有：①促进 CFU-E 的有丝分裂和增殖，并向原红细胞分化；②抑制 CFU-E 的凋亡而促进红细胞的生成；③加速幼红细胞的增殖和幼红细胞血红蛋白的合成；④促进网织红细胞的成熟并释放入血。⑤对 BFU-E 的增殖与分化也有一定的促进作用。

EPO 的生成受多种因素的影响，其中最主要的是组织缺氧。肾血流量减少、贫血、从平原进入高原低氧环境等导致肾组织缺氧时，肾内低氧诱导因子 -1（hypoxia-inducible factor-1，HIF-1）的活性增强，这可刺激肾 EPO 的合成和释放，促进骨髓生成和释放红细胞，使血液中红细胞数量增加（图 3-5）。血浆 EPO 的浓度与血液中的血红蛋白浓度负相关，贫血时体内 EPO 增多，以促进红细胞的生成；反之，红细胞数量增高时，EPO 的分泌减少，通过这一负反馈调节机制，血中红细胞数量可保持相对稳定。目前，重组人 EPO 已经用于治疗肾性贫血等疾病。

（2）性激素 雄激素可直接刺激骨髓红系祖细胞的增殖，也可通过刺激肾产生 EPO，提高血浆中的 EPO 浓度，从而促进红细胞的生成。临床上，雄激素是治疗非重型再生障碍性贫血的首选药物。雌激素可通过抑制 EPO 的生成或降低红系祖细胞对 EPO 的反应，减少红细胞的生成，这可能是成年女性红细胞数和血红蛋白量均低于男性的原因之一。

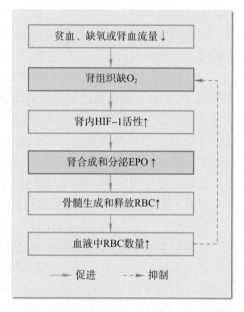

图 3-5　肾分泌的 EPO 对红细胞生成的调节
HIF-1：低氧诱导因子 -1；EPO：红细胞
生成素；RBC：红细胞。

此外，生长激素、甲状腺激素和糖皮质激素等均可通过提高组织对氧的需求，促进红细胞的生成。

（四）红细胞的破坏

红细胞由骨髓释放入血后，平均寿命约为 120 d。根据红细胞破坏场所的不同，红细胞的破坏可分为血管外破坏和血管内破坏。

1. 血管外破坏　随着红细胞的逐渐衰老，胞内糖酵解相关酶的活性降低，ATP 的生成减少，钠泵活动减弱，细胞逐渐发生肿胀；再加上衰老红细胞的变形能力减退，难以通过微小的孔隙，因而容易滞留在脾和骨髓中被巨噬细胞吞噬，这一部分称为红细胞的血管外破坏。约 90% 的衰老红细胞经这一途径被破坏。巨噬细胞吞噬红细胞后，将血红蛋白分解为珠蛋白和血红素，珠蛋白被降解为氨基酸后可被重新利用，血红素则被降解为胆红素并释放出 Fe^{2+}，Fe^{2+} 被氧化为 Fe^{3+} 后供机体再利用或以铁蛋白的形式储存，胆红素则被释放入血。

2. 血管内破坏 衰老红细胞脆性增加，在血流湍急处可因受机械冲击而破损，红细胞的这种破坏方式称为血管内破坏。约 10% 的衰老红细胞经这一途径被破坏。红细胞在血管内发生溶血后，释出的血红蛋白与血浆中的触珠蛋白（haptoglobin）结合，然后被肝摄取。但当溶血使血浆中血红蛋白浓度超过 1 g/L 时，超出了触珠蛋白的结合能力，未能与触珠蛋白结合的血红蛋白将经肾排出，出现血红蛋白尿。

三、白细胞生理

（一）白细胞的数量与分类

白细胞是一类无色、有核的血细胞，在血液中一般呈球形，在组织中则有不同程度的变形。健康成年人血液中的白细胞数为（4～l0）×10^9/L；白细胞数超过 10×10^9/L 称为白细胞增多（leukocytosis），低于 4×10^9/L 称为白细胞减少（leukopenia）。

根据胞质中有无特殊的嗜色颗粒可将白细胞分为有粒白细胞和无粒白细胞两大类。有粒白细胞又可分为中性粒细胞（neutrophil）、嗜酸性粒细胞（eosinophil）和嗜碱性粒细胞（basophil）；无粒白细胞可分为单核细胞（monocyte）和淋巴细胞（lymphocyte）。血液中各类白细胞的正常值见表 3-2。白细胞总数具有明显的生理性波动，剧烈运动、进食、疼痛、情绪激动、妊娠等都可使白细胞总数升高；下午的白细胞数高于早晨；新生儿血液的白细胞数高于成年人。

表 3-2　血液中各类白细胞的正常值

白细胞类型	绝对值 /×10^9/L	百分数 /%
中性粒细胞	2.0～7.5	50～70
嗜碱性粒细胞	0～0.1	0～1
嗜酸性粒细胞	0.05～0.5	0.5～5
单核细胞	0.12～0.8	3～8
淋巴细胞	0.8～4.0	20～40

（二）白细胞的生理特性

体内的白细胞有 50% 以上存在于血管外的细胞间隙内，30% 以上储存在骨髓内，其余的才是在血管中流动的。白细胞具有变形运动、趋化性、吞噬和分泌等特性，这些特性是白细胞参与机体防御功能的生理基础。

1. 变形运动 白细胞通过伸出伪足进行的细胞运动称为变形运动（amoeboid movement）。除淋巴细胞外，所有的白细胞都能进行变形运动。白细胞通过变形运动穿过毛细血管壁，从血液移行至周围组织的过程称为白细胞渗出（diapedesis）（图 3-6）。

2. 趋化性 在某些化学物质的吸引下，渗出的白细胞可借助变形运动迁移到炎症灶发挥作用。白细胞在化学刺激物的作用下进行定向移动的现象称为白细胞趋化性（chemotaxis of leukocyte）（图 3-6）。这些能吸引白细胞进行定向移动的化学刺激物称为趋化因子（chemokine）。细胞的降解产物、抗原 - 抗体复合物、细菌毒素和补体的激活产物等均具有趋化活性，可吸引中性粒细胞、单核巨噬细胞等炎症细胞移动到炎症灶，并增强炎症细胞的吞噬杀伤功能，或通过促进炎症细胞释放炎症蛋白和炎症介质，直接参与炎症过程。

3. 吞噬 游走到炎症区域的白细胞对细菌等异物进行吞噬，进而对这些异物进行杀伤或降解。白细胞的吞噬具有选择性。正常细胞的表面存在对吞噬有排斥作用的保护性蛋白，故一般不被吞噬；而坏死组织或外源性颗粒缺乏相应的保护机制，故易被吞噬。

4. 分泌 白细胞通过分泌白细胞介素、肿瘤坏死因子、干扰素和集落刺激因子（colony-stimulating factor，CSF）等细胞因子，参与对炎症和免疫反应的调控。

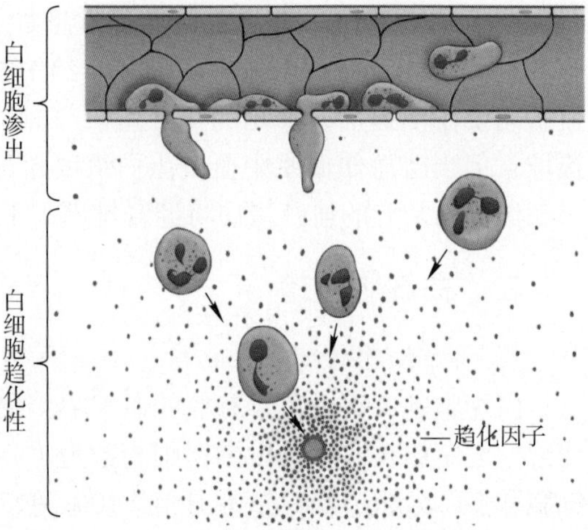

图 3-6 白细胞渗出及其趋化性

（三）白细胞的功能

白细胞是机体免疫和防御体系中的重要组成部分，在机体发生炎症、过敏反应或损伤时发挥重要作用。

1. 中性粒细胞 胞质中含有两种颗粒：一种是嗜天青颗粒，内含酸性磷酸酶、髓过氧化物酶和多种酸性水解酶类；另一种为特殊颗粒，含有溶菌酶和吞噬素（phagocytin）等。

中性粒细胞在血管内停留的时间平均只有 6~8 h。中性粒细胞通过白细胞渗出进入组织发挥作用，而且进入组织后不再返回血液。血管内的中性粒细胞约有 50% 随血流循环，称为循环池（circulating pool），另 50% 则附着在小血管壁上，称为边缘池（marginal pool）。循环池和边缘池的中性粒细胞可以相互交换，并保持动态平衡。临床上的外周血液白细胞计数，只能反映循环池中的中性粒细胞数量。除此之外，在骨髓中还储备了约 2.5×10^{12} 个成熟的中性粒细胞，在机体需要时，这些储备的中性粒细胞可以在短时间内大量释放入血。

中性粒细胞是机体抵御病原微生物入侵的一道防线，其主要功能是吞噬并杀灭入侵的病原微生物。中性粒细胞变形运动和吞噬能力都很强，当细菌侵入机体时，在炎症区域趋向因子的作用下，中性粒细胞通过变形运动进行快速游走，穿过毛细血管壁到达炎症部位，伸出伪足吞噬细菌，然后利用胞质中的抗菌性蛋白分子和活性氧基团对细菌进行非氧杀伤和依氧杀菌，然后由溶酶体中的酶对细菌进行分解，以防止病原微生物在体内扩散。中性粒细胞吞噬数十个细菌后自身即解体，释出的多种酶能溶解周围组织而形成脓液。此外，中性粒细胞还可吞噬和清除衰老的红细胞及抗原－抗体复合物等。

由于细菌感染时，炎症产物可使骨髓内储存的中性粒细胞大量释放入血，外周血液中的中性粒细胞数量因而显著增加，这是临床诊断细菌感染的主要依据。如中性粒细胞数减少到 1×10^9/L，机体抵抗力明显降低，很容易发生感染。

2. 嗜碱性粒细胞 成熟的嗜碱性粒细胞存在于血液中，机体发生炎症时才会迁移至组织，并可在组织中存活 10~15 d。嗜碱性粒细胞的胞质中存在大小不等的嗜碱性颗粒，活化的嗜碱性粒细胞除了可释放颗粒内含有的肝素、组胺、嗜酸性粒细胞趋化因子 A（eosinophil chemotactic factor A）外，还能合成与释放过敏性慢反应物质（主要含白三烯）等。

嗜碱性粒细胞释放的肝素具有抗凝血作用，以保持血管通畅，使吞噬细胞能顺利到达抗原入侵部位并将其破坏。在速发型超敏反应中，嗜碱性粒细胞被激活，释放组胺、过敏性慢反应物质和其他炎症介导物，使毛细血管壁通透性增加和平滑肌收缩，从而诱发支气管哮喘、荨麻疹等速发型超敏反应症状的出现；嗜碱性粒细胞被激活时，还可以释放嗜酸性粒细胞趋化因子 A，以吸引嗜酸性粒细胞聚集于局部，限制嗜碱性粒细胞在速发型超敏反应中的作用。

3. 嗜酸性粒细胞　在血液中平均停留 6 ~ 8 h 后进入结缔组织，并在此处存活 8 ~ 12 d。在体内，组织中的嗜酸性粒细胞的数量约为血液中数量的 100 倍。嗜酸性粒细胞的胞质内含有较大的嗜酸性颗粒，颗粒中含有过氧化物酶、组胺酶、芳香硫酸酯酶、主要碱性蛋白（major basic protein）和阳离子蛋白等。嗜酸性粒细胞能做变形运动，具有趋化性，有微弱的吞噬能力，但基本上无杀菌作用。

嗜酸性粒细胞的主要功能有：①限制嗜碱性粒细胞在速发型超敏反应中的作用。在嗜碱性粒细胞释放的嗜酸性粒细胞趋化因子 A 的吸引下，嗜酸性粒细胞聚集到激活了的嗜碱性粒细胞周围，通过产生前列腺素 E，抑制嗜碱性粒细胞合成和释放生物活性介质；通过吞噬嗜碱性粒细胞和肥大细胞所排出的颗粒，使颗粒中所含有的生物活性物质不能发挥作用；通过释放组胺酶和芳香硫酸酯酶，破坏嗜碱性粒细胞所释放的组胺和白三烯等生物活性物质。②参与机体对蠕虫的免疫反应。嗜酸性粒细胞可借助于其膜表面的 Fc 受体和 C3 受体黏着于蠕虫上，通过释放颗粒内所含的过氧化物酶、主要碱性蛋白和阳离子蛋白等物质，损伤蠕虫的幼虫虫体。因此，在机体发生某些寄生虫感染或速发型超敏反应时，常伴有嗜酸性粒细胞增多。

4. 单核细胞　血液中的单核细胞是尚未成熟的细胞，其胞体较大，在血流中存在 2 ~ 3 d 后，就离开血管进入周围组织，并继续发育成巨噬细胞（macrophage）。巨噬细胞的体积更大，主要存在于淋巴结、肝和脾等器官，具有比中性粒细胞更强的吞噬能力。外周血中的单核细胞和组织器官中的巨噬细胞统称为单核吞噬细胞系统（mononuclear phagocyte system，MPS），其功能有：①吞噬并杀伤病原体（如细菌、真菌和原虫）或衰老损伤的组织细胞（如红细胞）。外周血单核细胞的数量和骨髓中单核细胞的储量均较少，再加上单核细胞的趋化移动速率较中性粒细胞慢，进入组织后需要一定的时间才能发育为巨噬细胞，故炎症发生后数天至数周，巨噬细胞才能成为炎症灶的主要吞噬细胞。②分泌细胞因子或其他炎性介质，包括集落刺激因子、肿瘤坏死因子和白介素（IL–1、IL–3、IL–6）等，参与对其他细胞功能的调控。③加工处理提呈抗原，启动特异性免疫应答。在组织中，单核细胞还可发育为树突状细胞（dendritic cell），巨噬细胞和树突状细胞可作为抗原提呈细胞，摄取并加工处理抗原，然后提呈抗原给淋巴细胞，使后者活化、增殖并发挥效应。④抗肿瘤作用。活化的巨噬细胞胞内的溶酶体数目和蛋白水解酶浓度均显著提高，分泌功能增强，能有效杀伤肿瘤细胞。

5. 淋巴细胞　是主要的免疫细胞，在机体的防御系统中起关键作用。淋巴细胞为圆形或卵圆形，胞核较大。根据淋巴细胞的发生来源、形态学特点及免疫功能的不同，可将淋巴细胞分为 T 淋巴细胞（T lymphocyte）、B 淋巴细胞（B lymphocyte）和自然杀伤细胞（natural killer cell，简称 NK 细胞）三种。淋巴细胞在机体特异性免疫应答中起关键的作用。T 淋巴细胞在胸腺内分化成熟，主要参与细胞免疫，可长期对抗病毒、细菌、癌细胞的侵犯，而且与器官移植后发生的排斥反应有关；B 淋巴细胞在骨髓内分化成熟，主要参与体液免疫，当受到抗原刺激时，B 淋巴细胞转化为浆细胞，后者合成和分泌抗体；NK 细胞也在骨髓内发育成熟，这种淋巴细胞是一种不同于 T 淋巴细胞和 B 淋巴细胞的特殊淋巴细胞系，可以直接杀伤肿瘤细胞、病毒感染的细胞，发挥抗感染、抗肿瘤和免疫调节等功能。

（四）白细胞的生成和调节 💿

（五）白细胞的破坏 💿

四、血小板生理

（一）血小板的数量、形态和功能

1. 血小板的数量　健康成年人血液中的血小板数量为（100～300）× 10^9/L。血小板减少（thrombocytopenia）是指外周血中血小板数少于 $100 × 10^9$/L，常见于血小板生成障碍（如再生障碍性贫血）、破坏过多（如特发性血小板减少性紫癜、脾功能亢进）或消耗过多（如弥漫性血管内凝血、血栓性血小板减少性紫癜），此时，微小创伤或仅血压增高也能使患者皮肤和黏膜下出现瘀点或紫癜，这类疾病称为血小板减少性紫癜（thrombocytopenic purpura）；血小板增多（thrombocytosis）是指外周血中血小板数高于 $400 × 10^9$/L，常见于骨髓增殖性肿瘤、急性或慢性炎症及脾切除术后，患者体内易形成血栓，容易出现心肌梗死、脑血管栓塞等情况。

2. 血小板的形态　血小板由巨核细胞以出芽的形式生成，无胞核。在循环血液中，静息态的血小板呈双凸圆盘状，直径 2～3 μm，体积约 8 μm³。活化血小板为棘状球体并伴有细丝状伪足的伸出。

血小板胞质中含有致密颗粒、α 颗粒和溶酶体等（图 3-7）。每个血小板内有 3～8 个致密颗粒，内含 ADP、ATP、5- 羟色胺（5-hydroxytryptamine，5-HT）、磷脂和 Ca^{2+} 等，每个血小板内有 50～80 个 α 颗粒，内含凝血因子（如因子 V、因子 XI、纤维蛋白原）、血管性血友病因子（von Willebrand factor，vWF）、血小板源性生长因子（platelet-derived growth factor，PDGF）和血小板因子（platelet factor，PF）等，这些生物活性物质都与血小板的功能有关；血小板胞质中的溶酶体内含酸性蛋白水解酶和组织水解酶。

在血小板膜内侧的溶胶 - 凝胶区，由微管、微丝和膜下细丝等构成了血小板的骨架与收缩系统。血小板还存在一个由血小板细胞膜内陷所形成的贯穿细胞的开放管道系统，膜表面的凹陷就是该管道系统的开口。血小板内的颗粒与细胞膜或开放管道系统的任意区域融合后释放出颗粒内容物（图 3-7）。血小板膜上分布有胶原受体、血栓烷 A_2 受体、凝血酶受体、ADP 受体、PGI_2 受体、纤维蛋白原受体及多种具有受体功能的糖蛋白。

3. 血小板的功能　主要有：①参与维持血管内皮的完整性。这是因为血小板可沉着于血管壁以填充内皮细胞脱落留下的空隙、并能融入内皮细胞对其进行修复。如血小板数降至 $50 × 10^9$/L 以下，患者的毛细血管脆性增高，微小创伤或血压增高也可使皮肤和黏膜下出现小的出血点。②在血管损伤后参与生理性止血过程。循环血液中的血小板一般处于静止态，但当血管受损时，通过表面接触和在某些凝血因子的作用下，血小板转为激活态，激活了的血小板参与止血栓的形成，引起并加速血液凝固。③血小板还可释放血小板源性生长因子和血管内皮生长因子（vascular endothelial growth factor），促进血管内皮细胞、

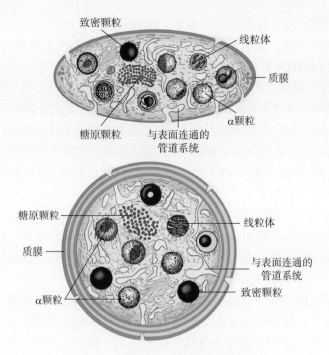

图 3-7 静息态血小板的结构示意图

平滑肌细胞和成纤维细胞的增殖，有利于受损血管的修复。

血小板颗粒、血小板膜、血小板代谢及其信号转导等任何一个环节的异常，均可引起血小板功能的异常，引起机体的生理性止血功能障碍，导致不同程度的出血倾向。

（二）血小板的生理特性

血小板具有黏附、聚集、释放、吸附和收缩等生理特性。在生理性止血过程中，活化血小板通过这些生理特性形成血小板止血栓，并可促进血管损伤处发生血液凝固。

1. 黏附 血小板黏着在非血小板表面的现象，称为血小板黏附（platelet adhesion）。GP I b/IX/V 复合物、血管内皮下成分（主要是胶原纤维）及血浆中的 vWF 等均参与血小板黏附的过程。vWF 是一种储存在血管内皮细胞怀布尔 - 帕拉德小体（Weibel-Palade body）和血小板 α 颗粒中的糖蛋白，其主要功能是连接血管内皮下胶原纤维与血小板膜上的 GP I b/IX/V 复合物，起着介导血小板黏附和聚集功能的作用。如血管内皮细胞受损，内皮细胞释放 vWF 增多，血小板黏附能力加强，有利于微血栓的形成。除了 GP I b/IX/V 复合物外，GP II b/III a、GP I a/II a 和 GP VI 也可参与血小板的黏附过程（表 3-3）。

表 3-3 血小板膜上与黏附有关的糖蛋白

糖蛋白	配体	发挥作用的条件	与胶原结合方式
GP I b/IX/V	vWF	无需激活	通过 vWF 结合
GP II b/III a	纤维蛋白原；vWF	需激活	通过 vWF 结合
GP I a/II a	胶原	需激活	直接结合
GP VI	胶原	无需激活	直接结合

血小板不能黏附在正常血管内皮的表面。血管受损后，血管内皮的完整性被破坏，暴露出血管内皮下胶原纤维，血浆中的 vWF 与胶原纤维结合后发生变构，变构的 vWF 便与血小板膜上的 GP I b/IX/V 复合物结合，使血小板黏附在胶原纤维上而被活化（图 3-8）。此外，活化血小板可暴露出膜上 GP II b/IIIa 的 vWF 结合位点，此时，与胶原纤维结合的 vWF 也可与血小板膜上的 GP II b/IIIa 结合，促进并参与血小板的黏附过程。虽然在血小板黏附过程中血小板膜上的 GP I b/IX/V 复合物与 vWF 的结合起主要作用，但血流缓慢时，血小板膜上的胶原受体（GP I a/IIa 和 GPVI）与胶原的直接结合可能也起一定作用。

如血小板 GP I b 缺损，血浆 vWF 缺乏或胶原纤维变性时，血小板黏附功能受损，机体可发生出血倾向。

2. 聚集 血小板之间相互黏着的过程称为血小板聚集（platelet aggregation）。血小板聚集需要纤维蛋白原、Ca^{2+} 和血小板膜上的 GP II b/IIIa 等成分的参与。其中与血小板聚集密切相关的 GP II b/IIIa 主要存在于血小板膜上，血小板被激活后，细胞膜上 GP II b/IIIa 受体的数量增加，且与纤维蛋白原的亲和力增强。

（1）血小板聚集的过程 静息态血小板的外形呈圆盘形，其细胞膜上的 GP II b/IIIa 不能与纤维蛋白原结合，故不会发生血小板聚集。黏附的血小板或在致聚剂的作用下的血小板发生活化，活化血小板的外形变为球状并伸出伪足，同时血小板细胞膜上的 GP II b/IIIa 构象发生改变，暴露出 GP II b/IIIa 分子上的纤维蛋白原受体，在 Ca^{2+} 的作用下，纤维蛋白原与血小板膜表面的 GP II b/IIIa 分子结合，相邻血小板依靠纤维蛋白原相互连接在一起、逐渐聚集成团（图 3-8）。

GP II b/IIIa 的异常、纤维蛋白原的缺乏等均可使血小板聚集发生障碍。例如血小板无力症患者，血小板计数可正常，但因血小板细胞膜上缺乏 GP II b/IIIa，因而不能发生血小板聚集；血小板糖蛋白 GP II b/IIIa 受体拮抗剂（如阿昔单抗），通过抑制 GP II b/IIIa 分

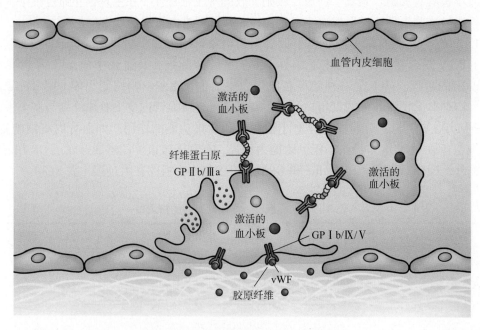

图 3-8 血小板的黏附、聚集与释放

子上的纤维蛋白原受体的暴露，使 GP II b/ III a 分子不能与纤维蛋白原结合，从而抑制血小板聚集。

（2）致聚剂与血小板聚集 引起血小板聚集的因素称为致聚剂，包括生理性致聚剂和病理性致聚剂。机体内的生理性致聚剂主要有 ADP、5-HT、凝血酶、组胺、胶原、肾上腺素和血栓烷 A_2（thromboxane A_2，TXA_2）等；病理性致聚剂有细菌、病毒、免疫复合物和药物等。

血小板聚集过程一般可分为第一聚集时相和第二聚集时相。第一聚集时相可由低浓度的 ADP、凝血酶等引起，发生迅速，聚集的血小板能迅速解聚，故也称可逆性血小板聚集（reversible platelet aggregation）；第二聚集时相可由胶原、内源性 ADP、TXA_2 等引起，发生缓慢，聚集的血小板不能被解聚，故也称不可逆性血小板聚集（irreversible platelet aggregation）。

血小板聚集试验（platelet aggregation test，PAgT）是将致聚剂加入富含血小板的血浆中，如血小板发生聚集，则血浆的浊度减低，透光度增加。可见，根据血小板聚集曲线中血浆透光度的变化即可了解血小板聚集功能（图 3-9）。血小板聚集试验的结果表明，在存在足够的 Ca^{2+} 和纤维蛋白原的前提条件下，低浓度的 ADP（0.5 μmol/L）只能引起血小板第一聚集时相的发生；中等浓度的 ADP（1～2 μmol/L）则在引起第一聚集时相、血小板发生解聚后，又出现不可逆的第二聚集时相，这可能与血小板释放内源性 ADP 有关；高浓度（5 μmol/L）的 ADP 则能迅速引起血小板发生单一的不可逆性聚集，即直接进入第二聚集时相。凝血酶引起的血小板聚集反应与 ADP 相似，也是剂量依赖性地引起双相或单相血小板聚集的发生。胶原可使血小板聚集和释放同时发生，内源性 ADP 的释放和 TXA_2 的合成增加使血小板只发生单相的不可逆性聚集。

ADP 来源于活化血小板和受损红细胞的释放，这是一种特别重要的生理性致聚剂，外源性和内源性 ADP 都可以引起血小板聚集。ADP 一方面可独立激活血小板并引起血小板

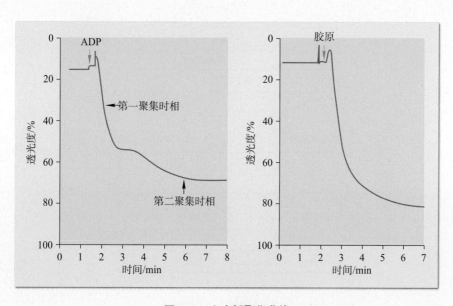

图 3-9 血小板聚集曲线

聚集；另一方面，ADP和其他致聚剂能产生协同作用。ADP受体属G蛋白耦联受体，主要有$P2Y_{12}$和$P2Y_1$。ADP主要与血小板$P2Y_{12}$受体结合，经G_i蛋白耦联，降低血小板内cAMP浓度；ADP与血小板$P2Y_1$受体结合，经G_q蛋白耦联，升高血小板内游离钙的浓度。血小板内cAMP浓度降低和Ca^{2+}浓度的升高可引起血小板形态改变、内源性ADP的释放、TXA_2的生成和释放及GPⅡb/Ⅲa分子上的纤维蛋白原受体的暴露，促进血小板聚集。氯吡格雷（clopidogrel）是$P2Y_{12}$受体拮抗剂，在体内可产生抗血小板聚集的作用。

（3）PGI_2和TXA_2之间的平衡 环氧合酶（cyclooxygenase，COX）有两种亚型即结构型COX-1和诱导型COX-2。COX-1主要表达在血小板、内皮细胞和胃黏膜等组织；在生理状态下大多数组织检测不到COX-2，但内皮细胞、成纤维细胞和单核细胞中COX-2的合成可被生长因子、细胞因子、内毒素和某些激素等快速诱导。可见，血小板中主要表达COX-1，而血管内皮细胞可同时表达COX-1和COX-2。

在正常血管内皮细胞中，细胞膜磷脂中的花生四烯酸被COX代谢成PGG_2和PGH_2，PGH_2被前列环素合成酶催化，生成前列环素（prostacyclin，PGI_2），PGI_2通过增加血小板内cAMP的生成、降低游离Ca^{2+}水平，抑制血小板聚集，并引起血管舒张。此外，血管内皮细胞还可通过释放一氧化氮（NO），抑制血小板聚集。血小板被激活时，细胞膜磷脂中的花生四烯酸在磷脂酶A_2的催化下分离出来，在血小板COX-1的作用下，先后生成前列腺素G_2和H_2（PGG_2、PGH_2）。PGH_2可以在血栓烷合成酶的催化下，生成大量TXA_2，TXA_2除了引起血管平滑肌收缩外，还可使血小板内cAMP减少、游离Ca^{2+}浓度升高，并可刺激血小板释放内源性ADP，从而促进其聚集（图3-10）。

总之，在正常情况下，血管内皮生成的PGI_2和NO可抑制血小板聚集，防止血栓形成。如血管内皮细胞受损，内皮细胞生成的PGI_2和NO减少及激活血小板即时合成的TXA_2增加，这些因素均有利于血管受损处血小板聚集的发生，促进血栓的形成。阿司匹林为不可逆性环氧合酶抑制剂，可非选择性地抑制COX-1和COX-2，但小剂量阿司匹林

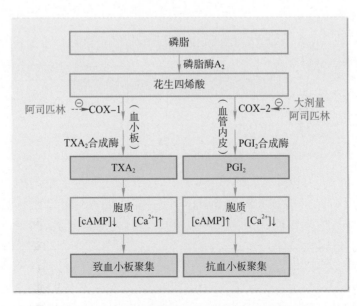

图3-10 血管内皮细胞和血小板中的前列腺素代谢

对 COX-1 抑制作用强，对 COX-2 的作用相对弱，因此，通过下调 TXA_2 的生成而不影响内皮细胞合成 PGI_2，从而发挥抗血小板聚集的作用。但大剂量阿司匹林还是可以通过抑制血管内皮 PGI_2 的生成，从而抵消对血小板的一些有益影响。

3. 释放 活化血小板将储存在致密颗粒、α 颗粒或溶酶体内的物质及颗粒外物质排出的现象，称为血小板释放（platelet release）。引起血小板聚集的因素大多能刺激血小板的释放。血小板释放是一个需消耗能量的主动过程，一般发生在第一聚集时相以后，所释放的物质可导致血小板第二聚集时相的发生。

血小板所释放出的物质具有促进血管收缩、血小板聚集和参与血液凝固等多样和复杂的生理功能。例如，致密颗粒主要释放出 ADP、ATP、5-HT、Ca^{2+} 等物质；α 颗粒可释放出 β- 血小板巨球蛋白、血小板因子 4（PF4）、纤维蛋白原、vWF 和 PDGF 等物质；溶酶体主要释放酸性蛋白水解酶、组织水解酶等；血小板还能释放 TXA_2 等临时合成的物质。其中，ADP、5-HT 等对血小板的聚集和释放起正反馈作用，5-HT 可引起小血管收缩，纤维蛋白原和一些凝血因子可参与血液凝固等，这些都有利于生理性止血过程的进行。另外，血小板对纤维蛋白溶解的影响，在生理性止血过程的早期和晚期完全相反。在生理性止血的早期，血小板因子 6（PF6）等有抗纤溶酶活性，抑制纤维蛋白溶解，这有利于止血；在生理性止血的晚期，血小板释放的 5-HT 及血小板自身的解体，均可刺激血管内皮细胞释放纤溶酶原激活物，激活纤溶酶使纤维蛋白溶解，血凝块重新液化。

4. 吸附 血小板细胞膜表面能吸附或结合血浆中的多种凝血因子，如凝血因子 I、V、XI、XIII 等，而且，血小板开放管道系统的存在扩大了血小板吸附或结合凝血因子的表面积。如血管受损，血小板一方面通过黏附、聚集和释放，形成血小板止血栓，同时，通过血小板吸附的特性，使局部的凝血因子浓度增高，有利于损伤处血液凝固的进行，以加固止血栓。

5. 收缩 血小板内存在肌球蛋白、肌动蛋白等收缩蛋白质。活化血小板胞质内 Ca^{2+} 浓度升高，通过分解 ATP 并经收缩蛋白质的相互作用，引起血小板产生收缩反应。血小板的收缩蛋白质参与诸如伪足形成、外形改变和血块回缩等过程。在血凝块中，血小板通过伪足膜上活化的 GPⅡb/Ⅲa 与纤维蛋白素结合，若血小板发生收缩，血凝块回缩。显然，如血小板数量减少或 GPⅡb/Ⅲa 缺陷，血凝块会回缩不良。

（三）血小板的生成与调节

健康成年人每天可生成 1.0×10^{11} 个血小板，随着机体需求的增加，血小板的生成量还可提高 10 ~ 20 倍。血小板是从骨髓中成熟巨核细胞（megakaryocyte）脱落下来的、具有生物活性的小块细胞胞质。巨核细胞仅占骨髓有核细胞的 0.05%，但一个巨核细胞可产生 2 000 ~ 5 000 个血小板。

造血干细胞首先分化成巨核系祖细胞，然后分化为形态上可以识别的原始巨核细胞，再经过幼巨核细胞而发育成为成熟的巨核细胞。在巨核细胞发育过程中，细胞膜折入胞质形成分界膜系统（demarcation membrane system），并逐渐发展成网状，将胞质分隔成许多小区。骨髓窦壁外的成熟巨核细胞胞质伸向骨髓窦腔并脱落成为血小板，进入血流。从原始巨核细胞到血小板释放入血需 8 ~ 10 d。进入血液的血小板约 2/3 随外周血液进行循环，其余的储存于肝和脾。

血小板生成素（thrombopoietin，TPO）主要由肝生成，肾、骨骼肌和骨髓基质等多种器官也可少量生成。在体内，TPO 的生成速率不受血小板数目的影响，肝以恒定的速率生成并释放 TPO。TPO 是巨核细胞生成和成熟的基本调节因子，是血小板生成的主要调控因子。TPO 可促进造血干细胞向巨核系祖细胞分化，促进巨核细胞增殖、分化和成熟并释放血小板入血。人类经 TPO 刺激后的巨核细胞扩增需要 3~4 d。目前，重组人 TPO 已用于治疗实体瘤化疗后所出现的血小板减少症。

（四）血小板的破坏

进入血液的血小板，其寿命有 7~14 d，但只在开始 2 d 内具有生理功能。衰老的血小板可在肝、脾和肺等器官中被吞噬破坏，血小板在发挥其生理功能时也可被破坏、消耗，例如，血小板融入血管内皮细胞及在生理性止血过程中解体等。成年人免疫性血小板减少性紫癜的产生与血小板自身抗体使血小板破坏加速或生成障碍有关。

第三节　生理性止血

小血管破损后引起的出血在数分钟后即自行停止的现象称生理性止血（physiological hemostasis）。生理性止血是机体的重要保护机制之一，需血小板和某些血浆成分共同参与才能完成。在这个过程中，血液凝固、抗凝活动和纤维蛋白溶解相互配合，既有效地防止了失血，又使血管内血流保持畅通，此过程的任一环节异常均可引起出血性疾病。

用小针刺破耳垂或指尖，使血液自然流出后测得的出血延续时间称为出血时间（bleeding time，BT），BT（模板法）超过 9 min 即为异常。临床上通过测定出血时间了解血小板数量和功能、血管壁脆性大小等情况，血小板数量明显减少、血小板功能异常、血管异常及某些凝血因子严重缺乏等均可导致 BT 延长。

一、生理性止血的基本过程

轻度小外伤后的生理性止血过程主要包括血管收缩、止血栓形成和纤维蛋白溶解等三个阶段。

（一）血管收缩

小血管损伤，损伤本身和活化血小板释放的 5- 羟色胺（5-HT）、TXA_2 等缩血管物质使受损局部或附近的血管立即收缩，局部血流量减少，从而使出血量减少，并有利于血小板进行黏附。如血管破损不大，通过局部小血管收缩即可将血管破口封闭。

（二）止血栓形成

1. 血小板止血栓的形成　血管内皮受损，露出内皮下胶原纤维，血小板发生黏附并被激活；局部上受损红细胞释放的 ADP、凝血过程中生成的凝血酶、活化血小板释放的内源性 ADP 和 TXA_2 等因素均可促进更多血小板的激活、黏附和聚集；受损血管内皮 PGI_2、NO 生成减少也有利于血小板聚集。由于血小板不断地黏附在内皮下的胶原上并发生不可逆性聚集，从而形成松软的止血栓堵塞伤口，进行初步止血。这种主要依赖血管收缩和血小板止血栓形成的止血过程称为一期止血（图 3-11）。

2. 纤维蛋白凝块的形成　血管受损和血小板活化均可启动血液凝固过程，生成的纤维蛋白交织成网，加固血小板止血栓，这个过程称为二期止血（图 3-11，图 3-12）。最后，增生的局部纤维组织深入血凝块，实现永久性止血。在止血栓形成的同时，血浆中出

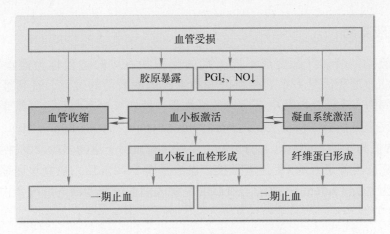

图 3-11 一期止血与二期止血示意图

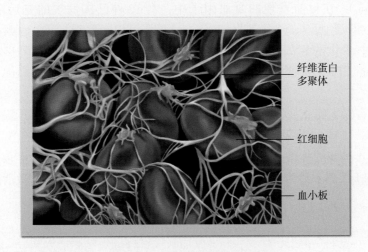

图 3-12 纤维蛋白凝块示意图

现的生理性抗凝活动可防止凝血过程向正常部位蔓延。

（三）纤维蛋白溶解

凝血过程中生成的凝血酶等凝血因子可启动并逐渐加强纤溶过程，使止血栓在完成其止血功能后得以逐步溶解，恢复血管的通畅，这有利于受损血管和组织的修复。

上述生理性止血过程的三个阶段是人为划分的，实际上，这三个阶段是相继发生、相互促进、相互重叠的过程。例如，血管收缩使血流缓慢，这有利于血小板黏附，而活化血小板释放的 5-HT、TXA_2 又具缩血管作用；活化血小板通过释放纤维蛋白原、吸附凝血因子及提供血液凝固所需的磷脂表面等途径，加速凝血过程，而血液凝固过程生成的凝血酶又可激活更多的血小板；纤维蛋白凝块形成后，血凝块中的血小板收缩，析出血清，形成坚实的止血栓，牢牢堵住血管的破口；在生理性止血的过程中，通过抗凝活动，将血液凝固过程限制在损伤局部；在生理性止血后期，通过纤溶活动使血管保持通畅，促进受损血管和组织的修复。

二、血液凝固

血液由流动的液体状态变成不能流动的胶冻状血块的过程称为血液凝固（blood coagulation）。血液凝固是一系列凝血因子相继被酶解激活的过程，直到纤维蛋白的生成。血液凝固的实质就是血浆中可溶性的纤维蛋白原转变为不溶性的纤维蛋白。从血液离开血管到完全自然凝固所需要的时间称为凝血时间（clotting time，CT）。室温下试管法的 CT 正常值为 4 ~ 12 min。CT 的长短主要反映凝血因子量的多少及其种类是否完备。血友病、重症肝炎等患者的 CT 显著延长。血液凝固 1 ~ 2 h 后，血凝块回缩，析出的淡黄色液体称为血清（serum），血清与血浆的主要区别在于前者缺乏纤维蛋白原和一些凝血因子。

（一）凝血因子

血浆和组织中直接参与血液凝固过程的物质统称为凝血因子（clotting factor，或 coagulation factor）。在目前发现的凝血因子中，有 12 种已按发现的先后顺序用罗马数字进行编号，即凝血因子 I ~ XIII（FI ~ FXIII），其中无 FVI，这是因为后来发现，FVI 就是血清中活化的 FV，所以，不再单独编号；其他的凝血因子还有前激肽释放酶（prekallikrein，PK）和高分子量激肽原（high molecular weight kininogen，HMWK）等（表 3-4）。

凝血因子有以下特点：①除了 FIV 是 Ca^{2+} 外，其余凝血因子均属于蛋白质。②FII、FVII、FIX、FX、FXI、FXII 和 PK 都是无活性的酶原，需通过其他酶的激活，暴露或形成活性中心后才具酶的活性，活化型的凝血因子习惯上在其代号的右下角加上一个"a"（activated），如 FIX 被激活为 FIXa；这些凝血因子属于丝氨酸蛋白酶，激活后能对特定的

表 3-4 按国际命名法编号的凝血因子

凝血因子	同义名	合成部位	凝血途径
I	纤维蛋白原	肝细胞	共同途径
II	凝血酶原	肝细胞	共同途径
III	组织因子	内皮细胞和其他细胞	外源性凝血途径
IV	Ca^{2+}	–	所有途径
V	前加速素易变因子	内皮细胞和血小板	共同途径
VII	前转变素稳定因子	肝细胞	外源性凝血途径
VIII	抗血友病因子	肝细胞	内源性凝血途径
IX	血浆凝血活酶	肝细胞	内源性凝血途径
X	Stuart-Prower 因子	肝细胞	共同途径
XI	血浆凝血活酶前质	肝细胞	内源性凝血途径
XII	接触因子	肝细胞	内源性凝血途径
XIII	纤维蛋白稳定因子	肝细胞和血小板	共同途径
PK	前激肽释放酶	肝细胞	内源性凝血途径
HMWK	高分子量激肽原	肝细胞	内源性凝血途径

肽链进行有限水解。③FⅢ、FⅤa、FⅧa和HMWK在凝血反应中起辅因子的作用，可使相应凝血因子的催化速率加快成千上万倍。④除FⅢ（即组织因子，tissue factor，TF）外，其他凝血因子均存在于血浆中。⑤除FⅢ、FⅣ、FⅤ外，其他凝血因子均可由肝合成，其中，FⅡ、FⅦ、FⅨ、FⅩ的合成需维生素K的参与，故称这些凝血因子为维生素K依赖因子。⑥维生素K依赖因子均含有γ-羧基谷氨酸，γ-羧基谷氨酸有较大的负电性，具有很强的螯合Ca^{2+}作用，能与Ca^{2+}形成盐键；在血液凝固过程中，Ca^{2+}一侧与凝血因子带负电荷的γ-羧基谷氨酸连接，另一侧经带负电荷的磷脂结合到血小板上，形成的多酶复合物是凝血反应的基础（图3-13）。

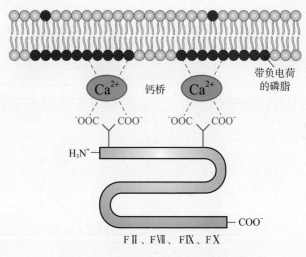

图3-13 凝血时Ca^{2+}的"搭桥"作用

（二）血液凝固的过程

在连锁代谢反应体系中，一个酶被激活后可连续地引发其他酶被激活，导致原始调节信号被逐级放大，这样的连锁代谢反应系统称为级联放大系统。血液凝固过程就是由一系列酶促反应构成的级联放大系统，整个过程可分为凝血酶原酶复合物的形成、凝血酶的形成和纤维蛋白的形成三个基本步骤（图3-14），即经外源性凝血途径和内源性凝血途径激活FⅩ并形成凝血酶原酶复合物，然后通过共同途径激活凝血酶原生成凝血酶，后者使纤维蛋白原转变为纤维蛋白，完成血液凝固过程。

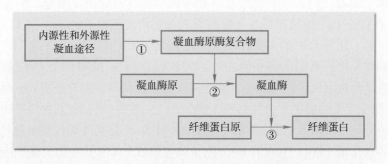

图3-14 血液凝固过程的三个基本步骤

1. 凝血酶原酶复合物的形成 根据启动方式和参与的凝血因子的不同，凝血酶原酶复合物的形成途径可分为外源性凝血途径（extrinsic pathway）和内源性凝血途径（intrinsic pathway）。相对外源性凝血途径来说，内源性凝血途径的凝血速率要慢得多，但这两条途径中的部分凝血因子可相互激活，存在着密切的联系（图3-15）。

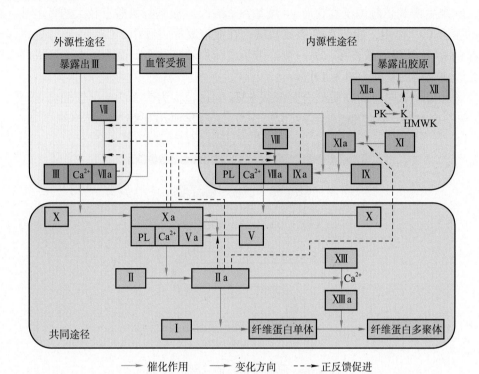

图 3-15 血液凝固过程示意图

（1）外源性凝血途径 依靠 TF 与血液接触而启动的凝血过程称为外源性凝血途径或组织因子途径（tissue factor pathway）。外源性凝血途径的启动因子是 TF。TF 是一种跨膜糖蛋白，FⅦa 通过 Ca^{2+} 与 TF 带负电荷的 γ- 羧基谷氨酸结合，启动外源性凝血途径。在生理情况下，循环血液中不存在 TF，血管内皮细胞和血细胞表面也无 TF 表达；但在各种感染因素或炎症介质的刺激下，血管内皮细胞和血细胞可在短时间内表达 TF。

正常循环血液中约有 0.5% 的 FⅦ 处于活化状态。当组织严重损伤，大量 TF 释放入血；或者细菌、病毒、内毒素和免疫复合物等因素损伤血管内皮细胞，引起内皮细胞表达大量 TF。在存在 Ca^{2+} 的情况下，入血的或表达在内皮细胞上的 TF 与 FⅦa 结合，形成 FⅦa-TF 复合物，此复合物的主要作用有：①激活 FX 生成 FXa。在这个过程中，FⅦa 作为蛋白酶对 FX 进行有限水解并使之激活为 FXa；而 TF 既可作为 FⅦa 的受体，起着锚定作用即将复合物定位于损伤部位，从而将凝血过程局限在血管受损处，也能作为辅因子，使 FⅦa 激活 FX 的催化效力提高约 1 000 倍。生成的 FXa 除了参与形成凝血酶原酶复合物外，还可反过来激活 FⅦ，从而生成更多的 FXa，这是外源性凝血途径的正反馈效应。②激活 FⅨ生成 FⅨa。生成的 FⅨa 除了参与形成 FX 酶复合物、促进内源性凝血途径的凝血过程外，还可以激活 FⅦ，产生另一个正反馈效应。此外，在 TF 的辅助下，FⅦ

可被 FⅦa 激活。

（2）内源性凝血途径　完全依靠血液中的凝血因子启动的凝血过程称为内源性凝血途径。内源性凝血途径的启动因子是 FⅫ。如血管内皮受损，暴露出的带负电荷的胶原将血液中的 FⅫ 激活成 FⅫa。FⅫa 有两方面的作用：①激活 FⅪ 生成 FⅪa；②激活 PK 生成激肽释放酶（kallikrein，K），而激肽释放酶可反过来激活 FⅫ，生成更多的 FⅫa，由此形成内源性凝血途径的正反馈。在内源性凝血途径中，HMWK 起辅因子的作用，能使 PK、FⅫ 及 FⅪ 的激活速率大大加快。当血液与玻璃、白陶土等带负电荷的异物表面接触时，也能通过激活 FⅫ 启动内源性凝血途径，引起血液发生凝固。

从 FⅫ 与带负电荷的物质结合到形成 FⅪa 的过程称为表面激活。表面激活阶段生成的 FⅪa 激活 FⅨ 生成 FⅨa，FⅨa、Ca^{2+}、FⅧa 与活化血小板膜上带负电荷的磷脂（PL）结合，形成 FX 酶复合物（图 3-16）。FX 酶复合物中的 FⅨa 激活 FX 生成 FXa；FⅧa 起辅因子作用，可使该反应速率提高约 20 万倍；Ca^{2+} 的作用是将 FⅨa 和 FX 连接于血小板提供的 PL 表面。生理状态下血浆中的 FⅧ 通过与 vWF 以非共价键形式结合成复合物，以防止自身被活化的蛋白质 C 降解；当 FⅧ 被 FXa 或 FⅡa 水解激活为 FⅧa 后，FⅧa 就可以从 vWF 上释放出来，参与内源性凝血途径的凝血过程。若 vWF 存在缺陷，血浆 FⅧ 水平降低，这是血管性血友病的发病机制之一；而 FⅧ、FⅨ 的缺乏分别是血友病 A 和血友病 B 的主要发病机制；上述患者均存在严重的凝血功能障碍。

2. 凝血酶原的激活　在存在 Ca^{2+} 的情况下，在活化血小板提供的带负电荷的磷脂膜表面，经内源性凝血途径和外源性凝血途径生成的 FXa 与 FⅤa 结合成 FXa-FⅤa-Ca^{2+}-PL 复合物，即凝血酶原酶复合物（prothrombinase complex）（图 3-16），进而激活凝血酶原（prothrombin，即 FⅡ）生成凝血酶（thrombin，即 FⅡa）。凝血酶原酶复合物中，FXa 发挥蛋白酶的作用，直接激活 FⅡ；FⅤa 作为辅因子，能使 FXa 激活 FⅡ 的速率加快约 10 000 倍；Ca^{2+} 的作用是将 FXa 和 FⅡ 连接于血小板提供的 PL 表面。

3. 纤维蛋白的形成　凝血酶可将纤维蛋白原分解为纤维蛋白单体，但纤维蛋白单体可溶且不稳定；FⅡa 通过激活 FXⅢ 生成 FXⅢa，在 Ca^{2+} 的共同作用下，FXⅢa 使可溶性纤维蛋白单体间以共价键形成纤维蛋白多聚体，后者为不溶于水的血纤维，完成血液凝固过程。

在生理性止血过程中，凝血酶除了上述作用外，还具有以下几个重要作用：①激活

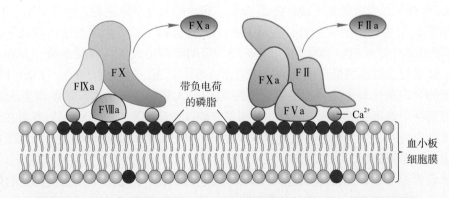

图 3-16　因子 X 酶复合物（左）和凝血酶原酶复合物（右）的作用示意图

FXI、FⅧ、FⅤ，形成正反馈机制；②活化血小板，静息血小板膜上带负电荷的 PL 主要存在于脂质双分子层的胞质侧，血小板活化后，这些带负电荷的 PL 可翻转至膜的外侧，从而促进 FX 酶复合物和凝血酶原酶复合物的形成；③激活凝血酶激活的纤溶抑制物（thrombin-activatable fibrinolysis inhibitor，TAFI），抑制纤维蛋白溶解；④激活蛋白质 C 系统，产生抗凝作用（见"生理性抗凝物质"）；⑤促进组织型纤溶酶原激活物（tissue-type plasminogen activator，t-PA）的释放，促进纤溶。总之，在正常血管，凝血酶通过激活蛋白质 C、促进 t-PA 释放，发挥抗血栓形成作用；在受损血管，凝血酶通过激活血小板、激活凝血因子 FⅠ、FⅤ、FⅧ、FXI、FⅩⅢ 和 TAFI，发挥促血栓形成作用（图 3-17），从而将生理性止血过程限制在损伤局部，不会向周围正常部位蔓延。

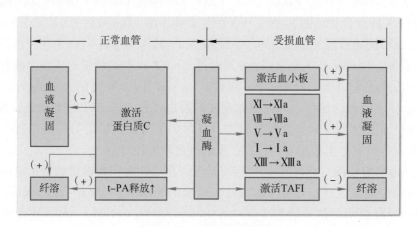

图 3-17　凝血酶的作用

（三）体内的血液凝固过程

血管内皮受损，内皮细胞细胞膜上表达的 TF 或暴露出的内皮下胶原分别启动外源性凝血途径和内源性凝血途径，引起血液凝固。但先天性缺乏 FⅫ、PK 或 HMWK 的患者几乎无出血症状，这说明内源性凝血途径的启动阶段（即表面激活阶段）在体内血液凝固的启动中并不起重要作用。目前认为，在体内血液凝固的启动中起关键性作用的是外源性凝血途径，这就意味着 TF 是体内血液凝固过程的启动因子。

体内血液凝固过程可分为启动、扩增和蔓延三个阶段（图 3-18）。①启动。血管受损，TF、FⅦa 和 Ca^{2+} 结合，形成 FⅦa-TF 复合物，启动外源性凝血途径，生成 FXa。FXa 生成后与组织因子途径抑制物结合，灭活 FⅦa-TF 复合物（见"生理性抗凝物质"），故启动阶段只能生成少量的 FⅨa 和凝血酶。②扩增。启动阶段生成的少量凝血酶一方面可激活血小板，提供凝血所需的带负电荷的磷脂表面；另一方面，通过激活 FⅤ、FⅧ、FXI 即激活"截短的"内源性凝血途径，生成更多的 FⅨa。③蔓延。启动和扩增阶段生成的 FⅨa 扩散至邻近活化血小板的表面，形成 FX 酶复合物，激活 FX 生成 FXa，后者再在血小板表面形成凝血酶原酶复合物，生成大量的凝血酶，使纤维蛋白原最终转变为纤维蛋白多聚体，完成血液凝固过程。

局部血管损伤时，血液凝固过程被局限于受损部位，这是由于：①损伤处的内皮细胞膜上表达了大量的 TF 并暴露出内膜下胶原，将血液凝固和血小板的黏附限制在损伤区域；②黏附在受损区域的血小板发生活化，并提供血液凝固所需的带负电荷的磷脂表面；③由于纤维蛋白与凝血酶有高度的亲和力，血管损伤处形成的凝血酶绝大部分被该处形成的纤维蛋白所吸附；再加上在血管破损处，活化的血小板也能吸附多种凝血因子，从而使局部凝血因子的浓度升高，有利于在损伤局部进行血液凝固；④即使有激活的凝血因子向正常血管扩散，可以通过血流的稀释、血浆中抗凝物质的灭活和单核巨噬细胞的吞噬等方式将其清除，防止血液凝固向正常区域蔓延。而如组织严重损伤（如严重创伤、病变组织器官大量坏死和癌细胞血性转移等）促使 TF 大量释放入血，可导致弥散性血管内凝血（disseminated intravascular coagulation, DIC）的发生。

（四）血液凝固的负性调控

健康人血管内血液不会发生凝固，这是因为健康人血管内皮光滑，血液中或内皮细胞上无 TF，所以不能启动内、外源性凝血途径；即使有少量凝血因子激活，血液很快将之稀释，或单核巨噬细胞将其吞噬，或生理性抗凝物质使之灭活，故也不能引起血液凝固；甚至当组织损伤时，凝血系统的激活只局限于损伤部位，而不向正常部位蔓延，使正常部位血管内的血液保持正常的流动状态。可见，体内的血液凝固过程在时间上和空间上均受到严格的控制，其中，在机体对血液凝固的负性调控中，内皮细胞起了非常重要的作用。

1. 血管内皮的抗凝作用 在生理状态下，血管内皮细胞细胞膜上存在硫酸乙酰肝素蛋白多糖（heparan sulfate proteoglycan, HSPG）、凝血酶调节蛋白（thrombomodulin, TM），内皮细胞可合成和分泌抗凝血酶（antithrombin, AT）、组织因子途径抑制物（tissue factor pathway inhibitor, TFPI），这些因素可直接或间接产生抗凝作用。

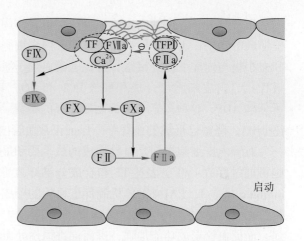
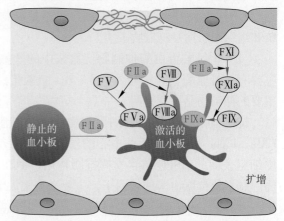
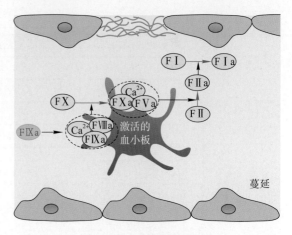

图 3-18 体内凝血过程

启动：经外源性凝血途径生成少量的凝血酶；扩增：激活截短的内源性凝血途径和血小板；蔓延：FⅨa扩散至邻近血小板，完成血液凝固。

正常情况下，血管内皮除了可产生抗凝作用外，还可通过以下三个方面共同发挥抗血栓形成的作用：①屏障保护作用，血管内皮细胞排列紧密、表面光滑，从而防止凝血因子和血小板与内皮下成分接触，避免了凝血因子激活、血小板活化和黏附的发生；②抗血小板作用，内皮细胞可合成和释放 PGI$_2$ 和 NO，其细胞膜上的胞膜 ADP 酶（ecto-ADPase）可分解 ADP，这些因素均可抑制血小板的聚集。③促进纤溶作用，血管内皮细胞合成和分泌 t-PA，降解已形成的血纤维，保证正常血管内血流通畅。

血管内皮细胞损伤是血栓形成的最重要和最常见的原因。在一定条件下，血管内皮细胞可通过释放 vWF、表达 TF 和合成分泌纤溶酶原激活物抑制物-1（plasminogen activator inhibitor type-1，PAI-1）等机制促进血栓的形成。在生理状态下，血管内皮细胞主要发挥其抗血栓形成的作用。如血管内皮细胞的结构与功能受损，导致内皮细胞抗血栓功能受损，而促血栓形成功能加强，进而促进损伤处血栓形成（图 3-19）。

2. 生理性抗凝物质　体内的生理性抗凝物质包括丝氨酸蛋白酶抑制物、蛋白质 C 系统和组织因子途径抑制物三类。

（1）丝氨酸蛋白酶抑制物　血浆中的丝氨酸蛋白酶抑制物（serine protease inhibitor）主要有抗凝血酶、肝素辅因子 II、α$_1$-抗胰蛋白酶、α$_2$-抗纤溶酶、C1 抑制物等，其中最重要的抑制物是抗凝血酶。

抗凝血酶是一种由肝细胞和血管内皮细胞分泌的球蛋白，能与 FIIa、FIXa、FXa、FXIa、FXIIa 等蛋白酶活性中心的丝氨酸残基结合而抑制其活性。正常时，抗凝血酶与内皮细胞表面的 HSPG 结合发挥抗凝作用，但在缺乏肝素的情况下，其直接抗凝作用慢而弱。肝素是抗凝血酶的辅因子，主要来自肥大细胞和嗜碱性粒细胞，生理情况下血浆中几乎不含肝素，且在缺乏抗凝血酶的情况下其抗凝作用很弱。如注射肝素使血浆中肝素浓度

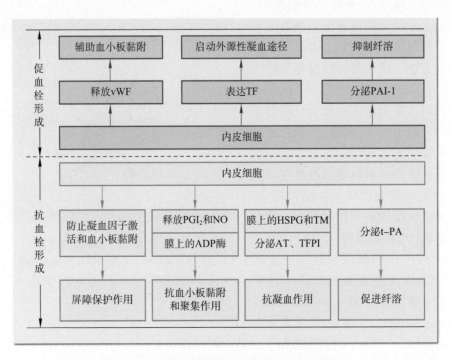

图 3-19　血管内皮的抗血栓和促血栓形成

升高，肝素与抗凝血酶结合后可使后者的抗凝作用增强约 2 000 倍；此外，血浆肝素浓度的升高还可促进与内皮细胞细胞膜上 HSPG 结合的 TFPI 的释放，使血浆 TFPI 浓度升高，产生抗凝作用。可见，肝素的抗凝作用是间接的，要通过抗凝血酶和 TFPI 来实现，其体内的抗凝作用强于体外。缺乏抗凝血酶的患者，静脉血栓形成的危险性增大。

（2）蛋白质 C 系统　主要由蛋白质 C（protein C，PC）、凝血酶调节蛋白、蛋白质 S（protein S，PS）和蛋白质 C 抑制物（protein C inhibitor，PCI）等组成。PC 是一种需维生素 K 参与的、在肝细胞合成的蛋白质，PC 以酶原的形式存在于血浆，可被凝血酶激活；血管内皮细胞膜上的凝血酶调节蛋白起辅因子的作用，可使凝血酶激活 PC 的速率提高 1 000 倍；血浆中的 PS 也是一种辅因子，可显著增强活化蛋白质 C（activated protein C，APC）的作用；PCI 由肝合成，可灭活 APC，抑制凝血酶与凝血酶调节蛋白的结合。

血管损伤部位生成的凝血酶进入正常血管，与内皮细胞膜上的凝血酶调节蛋白结合，进而转变为 PC 激活物，激活 PC 生成 APC。在辅因子 PS 的存在下，APC 通过灭活 FVa、FⅧa，发挥抗凝作用；通过抑制 PAI-1，加强纤溶，从而避免血管损伤处的凝血过程向周围正常血管蔓延（图 3-20）。如蛋白质 C 系统有缺陷，患者发生静脉血栓的危险性增大。

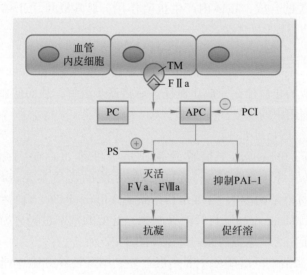

图 3-20　蛋白质 C 及其作用

（3）组织因子途径抑制物（TFPI）　是一种由血管内皮细胞产生的糖蛋白，是体内主要的生理性抗凝物质。

TFPI 不阻断 TF 对外源性凝血途径的启动，只是当外源性凝血途径启动并生成一定量的 FXa 后，TFPI 结合 FXa 形成 TFPI-FXa 复合物，然后再结合 FⅦa-TF 复合物，形成 FⅦa-TF-TFPI-FXa 四合体，从而灭活 FⅦa-TF 复合物，抑制外源性凝血途径，发挥其抗凝作用（图 3-21）。

在临床或实验室工作中，经常需要采取措施对血液凝固过程进行调控。如外科手术时用温热盐水纱布或棉球等进行压迫止血，这是因为纱布或棉球是异物，可激活血小板和 FⅫ；温热刺激还可加快酶促反应，使凝血过程加快。而如增加异物表面的光滑度或降

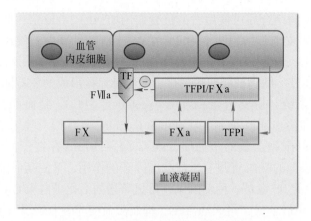

图 3-21 组织因子途径抑制物的作用

低温度，则可延缓血液凝固的发生。Ca^{2+} 是 F Ⅳ，参与血液凝固的多个环节，体外抗凝剂草酸铵、草酸钾或枸橼酸钠就是通过去除血浆中的 Ca^{2+}，产生抗凝作用；临床上也用枸橼酸钠作为抗凝剂来处理输血用的血液。华法林（warfarin）是维生素 K 拮抗剂，通过抑制 F Ⅱ、F Ⅶ、F Ⅸ、F Ⅹ 的合成，在体内产生抗凝作用。肝素既可用于体内抗凝，也可用于体外抗凝。

三、纤维蛋白溶解

血管损伤后形成的止血栓在完成止血任务后将逐步溶解，从而使血管内血流再通或保持通畅，有利于受损组织的修复。

（一）纤维蛋白溶解的过程

纤维蛋白溶解（fibrinolysis）简称纤溶，是指纤维蛋白被分解液化的过程。止血栓的溶解主要依靠纤溶系统，参与组成纤溶系统的物质主要有纤维蛋白溶解酶原（profibrinolysin，简称纤溶酶原）、纤维蛋白溶解酶（fibrinolysin，简称纤溶酶）、纤溶酶原激活物（activator of plasminogen）与纤溶抑制物。纤溶的基本过程分为两个阶段，即纤溶酶原的激活及纤维蛋白与纤维蛋白原的降解（图 3-22）。

1. 纤溶酶原的激活 纤溶酶原主要由肝产生，嗜酸性粒细胞也能少量合成。健康人血浆中的纤溶酶原没有活性，平均浓度为 15 ~ 21 mg/dL。在各种纤溶酶原激活物的作用下，纤溶酶原脱下一段肽链生成纤溶酶。

人体内纤溶酶原的基本激活物是组织型纤溶酶原激活物（t-PA）和尿激酶型纤溶酶原激活物（urokinase-type plasminogen activator，u-PA），此外，在血液凝固过程中生成的 F Ⅻa 和激肽释放酶也可激活纤溶酶原。① t-PA：是一种丝氨酸蛋白酶，主要由血管内皮细胞分泌，被肝清除。凝血酶、缓激肽、肾上腺素和切应力增大等因素可刺激血管内皮释放 t-PA。健康成年人 t-PA 的平均血浆浓度为 4 ~ 7 μg/dL，其中游离型占 1/5，其余为结合型。游离型 t-PA 的酶活性不强，但当 t-PA 与纤维蛋白结合后，其激活纤溶酶原的效应可增强 1 500 倍，这有利于将纤溶过程限制于纤维蛋白血凝块局部，保证纤维蛋白生成时纤溶的即刻启动。② u-PA：主要由肾小管和集合管上皮细胞产生，有单链 u-PA 和双链 u-PA 两种存在形式，新生成的 u-PA 是单链 u-PA，纤溶酶或激肽释放酶可使之裂解为

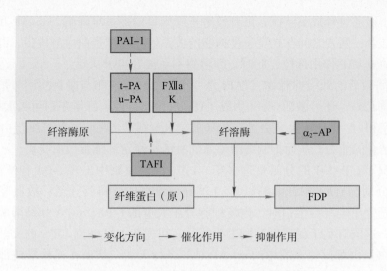

图 3-22　纤维蛋白溶解系统与纤维蛋白溶解

双链 u-PA，单链 u-PA 的活性大概只有双链 u-PA 的 1/200。u-PA 与纤维蛋白的亲和力低于 t-PA。血管内皮细胞、成纤维细胞、血小板和单核细胞等细胞膜上存在 u-PA 受体和纤溶酶原受体，u-PA 与 u-PA 受体结合后可激活结合于细胞膜上的纤溶酶原，生成纤溶酶，从而将纤溶过程限制在细胞膜表面及附近。u-PA 的主要功能是在组织溶解血管外纤维蛋白，其次才是溶解血浆中的纤维蛋白。③ FⅫa 和激肽释放酶：内源性凝血途径启动阶段生成的 FⅫa 和激肽释放酶也可激活纤溶酶原，启动纤溶系统，使血液凝固和纤溶相互配合并保持一定的平衡，但通常情况下其效应相对较弱。在体外循环或某些病理状态下，由于大量循环血液接触带负电荷的异物表面，此时，FⅫa、激肽释放酶可成为纤溶酶原的主要激活物。

2. 纤维蛋白与纤维蛋白原的降解　纤溶酶属于丝氨酸蛋白酶，是血浆中活性最强的蛋白酶，其最敏感的底物是纤维蛋白和纤维蛋白原。纤溶酶通过裂解纤维蛋白或纤维蛋白原肽链分子中的赖氨酸 - 精氨酸肽键而将其降解，生成许多可溶性小肽，这些小肽称为纤维蛋白降解产物（fibrin degradation product，FDP）。FDP 一般不再发生凝固，其中一部分小肽还具有抗凝血作用。由于纤溶酶的特异性较低，除了降解纤维蛋白和纤维蛋白原外，对 FⅡ、FⅤ、FⅧ、FⅩ和 FⅫ等也有一定降解作用，所以，纤溶亢进患者常出现出血倾向。

（二）纤溶抑制物

人体内存在的纤溶抑制物主要有纤溶酶原激活物抑制物 -1（PAI-1）、α_2- 抗纤溶酶（α_2-antiplasmin，α_2-AP）和凝血酶激活的纤溶抑制物（TAFI）等。

1. 纤溶酶原激活物抑制物 -1　血浆中的 PAI-1 主要来自血管内皮细胞，其平均浓度为 14 ~ 28 mg/dL，可与 t-PA 和双链 u-PA 以 1：1 等分子结合并使之灭活，但对单链 u-PA 无灭活作用。血浆中的 60% 纤溶酶原激活物的灭活是由 PAI-1 完成的。PAI-1 与活化的蛋白质 C 结合，后者可使 PAI-1 活性丧失。如 PAI-1 缺乏，由于纤溶过强，可能会造成长期少量失血；相反，如 PAI-1 分泌过多，由于纤溶的减弱，患者易患血栓症。

2. α_2- 抗纤溶酶　血浆中的 α_2-AP 主要由肝合成，血小板的 α 颗粒也储存有少量的 α_2-AP。α_2-AP 是体内主要的纤溶酶抑制物，通过与纤溶酶以 1：1 等分子结合而抑制其活性。活化血小板通过释放 α_2-AP，可有效防止纤维蛋白被过早降解。α_2-AP 和纤维蛋白均可与纤溶酶结合，两者之间存在竞争性抑制的关系。在纤维蛋白血凝块中，纤维蛋白占据了纤溶酶上的 α_2-AP 作用部位，此时，纤溶酶不易被 α_2-AP 灭活。

3. 凝血酶激活的纤溶抑制物　TAFI 是一种酶原。凝血酶与凝血酶调节蛋白结合后除了激活蛋白质 C 外，还可激活 TAFI 生成 TAFIa。前已述及，纤维蛋白可大大增强 t-PA 与纤溶酶原的亲和力。TAFIa 生成后可在羧基末端水解纤维蛋白，导致纤维蛋白失去与 t-PA 和纤溶酶原结合的能力，从而抑制纤溶酶原的激活，稳定纤维蛋白血凝块。

正常情况下，PAI-1 的分泌量远多于 t-PA，即使血浆中出现 t-PA 和纤溶酶，PAI-1 和 α_2-AP 可分别与 t-PA 和纤溶酶以 1∶1 的比例结合，并将其灭活，故血浆的纤溶活性很低。当血管壁出现纤维蛋白时，内皮细胞分泌大量的 t-PA，t-PA 和纤溶酶原均可与纤维蛋白结合，这既有利于促进纤溶酶的生成，还可避免 PAI-1 对 t-PA 的灭活；纤溶酶结合在纤维蛋白上也可避免血液中的 α_2-AP 对其进行灭活，从而在血栓形成部位保证有适度的纤溶过程，维持血凝与纤溶之间的动态平衡。

第四节　血型与输血原则

自 1901 年奥地利科学家兰德斯坦纳（K. Landsteiner）发现了人类的 ABO 血型系统以来，至今已发现了 35 个不同的红细胞血型系统；白细胞、血小板和组织细胞除了也存在与红细胞相同的血型抗原外，还有其特有的血型抗原，如与器官移植后发生排斥反应有关的人类白细胞抗原（human leukocyte antigen，HLA）、PI、Zw 等。

一、红细胞血型

血型（blood group）通常是指红细胞膜上特异性抗原的类型。临床上最重要的红细胞血型系统是 ABO 血型系统和 Rh 血型系统。将不同个体的血液混合在一起，若有足量的同型抗原、抗体相遇（如 A 抗原和抗 A 抗体或 B 抗原与抗 B 抗体相遇），红细胞可聚集成簇，此现象称为红细胞凝集。红细胞凝集是不可逆的抗原-抗体免疫反应。在凝集反应中，红细胞膜上的特异性抗原称为凝集原（agglutinogen），能与凝集原发生反应的血浆中的特异性抗体称为凝集素（agglutinin）。发生抗原-抗体反应时，每个抗体上有 2~10 个抗原结合位点，因此若干个带有相应抗原的红细胞可与抗体结合并聚集成簇（图 3-23）。如给人体输入血型不相容的血液，血管内发生红细胞凝集，在补体的作用下，凝集的红细胞可发生破裂溶血，甚至危及生命。

（一）ABO 血型系统

1. ABO 血型的分型　ABO 血型系统中，存在红细胞膜上的抗原有 A 抗原和 B 抗原，存在于血浆中的抗体有抗 A 抗体和抗 B 抗体。根据红细胞膜上抗原的类型，可将 ABO 血型系统分为 A 型、B 型、AB 型和 O 型四种血型。红细胞膜上只有 A 抗原者为 A 型，只有 B 抗原者为

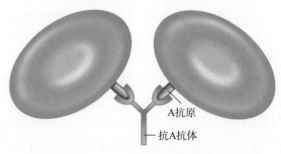

A抗原

抗A抗体

图 3-23　红细胞凝集示意图

B 型，A 与 B 两种抗原均有者为 AB 型，A 与 B 两种抗原均无者为 O 型。不同血型的人血清中不会有同型抗体的存在，即 A 型血的血清中只存在抗 B 抗体，B 型血的血清中只存在抗 A 抗体，AB 型血的血清中没有抗 A 和抗 B 抗体，O 型血的血清中存在抗 A 和抗 B 两种抗体。

ABO 血型系统中还有几种重要的亚型，即 A 型中的 A_1 和 A_2 亚型。A_1 型的红细胞膜上含有 A 和 A_1 抗原，其血清中只含有抗 B 抗体；A_2 型的红细胞膜上只有 A 抗原，其血清中含有抗 B 和抗 A_1 抗体。据此，AB 型血型也有 A_1B 型和 A_2B 型两种主要亚型（表 3-5）。在我国汉族人口中，A_2 型、A_2B 型血型者分别只占 A 型、AB 型血型者的 1% 以下，但由于 A_1 抗原和抗 A_1 抗体相遇可发生红细胞凝集，如将 A_2 型血液输给 A_1 型的人，有可能引起红细胞凝集；而且由于 A_2 型、A_2B 型红细胞的抗原性比 A_1 型、A_1B 型红细胞弱得多，用抗 A 抗体做血型鉴定时，有可能分别将 A_2 型、A_2B 型血鉴定为 O 型、B 型。因此，临床上输血时要注意 A_2、A_2B 亚型的存在。

表 3-5　ABO 血型系统的抗原和抗体

血型		红细胞膜上的抗原	血清中的抗体
A 型	A_1 型	$A + A_1$	抗 B
	A_2 型	A	抗 B + 抗 A_1
B 型		B	抗 A
AB 型	A_1B 型	$A + A_1 + B$	无抗 A，无抗 B
	A_2B 型	$A + B$	抗 A_1
O 型		无 A，无 B	抗 A + 抗 B

2. ABO 血型系统的抗原　ABO 血型系统的血型抗原的特异性是由红细胞膜上的糖蛋白或糖脂上所含的糖链所决定的（图 3-24）。血型抗原的前驱物质是含四个糖基的寡糖链。在 H 基因编码的岩藻糖基转移酶的作用下，在前驱物质的半乳糖末端连接上岩藻糖，形成 H 抗原。H 抗原存在于所有人的红细胞膜上，A 抗原和 B 抗原都是在 H 抗原的基础上形成的，即在 A 基因控制下，H 抗原连接 N- 乙酰半乳糖胺基形成 A 抗原；在 B 基因控制下，H 抗原连接半乳糖基形成 B 抗原。O 基因几乎不表现功能，故 O 型红细胞膜上只有 H 抗原，而无 A 抗原和 B 抗原。健康人红细胞膜上的 A、B 抗原在 5~6 周龄的胚胎中已经可以检测到，但数目较少，要到 2~4 岁龄才能完全发育，以后，其抗原性终生不变。除了红细胞膜上存在 A、B 和 H 抗原外，血小板、淋巴细胞、内皮细胞和上皮细胞等膜上也存在这些抗原。

3. ABO 血型系统的抗体　婴儿刚出生时，血浆中几乎无 ABO 血型抗体，出生后 2~8 个月才出现相应的血型抗体，8~10 岁抗体效价达高峰，以后逐渐降低。ABO 血型系统存在天然抗体和免疫抗体。天然抗体大多属于 IgM，这些抗体相对分子质量大，不能通过胎盘。健康成年人接受了在自然界广泛存在的 A 抗原和 B 抗原（如某些植物、寄生虫、伤寒疫苗、破伤风和白喉类毒素等）的刺激，或者妊娠期间、分娩时有胎儿红细胞进入母体，上述因素均能刺激母体产生 IgG 型免疫抗体，这些抗体相对分子质量小，可通过胎盘

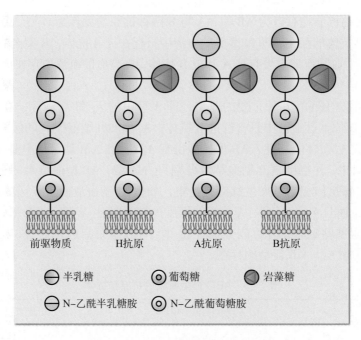

前驱物质　　　　H抗原　　　　A抗原　　　　B抗原

- ⊖ 半乳糖
- ◉ 葡萄糖
- ◢ 岩藻糖
- ⊖ N-乙酰半乳糖胺
- ◉ N-乙酰葡萄糖胺

图 3-24　ABH 抗原物质的化学结构

进入胎儿体内。

新生儿 ABO 血型不合溶血病主要发生在孕妇为 O 型而胎儿为 A 型或 B 型的情况下，由于 O 型孕妇体内产生了能经过胎盘传播的 IgG 型抗 A 或抗 B 抗体，这些抗体由母体进入胎儿体内后，如引起胎儿红细胞发生凝集，则产生新生儿溶血病。在母子 ABO 血型不合中，仅 1/5 发生了溶血病。新生儿 ABO 血型不合溶血病可发生在第一胎，但如母亲为 AB 型或胎儿为 O 型，则不会发生这种溶血病。

H 基因缺损者，由于缺乏岩藻糖基转移酶，不能生成 H、A、B 抗原，因此，红细胞膜上就无 A、B 和 H 抗原，但血浆中存在抗 A、抗 B 和抗 H 抗体，这种血型称为孟买型。一般的 ABO 血型鉴定方法不能检测出孟买血型，往往将其误鉴定为 O 型。因孟买血型者血清中存在抗 A、抗 B 和抗 H 抗体，所以，不能接受任何 ABO 血型的血液，只能输入孟买血型拥有者的血液。

4. ABO 血型的鉴定　输血时若血型不合可发生红细胞凝集，所以在输血前必须做血型鉴定。常规的血型鉴定包括正向定型和反向定型，前者是用已知的抗 A 与抗 B 抗体检测红细胞膜上有无 A 或 B 抗原，后者则是用已知血型的红细胞检测血清中有无抗 A 或抗 B 抗体（表 3-6）。同时进行正向定型和反向定型是为了相互印证，正、反向定型结果一致才可发报告。出生 6 个月以内的婴儿或新生儿体内可存在来自母亲的血型抗体，且自身血型抗体效价又低，故不宜做反向定型。

5. ABO 血型的遗传　血型是先天遗传的，健康人的血型终身不变。控制 A、B、H 抗原生成的是 9 号染色体（9q34.1～q34.2）上的 A、B 和 O 三个等位基因。一对染色体上只能出现上述三个基因中的两个，这两个基因分别来自父体和母体，由此决定了子代血型的基因型（genotype）。由于 A 基因和 B 基因是显性基因，O 基因为隐性基因，三个基因可组成六组基因型，但血型的表现型（phenotype）只有四种（表 3-7），这意味着血型相同

表 3-6　红细胞血型的正向定型和反向定型

正向定型			反向定型			血型
B 型血清 （抗 A）	A 型血清 （抗 B）	O 型血清 （抗 A，抗 B）	A 型红细胞 （A 抗原）	B 型红细胞 （B 抗原）	O 型红细胞 （无 A、B 抗原）	
+	-	+	-	+	-	A
-	+	+	+	-	-	B
+	+	+	-	-	-	AB
-	-	+	+	+	-	O

注："+"表示凝集反应阳性　"-"表示凝集反应阴性。

的人其遗传基因不一定相同。假如父体表现型为 A 型血型、基因型为 AO，母体表现型为 B 型血型、基因型为 BO，则其子女的表现型可为 A、B、AB、O 血型中的一种。必须强调的是，如果需要根据血型来判断亲子关系，法医学上只能作出否定的判断，而不能作出肯定的判断。

（二）Rh 血型系统

1. Rh 血型系统的分型　在我国，Rh 血型系统的重要性仅次于 ABO 血型系统，

表 3-7　ABO 血型的表现型和基因型

表现型	基因型
A	AA
A	AO
B	BB
B	BO
AB	AB
O	OO

但这个系统非常复杂，至今已发现了 50 多种 Rh 抗原，这些抗原只存在于红细胞膜上，出生时已发育成熟。由于人类红细胞膜上的这类抗原与恒河猴（Rhesus monkey）红细胞相同，故以 Rh 命名。其中与临床关系密切的 Rh 抗原有五种，其抗原性由强到弱依次是 D、E、C、c、e，即 D 抗原的抗原性最强。通常将红细胞膜上含有 D 抗原者称为 Rh 阳性，红细胞膜上缺乏 D 抗原者称为 Rh 阴性。在我国汉族和其他大部分民族的人口中，Rh 阳性者约占 99%，其余约 1% 的人口为 Rh 阴性者。在有些少数民族人群中，Rh 阴性者所占比例相对较大，如塔塔尔族约占 15.8%，苗族约占 12.3%，布依族和乌孜别克族约占 8.7%，所以要特别重视。

2. Rh 血型系统的临床意义　与 ABO 血型系统不同，由于自然界不存在 Rh 血型物质，人的血清中无抗 Rh 的天然抗体，属于 IgG 型的抗 Rh 抗体只能由红细胞的 Rh 抗原刺激机体产生，所以，与 Rh 血型不合有关的输血反应一般不发生在第一次输血时，新生儿 Rh 血型不合溶血病一般不发生在第一胎。

（1）Rh 血型不合引起的输血反应　Rh 阴性者第一次接受 Rh 阳性的血液后，一般不产生抗原－抗体反应，但进入体内的 Rh 抗原可刺激机体产生抗 Rh 抗体，血浆中抗 Rh 抗体的水平在输血后 2~4 个月达到高峰；如第二次或多次输入 Rh 阳性血液，进入体内的 Rh 抗原就会与已经存在的抗 Rh 抗体发生抗原－抗体反应，使输入的 Rh 阳性红细胞发生凝集和溶血。若 Rh 阴性的妇女曾生产过 Rh 阳性的胎儿，则第一次输入 Rh 阳性的血液就可能出现输血反应。

（2）新生儿 Rh 血型不合溶血病　一个 Rh 阴性的妇女首次妊娠时，如胎儿为 Rh 阳性，在妊娠末期或胎盘剥离时有胎儿 Rh 阳性红细胞经胎盘进入母体，刺激母体产生少量的针对 Rh 抗原的 IgG 抗体，但由于母体血液中这种抗体的浓度升高比较缓慢，故第一胎一般不出现溶血现象；如母体第二次妊娠，胎儿的血型还是 Rh 阳性，在妊娠期间若有少量的胎儿红细胞进入母体，可在几天内刺激母体产生大量的 IgG 抗体，该抗体通过胎盘进入胎儿体内，并与红细胞膜上的 Rh 抗原结合，导致胎儿红细胞凝集，产生新生儿 Rh 血型不合溶血病。既往输过 Rh 阳性血液的 Rh 阴性母亲，其第一胎即可发病。Rh 阴性妇女在流产或分娩 Rh 阳性胎儿后，应及时注射抗 D 免疫球蛋白，以中和进入母体血液中的 D 抗原，预防第二次妊娠时新生儿 Rh 血型不合溶血病的发生。

二、血量和输血原则

（一）血量

血量（blood volume）是指全身血液的总量，为血浆量和血细胞量的总和。健康成年人的血量为体重的 7%～8%，即每千克体重有 70～80 mL 血液。一个体重 60 kg 的人，血量是 4.2～4.8 L。静息时，大部分血液在心血管中进行循环流动，这部分血量称为循环血量（circulatory blood volume）；还有小部分血液滞留在肝、肺、腹腔静脉和皮下静脉丛等处，流动较慢，这部分血量称为储存血量（reserved blood volume）。在机体剧烈运动、情绪激动或失血等情况下，储存血量被动员到循环血液中，以补充或恢复循环血量。

动脉血压形成的前提条件是心血管系统有足够的血液充盈量，而正常血量的维持主要依赖神经调节和体液调节。机体发生失血时，如果 15～20 min 失血量低于全身总血量的 15% 时，机体可通过代偿活动使血量和红细胞数量逐渐恢复，这些代偿活动包括通过促进组织液透入血管，使血浆中的水分和电解质浓度在 1～2 h 恢复；通过加速肝合成蛋白质，使血浆蛋白质的含量在 1 d 左右恢复；通过刺激红细胞生成素的分泌，使红细胞数量在 1 个月左右的时间里恢复到失血前的水平。因此，一个体重 50～60 kg 的成年人一次献血 200～300 mL，不会对机体的正常生理功能造成影响。但是，如 15 min 内失血量超过总血量的 20%，超过了机体的代偿能力，可引起动脉血压降至正常水平以下，出现组织灌注不足等临床症状。如失血量超过总血量的 45%～50%，很快会导致死亡。

（二）输血原则

输血（blood transfusion）是一种替代性治疗，临床上通过输全血或进行成分输血（如冰冻血浆、浓缩红细胞、血小板制剂、白蛋白制剂、浓缩凝血因子等），达到补充血容量、改善循环功能、增加血液的携氧能力、提高血浆蛋白含量、增强机体免疫力和改善生理性止血功能等治疗目的。为了避免出现因同型抗原、抗体相遇引起的红细胞凝集，输血时应遵循以下几条原则。

1. 正常情况下应坚持同型输血　同型输血较安全，可进行大量输血。但输血前必须准确鉴定血型，以保证供血者与受血者的 ABO 血型相一致。

2. 在无同型血的紧急情况下可谨慎进行少量异型输血　异型输血有两种：①将 O 型血少量输给其他血型的人。O 型血血清中的抗体的确可以与其他三型红细胞膜上的抗原发生凝集反应。但是，抗原与抗体发生凝集反应需要一定的效价。如果一次少量输入 O 型血，进入受血者循环中的抗体可很快被血液稀释或被体内的单核巨噬细胞吞噬，使凝集反应效价明显降低，凝集反应不易产生。但是，如果一次快速输入大量的 O 型血或间隔时间较短多次输入 O 型血，O 型血的抗体还是可以使受血者的红细胞发生凝集反应，所以不能将 O 型血的人称为"万能供血者"（universal donor）。② AB 型的人可少量接受其他血型的血液。同理，因这种异型输血会导致同型抗原、抗体相遇引起红细胞凝集，所以需要控制输血量，少量输血可使进入受血者循环中的抗体不易产生凝集反应。因此，过去曾将 AB 型血的人称为"万能受血者"（universal recipient），这种说法也是不可取的。在紧急情况下进行异型输血时，输血量要少（＜200 mL），输血速率不宜太快，受血者血清中的抗体效价要低（＜1∶200），一旦发生输血反应，应立即停止输注。

3. 输血前必须进行交叉配血试验　分别将供血者的红细胞与受血者的血清混合（主侧）、受血者的红细胞与供血者的血清混合（次侧），观察有无出现凝集反应，这种试验称为交叉配血试验（图 3-25）。

输血时主要应考虑交叉配血试验的主侧，即供血者的红细胞不被受血者的血清所凝集。如果交叉配血试验的主侧和次侧均没有发生凝集反应，即为配血相合，可以输血；如果主侧发生凝集反应，则为配血不合，此时绝对禁止输血；如果主侧没有发生凝集反应，次侧发生凝集反应，则为配血基本相合，这种情况可见于上述两种异型输血。

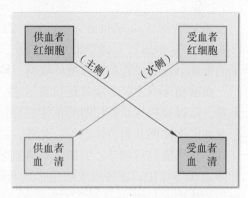

图 3-25　交叉配血试验示意图

人类的血型系统不是只有 ABO 血型系统，而且 ABO 血型系统还有许多亚型，供血者与受血者的 ABO 血型相一致并不意味着他们血液中就不存在同型抗原、抗体。交叉配血试验可检验血型鉴定是否有误，可检出供血者和受血者的 ABO 血型系统的亚型或其他血型系统的配血不合。

数字课程学习……

🖥教学 PPT　　　　　📝自测题　　　　　🖨复习思考题

第四章
血液循环

循环系统（circulation system）包括心血管系统（cardiovascular system）和淋巴系统（lymphatic system）。心血管系统由心脏、血管和容纳其中的血液组成。血液在心脏这个血泵的推动下在心血管系统内循环流动，称为血液循环（blood circulation）。

血液循环的主要功能就是物质运输，包括运送氧气、营养物质、激素、代谢产物和热量等，以保证机体新陈代谢的正常进行，维持内环境的稳态，实现体液调节，发挥血液的免疫和防御功能及调节体温等。此外，心脏与血管还可通过分泌多种生物活性物质，对机体的生理功能进行调节。例如，心房肌细胞合成的心房钠尿肽具有利尿、利钠、舒张血管和降血压等作用；血管内皮细胞生成和释放的一氧化氮（NO）具有舒张血管和抗血小板聚集等作用。

第一节　心脏的泵血功能

心脏是一个实现泵血功能的肌性空腔器官，与骨骼肌不同，心脏具有自动产生和传导节律性兴奋的能力，即窦房结内的自律细胞自动产生节律性兴奋，经心脏的特殊传导系统依次传导至心房肌和心室肌，通过兴奋 – 收缩耦联的机制，引起心房和心室按一定顺序进行节律性收缩与舒张，在瓣膜启闭的配合下，推动血液在心血管系统内循环流动。简言之，心脏的泵血功能是由心肌电活动、机械收缩和瓣膜启闭相互配合实现的。

一、心动周期

心脏由两个功能合胞体组成，即左、右心房和左、右心室，这两个功能合胞体被房室孔周围的结缔组织分开。心动周期（cardiac cycle）是指心房或心室每收缩和舒张一次的机械活动周期。心房和心室的心动周期在活动顺序上有先后，但每个心动周期的持续时间是相同的。由于心室在心脏泵血活动中起主要作用，心动周期通常是指心室的活动周期，包括心室收缩期和心室舒张期，并以此作为分析心脏机械活动的基本单位。

心率（heart rate）是指每分钟的心跳次数。心动周期的持续时间与心率有关。健康成年人安静时的心率平均为 75 次 /min，每个心动周期持续 0.8 s。在一个心动周期中，两心房首先收缩，持续 0.1 s，继而心房舒张，持续 0.7 s。当心房收缩时，心室处于舒张期，心房进入舒张期后不久，心室才开始收缩，持续 0.3 s，随后进入心室舒张期，占时 0.5 s。在心室舒张期的前 0.4 s，心房也处于舒张期，这一时期称为全心舒张期（图 4–1）。可见，心房与心室不会同时收缩，但可同时舒张。

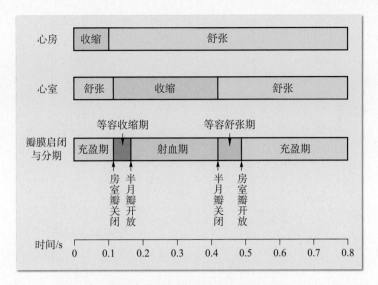

图 4-1　一个心动周期中心脏的机械活动和瓣膜启闭的顺序及时间关系
心率：75 次 /min。

安静状态下心室舒张期的持续时间比收缩期长。如果心率加快，心动周期的持续时间缩短，收缩期和舒张期均相应缩短，但舒张期缩短的比例更大（图 4-2），故可出现舒张期的持续时间短于收缩期的现象。显然，长时间的心率加快，心室收缩期持续时间相对延长，这不利于心脏的持久活动。

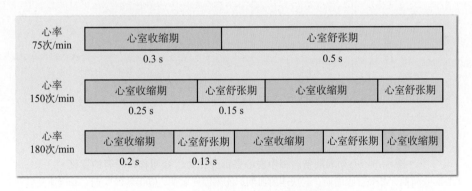

图 4-2　心率加快对心动周期的影响

二、心脏的泵血过程

通过心脏的泵血活动，推动血液在心血管内沿单一方向进行周而复始的循环流动。左、右心的泵血过程几乎同时进行，且原理基本相似，此处以左心室为例，介绍心率为75 次 /min 时的心脏泵血过程。

（一）左心室的泵血过程

左心室的一个心动周期可分为心室收缩期和心室舒张期，每个时期又可分为若干时相（图 4-3，表 4-1）。

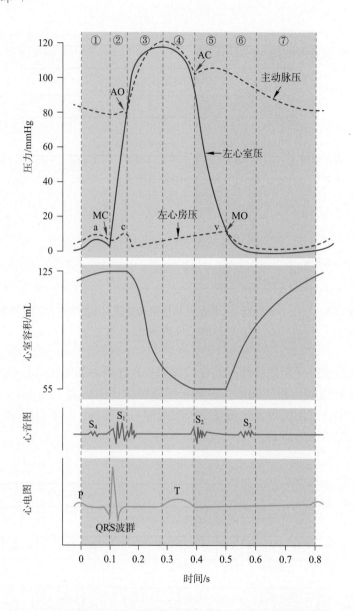

图 4-3 心动周期各时相中左心各部分压力、容积和瓣膜等的变化

①心房收缩期;②等容收缩期;③快速射血期;④减慢射血期;⑤等容舒张期;⑥快速充盈期;⑦减慢充盈期。AO 和 AC 分别表示主动脉瓣开启和关闭;MO 和 MC 分别表示二尖瓣开启和关闭。

1. 心室收缩期(period of ventricular systole) 分为等容收缩期和心室射血期。

(1)等容收缩期 心室收缩前的 0.1 s 时间相当于心房收缩期,心房收缩且房室瓣开放,血液流入心室。当窦性冲动抵达心室后,心室开始收缩,室内压迅速升高。当室内压升高到高于房内压时,往心房侧反流的血液推动房室瓣关闭,但此时的室内压尚远低于主动脉压,半月瓣仍处于关闭状态,心室暂时成为一个密闭的腔。由于血液的不可压缩性,心室的容积不变,而心室肌在做强烈收缩,结果导致室内压急剧升高。当室内压升高到高于主动脉压时,半月瓣开启,意味着等容收缩期结束,进入射血期。可见,等容收缩期(period of isovolumic contraction)是指从房室瓣关闭到半月瓣开启前的时期。等容收缩期约

表 4-1　心动周期各期的瓣膜启闭、心脏内压力比较及其特点

分期	瓣膜启闭		压力比较	特点
	房室瓣	半月瓣		
心室收缩期				
等容收缩期	关闭	关闭	房内压<室内压<动脉压	室内压上升速率最快、上升幅度最大
快速射血期	关闭	开放	房内压<室内压>动脉压*	室内压和主动脉压上升达峰值
减慢射血期	关闭	开放	房内压<室内压<动脉压	室内压和主动脉压由峰值逐步下降
心室舒张期				
等容舒张期	关闭	关闭	房内压<室内压<动脉压	室内压下降速率最快、下降幅度最大
快速充盈期	开放	关闭	房内压>室内压<动脉压	进入心室的血量约为总充盈量的2/3
减慢充盈期	开放	关闭	房内压>室内压<动脉压	进入心室血量较少
心房收缩期	开放	关闭	房内压>室内压<动脉压	进入心室的血量约为总充盈量的1/4

注：*为快速射血期的中期或稍后，室内压已低于主动脉压。

持续 0.05 s，该期是整个心动周期中室内压升高幅度最大、升高速率最快的时期。动脉血压升高或心肌收缩力减弱时，因半月瓣开启延迟，等容收缩期将延长。

（2）心室射血期　随着半月瓣的开启，血液顺着心室与动脉之间的压力梯度射入主动脉，进入心室射血期（period of ventricular ejection）。心室射血期又可分为快速射血期和减慢射血期。

1）快速射血期：在射血期的前 0.1 s，由于心室肌的强烈收缩，血液流速很快，射入主动脉的血量约占总射血量的 2/3，故称为快速射血期（rapid ejection phase）。此期心室容积迅速缩小，但室内压继续上升达峰值；由于大量血液进入主动脉，主动脉压也相应升高。

2）减慢射血期：在射血期的后 0.15 s，由于心室肌收缩力的减弱和心室内血液量的减少，射血速率逐渐减慢，故称为减慢射血期（period of reduced ejection）。此期的特点是室内压与主动脉压均由峰值逐渐下降。实际上，在快速射血期的中期或稍后及整个减慢射血期，室内压均略低于主动脉压，但此时在心室肌收缩的作用下，心室内的血液具有较高的动能，故仍可依靠惯性作用进行逆压力梯度射血。

2. 心室舒张期　心室收缩 0.3 s 后随即进入心室舒张期（period of ventricular diastole）。心室舒张期可分为等容舒张期和心室充盈期，而心室充盈期又可分为快速充盈期、减慢充盈期和心房收缩期。

（1）等容舒张期　在减慢射血期，室内压已由峰值逐渐下降。当心室开始舒张时，室内压继续下降，并引起主动脉内的血液向心室方向反流，推动半月瓣迅速关闭，但此时室内压仍远高于房内压，房室瓣仍处于关闭状态，心室再次成为密闭的腔。由于心室容积不变，但心室在舒张，这可引起室内压急剧下降。当室内压低于房内压时，房室瓣开启，等容舒张期结束，心室进入充盈期。可见，等容舒张期（period of isovolumic relaxation）是指从半月瓣关闭到房室瓣开启前的时期。此期是整个心动周期中室内压下降幅度最大、下降速率最快的时期，占时 0.06 ~ 0.08 s。

（2）心室充盈期　随着心室肌的继续舒张，室内压进一步降低，当室内压降低到低于房内压时，房室瓣开放，进入心室充盈期（period of ventricular filling）。

1）快速充盈期：在房室瓣开启之初，由于心室继续舒张，室内压继续降低甚至出现负压，心房和大静脉内的血液依靠心室舒张形成的抽吸作用快速流入心室，心室容积快速增大，这一时期称为快速充盈期（period of rapid filling）。此期进入心室的血液量约占总充盈量的 2/3，占时约 0.11 s。

2）减慢充盈期：随着心室内血液充盈量的增加，房 - 室压力梯度逐渐减小，血液以较慢速率继续流入心室，使心室容积进一步增大，这一时期称为减慢充盈期（period of reduced filling），占时约 0.22 s。

3）心房收缩期：全心舒张期是心室充盈血液的主要时期，在这一期流入心室的血液量约占心室总充盈量的 75%，而此时心房只是起到通道的作用，允许静脉血液经心房流入心室。随后心房开始收缩，将血液挤入已充盈了很多血液但仍处于舒张状态的心室，此期称为心房收缩期（period of atrial systole），历时约 0.1 s。由于心房壁较薄，收缩时间较短，收缩力较弱，通过心房收缩挤入心室的血液量通常只占心室总充盈量的 25% 左右。可见，心室血液的充盈主要依靠心室舒张的抽吸作用，而不是心房的收缩。如发生心房颤动（atrial fibrillation），心房初级泵功能的丧失最多可导致心室充盈量减少 25% 左右，心室率不快的患者可无症状。

综上所述，心室射血与充盈的进行，一方面是由于室壁肌肉的收缩和舒张，造成室内压发生大幅度变化，从而导致心房和心室之间及心室和主动脉之间产生压力梯度，推动血液顺压力梯度在相应腔室之间进行流动；另一方面，血液的单向流动和室内压的急剧变化需要在瓣膜活动的配合下实现，瓣膜狭窄或关闭不全均可造成心脏泵血功能受损。

在一个心动周期中，右心室的泵血活动过程与左心室基本相同，但由于肺动脉压仅为主动脉压的 1/6，因此，与左心室室内压相比，右心室室内压的变化幅度要小得多。与体循环相比，肺循环途径短、血流阻力小、肺动脉压低，故右心室射血量与左心室几乎相等。

（二）心动周期中心房内压的变化

从图 4-3 可以观察到，在一个心动周期中，左心房房内压变化曲线上依次出现 a、c、v 三个变化幅度较小的波。a 波是心房收缩的标志，心房收缩，房内压升高，形成 a 波的升支，然后，随着血液由心房流入心室，房内压回降，出现 a 波的降支。进入心室收缩期后，在等容收缩期，急剧升高的室内压向上推动已关闭的房室瓣凸入心房腔内，造成房内压轻度升高，形成 c 波的升支；在快速射血期之初，随着心室射血的进行，心室容积逐渐减小，房室瓣向下移动，心房容积逐渐增大，房内压逐渐降低，形成 c 波降支。此后一直延续到等容舒张期结束，房室瓣一直处于关闭状态，但血液不断地由静脉回流心房内，使心房内血液量不断增加，房压缓慢升高，形成 v 波的升支；最后，当心室舒张导致室内压低于房内压，房室瓣开放，血液迅速由心房流入心室，房内压降低，形成 v 波降支。

在心脏泵血过程中，右心房房内压也会出现相似的变化，即在右心房房内压变化曲线上也可依次出现 a、c、v 三个波，并可逆向传递至与心房相延续的大静脉，使大静脉内压和容积发生相应的周期性变化，形成静脉脉搏。正常情况下，这种静脉脉搏不是很明显。但如发生右心衰竭，静脉压升高，右心房房内压的波动容易传递至大静脉，因此，患者的颈部常出现较明显的静脉搏动。

（三）心音

在心脏泵血过程中，心肌舒缩、瓣膜启闭、血流冲击心室壁及血液流速改变引起瓣膜及其相关结构发生振动所产生的声音称为心音（heart sound）。心音可通过周围组织传递到胸壁，将听诊器放置在胸壁某些部位即可听到。如用传感器将这些机械振动发出的声音转换成电信号并记录下来，即为心音图（phonocardiogram）。

在一个心动周期内，正常心脏可产生四个心音，即第一、第二、第三和第四心音。用听诊的方法通常只能听到第一和第二心音。

1. 第一心音 特点是音调低，持续时间长，强度较响，在心尖区最响。在第一心音的组成成分中，可以听到的成分是二尖瓣与三尖瓣先后关闭发出的声音，第一心音的出现标志着心室收缩期的开始。

2. 第二心音 特点是音调较高，持续时间较短，强度较第一心音弱，在心底部最响。在第二心音的组成成分中，可以听到的成分是主动脉瓣与肺动脉瓣先后关闭发出的声音，第二心音的出现标志着心室舒张期的开始。

3. 第三心音 出现在心室快速充盈期末，其特点是音调低，持续时间较第二心音短，偶尔可在部分健康的青少年闻及。第三心音是由于使心室快速充盈的血流自心房冲击心室壁，引起心室壁、腱索和乳头肌突然振动而产生的。

4. 第四心音 出现在心室舒张末期。该心音的产生与心房收缩引起房室瓣及其相关结构突然紧张、振动有关，故也称心房音（atrial sound）。第四心音出现在异常有力的心房收缩和左心室壁顺应性降低等病理状态下，属病理性心音，在健康人一般听不到。

根据心音的产生机制可以推断出从第一心音至第二心音的时期代表心室收缩期，从第二心音至下一个周期的第一心音的时期代表心室舒张期，如在心室收缩期或舒张期闻及异常的杂音，对心脏疾病的诊断具有重要的参考价值。

三、心脏泵血功能的评价

在临床医疗活动或科学研究工作中常需要对心脏泵血功能进行评价，主要包括如下。

（一）每搏输出量和心输出量

1. 每搏输出量和射血分数 一侧心室一次收缩所射出的血量称为每搏输出量（stroke volume，SV），简称搏出量。在一个心动周期中，心室舒张末期容积（end-diastolic volume，EDV）最大，收缩末期容积（end-systolic volume，ESV）最小，心室搏出量为心室 EDV 与 ESV 之差。健康成年人安静状态下，左心室的 EDV 为 125 mL 左右，ESV 为 55 mL 左右，因此左心室搏出量平均为 70 mL（60 ~ 80 mL）。右心室的搏出量与左心室基本相同。搏出量虽是评价心泵功能的最基本指标，但必须结合其他指标才能对心泵功能作出正确的评价。

心室 ESV 相当于心室收缩期末未射出的那部分血量，这部分射血后的剩余血量与静脉回心血量（venous return）一起组成心室的 EDV。搏出量占心室 EDV 的百分数称为射血分数（ejection fraction，EF），即：

$$射血分数 = \frac{搏出量（mL）}{心室舒张末期容积（mL）} \times 100\% \qquad （4-1）$$

健康成年人安静时的射血分数为 55% ~ 65%。生理状态下，射血分数稳定在正常范围内，这主要是由于搏出量可随心室舒张末期容积的变化而发生同向改变，例如，心室舒张末期容积增大，搏出量随即相应增加，这可使射血分数保持在正常范围内。扩张型心肌病患者，由于左心室异常扩大而心室肌收缩功能减退，虽然其搏出量可能正常，但因心室 EDV 增大，射血分数明显下降；急性心肌梗死患者，如果出现左心室收缩功能障碍，搏出量减少，则射血分数降低。射血分数的测定对早期发现心脏泵血功能异常具有重要意义，实际上，从反映心室肌的缩短程度来说，射血分数这个指标比搏出量更好。

2. 心输出量与心指数　每分钟由一侧心室射出的血量称为心输出量（cardiac output, CO），也称为每分输出量（cardial minute ouput）或心排血量。心输出量的计算公式为：

$$心输出量 = 搏出量 \times 心率 \tag{4-2}$$

健康成年人安静时的搏出量为 60 ~ 80 mL，心率平均为 75 次/min，因此，心输出量为 4.5 ~ 6.0 L/min（平均约为 5 L/min），左、右心室的心输出量基本相同。生理状态下，心输出量可因性别、年龄等因素的不同而不同，例如，男性的心输出量比同体重的女性高 10% 左右，年轻人的心输出量比老年人高，饱餐可增加心输出量，睡眠时心输出量降低；心输出量总是与机体的新陈代谢水平相适应，剧烈运动时，心输出量可增加到 25 ~ 30 L/min。与搏出量一样，心输出量也是评价心泵功能的最基本指标。

不同个体，由于身材不同，新陈代谢总量不同，心输出量也会不同，因此，不应该将心输出量这个指标用于比较不同个体的心泵功能。统计资料表明，心输出量与体表面积成正比，但不与体重成正比。每平方米体表面积的心输出量称为心指数（cardiac index, CI），即：

$$心指数 = \frac{心输出量（L/min）}{体表面积（m^2）} \tag{4-3}$$

空腹、安静状态下的心指数称为静息心指数。我国中等身材成年人的体表面积为 1.6 ~ 1.7 m²，安静和空腹情况下心输出量 5 ~ 6 L/min，故静息心指数为 3.0 ~ 3.5 L/(min·m²)。静息心指数是分析比较动脉血压相近的不同个体心泵功能时的常用指标。动脉血压相近的不同个体，其静息心指数非常接近。静息心指数存在年龄和性别的差异。10 岁左右的儿童静息心指数最大，可达 4 L/(min·m²) 或更高，以后逐渐下降；女性的心指数比男性低 7% ~ 10%，这与女性基础代谢率比男性低有关。

需要指出的是搏出量受到心室前负荷和后负荷的影响（见后），只要心室的前负荷、后负荷和心率保持相对稳定，搏出量、射血分数、心输出量和心指数均与心肌收缩能力正相关。

（二）心室压力变化和（或）容积变化

1. 从心室压力变化评价心功能　心导管检查（cardiac catheterization）是指将心导管插入心脏各腔室和各处大血管进行检查的技术，可将获得的上述各部位的压力变化等信息用于评价心功能。虽然左心导管检查是评价左心室舒张功能的"金标准"，但由于这种检查是有创的，故不能作为常规检查。

通过心导管检查，除了可将测得的射血分数、心输出量、心指数和搏功等指标用于评价心脏收缩功能外，还可对心室压力曲线求一阶导数，获得的心室压力变化速率曲线可作为评价心肌收缩能力和心室舒张性能的指标（图4-4）。

心室压力变化速率曲线上的每一点均表示心室压力的瞬时变化速率（即 dP/dt）。向上的正向主波反映心室收缩期的压力瞬时上升速率（dP/dt），曲线的最高点为等容收缩期室内压最大上升速率即 dP/dt 峰值（dP/dt_{max}），相当于心室压力曲线上升支最陡部分切线的斜率（图4-5）。向下的负向主波反映心室压力的瞬时下降速率（–dP/dt），曲线的最低点出现在等容舒张期，表达为 $–dP/dt_{max}$。

dP/dt_{max} 是一项能较准确地反映心肌收缩能力高低的指标，常用于比较同一个人在不同功能状态下的心肌收缩能力的改变（图4-5）。心肌收缩能力增强，dP/dt_{max} 增高，心肌收缩能力减弱，dP/dt_{max} 降低。由于 dP/dt_{max} 受到心室前负荷和后负荷的影响，因此，有人认为用（dP/dt_{max}）/P（即将 dP/dt_{max} 除以同一瞬间的室内压 P）这个指标评价心肌收缩能力更为合理。$–dP/dt_{max}$ 是一项反映心室舒张功能的最敏感指标，可用于比较不同功能状态下心脏的舒张性能。

2. 从心室容积变化评价心功能　经胸超声心动图（transthoracic echocardiography）是指利用超声波回声经胸壁探查心脏、大血管结构和功能的一组无创性检查方法，是目前无创评价心功能，特别是左心室舒张功能的最常用方法。

（1）心脏收缩功能的评价　通过超声心动图测得的左心室射血分数（left ventricular ejection fraction，LVEF）是评价左心室收缩功能的首选指标，射血期心室容积的变化速率（dV/dt）和心室直径的变化速率（dD/dt）可用于反映心肌收缩能力的变化。

（2）心脏舒张功能的评价　评定舒张功能的指标除了 –dP/dt、$–dP/dt_{max}$ 和左心室 EDP 外，还有充盈量、充盈速率和充盈分数等。充盈量是指心室 EDV 与 ESV 之差；充盈速率是指单位时间充盈血量的微分，即充盈量 / 充盈时间（dV/dt）；充盈分数是指相应各期的

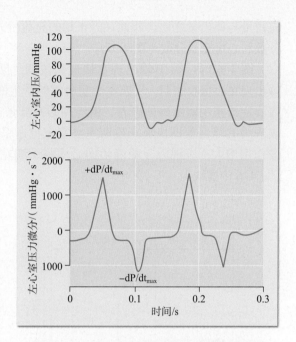

图 4-4　人的左心室压力和压力变化速率曲线

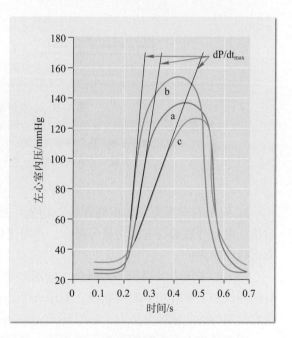

图 4-5　左心室压力曲线与 dP/dt 峰值

a：对照；b：去甲肾上腺素的作用；c：心力衰竭。

充盈量与搏出量之比，即某一舒张相的充盈量 / 搏出量，可分为快速充盈分数、缓慢充盈分数和心房充盈分数（图 4-6）。

图 4-6B 显示，E 峰出现在快速充盈期，反映左心室舒张时产生的较高充盈速率；A 峰出现在心房收缩期，反映左心房收缩时产生的较低充盈速率；正常情况下，E/A > 1。存在心室舒张功能障碍的患者，由于左心室舒张速率减慢，舒张早期心室的抽吸力量减弱，表现为 E 峰峰值即快速充盈期左心室充盈速率的峰值降低；而左心房收缩对左心室的充盈作用增大，表现为 A 峰峰值即心房收缩期左心室充盈速率的峰值增大；因此，E/A < 1（图 4-6 中虚线）。

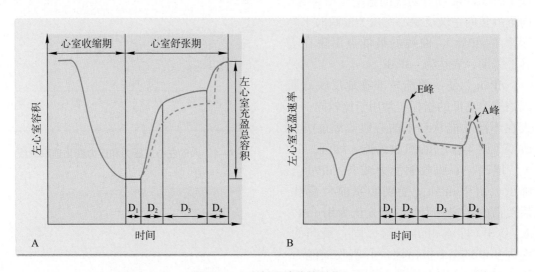

图 4-6　心室舒张功能的评价

A. 左心室容积随时间变化的曲线　B. 对图 A 求一阶导数获得的左心室容积变化曲线

D_1：等容舒张期；D_2：快速充盈期；D_3：减慢充盈期；D_4：心房收缩期。

实线：正常人；虚线：左心室舒张功能不全患者。

3. 应用心室压力 - 容积环评价心功能　通过分析压力 - 容积环，不仅可以计算出搏出量、射血分数和心室做功量等指标，还可了解心肌收缩能力、心肌顺应性等，对心脏功能进行动态评价。

（1）心室压力 - 容积环的概念　应用心导管术或（和）超声心动图分别绘制室内压 - 时间曲线和心室容积 - 时间曲线，利用一个心动周期的各个瞬间室内压的变化对应的容积改变绘制成的曲线即为压力 - 容积环（pressure-volume loop）。

图 4-7 为人左心室的压力 - 容积环，横坐标为心室容积，纵坐标为室内压。图中①处的心室容积和压力分别为左心室 EDV 和舒张期末压（end-diastolic pressure，EDP）。心室在①处开始收缩，①至②代表等容收缩期，室内压急剧升高而心室容积不变；②至③代表射血期，室内压先升高后下降，心室容积明显减小；③至④代表等容舒张期，室内压急剧降低而心室容积不变；④至①代表充盈期，室内压轻度升高而心室容积显著增大。可见，压力 - 容积环的②处为等容收缩末期，③处为射血末期，即心室收缩末期，④处为等容舒张末期。由①开始，压力 - 容积环逆时针环绕一周即为一个心动周期。

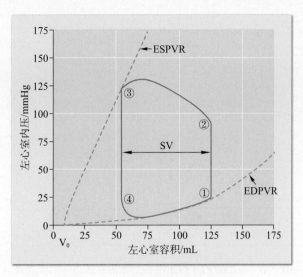

图 4-7　人左心室的压力 - 容积环

V_0：无应力时的心室容积，正常约为 5 mL，心肌收缩能力改变 V_0 位置不变。

（2）应用心室压力 - 容积环评价心功能的指标　心室 EDV 和 ESV 之差值即为搏出量，根据搏出量和心室 EDV 可计算出射血分数，压力 - 容积环所包围的面积即为搏功，此外，还可通过心室收缩末期压力 - 容积关系和心室舒张末期压力 - 容积关系，分别了解心肌收缩能力和心室顺应性的变化。

1）心室收缩末期压力 - 容积关系反映心肌收缩能力的变化：不同负荷条件下的心室收缩末时点的压力值和对应的容量值均落在一条直线上，该直线即为心室收缩末期压力 - 容积关系（end-systolic pressure-volume relation，ESPVR），图中的 V_0 为 ESPVR 的容积轴截距，代表了室压力为零时的纯理论容积。ESPVR 不受负荷的影响，其斜率可反映心肌收缩能力的变化。ESPVR 斜率增大意味着心肌收缩能力增强；反之，ESPVR 斜率减小则意味着心肌收缩能力减弱（图 4-7，图 4-8）。

2）心室舒张末期压力 - 容积关系反映心室顺应性的变化：心室顺应性（ventricular compliance，C_v）是指心室在外力作用下的可扩张性，其大小可用单位压力变化（△ P）所引起的心室容积变化（△ V）来表示，即：

$$C_v = \frac{\Delta V}{\Delta P} \tag{4-4}$$

心室僵硬度（ventricular stiffness）为心室顺应性的倒数，反映心室的舒张力学性质。心室顺应性大，意味着心室僵硬度小，心室容易扩张，在相同心室充盈压的条件下可充盈更多的血量；反之，则心室充盈量减少。心肌肥厚、心肌纤维化和心包填塞等均可使心室僵硬度增大、顺应性降低。

心室的舒张过程包括主动舒张和被动充盈两个阶段。心室的主动舒张需消耗能量，被动充盈与心肌僵硬度或顺应性有关。将不同负荷下心室舒张末时点的心室压力和对应的容量描绘出的图形即为心室舒张末期压力 - 容积关系（end-diastolic pressure-volume relation，EDPVR）。心室 EDPVR 是评价心肌被动舒张特性的最重要指标，常用于表示心室顺应性或僵硬度的大小（图 4-7，图 4-8）。研究表明，EDPVR 呈非线性关系，不过，通过数学

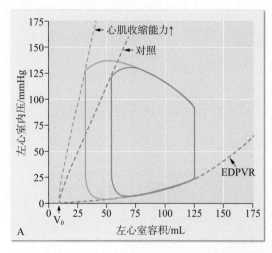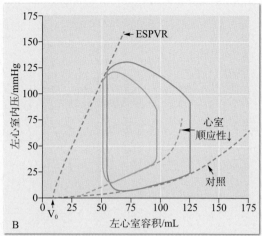

图 4-8 左心室的收缩末期和舒张末期压力 – 容积关系
A. 心室收缩末期压力 – 容积关系 B. 心室舒张末期压力 – 容积关系

上的转换可使其成为直线关系，该直线的斜率即为心室舒张末期僵硬度，可反映心肌被动舒张特性。若心室舒张末期僵硬度增大，意味着心室顺应性下降，心室被动舒张能力降低，充盈期进入心室的血量减少。舒张性心功能不全患者，EDPVR 曲线斜率增大，压力 – 容积环右下角向上、向左移动，这表明左心室顺应性降低或僵硬度增大。

3）心室压力 – 容积环的变化可反映前负荷和后负荷的变化。如图 4-9 所示，在其他因素不变的情况下，前负荷增大，心室 EDV 与 ESV 之差即搏出量增加；后负荷增大，心室 EDV 与 ESV 之差即搏出量减少。

（三）心脏做功量

1. 每搏功　心室完成一次心搏所做的机械外功称为每搏功（stroke work），简称搏功。心脏活动所做的机械外功主要用于将一定容积的血液提升到一定压力水平，从而增加血液的势能，这部分外功称为压力 – 容积功；此外，心脏活动所释放的机械能还可用于推动一定容积的血液以一定的流速向前流动，这部分机械外功称为动能功。由于安静时血流动能功只占左心室机械外功的 1% 左右，常可忽略不计，故左心室搏功近似于压力 – 容积功，即：

$$左心室搏功 \approx 搏出量 \times 心动周期中的室内压增量 \qquad (4\text{-}5)$$

可见，搏功主要是指心室射出具有一定压力增量的、一定容积的血液所做的机械外功。公式中的室内压增量是指射血期室内压与心室舒张期末压之差值，但射血期室内压是不断变化的，表现为先升高、后降低，故在实际应用时，可用平均动脉压代替；一般用左心房平均压代替心室舒张期末压，这样，左心室搏功（J）的计算公式为：

$$左心室搏功（J）= 搏出量（L）\times 13.6（kg/L）\times 9.807 \times$$
$$（平均动脉压 - 左心房平均压）（mm）\times 0.001 \qquad (4\text{-}6)$$

上式中搏功的单位为焦耳（J），搏出量的单位为升（L），汞的密度为 13.6 kg/L；乘以 9.807 是为了将力的单位由 kg 换算为牛顿；汞柱高度的单位用 m，故需乘以 0.001。假如一个健康的成年人搏出量为 70 mL，平均动脉压为 93 mmHg，左心房平均压为 6 mmHg，

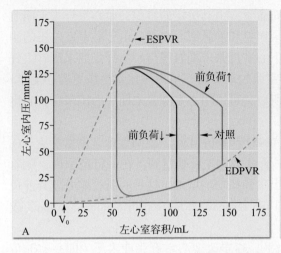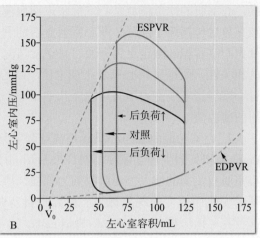

图 4-9　单独改变负荷对左心室压力 - 容积环的影响

A. 前负荷　B. 后负荷

则搏功为 0.812 J。

如果不考虑单位换算，并将左心房平均压忽略不计，显然，决定搏功大小的主要因素就是搏出量和平均动脉压，两者的乘积即为压力 - 容积功，即上述搏功的公式可简化为：

$$左心室搏功 = 搏出量 \times 平均动脉压 \qquad (4-7)$$

显然，左心室搏功约相当于左心室压力 - 容积环所包围的面积。实验表明，搏出量的变动不如心室射血期动脉血压变动对心脏做功量的影响大，意味着压力 - 容积功主要是用于维持血压。正常情况下，左、右心室的搏出量基本相等，但肺动脉平均压约只有主动脉平均压的 1/6，故右心室搏功只有左心室的 1/6 左右。

2. 每分功　心室完成心输出量所做的机械外功称为每分功（minute work），简称分功，其计算公式为：

$$每分功（J/min） = 搏功（J） \times 心率（次/min） \qquad (4-8)$$

若一个健康成年人安静时的心率为 75 次/min，搏功为 0.812 J，则其每分功为 60.9 J/min。

动脉血压升高时，心脏只有通过增加做功量以克服增大的射血阻力，才能使搏出量或心输出量保持不变。也就是说搏出量或心输出量相同的两个人，如动脉血压不同，则血压高者心脏做功量多。因此，作为评价心泵功能的指标，心脏做功量要比单纯的搏出量或心输出量等基本指标更为全面，心脏做功量特别适用于对动脉血压不同的个体之间或同一个体动脉血压发生改变前后的心功能进行比较。

四、影响心输出量的因素

心输出量的多少取决于搏出量与心率两个因素，凡能影响心肌收缩效能的因素均能影响搏出量，因此搏出量又受到前负荷、后负荷和心肌收缩能力的影响。

（一）前负荷

1. 心室肌的前负荷　前负荷是指肌肉在收缩前所承载的负荷，它可决定肌肉的初长度。心室肌的前负荷就是心室舒张末期血液充盈量或由其决定的容积，而心室舒张末期血液充盈量包括两个部分，即心室射血后的剩余血量和静脉回心血量。由于心室室内压的测量比心室容积的测定更为方便，且正常情况下心室舒张末期容积与心室舒张期末压有很好的相关性，所以可用心室舒张期末压反映心室肌的前负荷。房内压比室内压更容易测定，且心室舒张末期室内压与房内压几乎相等，所以又可以用心室舒张末期房内压来反映心室肌的前负荷。

2. 心室功能曲线与心肌异长自身调节　1895 年和 1914 年，德国生理学家富兰克（O. Frank）和英国生理学家斯塔林（E. Starling）通过实验先后观察到：在一定范围内，随着心室肌前负荷的增大，心肌收缩力加强，搏出量和搏功均增加。这种心肌收缩力随其前负荷的变化而改变的现象称为心肌异长自身调节（myocardial heterometric autoregulation）或富兰克 – 斯塔林定律（Frank–Starling law）。

实验中将动脉血压维持在一个恒定的水平，逐步改变心室舒张期末压（即心室前负荷，可用心房平均压来代替），同时测算相对应的心室搏功，以前者为横坐标，后者为纵坐标，绘制成的曲线称为心室功能曲线（ventricular function curve）（图 4–10A）。搏功大小的主要决定因素是搏出量和平均动脉压，如动脉血压保持相对稳定，则纵坐标的搏功可用搏出量来代替。根据心室肌前负荷的概念，横坐标可用心室舒张末期血液充盈量来表示。由此，可将心室功能曲线绘制成反映心室舒张末期血液充盈量和搏出量之间关系的曲线（图 4–10B）。

左心室功能曲线大致可以分为三段：①左心室舒张期末压为 5～15 mmHg。这是曲线的上升段，是心肌异长自身调节的主要部分，即随着心室舒张期末压的升高和肌节初长度的增加，粗细肌丝有效重叠程度增加，激活时可形成的横桥连接数目相应增加，肌节乃至整个心室的收缩强度增强，搏出量和搏功增加。其中，左心室舒张期末压为 12～15 mmHg 是心室的最适前负荷，此时肌节的初长度为 2.0～2.2 μm，粗、细肌丝处于最佳重叠状态，收缩时产生的主动张力最大；但通常情况下，左心室舒张期末压仅为 5～6 mmHg，远离其最适水平，意味着正常心室具有较大程度的初长度储备。而骨骼肌则不同，骨骼肌在体

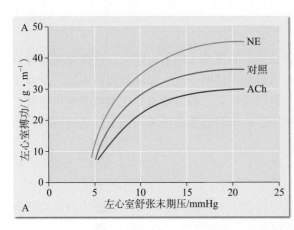
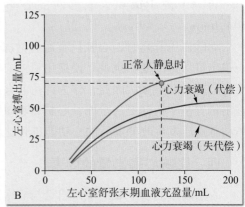

图 4–10　左心室功能曲线

A. 左心室舒张末期压与搏功之间的关系　B. 左心室舒张末期血液充盈量与搏出量之间的关系

NE：去甲肾上腺素；ACh：乙酰胆碱。

安静时的肌节长度相当于其最适初长度，所以其初长度储备很小。②左心室舒张期末压为 15 ~ 20 mmHg。这段为曲线趋于平坦段，心室前负荷在该范围内发生变化对搏功或搏出量影响不大。③左心室舒张期末压超过 20 mmHg。这段曲线呈现平坦或轻度下倾。对健康心脏来说，即使左心室舒张期末压显著超过最适前负荷，由于心肌伸展性小，随着前负荷的增大，肌节长度一般不超过 2.30 μm，故不出现明显的降支，其生理意义在于当心肌初长度超过最适水平之后，初长度不再与前负荷成平行关系，此时心肌的初长度不再随心室舒张期末压的增加而增加，从而使心脏不至于在前负荷明显增加时，出现搏出量和做功能力的急剧下降。心肌的伸展性较小，这主要与心肌细胞内的起分子弹簧作用的肌连蛋白（titin；又称肌联蛋白，connectin）有关。肌连蛋白可将粗肌丝肌球蛋白的两端固定在肌节的 Z 盘上，由于肌连蛋白具有很强的黏弹性，当心肌肌节处于最适初长度时，产生的被动张力已很大，从而使心肌不易被继续伸展；而当心肌收缩后进行舒张时，由肌连蛋白产生的弹性回缩力是心室舒张初期抽吸力的主要来源。此外，心肌的伸展性小还与心肌细胞外的间质内含有大量劲度较大的胶原纤维、心室壁多层肌纤维呈多种走势和排列方向等因素有关。骨骼肌细胞则不同，由于处于最适初长度的骨骼肌的被动张力较小，超过最适前负荷后，随着前负荷的增大，肌节长度还可以随之相应增加，使主动张力逐渐降低，出现明显的降支（图 4-11）。某些慢性心脏病患者，由于心脏发生了严重的病理变化，当心脏被过度扩张时，其心室功能曲线可出现明显降支，但这并不是心肌细胞过度伸展所致。

心肌异长自身调节的生理意义在于通过对搏出量进行精细调节，防止心室舒张末期容积发生过久和过度的改变。具体来说，心肌异长自身调节的意义体现在以下几个方面：①对静脉回流量改变的代偿性调节。当一个人由站立位转为平卧位，由于静脉回心血量增加，心室前负荷增大，经心肌异长自身调节使心肌收缩力加强，搏出量增加，从而使搏出量与静脉回流量相平衡。②对血压变化的代偿性调节。动脉血压突然升高，搏出量减少，心室射血后剩余血量增加，如果静脉回心血量可使心室前负荷增大，通过心肌异长自身调节加强心肌收缩力，增加搏出量，在一定范围内使搏出量与外周阻力相平衡。③对心率变化的代偿性调节。如心率减慢，心室舒张期延长更显著，后者使心室充盈量增加，心室前负荷增大，也可以经心肌异长自身调节使心肌收缩力加强，搏出量增加，在一定限度内保持心

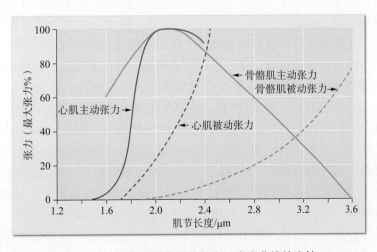

图 4-11　心肌和骨骼肌的长度 - 张力曲线的比较

输出量的相对稳定。④左、右心室搏出量的平衡调节。例如，右心室搏出量的增加可导致左心室前负荷增大，经心肌异长自身调节加强左心室收缩力，增加左心室搏出量，使左、右心室搏出量保持平衡。

3. 影响心室肌前负荷的因素　在心室肌的顺应性等条件保持不变的情况下，心室肌的前负荷主要是由心室舒张末期血液的充盈量所决定的，而心室舒张末期血液的充盈量为静脉回心血量和心室射血后的剩余血量两者之和。

（1）静脉回心血量　主要受以下三个因素的影响：①心室充盈期的持续时间。生理状态下，心率加快，充盈期显著缩短，静脉回心血量减少，从而使心室充盈不完全；反之，心率减慢可使静脉回心血量增加。②静脉回流速率。静脉回流速率取决于外周静脉压与房内压或室内压之间压力梯度的大小。如充盈期持续时间不变，外周静脉压升高和（或）房内压、室内压降低时，静脉回流速率加快，静脉回心血量增加；反之亦然。循环血量增加、容量血管收缩可致外周静脉压升高，静脉回心血量增加；交感神经兴奋，心室肌舒张速度加快，从而使室内压迅速降低，心室的抽吸作用加强，静脉回心血量增加。③心室顺应性。心室顺应性的大小反映了血液流入时心室扩张的难易程度，其受心肌自身特性或心包腔状况等因素的影响。心肌肥厚、纤维化和水肿等心内因素及心包炎和心包填塞等心外因素均可引起心室顺应性降低，静脉回心血量减少。

（2）心室射血后的剩余血量　心脏射血后，心室内仍有一定的剩余血量，这也是心室肌前负荷的组成部分。如静脉回心血量不变，心室射血后的剩余血量增加，则心室肌的前负荷增大；但是，在整体情况下，心室射血后的剩余血量增加可致心室舒张期末压增大，此时，静脉回心血量会有所减少，心室的总充盈量不一定增加。

（二）后负荷

肌肉在收缩后所承受的负荷称为后负荷。对在体心脏而言，心室的后负荷就是大动脉血压。大动脉血压对搏出量的影响是一种单纯的机械效应，不是调节的结果。在心室肌前负荷、心肌收缩能力和心率保持不变的情况下，大动脉血压升高可引起半月瓣开启延迟，从而使等容收缩期延长、射血期缩短和射血速率减慢，搏出量因此减少。

在整体情况下，搏出量的减少可使心室射血后的剩余血量增加，心室舒张时室内压升高，而这又可致静脉回心血量减少，所以，心室总充盈量的改变是心室射血后剩余血量的增加和静脉回心血量的减少这两者综合后的结果。假如心室后负荷增大引起搏出量减少，而静脉回心血量能保持或接近原初水平，则心室舒张末期血液充盈量增加，心室前负荷增大，通过心肌异长自身调节，使心肌收缩力增强，搏出量恢复。但如动脉血压长期处于高水平，机体需通过神经和体液调节机制增强心肌收缩能力，即通过心肌等长调节的方式，将搏出量维持在接近正常的水平。由于存在以上的调节机制，健康人动脉血压在 $80 \sim 170$ mmHg 范围变化时，心输出量可不发生明显的改变。但是，如果射血阻力长期增大，为维持正常的搏出量，需长期加强心肌的收缩活动、增加心脏做功量，久而久之，心肌逐渐出现肥厚，若不加干预，最后可因失代偿而出现心脏泵血功能减退，导致心力衰竭。临床上对心力衰竭患者使用扩张血管的药物，通过降低外周阻力，减轻心脏后负荷，使心肌耗氧量减少、搏出量增加，从而使患者的心泵功能得以改善。

心室收缩时，当心室壁的总张力（包括前负荷产生的被动张力和横桥活动产生的主动张力）等于所遇到的阻力（即大动脉血压）时，心室即开始缩短和射血，且在射血期心室壁张力（ventricular wall tension）不再增加。可见，心室射血期的室壁张力可直接反映心室肌后负荷的大小。心室壁张力可根据拉普拉斯定律（Laplace law）进行计算，即：

$$心室壁张力 = \frac{心室内压 \times 心室腔半径}{心室壁厚度 \times 2} \qquad (4-9)$$

心室壁张力是决定心肌耗氧量的主要因素，心室肌前负荷与后负荷的降低均可通过使心室壁张力下降，从而达到降低心肌耗氧量的目的。例如，临床上可通过使用扩张静脉的药物或利尿药，减少静脉回心血量，降低心室前负荷，从而使射血期心室腔半径减小、室内压降低，心室壁张力下降，心肌耗氧量降低；也可以通过使用血管紧张素转换酶抑制剂或血管紧张素受体拮抗剂等药物降低外周阻力，使心室肌的后负荷下降，引起射血所需的室壁张力下降，心肌耗氧量因而降低。

（三）心肌收缩能力

1. 概念　离体心脏恒压灌流实验发现，去甲肾上腺素可使心室功能曲线向左上移位，这表明在同一前负荷的条件下，去甲肾上腺素有增加搏出量和搏功的作用；而乙酰胆碱则引起相反的效应，可使心室功能曲线向右下移位，搏出量和搏功降低。显然，上述两种干预因素引起心泵功能改变的原因并不是心肌前负荷（初长度）的变化，而是通过改变另一种心肌的功能变数即心肌收缩能力来实现的。心肌收缩能力（cardiac contractility，又称心肌收缩性）是指心肌不依赖于前、后负荷而改变其力学活动的内在特性。这里所指的力学活动包括心肌收缩的强度和速度。其中，心肌收缩强度体现在心肌做等长收缩时张力的大小和做等张收缩时的缩短程度，而收缩的速度体现在心肌张力的发展速度和缩短速度。这种通过改变心肌收缩能力实现对心脏泵血功能的调节称为心肌等长调节（myocardial homometric regulation）。

2. 心肌的兴奋 – 收缩耦联　与骨骼肌细胞一样，心肌细胞的粗肌丝由肌球蛋白构成，细肌丝由肌动蛋白、原肌球蛋白和肌钙蛋白构成，但心肌细胞细肌丝上的肌钙蛋白 C 只有一个 Ca^{2+} 的特异性结合位点。心肌的肌管系统也包括横小管与纵小管，心肌细胞的横小管是由 Z 盘处的肌膜向胞内凹入而形成的，肌质网不如骨骼肌发达，其连接肌质网（JSR）膜中嵌有心肌型雷诺丁受体 2（ryanodine receptor 2，RyR2），横小管与单侧的终池形成二连管（diad）结构。心肌细胞的线粒体特别丰富，从而保证心肌细胞有足够的能量供应。

Ca^{2+} 是 RyR2 的特异激活物。当肌膜产生动作电位并传播至横小管膜，激活横小管膜和肌膜上的 L 型钙通道，主要在动作电位 2 期出现 Ca^{2+} 内流。由于横小管膜上的 L 型钙通道的内口与位于 JSR 上的 RyR2 十分靠近，经 L 型钙通道内流的 Ca^{2+} 与 RyR2 结合并使之激活，钙释放通道 RyR2 开放，肌质网内的 Ca^{2+} 顺浓度差向胞质扩散，而进入胞质的 Ca^{2+} 又可激活更多的 RyR2，从而使胞质中的 Ca^{2+} 浓度迅速升高，一次兴奋一般可使胞质的 Ca^{2+} 浓度由静息时的 10^{-7}mol/L 迅速升至 10^{-5}mol/L。经 L 型钙通道内流的 Ca^{2+} 触发肌质网释放更多 Ca^{2+} 的过程称为钙致钙释放（calcium-induced calcium release，CICR）。在兴奋 – 收缩耦联过程中，胞质中增加的 Ca^{2+} 有 10%～20% 来自胞外，经 L 型钙通道内流；其余 80%～90% 的 Ca^{2+} 来自肌质网，通过 RyR2 释放。胞质 Ca^{2+} 浓度升高，Ca^{2+} 可与细肌丝上的肌钙蛋白 C 结合，引起心肌细胞的收缩，同时，胞质 Ca^{2+} 浓度升高还可激活纵行肌质网（LSR）膜或肌膜上的钙泵，或通过肌膜上的 Na^+–Ca^{2+} 交换，将胞质中的 Ca^{2+} 回收入肌质网内或排至胞外，从而使胞质内 Ca^{2+} 浓度降低，心肌舒张（图4-12）。

3. 影响心肌收缩能力的因素 兴奋－收缩耦联过程中任何一个环节的改变均能影响心肌收缩能力，影响心肌收缩能力的主要因素有：①横桥联结数。心肌的初长度决定了粗、细肌丝的重叠程度，粗、细肌丝的重叠区提供了可形成横桥联结的最大横桥数，但并不是所有的横桥均可形成横桥联结。当胞质 Ca^{2+} 浓度升高或（和）肌钙蛋白对 Ca^{2+} 的亲和力增大，横桥联结数与最大横桥数的比例增大，心肌收缩能力加强。例如，去甲肾上腺素或肾上腺素与心肌细胞膜上的 β 受体结合，经受体 –Gs–AC–cAMP–PKA 信号转导通路，使胞质 Ca^{2+} 浓度升高，心肌收缩能力增强；在胞质 Ca^{2+} 浓度相同的情况下，茶碱等钙增敏剂可使肌钙蛋白对 Ca^{2+} 的亲和力增大，胞质 Ca^{2+} 的利用率增加，因此横桥联结数增加，心肌收缩能力加强。②横桥 ATP 酶的活性。当横桥与细肌丝的肌动蛋白结合，其 ATP 酶的活性即被激活，通过分解 ATP 获得能量用于横桥的做功。横桥 ATP 酶的活性增强，心肌收缩能力加强。甲状腺功能亢进症患者或经常参加体育锻炼的人，其横桥 ATP 酶的活性较高，心肌收缩能力强；甲状

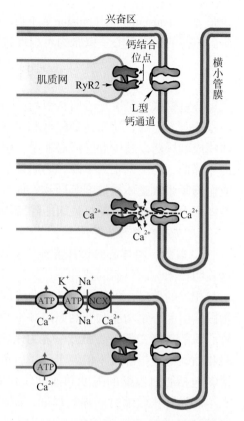

图4-12 心肌兴奋－收缩耦联的基本过程

腺功能减退症患者或老年人，因横桥 ATP 酶的活性较低，故心肌收缩能力较弱。

心肌等长调节的生理意义在于对搏出量进行持久和大幅度的调节。例如，体力劳动或剧烈运动时，由于交感神经兴奋，心交感神经末梢释放去甲肾上腺素或肾上腺髓质分泌肾上腺素、去甲肾上腺素增加，心肌收缩能力增强，从而引起搏出量持久且大幅度地增加。但在正常情况下，心肌异长自身调节较心肌等长调节更为重要。

（四）心率

健康成年人安静时的心率为 60～100 次/min，在进行体力活动时心率显著加快。正常情况下，心率的快慢与年龄、性别和生理状态等有关。老年人心率偏慢，3 岁以下儿童的心率多在 100 次/min 以上；女性的心率比男性稍快；长期进行体力劳动或坚持体育锻炼的人，安静时心率较慢。此外，心率还受体温的影响，一般体温每升高 1℃，心率可增加 12～18 次/min。在整体情况下，健康人的心率快慢取决于窦房结内自律细胞自律性的高低，而自律细胞的自律性又受神经和体液因素的调节。例如，心交感神经兴奋时心率加快，心迷走神经兴奋时心率减慢；分泌入循环血液中的肾上腺素或甲状腺激素增多时，心率加快。临床上，心动过速（tachycardia）是指安静时成年人心率超过 100 次/min 或婴幼儿心率超过 150 次/min 的现象；心动过缓（bradycardia）是指心率低于 60 次/min 的状态。

心输出量是搏出量和心率的乘积，如果搏出量不变，则心输出量与心率成正比。但实

际上，心率的变化可通过影响心肌的前负荷、后负荷和收缩能力，从而对搏出量产生影响。例如，心率加快，心室充盈期显著缩短，舒张期心室充盈量减少，从而引起心室肌前负荷减小，搏出量减少；如果心率加快可使心输出量增加，则动脉血压升高，心室肌后负荷增大，搏出量减少；心率加快，心室肌细胞动作电位的产生频率升高，这可增加动作电位去极化期的 Na^+ 内流量和平台期的总长度（见本章第二节），前者可使胞质 Na^+ 浓度升高、反向 Na^+–Ca^{2+} 交换加强，后者可增加平台期的 Ca^{2+} 内流量，两者均可导致胞质 Ca^{2+} 浓度升高，心肌收缩能力增强。可见，在整体情况下，心率改变对心输出量的影响是上述发生变化各因素的综合结果。动物和人体实验均证实，如通过人工起搏改变心率，随着心房起搏频率和心室率的逐渐增加，搏出量逐渐减少，其主要原因是心室充盈期的缩短。

心房起搏频率对人的心输出量影响可分为三个部分（图 4-13）：①起搏频率为 40~60 次 /min 时，心率与心输出量正相关。这说明，虽然心率加快可使搏出量减少，但由于心率加快本身可增加心输出量，如果后者的效应超过前者，则心率加快可引起心输出量的增加。反之，如在该范围内心率减慢，则心输出量减少。②起搏频率为 60~170 次 /min 时，心输出量变化不大。这是因为随着起搏频率的变化，搏出量与心率本身的改变对心输出量的影响相当，所以，改变心率对心输出量没有明显影响。③起搏频率超过 170 次 /min 时，心率与心输出量负相关。这主要是由于心室率过快，心室充盈时间过度缩短，造成搏出量显著减少。在临床上，心室率过快一般是指超过 160 次 /min，常见于室上性或室性心动过速，患者由于心室充盈时间过度缩短，心输出量出现严重不足，需通过药物或电复律予以及时终止；心率过慢一般是指低于 40 次 /min，常见于病态窦房结综合征或发生完全性房室传导阻滞时，由于心室舒张期的过度延长对充盈量和搏出量影响不大，因此心输出量大幅度降低，不能满足机体代谢的需要，这些患者通常需要安装心脏起搏器。

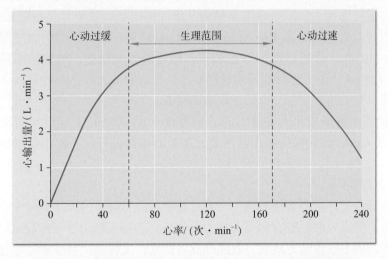

图 4-13　在人观察到的心房起搏频率的变化对心输出量的影响

在体育锻炼期间，心输出量和心率经常成比例增加，而搏出量的变化幅度很小（图 4-14），运动时心输出量的增加主要与心率加快有关。运动期间，一方面，心率加快可引起充盈期显著缩短、搏出量减少；另一方面，还存在以下增加搏出量的因素，即交感神经兴奋使心肌收缩能力增强、外周总阻力的显著降低及骨骼肌肌肉泵作用加强使静脉回心血量增加等，实际上，搏出量的变化幅度较小。

五、心力储备

（一）心力储备的概念

健康成年人静息时的心输出量约为 5 L/min，剧烈运动或强体力劳动时心输出量可达 25 ~ 30 L/min，为静息时的 5 ~ 6 倍。可见正常心脏的泵血功能有较大的储备量。心输出量随机体代谢需要而增加的能力，称为心力储备（cardiac reserve）或心泵功能储备（cardiac pump reserve）。心脏每分钟所能射出的最大血量称为最大输出量。最大输出量可用来表示心力储备量的大小，从而反映心脏的健康程度。

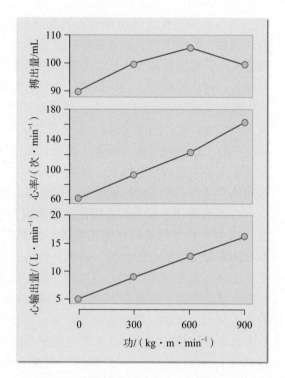

图 4-14 不同运动强度对心输出量的影响

（二）心力储备的组成

心力储备包括搏出量储备（stroke volume reserve）和心率储备（heart rate reserve），心力储备量的大小取决于搏出量与心率能够提高的程度。

1. 搏出量储备 搏出量是心室 EDV 与 ESV 之差，机体动员搏出量的途径有两条：①通过增强心肌收缩能力，动员收缩期储备，增加搏出量。安静时左心室 ESV 约 55 mL，左心室做最大程度收缩时，其 ESV 可减少到 20 mL 以下，因此，动员收缩期储备可使搏出量增加 35 ~ 40 mL。②通过增加心室 EDV，动员舒张期储备，增加搏出量。安静时左心室 EDV 约 125 mL，由于心肌的可伸展性较小，心室做最大舒张时的 EDV 只有 140 mL，即舒张期储备只有 15 mL 左右，远低于收缩期储备。

2. 心率储备 健康成年人安静时的心率为 60 ~ 100 次 /min；运动或劳动时，心率可达 160 ~ 180 次 /min，如能保持搏出量不变，动员心率储备可使心输出量增加至静息时的 2 ~ 2.5 倍。

（三）心力储备的应用

心力储备可作为评定心泵功能的一个参考指标，心力储备的大小反映了心脏对代谢需要的适应能力。健康人的心脏有相当大的心力储备，其最大输出量可达静息时的 5 ~ 6 倍。心力衰竭患者，因心肌收缩力减弱，收缩期储备降低；又因搏出量减少，心室舒张末期容积增大，舒张期储备降低；还因心率出现代偿性加快，在静息状态下已动用了心率储备；因此其心力储备显著低于健康人。静息时，心力衰竭患者通过动用部分储备量，将心输出量维持在正常范围内，尚能满足机体代谢的需要，但实际上其心脏的最大输出量已显著低于健康人；当机体代谢活动增强时（如运动时），往往在心率至 120 ~ 140 次 /min 时心输出量即开始减少，患者可出现心悸、气急等症状。而有些运动员，心肌收缩能力加强，舒张速度加快，搏出量储备增大，而且其心率的最大变动范围远高于一般健康人，即心率储备也很大，所以，运动员的最大输出量可高达 35 L/min 以上，为静息时的 7 倍或更高，因此能比普通健康人更好地耐受剧烈运动。

第二节 心肌的生物电现象和生理特性

与骨骼肌一样，心肌细胞（myocardial cell）的收缩需动作电位来触发。正常情况下，触发心脏收缩活动的兴奋来自窦房结。窦房结位于上腔静脉入口与右心房交界处，内含具自律性的起搏细胞即 P 细胞（pacemaker cell），P 细胞自动产生的兴奋经心脏的特殊传导系统依次传导至心房肌和心室肌，由此引发心肌的机械活动。

根据组织学特点、电生理学特性和功能的不同，心肌细胞可分为两类，一类为工作细胞（working cell），包括心房肌和心室肌，这类细胞富含肌原纤维，具有兴奋性、传导性和收缩性，但没有自律性；另一类为自律细胞（autorhythmic cell），主要包括窦房结 P 细胞和浦肯野纤维（Purkinje fiber），为特殊分化了的心肌细胞，参与构成心脏的特殊传导系统。自律细胞具有兴奋性、传导性和自律性，但是这类细胞含肌原纤维甚少或完全缺乏，已基本丧失收缩功能。

根据动作电位 0 期去极化的特点及其产生机制，心肌细胞可分为快反应细胞（fast response cell）和慢反应细胞（slow response cell）。快反应细胞包括心房肌、心室肌和浦肯野纤维，这些细胞产生的 0 期去极化速率快、幅度大的动作电位称为快反应动作电位（fast response action potential）。慢反应细胞包括窦房结 P 细胞和房室结区内的一些自律细胞，这些细胞产生的 0 期去极化速率慢、幅度低的动作电位称为慢反应动作电位（slow response action potential）。

如将上述两种分类结合在一起，又可将心肌细胞分为快反应非自律细胞（包括心房肌和心室肌）、快反应自律细胞（指浦肯野纤维）和慢反应自律细胞（包括窦房结 P 细胞和房室结区内的自律细胞）三类。

一、心肌细胞的跨膜电位及其形成机制

不同类型的心肌细胞，其跨膜电位的形状、分期、各期的持续时间及各期形成的离子基础均存在较大差别（图 4–15）。

（一）工作细胞的跨膜电位及其形成机制

工作细胞的跨膜电位包括存在于动作电位之间的静息电位和受到窦性冲动刺激时产生的动作电位，可分为 0 期、1 期、2 期、3 期和 4 期，其中，0~3 期为动作电位，4 期为静息电位。

1. 静息电位 人类心室肌细胞的静息电位约为 –90 mV，该值接近于 K^+ 平衡电位，其形成机制与神经纤维、骨骼肌的静息电位相似。心室肌细胞未受刺激时，膜上的内向整流钾通道（inward rectifier potassium channel）即 I_{K1} 通道对 K^+ 的通透性最高，K^+ 经 I_{K1} 通道外流所形成的 K^+ 平衡电位构成了静息电位的主要部分。此外，少量 Na^+ 内流和钠泵活动产生的泵电流（pump current）也参与静息电位的形成。

与静息电位形成有关的 I_{K1} 通道具有以下特点：①属非门控通道，不存在关闭和失活

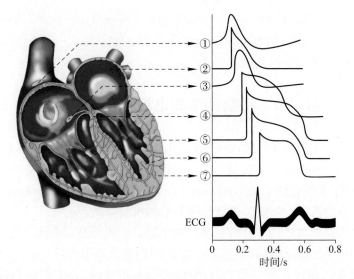

图 4-15 心脏各部分心肌细胞的动作电位图形及其与心电图波形的时间关系
①窦房结；②心房肌；③房室结；④房室束；⑤浦肯野纤维；⑥末梢浦肯野纤维；⑦心室肌。

态。②I_{K1} 通道的开放程度受膜电位影响（图 4-16）。在静息电位水平，I_{K1} 通道处于开放状态，胞质中的 K^+ 经 I_{K1} 通道外流，形成内向整流钾电流即 I_{K1}。膜超极化时 K^+ 经 I_{K1} 通道内流，且超极化程度越大，I_{K1} 越强。而在膜去极化过程中，由于胞内的 Mg^{2+} 和多胺逐渐移向 I_{K1} 通道内口并使之阻塞，通道的通透性逐渐降低，I_{K1} 逐渐减弱；膜去极化至 $-20\ mV$ 及以上时，I_{K1} 接近于零。这种 I_{K1} 通道对 K^+ 的通透性因膜的去极化而降低的现象称为内向整流（inward rectification）。在膜复极化过程中，由于阻塞 I_{K1} 通道内口的 Mg^{2+} 和多胺逐渐移去，内向整流解除，通道的通透性逐渐增高，复极至静息电位水平时恢复正常。③I_{K1} 通道参与工作细胞静息电位的形成，也与快反应细胞动作电位 3 期最后的复极化有关。

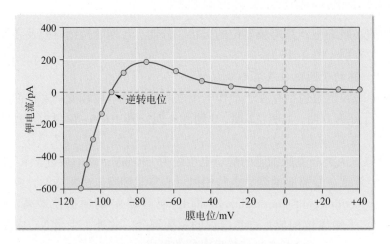

图 4-16 内向整流钾通道的电流 - 电压曲线
电流轴的正值代表外向电流，负值代表内向电流；曲线与横轴相交点为逆转电位，即 K^+ 平衡电位。

心房肌细胞的静息电位约为 –80 mV，比心室肌细胞静息电位小，这与心房肌细胞膜上的 I_{K1} 通道分布密度低、且受 Na^+ 内漏的影响相对较大有关。此外，由于心房肌细胞膜上分布有较多的乙酰胆碱依赖性钾通道（acetylcholine-dependent potassium channel，I_{K-ACh} 通道），这种通道的激活受神经递质的调节，所以在体时心房肌细胞的静息电位容易发生变动。

2. 心室肌细胞动作电位　可分为 0 期、1 期、2 期和 3 期四个时期，其中，0 期为去极化期，1～3 期为复极化期。心室肌细胞是一种快反应细胞，0 期去极化迅速，但复极化缓慢，升支与降支明显不对称。从 0 期去极化开始至 3 期复极化完毕所经历的时间称为动作电位时程（action potential duration，APD），心室肌细胞的 APD 为 200～300 ms，远比神经纤维和骨骼肌细胞的 APD 长（图 4–17）。

（1）0 期　当窦性冲动传至心室肌并使之产生兴奋时，膜内电位由 –70 mV（阈电位水平）迅速上升至 +30 mV 左右，形成动作电位的 0 期即快速去极化期。此期历时短（1～2 ms），去极化幅度大（约 120 mV），去极化速率快（200～400 V/s）。

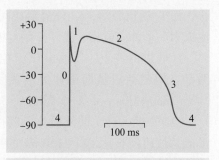

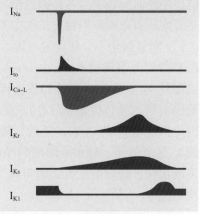

图 4–17　心室肌细胞跨膜电位及其离子电流

0 期主要由 Na^+ 内流形成的 Na^+ 电流（sodium current，I_{Na}）引起，其产生机制如下：窦性冲动传至心室肌使膜发生去极化，激活少量电压门控钠通道（voltage-gated sodium channel，I_{Na} 通道或快钠通道），Na^+ 内流使膜进一步去极化，一旦达 –70 mV 阈电位水平，去极化与 Na^+ 电导之间出现再生性循环，Na^+ 内流不断增加，膜电位逐渐接近 Na^+ 平衡电位，从而形成动作电位的上升支。

I_{Na} 通道的特点：①是一种快通道（fast channel），激活与失活的速率均很快，开放时间仅约 1 ms。②属于电压门控通道。膜的去极化可引起激活门迅速开启和失活门缓慢关闭，通道在短暂激活后随即进入失活态；通道的复活表现出电压依赖性和时间依赖性的特点，只有当膜复极至 –60 mV 左右、并经历 1～10 ms 时间，I_{Na} 通道才能复活至静息态。③可被 I 类抗心律失常药（如利多卡因、普鲁卡因胺等）阻断，但对河鲀毒素的敏感性仅为骨骼肌、神经纤维膜上钠通道的 1/100～1/1 000，因此，河鲀毒素中毒患者在心肌细胞 I_{Na} 通道被阻断之前，神经纤维和骨骼肌细胞的 Na^+ 通道早已被抑制，患者往往死于呼吸肌麻痹而不是心脏停搏。如 I_{Na} 通道被完全阻断，心室肌细胞甚至可由快反应细胞转变为慢反应细胞。

（2）1 期　即快速复极初期，是指膜内电位由 +30 mV 左右迅速降低到 0 mV 左右的时期。此期复极速率很快，历时约 10 ms，习惯上将 0 期和 1 期合称为锋电位。

与 1 期产生有关的是 I_{Na} 通道的失活和瞬时外向钾通道（transient outward potassium channel，I_{to} 通道）的激活。在 0 期去极化过程中，I_{Na} 通道逐渐失活关闭，Na^+ 内流逐渐停止，而 I_{to} 通道激活，K^+ 外流形成瞬时外向电流（transient outward current，I_{to}），一旦净电流成为一个外向电流，膜即开始复极化，形成快速复极初期。

I_{to} 通道的特点：①属电压门控通道，有激活门和失活门，膜去极化至 -30 mV 时被激活，但激活后随即迅速失活关闭，具有瞬时性。②可被 K^+ 通道阻断剂 4-氨基吡啶（4-aminopyridine，4-AP）阻断。

（3）2期 经1期复极化，膜内电位降至 0 mV 左右后，膜复极速率突然显著减慢，形成持续时间长达 $100\sim150$ ms 的平台，故常将2期称为平台期。2期是心室肌细胞动作电位持续时间长的主要原因，是心室肌细胞与骨骼肌、神经纤维动作电位的主要区别，也是心室肌有效不应期特别长的主要原因。

2期复极化十分缓慢的原因是内向电流与外向电流同时存在。平台期的主要内向电流是 Ca^{2+} 经 L 型钙通道（L-type calcium channel，I_{Ca-L} 通道）内流形成的 L 型钙电流（I_{Ca-L}），主要外向电流是 K^+ 经延迟整流钾通道（delayed rectifier potassium channel，I_K 通道）外流形成的延迟整流钾电流（I_K）。在2期早期，I_{Ca-L} 与 I_K 处于一个相对平衡的状态，膜电位因此稳定在 0 mV 左右；然后，随着 I_{Ca-L} 通道的逐渐失活，内向电流逐渐减弱，而外向电流 I_K 逐渐加强，总和后出现的净电流是一种随时间逐渐增强的外向电流，导致膜复极化逐渐加快，最后由复极2期转入3期。此外，2期还存在 I_{to}、慢失活钠电流和 Na^+-Ca^{2+} 交换电流等。

I_{Ca-L} 通道的特点：① I_{Ca-L} 通道是一种慢通道（slow channel），这里的"L"是指通道的开放时间相对较长（long-lasting），而且，通道的激活（需几毫秒）、失活（需几百毫秒）及复活所需时间均比 I_{Na} 通道要长；通道激活后 Na^+ 也能少量通过，可见其离子选择性不如钠通道专一；②属于电压门控通道。通道有激活门和失活门，膜除极至 -40 mV 时可使之激活；③可被 Mn^{2+} 和Ⅳ类抗心律失常药（如维拉帕米、地尔硫䓬）阻断，I_{Ca-L} 通道阻断剂可通过影响工作细胞的平台期，改变动作电位时程和心肌收缩能力。

I_K 通道的特点：①激活速率比 I_{Ca-L} 通道还慢，去激活速率也慢，②属于电压门控通道，膜去极化至 -40 mV 时开始被激活，复极至 -50 mV 开始去激活关闭，复极至 -90 mV 时已接近全部关闭；③ I_K 通道有两种，分别是快速延迟整流钾通道（I_{Kr} 通道）和缓慢延迟整流钾通道（I_{Ks} 通道），I_{Kr} 通道可被Ⅲ类抗心律失常药（如胺碘酮、索他洛尔）阻断，而 I_{Ks} 通道对Ⅲ类抗心律失常药不敏感，但可被 β 受体激动剂激活。

（4）3期 平台期结束后随即进入3期即快速复极末期，此期复极速率较快，历时 $100\sim150$ ms。

3期快速复极化与 I_{Ca-L} 通道失活、Ca^{2+} 内流停止，而 K^+ 外流进行性增加有关。3期复极之初，K^+ 主要经 I_K 通道外流，且 I_K 随膜复极化的进行而逐渐增强；当膜复极化至 -50 mV 左右时，I_K 通道开始去激活关闭；复极化至 -60 mV 左右时，由于 Mg^{2+} 和多胺对 I_{K1} 通道的阻塞作用解除，I_{K1} 通道的通透性逐渐增大，I_{K1} 逐渐增强，加速并完成复极化过程。3期的 K^+ 外流是再生性的，即 K^+ 外流使膜复极化，而膜复极化又加速 K^+ 外流，这种再生性的正反馈过程使膜复极化越来越快，直至膜电位恢复到静息电位水平。

在心室肌细胞动作电位的各个时期及各动作电位之间的静息期，只要达到激活钠泵、钙泵和 Na^+-Ca^{2+} 交换体的条件，心室肌细胞即可通过细胞膜上的这些载体蛋白进行离子的恢复性主动转运，将动作电位期间内流的 Na^+、Ca^{2+} 运出细胞，将外流的 K^+ 摄回胞内，恢复膜两侧离子的不均衡分布。此外，在某些情况下，离子通道的性状需要在静息期恢复至静息态，如在心率过快时，I_{Ca-L}通道的复活、I_K通道的去激活可能均要在静息期完成。

3. 心房肌细胞动作电位　分期和各期的形成原理与心室肌大致相同。由于心房肌细胞分布有I_{K-ACh}通道和超快速延迟整流钾通道（ultrarapid delayed rectifier potassium channel，I_{kur}通道），钾通道种类比心室肌多，且心房肌细胞I_{to}通道较丰富，其作用可维持到2期，上述这些因素均可促进K^+外流，加快膜的复极化。因此，心房肌的动作电位没有明显的平台期，其APD仅为150～200 ms，远比心室肌细胞短（图4-18）。

（二）自律细胞的跨膜电位及其形成机制

自律细胞动作电位复极3期膜内电位的最低值称为最大复极电位（maximum repolarization potential，MRP）或最大舒张电位（maximum diastolic potential），此后，膜电位并不稳定于该水平，而是出现随时间递增的4期自动去极化。4期自动去极化是自律细胞与工作细胞跨膜电位的主要区别，是自律细胞具有自动节律性的基础。

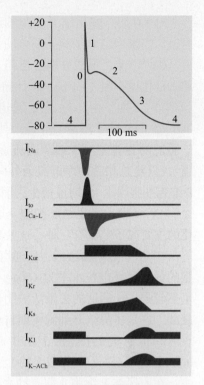

图4-18　心房肌细胞跨膜电位及其离子电流

1. 窦房结P细胞的跨膜电位　分为0期、3期和4期，无1期和2期。动作电位0期去极化速率慢、幅度小，可不出现明显的反极化。4期为自动去极化期，自动去极化速率约为0.1 V/s，一旦去极化达阈电位，即可引起新动作电位的产生（图4-19）。

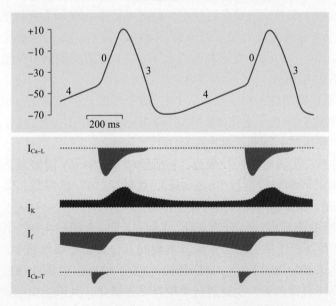

图4-19　窦房结P细胞跨膜电位及其离子电流

（1）0期 窦房结P细胞细胞膜上缺乏I_{Na}通道，动作电位0期去极化主要依赖I_{Ca-L}通道。当窦房结P细胞4期自动去极化达阈电位水平（–40 mV左右），激活膜上的I_{Ca-L}通道，Ca^{2+}内流，形成0期去极相。由于I_{Ca-L}通道是一种慢通道，激活与失活均较慢，故0期去极化速率慢（约10 V/s）、持续时间长（约7 ms）、幅度小（约40 mV）。

（2）3期 由于缺乏I_{to}通道，动作电位无1期和2期。当窦房结P细胞去极化至–40 mV时，除了激活I_{Ca-L}通道外，I_K通道也开始被缓慢激活。随着I_{Ca-L}通道的失活关闭、I_K通道的逐渐激活，Ca^{2+}内流逐渐减少（I_{Ca-L}逐渐减弱）、K^+外流逐渐增加（I_K逐渐增强），只要总和后的净电流为外向电流，膜随即进入并完成3期复极化过程。由于窦房结P细胞细胞膜上I_{K1}通道很少，因此，其最大复极电位水平仅为–60 ~ –70 mV。

（3）4期 窦房结P细胞4期自动去极化是其具有自律性的基础，参与4期自动去极化的主要离子电流有三种，这些离子电流的总效应是形成净内向电流，使膜产生去极化。

1）I_K通道的去激活：I_K通道在膜复极至–50 mV开始去激活关闭，但由于窦房结P细胞的最大复极电位水平为–60 ~ –70 mV，在该膜电位的条件下，I_K通道尚未全部关闭，I_K仍然较强，I_K通道的去激活关闭可引起I_K进行性衰减，即K^+外流形成的外向电流I_K逐渐衰减，这是窦房结P细胞4期自动去极化的最重要离子基础。

2）I_f通道的激活：I_f是指超极化激活的内向离子电流（hyperpolarization-activated inward ion current），负载I_f的I_f通道被激活，允许Na^+内流和K^+外流，但以Na^+内流为主。在窦房结P细胞4期自动去极化期间，由于I_f通道的逐渐激活，Na^+内流形成的内向电流I_f逐渐增强，从而促使4期进行自动去极化。

I_f通道的特点：①属于电压门控通道。通道于复极3期膜内电位为–60 mV左右开始被激活，激活程度随着复极的进行、膜内负电性的增加而增加，至–100 mV左右才被充分激活；I_f通道没有失活过程，当膜除极达–50 mV左右通道关闭。电压门控通道一般在去极化过程中被激活，而I_f通道在膜超极化时才能被充分激活，此现象甚为有趣（funny），故名I_f。②这种通道对河鲀毒素不敏感，但可被低浓度铯离子（Cs^+）阻断。

在窦房结P细胞4期自动去极化过程中，I_K的进行性衰减和I_f进行性增强的作用之比为6:1，这是由于I_f通道的最大激活电位为–100 mV左右，而正常情况下窦房结细胞的最大复极电位为–60 ~ –70 mV，在这种电位水平下，I_f通道的激活十分缓慢，其在起搏活动所起的作用远不如I_K衰减。

3）T型Ca^{2+}通道的激活：在4期的后1/3，由于T型Ca^{2+}通道的开放，Ca^{2+}内流，形成一个短暂、微弱的T型Ca^{2+}电流（T–type calcium current，I_{Ca-T}），这可使膜进一步去极化，如达阈电位，窦房结P细胞可再次兴奋。

I_{Ca-T}通道的特点：①属电压门控通道，在膜除极至–50 mV时被激活，激活后很快失活，即通道的开放时间相对较短暂（transient），这就是"T"的原意；②这种通道可被低浓度镍（Ni^{2+}）阻断，I_{Ca-L}通道阻断剂对其无作用。

2. 浦肯野纤维的跨膜电位 分为0期、1期、2期、3期和4期，其中，0期、1期、2期和3期的形状及其产生机制与心室肌基本相同。在所有心肌细胞中，浦肯野纤维的0期去极化速率最高（400 ~ 800 V/s），APD最长（300 ~ 500 ms）（图4-20）。

浦肯野纤维属于自律细胞，也能进行4期自动去极化，其产生机制如下。①I_f通道的激活：I_f通道在膜复极至–60 mV左右开始被激活，至–100 mV左右被充分激活，由于浦

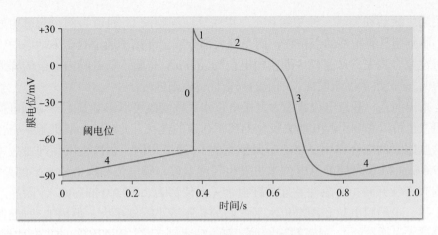

图 4-20　浦肯野纤维跨膜电位及其分期

肯野纤维的最大复极电位水平为 –90 mV，比窦房结 P 细胞的最大复极电位水平更接近可被充分激活的 –100 mV，即浦肯野纤维的 4 期 I_f 强度高于窦房结 P 细胞，I_f 进行性增强是浦肯野纤维 4 期进行自动去极化的主要离子基础。②I_K 通道的去激活：I_K 通道在膜复极至 –50 mV 开始去激活，当复极至浦肯野纤维的最大复极电位 –90 mV 时，I_K 通道已接近全部关闭，I_K 已很弱，所以 I_K 进行性衰减在浦肯野纤维 4 期自动去极化中并不起主要作用。

由于浦肯野纤维的 I_f 通道分布密度很低，I_K 通道去激活的作用小，故其 4 期自动去极化速率仅为 0.02 V/s，远低于窦房结 P 细胞的 0.1 V/s。

二、心肌的生理特性

心肌细胞的生理特性包括兴奋性、自律性、传导性和收缩性，其中，以肌膜生物电活动为基础的兴奋性、自律性和传导性又称为电生理特性；而收缩性则是心肌的机械特性。心肌细胞具兴奋性和传导性，可将具有自律性的窦房结 P 细胞产生的动作电位传至工作细胞，引起工作细胞产生收缩。可见，心肌的电生理特性与机械特性是紧密关联的。

（一）兴奋性

兴奋性是所有心肌细胞均具有的一种生理特性，心肌细胞兴奋性的高低可用阈强度来衡量，阈强度越小表示兴奋性越高，反之亦然。

1. 影响心肌细胞兴奋性的因素　膜电位由静息电位或最大复极电位水平去极化至阈电位，激活足够多的电压门控 Na^+ 通道或 Ca^{2+} 通道后才能导致动作电位的产生，凡是能影响上述过程的因素均能影响心肌细胞的兴奋性。

（1）静息电位或最大复极电位水平与阈电位水平之间的差距　如阈电位水平不变，静息电位或最大复极电位水平上移，或者，静息电位或最大复极电位水平不变，阈电位水平下移，两者均可使膜电位与阈电位水平之间的差距减小，引起兴奋所需的阈强度减小，心肌细胞兴奋性升高；反之，如静息电位或最大复极电位水平与阈电位水平之间的差距增大，则心肌细胞的兴奋性降低。生理状态下，阈电位水平很少发生变化，常见的是静息电位或最大复极电位水平改变所引起的兴奋性的变化。

（2）引起 0 期去极化的离子通道性状　引起心肌细胞 0 期去极化的 I_{Na} 通道和 I_{Ca-L} 通

117

道均有关闭、激活和失活三种功能状态。以快反应细胞的 I_{Na} 通道为例，通道均处于静息态时，心肌细胞具有正常的兴奋性；而当绝大部分或全部离子通道处于失活态时，心肌细胞的兴奋性完全丧失；从复极3期膜内电位为 –60 mV 开始，随着膜内电位的降低，处于静息态的 I_{Na} 通道数量逐渐增加，细胞的兴奋性也逐渐恢复。

　　需要指出的是，静息电位或最大复极电位水平改变既可以影响其本身与阈电位水平之间的差距，也可以影响引起0期去极化的离子通道的性状，此时，心肌细胞兴奋性的高低取决于这些因素的综合作用。以心室肌细胞的 I_{Na} 通道为例，急性轻度高钾血症（血清钾为 5.5 ~ 7.0 mmol/L）可使静息电位水平发生轻度上移，膜电位和阈电位水平的差距减小，心肌细胞兴奋性升高；而急性重度高钾血症（血清钾为 7.0 ~ 9.0 mmol/L），因静息电位水平显著上移，虽然膜电位和阈电位水平之间的差距减小程度更大，但因 I_{Na} 通道失活门逐渐关闭，进入失活态的 I_{Na} 通道数量增加，阈电位水平上移，心肌细胞的兴奋性是降低的，如静息电位水平上移至 –55 mV 左右，I_{Na} 通道几乎全部失活，心室肌细胞的兴奋性完全丧失，心脏可停跳于舒张状态。

　　2. 心室肌细胞在一次兴奋过程中兴奋性的周期性变化　在心室肌细胞动作电位的产生过程中，I_{Na} 通道依次经历静息态、激活态和失活态的变化，最后通过复活回到原初的静息态，在此过程中，心肌细胞的兴奋性也随之产生相应的周期性变化，从而对心室肌的再次兴奋、传导性和收缩性产生影响。

　　心室肌细胞在一次兴奋过程中兴奋性的周期性变化可分为有效不应期、相对不应期和超常期（图 4-21）。

　　（1）有效不应期　从0期去极化开始到复极化3期膜内电位为 –60 mV，这段时间内，任何刺激均不能引起心室肌细胞产生新的兴奋，这一时期称为有效不应期（effective refractory period，ERP）。有效不应期包括绝对不应期和局部反应期。从0期去极化开始到复极化3期膜内电位为 –55 mV 的这段时期内，无论给予多强的刺激，心室肌细胞均不能产生任何反应，故将这一时期称为绝对不应期（ARP）。在绝对不应期，由于 I_{Na} 通道处于激活态或失活态，新的刺激不能再次激活 I_{Na} 通道，故兴奋性为零。在复极化3期膜内电位从 –55 mV 到 –60 mV 的这段时间内，给予阈上刺激有可能引起肌膜产生局部兴奋，但不能产生新的动作电位，因此，将此期称为局部反应期（local response period）。处于局部反应期的心室肌细胞的兴奋性极低，这是因为此期仅有少量 I_{Na} 通道复活至静息态，受刺激后开放的 I_{Na} 通道数量不足以引起动作电位的产生。通过延缓 I_{Na} 通道的复活（Ⅰ类抗心律失常药）或延长 APD（Ⅲ类抗心律

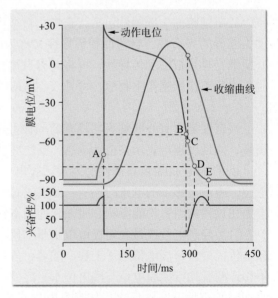

图 4-21　心室肌细胞在一次兴奋过程中兴奋性的变化及其与机械收缩的关系

AB：绝对不应期；BC：局部反应期；AC：有效不应期；CD：相对不应期；DE：超常期。

失常药），使快反应细胞有效不应期延长，可起到消除折返、降低自律性的作用。

（2）相对不应期　复极化 3 期膜内电位从 –60 mV 到 –80 mV 的这段时间内，有些阈上刺激可使心室肌细胞产生新的动作电位，此期称为相对不应期（RRP）。在相对不应期开始的时候，已有约 25% 的 I_{Na} 通道复活至静息态。随着膜的继续复极化，复活至静息态的 I_{Na} 通道的数量越来越多，心室肌细胞的兴奋性也随之逐渐回升。

（3）超常期　是指复极化 3 期膜内电位从 –80 mV 到 –90 mV 的这段兴奋性高于正常的时期。在超常期，除了阈刺激和阈上刺激外，某些阈下刺激也可能引发新动作电位的产生。这是因为大部分 I_{Na} 通道通过复活已恢复到正常的静息态，且此期膜电位与阈电位之间的差距较小，故兴奋性高于正常。正常情况下，超常期结束，心室肌细胞的兴奋性即可恢复正常。

在相对不应期和超常期，如受到适当的刺激，心室肌细胞可提早产生一个新的动作电位即期前兴奋，但由于 I_{Na} 通道尚未全部复活至静息态，受到刺激后可被激活的 I_{Na} 通道数量相对较少，故所产生的期前兴奋 0 期去极化的幅度和速率都较正常小，兴奋的传导速率也较慢。此外，由于膜电位尚处于前一个动作电位的 3 期，I_{K} 通道尚未全部去激活关闭，外向 K⁺ 电流仍较大，因此，期前兴奋的平台期和 APD 均缩短，有效不应期也相应缩短（图 4-22）。上述这些变化均可成为折返形成的原因。

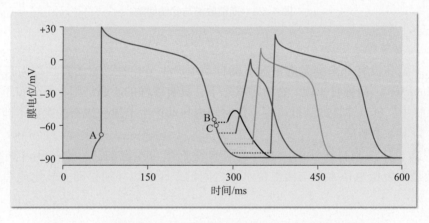

图 4-22　心室肌细胞相对不应期和超常期内产生的动作电位的比较
AB：绝对不应期；BC：局部反应期；AC：有效不应期。

3. 期前收缩与代偿间歇　心室肌细胞在一次兴奋过程中兴奋性周期性变化的特点是有效不应期特别长。在心室肌膜电位变化曲线上，有效不应期是指从 0 期去极化开始到复极化 3 期膜内电位为 –60 mV 的这段时间；在心室肌收缩曲线上，有效不应期相当于收缩期和舒张早期。由于在有效不应期内心室肌不能再次兴奋与收缩，心室肌再次收缩只能发生在舒张早期之后。可见，有效不应期特别长的意义在于使心室肌不会像骨骼肌那样发生完全强直收缩，而是始终进行收缩和舒张相交替的活动，从而保证心室总是有一段舒张期，总是能进行血液的充盈，从而实现其泵血功能。

在有效不应期之后、下一次窦房结兴奋传来之前，窦房结以外的额外刺激引起心室肌提前产生的一次兴奋和收缩，分别称为期前兴奋（premature excitation）和期前收缩

（premature systole）。期前收缩又称过早搏动（premature beat），简称早搏。由于期前兴奋（收缩）也存在有效不应期，紧接在期前兴奋（收缩）之后传来的一次正常窦性冲动往往落在期前兴奋（收缩）的有效不应期内，出现一次心室兴奋（收缩）的脱失，一直要到下一次窦性冲动传来，心室肌细胞才能再次兴奋和收缩。在一次期前收缩之后出现的一段较正常长的心室舒张期称为代偿间歇（compensatory pause）（图 4-23）。当然，如果窦性冲动的频率足够低，窦性冲动在期前兴奋的有效不应期结束后才传到心室肌，则可不出现代偿间歇。

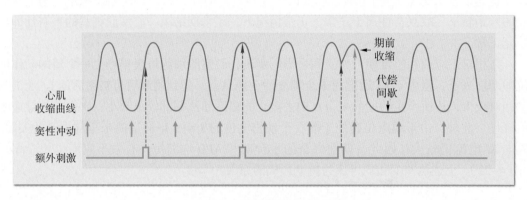

图 4-23　期前收缩与代偿间歇

（二）自动节律性

组织细胞在没有外来刺激的情况下能自动地产生节律性兴奋的特性称为自动节律性（autorhythmicity），简称自律性。在生理状态下，具自律性的心肌细胞主要分布于心脏的特殊传导系统中，其自律性的高低可用单位时间内自动产生节律性兴奋的次数（即节律性兴奋的产生频率）来衡量。

1. 影响自律细胞自律性的因素　心脏自律细胞自律性的高低取决于 4 期自动去极化速率及最大复极电位水平与阈电位水平之间的差距，以 4 期自动去极化速率最为重要（图 4-24）。

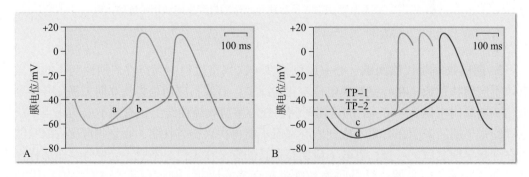

图 4-24　影响自律性的因素示意图

A. 4 期自动去极化速率由 a 减小到 b 时，自律性降低　B. 最大复极电位水平由 c 下移至 d 时，自律性降低；阈电位水平由 TP-1 下移至 TP-2 时，自律性增高

TP：阈电位。

（1）4期自动去极化速率 如最大复极电位与阈电位水平不变，4期自动去极化速率加快，从最大复极电位自动去极化达阈电位所需时间缩短，单位时间内自动兴奋的次数即自律性增高；反之，则自律性降低。窦房结P细胞自律性最高的主要原因就是其4期自动去极化速率最快。

（2）最大复极电位水平与阈电位水平之间的差距 如4期自动去极化速率不变，最大复极电位水平上移或阈电位水平下移，两者之间的差距减小，自动去极化至阈电位水平所需时间缩短，因此自律性增高。反之，则自律性降低。

2. 心脏的起搏点 从窦房结至末梢浦肯野纤维，心肌自律组织的自律性逐渐降低，其中，窦房结P细胞的自律性最高，其自动兴奋的频率为100次/min；房室结和房室束自律细胞的自律性分别为50次/min、40次/min；末梢浦肯野纤维的自律性最低，平均为25次/min。

正常情况下，窦房结是主导整个心脏兴奋和搏动的部位，称为正常起搏点（normal pacemaker），由窦房结控制的心脏节律称为窦性心律（sinus rhythm）。生理状态下，窦房结以外的其他心肌自律组织并不表现出自身的自律性，只起传导窦房结兴奋的作用，称为潜在起步点（latent pacemaker）又称潜在起搏点。在病理状态下，如潜在起步点中有自律细胞的自律性超过窦房结、窦房结起搏功能障碍或者窦房结的兴奋因传导阻滞而不能控制某些自律组织等，心房或心室则依从于当时情况下自律性最高部位的兴奋而进行跳动，这些控制心房或心室活动的、窦房结以外的异常起搏部位称为异位起步点（ectopic pacemaker）又称异位起搏点，由异位起步点控制的心跳节律称为异位心律（ectopic rhythm）。

生理情况下，窦房结对潜在起步点的控制方式有两种：①抢先占领。窦房结P细胞的自律性最高，通过4期自动去极化到达阈电位而最早产生兴奋。当窦性兴奋抵达4期自动去极化速率比较慢的潜在起步点时，可使去极化尚未达阈电位的潜在起步点提前兴奋，这称为抢先占领。抢先占领使潜在起步点不能表现出自身的自律性，从而使窦房结成为主导整个心脏活动的正常起搏点。②超速驱动抑制。潜在起步点"被动"兴奋的频率远超其自身的自动兴奋频率，这称为超速驱动。潜在起步点长时间的"超速"兴奋后可产生一种直接的抑制作用，称为超速驱动抑制（overdrive suppression），表现为外来的超速驱动一旦停止，该自律细胞的自律性不能马上恢复，需要经过一段静止期后才能逐渐呈现其固有的自律性活动。超速驱动抑制的程度与超速的程度正相关，超速程度愈大，抑制效应愈强，驱动中断后停搏的时间也就愈长。例如，当窦房结对潜在起步点的控制突然中断后，因房室交界区内的自律细胞受抑制程度最小，驱动中断后停搏的时间也最短，故此时房室交界区内的自律细胞可成为控制心室活动的异位起步点。在人工起搏的情况下，如因故需要暂时中断起搏器时，在中断之前其驱动频率应该逐步减慢，以避免发生心搏暂停。超速驱动抑制的机制尚不完全清楚，浦肯野纤维的超速驱动抑制可能与其细胞膜上的钠泵活动增强有关。窦房结或心脏起搏器的高频率兴奋使浦肯野纤维产生超速兴奋，由于动作电位的产生频率增高，Na^+内流量和K^+外流量均增加，因此，膜上的钠泵活动增强。钠泵是生电性泵，钠泵活动增强使膜发生超极化，减弱了I_f在4期自动去极化中的作用，从而产生超速驱动抑制。

（三）传导性

心肌细胞传导兴奋的能力或特性称为传导性（conductivity）。动作电位沿细胞膜的传播速率可用作衡量传导性的指标。心肌的传导性包括兴奋在同一细胞的传导和兴奋向相邻细胞的传播，前者是以局部电流的形式在心肌细胞膜上的扩布，后者是通过细胞膜上的缝隙连接将兴奋直接传播至相邻的细胞，有利于心肌的同步化活动。心脏内兴奋的传播途径是相对固定的，因此可确保身体表面电场的方向在心脏连续跳动过程中几乎没有改变。

1. 影响心肌传导性的因素 心肌的传导性受结构因素和生理因素的影响，其中，动作电位0期去极化的速率和幅度是影响传导性的最重要因素。

（1）结构因素 ①心肌细胞的直径。与神经纤维一样，心肌细胞的直径与胞内电阻成反比关系。直径越小，胞内电阻越大，产生的局部电流越弱，兴奋的传导速率就越慢；反之亦然。例如，浦肯野纤维直径很大，可达70 μm，所以兴奋的传导速率很快；而房室结的结区细胞直径只有1~10 μm，所以传导速率很慢。②心肌细胞间缝隙连接的数量和功能。心肌细胞之间存在低电阻的闰盘，闰盘中的缝隙连接可允许各种离子、小分子物质和局部电流互相流通，如窦性兴奋传至工作细胞，兴奋可通过闰盘中的缝隙连接在心肌细胞之间迅速传播，引起左、右心房或左、右心室几乎同时兴奋和收缩。浦肯野纤维之间的缝隙连接密度高，故兴奋传导速率快；房室结细胞之间的缝隙连接密度低，兴奋传导速率慢。发生心肌缺血时，缺血区心肌细胞可因缝隙连接大量关闭，兴奋的传导速率明显减慢。

（2）生理因素 心肌兴奋的传导需依赖兴奋区与静息区之间形成局部电流来完成，兴奋区动作电位0期去极化速率和幅度及邻近静息区膜的兴奋性可通过影响局部电流的形成，影响心肌的传导性。

1）动作电位0期去极化的速率和幅度：为影响心肌传导性的最重要因素。兴奋区动作电位0期去极化的速率愈快，兴奋区与邻近静息区之间的局部电流形成愈快，使邻近未兴奋部位膜去极化至阈电位水平所需时间愈短，兴奋传导也就愈快；兴奋区0期去极化幅度愈大，兴奋区与邻近未兴奋部位之间的电位差愈大，形成的局部电流愈强、且扩布距离愈大，因此，兴奋传导也愈快。反之，如动作电位0期去极化的速率减慢、幅度减小，则兴奋传导速率减慢。

决定和影响心肌细胞动作电位0期去极化速率和幅度的因素主要有：①心肌细胞的类型。慢反应细胞0期去极化速率慢、幅度小，兴奋的传导速率慢；而快反应细胞0期去极化速率快、幅度大，因此，兴奋的传导速率快。②工作细胞兴奋前的静息电位水平。以心室肌细胞为例，由于在静息电位水平，I_{Na}通道的可利用率已接近极限，如静息电位水平下移（即膜发生超极化），兴奋时I_{Na}通道的可利用率不能继续增大，故0期去极化速率和幅度变化不大；但是，如果发生心肌缺血，缺血区因心肌细胞内K^+外漏和钠泵活动的减弱，胞外K^+浓度升高，这可使静息电位水平上移，心室肌细胞兴奋时I_{Na}通道开放的数量减少，0期去极化速率减慢、幅度降低，兴奋的传导速率减慢（图4-25），从而有利于折返环的形成。

反映工作细胞兴奋前的静息电位水平与0期最大去极化速率之间关系的曲线称为膜反应曲线（membrane responsiveness curve）（图4-26）。该曲线表明，工作细胞在正常静息电位水平（-90 mV）受刺激而产生兴奋时，动作电位的0期最大去极化速率接近最大值，这是因为在正常极化状态，I_{Na}通道均处于静息态，具有正常的开放能力，一旦被激活，Na^+即可迅速内流，使动作电位0期去极化速率接近最大值。如兴奋前的静息电位水

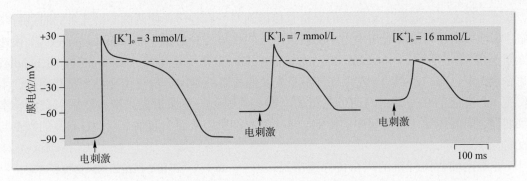

图 4-25 细胞外液不同的钾离子浓度对心室肌细胞静息电位和动作电位的影响

平在 $-90 \sim -55$ mV 范围发生变化，静息电位水平上移幅度越大，动作电位 0 期最大去极化速率越慢，这是因为随着静息电位水平的上移，处于失活态的 I_{Na} 通道的数量逐渐增加，兴奋时可被激活的 I_{Na} 通道数量减少，Na^+ 内流量减少，动作电位 0 期去极化速率随之降低。如静息电位水平上移至 -55 mV，I_{Na} 通道全部失活，但 I_{Ca-L} 通道未受影响，此

时，如该快反应细胞受到足够大的刺激，可以激活 I_{Ca-L} 通道，产生 0 期去极化速率和幅度都很小的慢反应动作电位，兴奋传导速率显著减慢，心脏内发生传导阻滞。此外，I_{Na} 通道开放的速率还受一些药物的影响，如苯妥英钠使膜反应曲线向左上移位，可使心肌传导性提高；奎尼丁使膜反应曲线向右下移位，心肌的传导性降低（图 4-26）。

2）邻近未兴奋部位膜的兴奋性：静息电位或最大复极电位水平与阈电位水平之间的差距、引起 0 期去极化的离子通道性状均能影响心肌的兴奋性。在动作电位由兴奋区向邻近未兴奋部位传导的过程中，若邻近未兴奋部位膜的兴奋性降低，膜去极化至阈电位需更长时间，故兴奋的传导速率减慢。

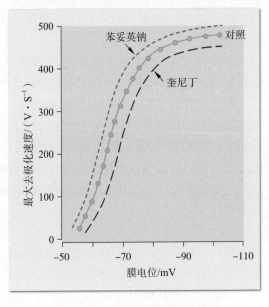

图 4-26 工作细胞的膜反应曲线

例如，邻近部位受到额外刺激产生期前兴奋时，有一窦性冲动在期前兴奋复极化完成前抵达邻近部位，如窦性冲动落在该期前兴奋的有效不应期内，则不能引起新的动作电位的产生，出现传导阻滞；如落在期前兴奋的相对不应期或超常期内，则可引起 0 期去极化速率慢、幅度小的动作电位，兴奋的传导速率因而减慢。同理，如果房性期前收缩下传到心室时，心室肌细胞处于动作电位复极化 3 期，此时，I_{Na} 通道尚未全部复活，可被激活的 I_{Na} 通道数量低于正常，这可引起该部位兴奋传导速率减慢，产生 3 期阻滞。

2. 心脏内兴奋的传播途径和特点 心脏的特殊传导系统由一些特殊分化的心肌纤维构成，具有产生并传导冲动以维持心脏节律性搏动的作用。

正常情况下，起源于窦房结的兴奋直接传到左、右心房，使两侧心房几乎同时进行收缩，窦性兴奋还可沿着心房中由小的肌束组成的优势传导通路（preferential pathway）快速传导至房室交界区（atrioventricular junction region），并经房室束（atrioventricular bundle；又称希氏束，His bundle）、左束支和右束支及浦肯野纤维网，最后传至心室肌并使之产生收缩。心室肌的兴奋是由内而外进行的，即心内膜下心室肌最先兴奋，然后兴奋经心室肌细胞之间的传导，由室壁中层传到心外膜下心室肌，从而引起整个左、右心室的兴奋与收缩。

心脏内浦肯野纤维的兴奋传导速率最快（表4-2）。这是因为在所有的心肌细胞中，浦肯野纤维直径最大、动作电位0期去极化速率最快，而且细胞之间缝隙连接的密度高，所以，兴奋的传导速率最快。由于浦肯野纤维与心室肌相连，兴奋在浦肯野纤维传导速率最快，有利于将兴奋快速传播到心室各处，引起心室肌兴奋并产生同步收缩，使左、右心室成为功能上的合胞体。

表4-2　不同心肌组织的兴奋传导速率

心肌组织	兴奋传导速率 / (m·s⁻¹)
窦房结	0.05
普通心房肌	0.4
优势传导通路	1.0 ~ 1.2
房室结	0.02 ~ 0.05
房室束及其分支	1.2 ~ 2.0
浦肯野纤维	2.0 ~ 4.0
心室肌	1

心脏内房室结的兴奋传导速率很慢，这是因为房室结特别是中间的结区细胞直径很小，细胞之间缝隙连接的密度低和动作电位0期去极化速率慢（因为是慢反应细胞），这些因素决定了兴奋在房室结的传导非常缓慢。兴奋由心房传至心室，在房室结有一段时间延搁的现象称为房室延搁（atrioventricular delay）。安静时，房室延搁需耗时约0.1 s，从而使心房和心室的兴奋相距0.1 s，这就保证了心室收缩只能发生在心房收缩结束后，使心室能进行充分的充盈，实现其泵血功能。房室结是窦性冲动由心房传入心室的唯一传导通路，房室延搁的存在使该处成为传导阻滞的好发部位。

（四）收缩性

细胞兴奋后能产生收缩的特性称为收缩性。心肌的工作细胞具有收缩性，心室肌的收缩性受前负荷、后负荷和心肌收缩能力的影响。骨骼肌的收缩是以运动单位为基础进行的，如运动神经纤维上的动作电位频率足够高，可产生完全强直收缩；而且，在骨骼肌的兴奋－收缩耦联过程中，胞质中增加的 Ca^{2+} 全部来自肌质网。心肌细胞无论在结构上还是功能上均与骨骼肌存在区别，因此心肌的收缩也有以下不同于骨骼肌的特点。

1. "全或无"式收缩　由于左、右心房或左、右心室均是功能合胞体，相邻的心房肌细胞或心室肌细胞之间存在缝隙连接，兴奋可以在细胞间迅速传播。因此，心房肌或心室肌的收缩是"全或无"的，即左、右心房或左、右心室一旦产生收缩，则整个心房或整个心室几乎同时收缩，这种同步收缩有利于心脏实现其泵血功能。

2. 心室肌不发生完全强直收缩　由于心室肌细胞的有效不应期特别长，包括收缩期和舒张早期，因此心室肌的再次收缩只能发生在舒张早期以后，即不会发生完全强直收缩，这就保证了心室总是有一段舒张期，总是能进行血液的充盈，进行收缩与舒张相交替的活动。

3. 对细胞外液的 Ca^{2+} 依赖性大　心肌的兴奋 – 收缩耦联是一个钙致钙释放的过程，需要依赖胞外 Ca^{2+} 的内流进行触发。经 L 型钙通道内流的 Ca^{2+} 量决定了 RyR2 释放的 Ca^{2+} 量。通常情况下，心肌细胞兴奋，胞质内 Ca^{2+} 浓度升高，约只有 1/2 的肌钙蛋白 C（TnC）与 Ca^{2+} 结合，引起细胞收缩；若经 L 型钙通道内流的 Ca^{2+} 量增加，通过钙致钙释放使胞质 Ca^{2+} 浓度进一步升高，更多的 TnC 和 Ca^{2+} 结合，这可使活化横桥数增加，心肌收缩能力增强。实验也观察到，在一定范围内，增加胞外 Ca^{2+} 浓度，心肌收缩能力增强；如去除胞外的 Ca^{2+}，心肌仍可产生动作电位，但不能产生收缩，即产生兴奋 – 收缩脱耦联或电 – 机械分离现象。

三、体表心电图

心脏的电活动通过心脏周围的导电组织和体液传到体表，用测量电极记录下来即为心电图（electrocardiogram，ECG）或体表心电图（surface ECG）。ECG 反映心脏兴奋的产生、传导和恢复过程，但与心脏的泵血活动无直接关系。心电活动的时间、途径、方向和次序均有一定的规律性和重复性，临床上 ECG 用于诊断和分析各种心律失常、传导障碍、急性心肌缺血和心肌梗死等心脏疾病。

（一）体表心电图与单个心肌细胞跨膜电位的关系

虽然体表心电图来源于心肌电活动，但体表心电图与单个心肌细胞跨膜电位变化曲线有很大的不同（图 4-15），这是因为：①体表心电图是整个心脏在泵血过程中的电活动总和在体表的反映，跨膜电位变化曲线反映的是单个心肌细胞电活动及其变化。②记录方法不同。体表心电图属于细胞外记录法，可测量兴奋区与静息区、已复极部位与仍处于兴奋状态部位之间的电位差，静息状态下或肌膜各处均处于去极化状态时均可能出现等电位线，但是心电图无法加以区别；而心肌细胞跨膜电位变化曲线是通过胞内记录法测到的，即将参考电极放置在膜外，测量电极插入到膜内，记录膜内、外两侧的电位差，所以，很容易对静息电位和动作电位加以区别。③心电图是在体表记录到的心脏电变化，其波形可因电极的放置部位不同而不同；而胞内记录法记录的心肌细胞跨膜电位变化曲线，在同一个心肌细胞记录到的曲线是恒定的。

尽管体表心电图与单个心肌细胞跨膜电位变化曲线有显著的不同，但两者之间还是存在明显的对应关系（图 4-15）。ECG 的 P 波对应的是心房肌的去极化；QRS 波群对应的是心室肌的去极化；ST 段对应的是心室肌动作电位平台期的早期，此时心室肌各处之间没有电位差，形成的 ST 段位于心电图基线（即等电位线）上；T 波相当于心室肌动作电位平台期后期和复极 3 期，T 波的产生与此时心室肌各处存在复极化差异，各处的电位高低不一致有关。

（二）正常典型心电图的波形及其生理意义

在人体不同部位放置的引导电极与心电图机连接的线路称为 ECG 导联（ECG lead）。由爱因托芬（W. Einthoven）创立的、在临床上广泛使用的国际通用导联体系为常规 12 导联体系，该体系包括反映心肌电活动在两个肢体之间存在电位差的三个标准肢体导联（即 I、II 和 III 导联）、反映心肌电活动在某一肢体呈现电变化的三个加压单极肢体导联（即 aVR、aVL 和 aVF 导联）及反映心肌电活动在胸壁某处呈现电变化的六个单极胸导联（即 $V_1 \sim V_6$ 导联）。ECG 记录纸上的最小方格的高和宽各为 1 mm，其中横线表示时间，纵线表示电压。通过调节走纸速率和放大器灵敏度，使 1 mm 横线代表 0.04 s，1 mm 纵线代表 0.1 mV，这样就可以在记录纸上直接读出心电图各波段的时间和电压幅值。不同导联记录到的 ECG 波形会有所不同，此处以标准Ⅱ导联记录到的一个心动周期的 ECG 为例，介绍 ECG 各波、段和间期的正常值及其生理意义（图 4-27）。

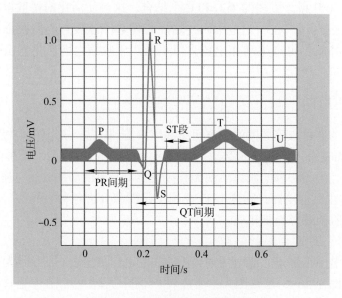

图 4-27　正常典型心电图的波形

1. P 波　在一个心动周期中 ECG 记录到的第一个钝圆形的波称为 P 波（P wave），P 波反映两心房的去极化过程，其时间一般小于 0.12 s，振幅一般小于 0.25 mV。心房发生纤维性颤动时，P 波消失，代之以细小杂乱的房颤波形。

2. QRS 波群　出现在 P 波之后的幅度较高、形状尖锐的波群称为 QRS 波群（QRS complex）。典型的 QRS 波群包括三个波，首先出现的位于 ECG 基线以上的正向波称为 R 波，R 波之前的负向波称为 Q 波，R 波之后的第一个负向波称为 S 波。QRS 波群反映两心室的去极化过程。健康人 QRS 波群历时 0.06 ~ 0.10 s，肢体导联的 QRS 波群的振幅（正向波与负向波振幅的绝对值之和）一般不应都小于 0.5 mV。QRS 波群时间延长，反映兴奋在心室内传导的时间延长，可能存在室内传导阻滞或者心室肥厚；QRS 波群振幅增大，提示有心室肥厚。

3. T 波　QRS 波群之后出现的一个持续时间较长的、向上的波称为 T 波（T wave）。T 波反映两心室的复极化过程。T 波的方向与 QRS 波群的主波方向一致，历时 0.05 ~ 0.25 s，振幅一般为 0.1 ~ 0.8 mV。

4. U 波　在 T 波之后 0.02 ~ 0.04 s 记录到的振幅很小的波称为 U 波（U wave）。U 波的方向一般与 T 波一致，历时 0.1 ~ 0.3 s，振幅常低于 0.05 mV。U 波的来源及其生理意义尚不十分清楚。

5. PR 间期（PR interval）　又称 PQ 间期，是指从 P 波起点到 QRS 波群起点之间的时程，它反映从心房开始去极化到心室开始去极化所需要的时间，其中，大部分时间用于兴奋在房室交界区内的传导，故又称房室传导时间。PR 间期一般为 0.12 ~ 0.20 s，当发生房室传导阻滞时，PR 间期延长。

6. QT 间期 从 QRS 波群起点到 T 波终点的时程称为 QT 间期（QT interval），代表从心室开始去极化至心室复极化完毕所需要的时间。QT 间期的长短与心率负相关，即心率越快，QT 间期越短。心率为 60 ~ 100 次 /min 时，QT 间期的正常值为 0.32 ~ 0.44 s。QT 间期延长可能诱发严重的室性心律失常。

7. ST 段 从 QRS 波群终点到 T 波起点之间的线段称为 ST 段（ST segment），它代表整个心室均处于去极化状态，相当于心室肌细胞均处于动作电位的平台期，心室肌各部分之间不存在电位差，所以正常心电图 ST 段位于基线或接近基线水平。心肌缺血时 ST 段可出现异常的抬高或下移。

第三节 血 管 生 理

人体的心血管系统和淋巴系统共同组成了一套连续且封闭的管道系统，称为循环系统。心血管系统由心脏、血管组成，血管包括动脉、毛细血管和静脉，动脉将心脏射出的血液输送到毛细血管，在毛细血管处进行物质交换后，血液经静脉返回心脏。淋巴系统是心血管系统的辅助系统，由淋巴管道、淋巴组织和淋巴器官组成，毛细血管动脉端生成的组织液有小部分进入毛细淋巴管，形成淋巴，淋巴经淋巴管、淋巴干、胸导管和右淋巴导管，最后汇入静脉，构成血液的一部分。

一、血管的分类

（一）血管的组织学分类

根据组织学结构可将血管分为动脉、静脉和毛细血管。动脉血管壁由内向外分为内膜、中膜和外膜三层。内膜由内皮细胞（endothelial cell，EC）、内皮下层和内弹性膜组成。外膜由疏松结缔组织组成，其中含弹性纤维和胶原纤维。不同的动脉，其中膜差异较大。大动脉（large artery）的中膜以弹性膜为主，血管平滑肌（vascular smooth muscle，VSM）较少；中动脉（medium-sized artery）的中膜平滑肌很丰富；小动脉（small artery）是指管径为 0.3 ~ 1 mm 的动脉，其中膜有 3 ~ 9 层平滑肌；微动脉（arteriole）是指管径小于 0.3 mm 的动脉，中膜只有 1 ~ 2 层平滑肌。毛细血管管径一般只有 6 ~ 8 μm，其管壁由内皮细胞和基膜组成。静脉系统包括微静脉（venule）、小静脉（small vein）、中静脉（medium-sized vein）和大静脉（large vein），从微静脉到大静脉管径逐渐增大、管壁逐渐增厚。静脉管壁也可分为内膜、中膜和外膜三层，但其管壁薄，三层的分界不清，平滑肌和弹性组织不及动脉丰富。管径大于 2 mm 的静脉常有静脉瓣，起到防止血液反流的作用。

（二）血管的功能性分类

根据生理功能可将血管分为弹性储器血管、分配血管、毛细血管前阻力血管、毛细血管前括约肌、交换血管、毛细血管后阻力血管、容量血管和短路血管。

1. 弹性储器血管 主动脉、肺动脉主干及其大分支，这些血管的管径大，管壁厚且富含弹性纤维，具有较大的可扩张性和弹性，故称之为弹性储器血管（windkessel vessel）。在心室射血期，射出的血液有一部分流向了外周，另一部分则被暂时储存在扩张了的主动脉、肺动脉等大动脉内；当心室舒张，扩张的大动脉发生弹性回缩，将射血期内多容纳的那部分血液继续向外周方向推进（图4-28）。可见，大动脉的这种弹性储器作用可将心室的间断射血转化为血管内血液的连续流动。

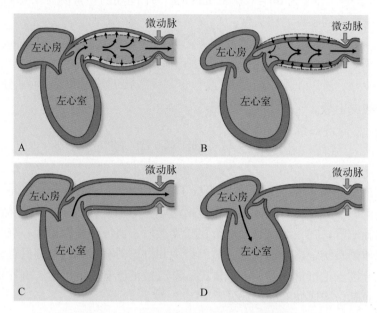

图4-28　大动脉的弹性储器作用示意图

由于存在外周阻力，心室收缩射血（A）时，一部分血液暂时储存在弹性储器血管中，心室舒张（B）时，扩张的大动脉发生弹性回缩，使血管内的血液继续保持流动；假如不存在外周阻力或者主动脉及其大分支为刚性管道，心室收缩（C）时射出的血液在射血期全部流向外周，心室舒张（D）时血管内的血液停止流动。

2. 分配血管　从弹性储器血管之后到小动脉之前的动脉管道，其管壁中弹性纤维的成分逐渐减少，而平滑肌的成分逐渐增加，这些血管的主要功能是将血液输送至各组织、器官，故称之为分配血管（distribution vessel）。实际上，分配血管属于中动脉。

3. 毛细血管前阻力血管　小动脉、微动脉位于毛细血管之前，其管径较细，管壁有平滑肌成分，是产生血流阻力的主要部位，故称为毛细血管前阻力血管（precapillary resistance vessel）。交感神经和体液因素可通过调节小动脉、微动脉的口径，影响外周阻力及其所供应器官的血流量。

4. 毛细血管前括约肌（precapillary sphincter）　是指分布于真毛细血管起始部的平滑肌，属于毛细血管前阻力血管的一部分，它是微循环的分闸门，其舒缩活动可以控制真毛细血管网的开放或关闭，并以此控制某一时间内真毛细血管网的开放数量。毛细血管前括约肌一般不受交感神经支配，其舒缩活动主要受局部代谢水平的调控。

5. 交换血管　毛细血管（capillary）管壁仅由单层内皮细胞和一薄层基膜构成，口径虽小，但数量众多，总的截面积很大，加上血流缓慢，通透性较大，因此，毛细血管是血液和组织液进行物质交换的场所，故称之为交换血管（exchange vessel）。一般来说，脂溶性物质可通过整个毛细血管壁进行交换，而水溶性物质则通过毛细血管壁上的微孔进行交换。

6. 毛细血管后阻力血管（postcapillary resistance vessel）　是指微静脉。微静脉处的血流阻力不大，微静脉的舒缩活动通过影响毛细血管前、后阻力的比值，决定了毛细血管血压的高低，继而影响毛细血管处组织液的生成与回流。

7. 容量血管　静脉壁薄、口径大、数量多，在安静状态下，人体约有64%的循环血量容纳在静脉系统内（表4-3），故将静脉系统称为容量血管（capacitance vessel）。由于其容量大，当交感神经兴奋引起静脉收缩时，虽然静脉血压变化不大，

表4-3　安静时人体心血管系统的血液分布

心血管系统	血量（总血量%）
体循环	84
大、中动脉	13
小动脉、微动脉和毛细血管	7
静脉系统	64
肺循环	9
心脏	7

但静脉回心血量显著增加，从而使心室充盈量增加，搏出量增加。

8. 短路血管　分布于手指、足趾、耳郭等处皮肤血管床中的、微动脉和微静脉之间的直接吻合支称为短路血管（shunt vessel）。短路血管可使微动脉内的血液不经过毛细血管床而直接流入微静脉，其舒缩活动主要受交感神经支配，可能与体温调节有关。

二、血流动力学

血液在心血管系统中流动的力学称为血流动力学（hemodynamics）。血流动力学是流体力学的一个分支，通过分析血流量、血流阻力、血压及其相互关系，了解血液在心血管系统中的运动情况。但是，由于血液是由血细胞、血浆等成分组成的悬浮液，不是理想液体；由于血管系统是一个有无数分支的弹性管道系统，不是刚性管道，所以，血流动力学既具有一般流体力学的特性，又有其自身的特点。

（一）血流量和血流速度

血流量（blood flow）也称为容积速度（volume velocity），是指单位时间内流过血管某一截面的血量，单位通常为mL/min或L/min。血流速度（blood velocity）是指血液中的某一质点在血管内移动的线速度，单位通常为cm/s或m/s。就血管内流动的血液而言，其血流速度与血流量成正比、与血管的横截面积成反比。

1. 层流和湍流　血液在心血管系统内的流动方式可分为层流和湍流两种（图4-29）。层流（laminar flow）是指液体中每个质点的流动方向都与血管的长轴平行，但各质点的流速不同，在血管轴心处的质点流速最快，质点越靠近血管壁流速越慢，在血管的纵向剖面上，各轴层的流速矢量（即箭体长度）的顶端连线形成一抛物线。正常情况下，人体内血液的流动方式以层流为主。但是，当血液的流速加快到一定程度时，血液不再保持分层流动，此时血液中各个质点的流动方向不再一致，并可能出现漩涡，这种流动方式称为湍流（turbulence）。

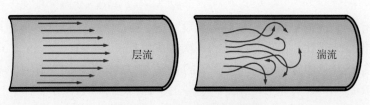

图4-29　层流和湍流示意图

可用雷诺数（Reynolds number，Re）来判断血流的方式或分析湍流的形成条件。雷诺数的计算公式为：

$$Re = \frac{VD\rho}{\eta} \tag{4-10}$$

上式中的 Re 为无量纲数，没有单位；V 是血液的平均流速（单位为 cm/s），D 是管腔直径（单位为 cm），ρ 是血液密度（单位为 g/cm³），η 是血液黏度（单位为泊）。通常，Re 超过 2 000 是发生湍流的条件。显然，在血流速度快、血管口径大、血液黏度低的情况下容易出现湍流。在生理情况下，心室腔内存在湍流，这种血流方式有利于对来自肺不同部位的含氧量不同的血液进行充分混合，从而使心室泵出含氧量均匀一致的血液。在房室瓣狭窄、主动脉瓣狭窄和动脉导管未闭等病理情况下，在体表听诊时可闻及湍流引起的特殊杂音。

2. 泊肃叶定律　泊肃叶（J. L. M. Poiseuille）研究了牛顿液体水在刚性管道中进行层流时的流动规律，得出了著名的泊肃叶定律（Poiseuille law），即：

$$Q = \frac{\pi \Delta P r^4}{8\eta L} \tag{4-11}$$

上式中的 Q 是液体流量，π 为圆周率，ΔP 代表管道两端的压力差，r 是管道半径，L 是管道长度，η 是液体的黏度。泊肃叶定律表明，Q 与 ΔP 和 r 的四次方成正比，与 L 和 η 成反比。血管半径是决定组织、器官血流量的重要因素，若其他因素相同，血管收缩，血管半径减小到原来的 1/2，则血流量只有原来的 1/16。血液在血管系统中的流动规律一般符合泊肃叶定律，但需要强调的是由于血液为非牛顿液体，且血管不是管径均匀的刚性管道，如将泊肃叶定律应用于血液循环，Q 与 ΔP 实际上并不是线性关系。此外，如血液以湍流的方式进行流动时，泊肃叶定律已不再适用。

（二）血流阻力

1. 血流阻力的概念　血液在血管内流动时，血液各成分之间及血液与血管壁之间的摩擦所产生的阻力称为血流阻力（resistance to blood flow）。由于血流阻力的存在，血液在血管内流动时需消耗能量并最终转化为热能，因此，从动脉到静脉，血压逐渐降低。血流阻力一般不能直接测量，而需通过计算得出。血流量 Q、血管两端的压力差 ΔP 和血流阻力（R）之间的关系是：

$$Q = \frac{\Delta P}{R} \tag{4-12}$$

即血流量与血管两端的压力差成正比，与血流阻力成反比。再结合泊肃叶定律，即可得出计算血流阻力的公式：

$$R = \frac{8\eta L}{\pi r^4} \tag{4-13}$$

上式中，η 是血液的黏度，L 是血管长度，r 是血管半径。可见，血流阻力与血液的黏度、血管的长度成正比，与血管半径的 4 次方成反比。

2. 外周总阻力　体循环整个血管床的血流阻力称为外周总阻力（total peripheral resistance，TPR）。

无论是体循环还是肺循环，心室泵出的血液要依次流经由动脉、毛细血管和静脉相互

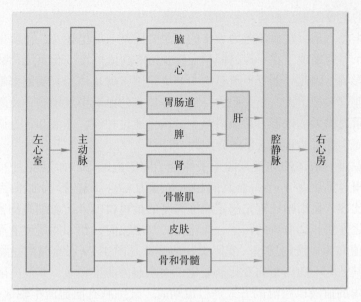

图 4-30 体循环各段血管的串联和各器官血管床的并联关系示意图

串联构成的血管系统，最后返回心房（图 4-30）。串联管道的 TPR 等于各段管道的阻力之和，即：

$$TPR = R_A + R_{Cap} + R_V \qquad (4-14)$$

（R_A：动脉阻力；R_{Cap}：毛细血管阻力；R_V：静脉阻力）

在体循环，供应各器官的血管之间呈并联关系（图 4-30）。并联管道的 TPR 的倒数等于各个器官血流阻力的倒数之和，即：

$$\frac{1}{TPR} = \frac{1}{R_1} + \frac{1}{R_2} + \frac{1}{R_3} + \cdots + \frac{1}{R_n} \qquad (4-15)$$

对于任何并联排列的器官，其总阻力比任何器官的单独阻力要小。对于毛细血管来说，多数是并联的，但肾内肾小球毛细血管与肾小管周围的毛细血管是串联关系，肠和肝毛细血管也是串联关系。

虽然单根毛细血管的半径最小，但由于机体全身处于并联关系的毛细血管数量非常多，导致其总截面积很大，可达 2 500 cm^2，所以毛细血管的总血流阻力并不是整个体循环中最大的。与之形成比较的是微动脉，单根微动脉的半径比毛细血管大，但因全身微动脉的总截面积只有 40 cm^2，远低于毛细血管，所以在体循环中，微动脉的血流阻力要比毛细血管大。安静状态下体循环的小动脉和微动脉的血流阻力约占 TPR 的 57%（表 4-4），是产生血流阻力的主要部位，故称其为毛细血管前阻力血管。TPR 主要是指小动脉、微动脉处的血流阻力。

3. 影响血流阻力的主要因素　成年人的血管长度一般变化不大，因此，决定或

表 4-4　安静状态下体循环各段血管的血流阻力

血管	血流阻力（TPR%）
主动脉和大动脉	9%
小动脉及其分支	16%
微动脉	41%
毛细血管	27%
静脉	7%

影响血流阻力的主要因素是血管半径和血液黏度。

（1）血管半径　是决定血流阻力大小的最主要因素。前已述及，血流量与血流阻力成反比；对于一个器官来说，在一段时间里血管长度和血液黏度变化不大，故血流阻力主要受血管半径的影响，因此，器官血流量的主要决定因素就是该器官毛细血管前阻力血管的半径。如阻力血管口径增大，血流阻力降低，该器官的血流量就增多；反之，阻力血管口径减小，血流阻力增大，该器官血流量减少。机体通过神经、体液和自身调节机制调节血管的口径，从而实现对器官血流量的分配调节。

（2）血液黏度　液体的黏度来源于液体分子间的内摩擦。如温度为37℃，水的黏度为1，全血的相对黏度为4～5，血浆的相对黏度为1.6～2.4。影响血液黏度的主要因素有：①血细胞比容，血细胞比容是决定血液黏度的最重要因素。血细胞比容愈大，血液黏度就愈高；反之亦然。②血流的切率，血流方式为层流时，相邻两层血液流动速度之差和液层厚度的比值称为血流的切率。实际上，切率就是图4-29层流时的抛物线的斜率。血浆为牛顿液，其黏度不随切率的变化而变化；而全血为非牛顿液，其黏度随切率的减小而增大。当血管内的血液以层流的方式进行流动时，红细胞有向血流中轴部分移动的趋势，这种现象称为轴流（axial flow）。如切率较高，轴流现象明显，此时，红细胞的长轴与血管的纵轴平行，血流中的红细胞发生旋转或相互撞击的机会都很少，故血液的黏度较低；反之，如切率低，则血液黏度较高。③血管口径，当血液在直径小于0.3 mm的微动脉内流动时，只要切率足够高，随着血管口径的进一步变小，血液黏度也随之降低，从而大大降低了血液在小血管中流动时所遇到的阻力，对机体有明显的益处。产生此效应的机制尚不完全清楚，可能与小血管内血液的血细胞比容较低有关。④温度，血液的黏度随温度的降低而升高。人体的体表温度比深部温度低，如机体长时间处于寒冷的环境中，血液流经暴露的体表部分时黏度升高，可导致局部血液循环障碍。

（三）血压

血管内流动的血液作用于单位面积血管壁上的侧压力（即压强）称为血压（blood pressure）。按照国际标准计量单位规定，压强的单位为帕（Pa）或千帕（kPa），但临床上习惯用毫米汞柱（mmHg）来表示血压的数值，1 mmHg=0.133 3 kPa；由于大静脉的血压较低，有时用厘米水柱（cmH_2O）为单位，1 cmH_2O =0.098 kPa。因血液在血管内流动过程中需克服血流阻力而消耗能量，所以从动脉到静脉，血压逐渐降低，血压的下降幅度与该段血管的血流阻力成正比。在体循环，微动脉的血流阻力最大，所以血压降落幅度最大、降落速度最快（图4-31）。通常所说的血压，一般是指动脉血压（arterial blood pressure）。

三、动脉血压与动脉脉搏

（一）动脉血压

动脉血压一般是指主动脉血压。由于从主动脉至肱动脉，血压降落的幅度很小，故临床上常用肱动脉血压代表主动脉血压。

1. 动脉血压的形成条件　包括心血管系统内有足够的血液充盈量、心脏做功和外周阻力的存在。

（1）血液充盈量　是动脉血压形成的前提条件。心血管系统血液的充盈程度可用循环系统平均充盈压（mean circulatory filling pressure）来表示。在动物实验中，用电刺激造成

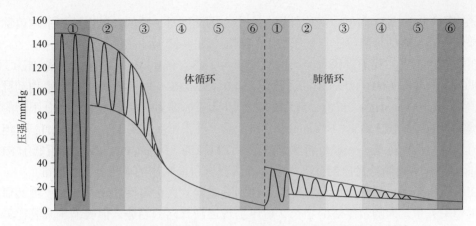

图 4-31 水平位置时正常人体心血管系统不同部位的血压示意图

体循环：①左心室；②主动脉至中动脉；③小、微动脉；④毛细血管；⑤微静脉至大静脉；⑥腔静脉和右心房。

肺循环：①右心室；②肺动脉至中动脉；③小、微动脉；④毛细血管；⑤微、小静脉；⑥肺静脉和左心房。

暂时的室颤，使血流暂停，此时，循环系统中各处的血压都相同，该血压即为循环系统平均充盈压，其高低取决于循环血量与心血管系统容量的比例。如循环血量增多或心血管系统容量减小，则循环系统平均充盈压就升高；相反，如循环血量减少或心血管系统容量增大，则循环系统平均充盈压就降低。据估计，人的循环系统平均充盈压接近 7 mmHg。

（2）心脏做功（射血）和外周阻力　心脏活动所做的机械外功主要用于维持血压。由于存在外周阻力，心室射血时，约只有 1/3 的血液在射血期流向外周，射出的另外 2/3 血液形成对动脉管壁的侧压强，使弹性储器血管扩张，主动脉血压升高，将心室收缩时释放的能量以势能的形式暂时储存在弹性储器血管的管壁中；当心室舒张时，扩张的弹性储器血管回缩，将在心室射血期储存的一部分势能转变为推动血液流动的动能，从而使血管内的血液继续向前流动，并使动脉血压在心室舒张期仍能维持在较高水平。如果心室在没有外周阻力的情况下进行射血，心室做功释放的能量将全部转化为血流的动能，射出的血液将全部流至外周，因此就不可能使动脉血压升高（图 4-28）。

血管两端的压力差与血流量和血流阻力均成正比。如将人体体循环的血管系统视作一个从主动脉开始到腔静脉结束的管道系统，则血流量就是心输出量（CO），血管两端的压力差即为主动脉平均压（P_A）与腔静脉平均压（P_V）之差，体循环的总血流阻力即 TPR。因此：

$$P_A - P_V = CO \times TPR \qquad (4-16)$$

由于腔静脉平均压接近于零，予以忽略不计，主动脉平均压即平均动脉压（mean arterial pressure，MAP），则上式可简化为：

$$MAP = CO \times TPR \qquad (4-17)$$

可见，决定动脉血压高低的主要因素是心输出量和 TPR。

2. 动脉血压的正常值　在一个心动周期中，动脉血压随着心室的收缩与舒张发生周期性的变化。心室收缩时主动脉血压的最高值称为收缩压（systolic pressure），心室舒张时主动脉血压的最低值称为舒张压（diastolic pressure），更准确地说，收缩压是指快速射血期末的主动脉血压，而舒张压则是指心室舒张末期的主动脉血压。收缩压与舒张压的差值称为脉搏压（pulse pressure），简称脉压。一个心动周期每一瞬间动脉血压的平均值称为平均动脉压，其粗略估算值等于舒张压加 1/3 脉压（图 4-32）。

在安静状态下，我国健康青年人的收缩压为 13.3 ~ 16.0 kPa（100 ~ 120 mmHg）、舒张压为 8.0 ~ 10.6 kPa（60 ~ 80 mmHg）、脉压为 4.0 ~ 5.3 kPa（30 ~ 40 mmHg）、平均动脉压约为 13.3 kPa（100 mmHg）。目前，我国的高血压诊断标准为：在未使用抗高血压药的情况下，诊室收缩压 ≥18.7 kPa（140 mmHg）和（或）舒张压 ≥ 12.0 kPa（90 mmHg）。但对低血压尚无统一诊断标准，一般可将收缩压低于 12.0 kPa（90 mmHg）或舒张压低于 8.0 kPa（60 mmHg）作为诊断低血压的标准。表 4-5 为我国目前采用的血压分类和标准。

在生理状态下，动脉血压存在年龄、性别等差异。无论男性还是女性，年龄和血压均存在正相关关系，即随着年龄的增长，血压呈现逐渐升高的趋势，但收缩压升高比舒张压升高更显著，因此脉压逐渐增大。从青春期开始，血压出现性别的差异，女性在围绝经期前动脉血压较同龄男性略低，围绝经期后则与同龄男性相同或稍高于同龄男性。健康人的动脉血压还存在昼夜节律性波动的现象，表现为双峰一谷，即每天 6:00—10:00、16:00—20:00 各有一高峰；夜间血压明显降低，2:00—3:00 时的血压为全天最低。

3. 影响动脉血压的因素　动脉血压受搏出量、心率、外周阻力等生理性因素的影响，也受到主动脉和大动脉的弹性、循环血量等物理性因素的影响。此处在基于假设其他因素

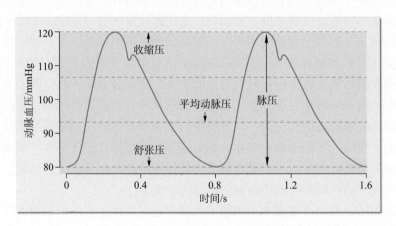

图 4-32　正常动脉血压曲线示意图

表 4-5　血压水平的分类和定义　　　　　　　　　　　单位：mmHg

分类	收缩压		舒张压
正常血压	< 120	和	< 80
正常高值血压	120 ~ 139	和（或）	80 ~ 89
高血压	≥ 140	和（或）	≥ 90
1 级高血压（轻度）	140 ~ 159	和（或）	90 ~ 99
2 级高血压（中度）	160 ~ 179	和（或）	100 ~ 109
3 级高血压（重度）	≥ 180	和（或）	≥ 110
单纯收缩期高血压	≥ 140	和	< 90

不变的前提下，讨论单因素变化对动脉血压的影响，但在整体情况下，动脉血压的变化往往是各种因素相互作用的综合结果。

（1）搏出量 量增加时，快速射血期末主动脉内血量增加，对动脉管壁的侧压强增大，收缩压升高，而这可使血液流向外周的速度加快，心室舒张期流向外周的血量增加，导致心室舒张末期主动脉增加的血量较快速射血期末增加的血量少，故舒张压升高不多，脉压增大。反之，搏出量减少可引起收缩压明显下降，而舒张压降低不多，脉压减小。一般来说，收缩压的高低主要反映搏出量的多少。

（2）心率 加快时，心室收缩期和舒张期均缩短，但舒张期缩短的比例更大，在心室舒张期流至外周的血量减少，心室舒张末期主动脉存留血量增加，舒张压升高；如搏出量不变，心室射血时主动脉内血量增加，动脉血压升高，流向外周的血流速度加快、血流量增加，故收缩压升高不多，脉压减小。而心率减慢时，舒张压下降幅度较收缩压下降幅度更显著，故脉压增大。可见，在生理状态下，心率的改变对舒张压的影响较大。

（3）外周阻力 如增大，心室舒张期血液向外周流动的速度减慢，心室舒张末期主动脉存留的血量增加，故舒张压升高；而在心室收缩期，如搏出量不变，射血期主动脉的血量增加、动脉血压升高，这可加速血液流向外周，故收缩压升高不多，脉压减小。反之，外周阻力降低则引起舒张压下降，而收缩压降低不多，脉压增大。可见，在心率变化不大的情况下，舒张压的高低主要反映外周阻力的大小，外周阻力的大小主要取决于阻力血管的口径和血液的黏度。

（4）主动脉和大动脉的弹性储器作用 除了可使血管内的血液连续保持流动外，还起到缓冲血压变化的作用。心室射血时，主动脉和大动脉被动扩张，可容纳的血量增加，防止收缩压过高；心室舒张时，主动脉和大动脉弹性回缩，其作用除了使血液在血管内继续保持流动外，还可防止舒张压过低。可见，主动脉和大动脉的弹性储器作用可缓冲动脉血压的变化，使脉压减小。老年人由于主动脉和大动脉管壁硬化，缓冲血压变化的作用减弱，故脉压增大。

（5）循环血量与血管系统容量的比例 心血管系统内有足够的血液充盈量是形成血压的前提条件，这里的足够是指循环血量要大于当时血管床的容积。急性大失血导致循环血量减少或药物过敏，细菌毒素作用等引起血管系统容量增大，都会引起循环血量与血管系统容量的比例失衡，动脉血压降低。

（二）动脉脉搏

在心脏的泵血活动过程中，因动脉的压力和容积发生周期性变化所引起的动脉管壁的周期性搏动称为动脉脉搏（arterial pulse）。浅表部位的动脉脉搏用手指即能触摸到，临床上检查脉搏一般选择桡动脉，有时也可选择颈动脉、股动脉或其他动脉。

1. 动脉脉搏的波形 用脉搏描记仪记录到的浅表动脉脉搏的波形称为脉搏图（sphygmogram）。动脉脉搏的波形一般包括上升支和下降支两部分（图4-33）。

（1）上升支 产生在心室快速射血期，由于心室射血量大、射血速率快，动脉血压迅速上升，引起管壁突然扩张，故正常脉搏图上升支较陡。上升支的斜率和幅度受射血速率、搏出量和射血时所遇阻力的影响，如射血速率慢、搏出量少、射血阻力大，则上升支的斜率小、幅度低；反之则斜率大、幅度高。

（2）下降支 动脉脉搏图下降支的中间有一小波，称为降中波（dicrotic wave），降中

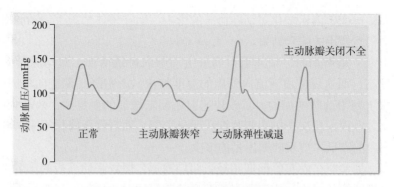

图 4-33　生理和几种病理情况下的脉搏图

波前的小切迹称为降中峡（dicrotic notch）。降中峡之前的下降支发生在心室减慢射血期，由于射血量减少，射入动脉内的血量少于从动脉流向外周的血量，动脉血压逐渐降低，动脉管壁回缩，形成下降支的前段。当心室开始舒张时，由于室内压下降，主动脉内的血液向心室方向反流，反流的血液除了使主动脉瓣很快关闭外，还使主动脉根部的容积增大，然后，反流的血液被主动脉瓣弹回，使动脉血压稍升，从而产生降中峡和降中波。随后由于心室舒张，血液继续流向外周，动脉血压继续降低，构成下降支的后段。下降支的下降速率和降中峡的位置大致可反映外周阻力的大小。如外周阻力大，则脉搏曲线下降支前段的下降速率慢，降中峡的位置较高，下降支后段的坡度较陡；反之，则下降支前段的下降速率快，降中峡位置较低、下降支后段较为平坦。

动脉脉搏图可反映搏出量、外周阻力和动脉管壁弹性的变化，有助于对某些疾病的诊断。例如主动脉狭窄时，由于射血阻力大、射血速率慢、搏出量少，动脉脉搏图表现为上升支的斜率小，幅度低（图 4-33）。主动脉瓣关闭不全时，在心室舒张期有一部分血液反流入心室，故下降支很陡，降中波不明显或消失。大动脉弹性减退时，脉压增大，动脉脉搏图上升支的斜率大、幅度高。

在生理状态下，动脉脉搏的频率与心搏频率一致，脉搏的速率、节律、强弱和紧张度能反映心脏和血管的功能。

2. 动脉脉搏波的传播　动脉脉搏波发生于主动脉起始部，并以一定的速率沿动脉管壁向末梢血管传播，其传播速率远较血流快。一般来说，动脉管壁的顺应性越大、脉搏波的传播速率就越慢。主动脉、大动脉和小动脉上的脉搏波的传播速率分别为 3～5 m/s、7～10 m/s 和 15～35 m/s。老年人，由于主动脉的顺应性降低，其脉搏波的传播速率可达10 m/s。

由于外周阻力的存在和动脉管壁的可扩张性，动脉脉搏波在传播过程中逐渐衰减。由于安静时微动脉的血流阻力最大，故在微动脉段之后脉搏波即大为减弱，至毛细血管，脉搏已基本消失。

四、静脉血压和静脉回心血量

静脉的容量和顺应性均很大，在安静状态下主要起血液储存库的作用。在神经或体液因素的作用下，静脉的收缩或舒张可有效调节静脉回心血量，从而影响心输出量。

（一）静脉血压

各段血管血压的降低幅度与该段血管的血流阻力大小成正比，当血液经过毛细血管抵达微静脉时，血压已降至 15～20 mmHg，流经下腔静脉时，血压只有 3～4 mmHg，右心房的血压最低，接近于 0 mmHg。

右心房和胸腔段腔静脉的血压称为中心静脉压（central venous pressure，CVP）。中心静脉压的数值较低，一般以 cmH_2O 为单位，其正常变动范围为 4～12 cmH_2O。中心静脉压的高低取决于心脏射血能力与静脉回心血量的关系。假如静脉回心血量不变而右心室射血能力减弱，或者右心室射血能力不变但静脉回心血量增加，均可使中心静脉压升高；反之，中心静脉压降低。

在生理状态下，如心脏射血能力增强，搏出量增加，静脉回心血量即增多；而静脉回心血量增多，心室前负荷增大，经心肌异长自身调节使搏出量增加。即心脏射血能力和静脉回心血量总能相互适应，使中心静脉压也能稳定于正常范围内。如患者发生了右心衰竭，右心室不能将回流的血液及时射入动脉，导致中心静脉压升高；而输血、输液过多过快或容量血管过度收缩，引起静脉回心血量大幅度增加，中心静脉压也会升高。临床上用输液治疗休克时，除观察动脉血压变化外，也要观察中心静脉压的变化。如中心静脉压偏低或有下降趋势，常提示输液量不足；如中心静脉压高于正常或有升高的趋势，则提示输液过快或出现心脏射血功能不全。

各器官静脉的血压称为外周静脉压（peripheral venous pressure）。外周静脉压也可反映心脏的功能状态。如右心衰竭，CVP 升高，静脉回流受阻，血液滞留在外周静脉内，导致外周静脉压升高，出现颈静脉怒张、肝充血肿大和下肢水肿等体征。

（二）重力对静脉压的影响

由于受地球重力场的影响，血管内的血液可对血管壁产生一定的静水压（hydrostatic pressure），因此机体各段血管的血压除了心脏做功形成的那部分外，还要加上静水压。各段血管静水压的高低与人体的体位有关。人在平卧时，身体各部分的血管大致处在与心脏相同的水平，故静水压也基本相同。当机体由平卧位转为直立位时，右心房内压仍接近于零，心脏水平以下的血管血压升高，如足部血管血压比平卧位高约 80 mmHg，这增高的部分相当于从足至心脏这样一段血液柱高度形成的静水压；心脏水平以上的血管血压降低，如脑膜矢状窦内压可降至 –10 mmHg（图 4-34）。对于处在同一水平的动脉和静脉来说，重力形成的静水压大小是相同的，但静水压对于静脉功能的影响远大于动脉，这是因为静脉血压低，管壁薄，管壁中弹性纤维和平滑肌较少，其充盈程度易受到血管跨壁压的影响。这里的跨壁压（transmural pressure）是指血液对血管壁的压力和血管外组织对管壁的压力之差，即血管壁内、外的压力差。一定的跨壁压是维持血管充盈的必要条件。如跨壁压太

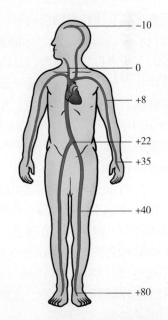

图 4-34　直立体位对不同部位静脉血压的影响

数字为重力引起静脉压升高或降低的数值，单位为 mmHg。

小，静脉发生塌陷，其横截面由圆形变为椭圆形，静脉容积减小；相反，跨壁压增大，静脉充盈膨胀，容积增大。所以，人在直立时，足部静脉充盈膨胀，而颈部静脉则发生塌陷。

（三）静脉回心血量

静脉回心血量是指由静脉回流入心脏的血量。体循环单位时间内的静脉回心血量取决于外周静脉压和中心静脉压之间的压力差值及静脉对血流的阻力。影响静脉回心血量的因素如下。

1. 循环血量与血管系统容量的比例 可用循环系统平均充盈压来衡量。如循环血量增加或容量血管收缩，血管系统的充盈程度增加，循环系统平均充盈压升高，则静脉回心血量增多；反之，如循环血量减少或容量血管舒张，则静脉回心血量减少。

2. 心肌收缩力 增强时，搏出量增加，心室射血后的剩余血量减少，可引起心室舒张时室内压降低，心室对心房和大静脉中血液的抽吸力量增大，从而使静脉回心血量增加。反之，如心肌收缩力减弱，静脉回心血量减少。右心衰竭所致的颈静脉怒张等体征，左心衰竭所致的肺淤血和肺水肿均与心肌收缩力减弱、静脉回流受阻有关。

3. 体位改变 人体的大多数容量血管位于心脏水平以下，当机体从平卧位转为直立位时，由于静水压的作用，身体低垂部分静脉因跨壁压升高而扩张，心脏水平以下的容量血管比平卧时多容纳了约 500 mL 的血液，引起静脉回心血量暂时减少，中心静脉压降低。长期卧床的患者，由于静脉的可扩张性较大，腹壁和下肢肌肉的收缩力量减弱，对静脉的挤压作用减弱，如从平卧位突然转为直立位，可因静脉回心血量过少导致心输出量减少，动脉血压下降，出现脑供血不足，引起头晕甚至昏厥。

4. 骨骼肌的挤压作用 由于静脉内瓣膜的限制，血液只能由外周流向心脏。当骨骼肌在进行节律性舒缩活动时，肌肉收缩，肌肉内或肌肉间的静脉受到挤压，静脉内的血液流向心脏；肌肉舒张，因静脉内压力较低，有利于血液从毛细血管流入静脉，使静脉充盈；当肌肉再次收缩时，又将较多的血液挤向心脏，从而使静脉回心血量增加。骨骼肌的节律性舒缩活动与静脉瓣一起组合成静脉泵（venous pump）或肌肉泵（muscle pump），促进静脉血液的回流。例如，人体站立不动时足部的静脉压约为 80 mmHg，步行时则可降至 25 mmHg 以下，跑步时足部的静脉压更低。如果人长时间处于站立位或坐位，由于缺乏肌肉泵的作用，血液淤积在下肢，导致静脉压升高，可出现下肢水肿。如果骨骼肌保持持续的收缩状态，静脉持续受压，静脉回心血量则减少。

5. 呼吸运动 胸膜腔内压通常为负压，故胸腔内的大静脉跨壁压较大，常处于扩张充盈的状态。呼吸运动对静脉回流也起着"泵"的作用。吸气时，胸膜腔内压负值增大，使胸腔内大静脉、右心房进一步扩张，引起中心静脉压降低，外周静脉压与中心静脉压的压力差增大，右心静脉回心血量增加；呼气时则相反，使右心静脉回心血量减少。然而，呼吸运动对左心静脉回流的影响和对右心的影响不同。吸气时肺扩张，肺部血管容积增大，能容纳更多的血液，而回流入左心房的血量减少；呼气时则相反，可使回流入左心房的血量增多。

五、微循环

微循环（microcirculation）是指微动脉和微静脉之间的血液循环，其基本功能是运送营养物质到组织并带走组织中的代谢产物，实现血液与组织液之间的物质交换，以保证体内各器官的生理功能得以正常进行。

（一）微循环的组成

不同组织、器官除了形态和功能不同外，其微循环结构也有所不同。一个典型的微循环由微动脉、后微动脉（metarteriole）、毛细血管前括约肌、真毛细血管（true capillary）、通血毛细血管（thoroughfare capillary）、动静脉吻合（arteriovenous anastomosis）和微静脉等部分组成（图 4-35）。

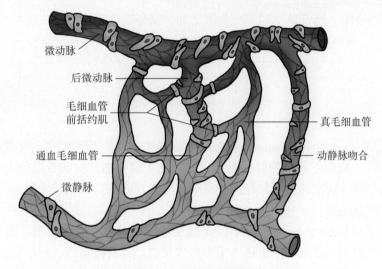

图 4-35　微循环模式图

微动脉是小动脉的末梢分支，属阻力血管，其管壁有环形的平滑肌，这些平滑肌受神经、体液因素的调控，起着"总闸门"的作用，平滑肌的收缩或舒张决定整个微循环血流量。微动脉的分支称为后微动脉，后微动脉只有一层平滑肌细胞，每条后微动脉可供血给一条或数条真毛细血管。分布于真毛细血管起始端的、由 1~2 个平滑肌细胞形成的环状结构称为毛细血管前括约肌，在微循环起"分闸门"的作用，可决定进入真毛细血管血流量的多少。真毛细血管由后微动脉以直角方向分出，其管壁由单层内皮细胞构成，外包有一薄层基膜，总厚度约 0.5 μm；内皮细胞之间的连接处存在沟通毛细血管内、外的微小裂隙，称为细胞间裂隙，这是真毛细血管通透性较大的主要原因；据估计，真毛细血管和有交换功能微静脉的总有效交换面积达 1 000 m² 左右，因而该处是物质交换的主要场所。通血毛细血管是后微动脉的直接延伸，其管壁平滑肌逐渐稀少乃至消失。动静脉吻合是吻合微动脉和微静脉之间的通道，其管壁结构类似微动脉。微静脉可分为两部分，较细的微静脉管壁没有平滑肌，属交换血管；较大的微静脉属于毛细血管后阻力血管，在微循环中起着"后闸门"的作用，其管壁分布有平滑肌，这些平滑肌受神经、体液因素的调节，其舒缩活动可影响毛细血管血压和静脉回心血量。

（二）微循环的血流通路

在一个典型的微循环中，沟通微动脉和微静脉的血流通路有迂回通路、直捷通路和动静脉短路三条（图 4-36）。

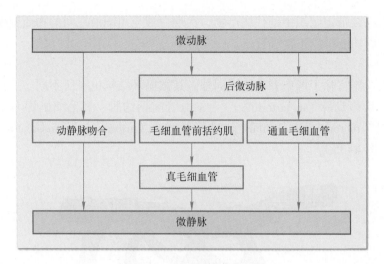

图 4-36　微循环的血流通路

1. 迂回通路（circuitous channel）　是指血液经微动脉、后微动脉、毛细血管前括约肌、真毛细血管，最后汇入微静脉的血流通路。由于真毛细血管的管壁很薄，迂回曲折，穿插于各细胞间隙，缓慢的血流流经此通路时，可实现血液与组织液之间的物质交换，所以该通路又称营养通路。

2. 直捷通路（thoroughfare channel）　是指血液经微动脉、后微动脉、通血毛细血管，而后汇入微静脉的血流通路。由于通血毛细血管和微动脉直接贯通，管径较粗，且经常处于开放状态，所以直捷通路的血流速度较快，几乎无物质交换功能，其主要功能是使一部分血液通过阻力较小的途径迅速返回心脏，以保证静脉回心血量。直捷通路在骨骼肌的微循环中较多见。

3. 动静脉短路（arteriovenous shunt）　是指血流经微动脉、动静脉吻合而流入微静脉的血流通路。该通路血管壁较厚，血流速度快，无物质交换的功能，且经常处于关闭状态。人的皮下分布有大量的动静脉短路，当环境温度升高，动静脉短路开放增多，皮肤血流量增加，从而增加机体的散热量；当环境温度降低，由于动静脉短路的关闭，皮肤血流量减少，有利于保留机体的热量。可见，动静脉短路的主要功能是参与对机体体温的调节。

（三）微循环的血流动力学

1. 毛细血管血压　血液流入真毛细血管后，由于存在血流阻力，血压逐渐降低。据测量，毛细血管动脉端、中段和静脉端的血压分别为 30 ~ 40 mmHg、25 mmHg 和 10 ~ 15 mmHg。毛细血管血压的高低取决于毛细血管前阻力和毛细血管后阻力的比值。比值增大，毛细血管血压降低；比值减小，毛细血管血压升高。

2. 微循环血流量的调节　后微动脉和毛细血管前括约肌不断发生的、每分钟 5 ~ 10 次的交替性收缩和舒张活动，称为血管运动（vasomotion）。通过血管运动，同一部位的真毛细血管可产生交替性的开放和关闭。

血管运动主要与局部组织的代谢活动有关。如真毛细血管关闭，局部组织逐渐出现低氧和代谢产物积聚，这可引起后微动脉和毛细血管前括约肌舒张，真毛细血管开放，毛细血管血流量增加；随着局部代谢产物被运走、氧分压回升，后微动脉和毛细血管前括约肌发生收缩，真毛细血管又关闭，如此周而复始（图 4-37）。

由于存在血管运动，同一部位的真毛细血管及同一组织器官不同部位的真毛细血管，其开放与关闭均是轮流交替进行的。安静时，在同一时间内，骨骼肌的真毛细血管只有 20%～35% 处于开放状态；当机体运动时，由于骨骼肌代谢活动增强，真毛细血管开放数量增加，组织血流量增加，从而满足其代谢需求。可见，微循环的血流量总是能与组织的代谢活动水平相适应。

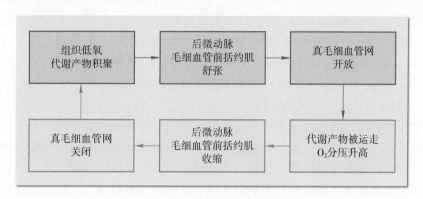

图 4-37　微循环血流量的调节

（四）血液与组织液之间的物质交换方式

细胞通过细胞膜与组织液进行物质交换，组织液通过毛细血管壁与血液进行物质交换，即细胞与血液之间进行的物质交换需以组织液为中介。血液和组织液之间的物质交换方式包括扩散、滤过、重吸收和吞饮等。

1. 扩散　为血液和组织液之间进行物质交换的最主要方式。溶质分子的扩散速率取决于毛细血管壁两侧该物质的浓度差、毛细血管壁的通透性和毛细血管壁的有效交换面积等因素。因扩散是顺浓度梯度进行的，所以毛细血管壁两侧溶质的浓度差决定其扩散的方向和扩散的速率。毛细血管壁上有很多细胞间裂隙，细胞间裂隙的大小与数量就决定了毛细血管壁的通透性，分子直径越小就越容易通过毛细血管壁的裂隙进行扩散；血浆蛋白由于分子较大，只有少量以扩散的方式通过毛细血管壁。对于脂溶性物质来说，整个毛细血管壁都成为其扩散界面，所以扩散面积大，扩散速率就极快；而非脂溶性物质需通过血管壁上的裂隙进行扩散，虽然毛细血管壁裂隙的总面积仅占毛细血管壁总面积的千分之一左右，但由于分子热运动的速率比毛细血管血流速率高几十倍，当血液流经毛细血管时，血管壁两侧的溶质分子有足够的时间进行物质交换。

2. 滤过和重吸收　在生理学中，将液体由毛细血管内向毛细血管外的移动称为滤过（filtration），而将毛细血管滤出的液体向毛细血管内的移动称为重吸收（reabsorption）。水中的溶质分子，如其分子直径小于毛细血管壁的裂隙，也能随同水分子一起通过毛细血管壁，这称为溶剂拖曳（solvent drag）。虽然血液和组织液之间通过滤过和重吸收方式进行的物质交换仅占很小一部分，但在组织液的生成和回流、维持血浆量和组织液量的动态平衡中起重要的作用。

3. 吞饮　除了有少量血浆蛋白可通过毛细血管壁上的裂隙漏入组织间隙外，血浆蛋白进入组织间隙的另一种方式就是吞饮，即毛细血管内皮细胞一侧的液体被内皮细胞膜包围并吞饮入胞内，形成吞饮囊泡，然后囊泡被运送至细胞的另一侧，并以出胞的方式将被转运的物质排至胞外。吞饮是毛细血管内皮细胞转运物质的一种方式，虽然运送的物质很少，速度缓慢，但对于血浆蛋白在血管内外的交换可能起重要作用。

六、组织液的生成与回流

组织、细胞之间的空隙称为组织间隙，组织间隙内的液体称为组织液（tissue fluid），又称组织间液（interstitial fluid）。除了邻近毛细血管的那部分组织液呈溶胶状态、可自由流动外，大部分组织液呈胶冻状，不能自由流动。组织液中的水和溶解于其中的各种溶质分子可与血液或细胞内液进行物质交换。由于毛细血管壁的结构特点，血浆与组织液中的电解质浓度很接近，但血浆中的蛋白质浓度远高于组织液。

（一）组织液的生成与回流的原理

组织液的生成是指血浆通过毛细血管壁进入组织间隙的过程，这是一个滤过过程；组织液的回流是指组织液通过毛细血管壁返回血管内的过程，这是一个重吸收过程。血液流经毛细血管时，促进血浆滤过的力包括毛细血管血压和组织液胶体渗透压，促进组织液重吸收的力包括血浆胶体渗透压和组织液静水压。滤过力与重吸收力的代数和称为有效滤过压（effective filtration pressure，EFP）。因此，有效滤过压可用下式表示：

有效滤过压 =（毛细血管血压 + 组织液胶体渗透压）−（组织液静水压 + 血浆胶体渗透压）

$$(4-18)$$

健康人的毛细血管动脉端的血压平均为 32 mmHg，毛细血管静脉端的血压平均为 14 mmHg；血浆胶体渗透压平均为 25 mmHg；组织液的静水压和组织液的胶体渗透压很难直接测量，一般假设分别为 2 mmHg 和 8 mmHg。将上述数据代入公式，可以算出毛细血管动脉端和静脉端的有效滤过压分别为 13 mmHg 和 −5 mmHg。因此，在毛细血管动脉端，有效滤过压为正值，滤过力大于重吸收力，血浆滤出毛细血管生成组织液；在毛细血管静脉端，有效滤过压为负值，滤过力小于重吸收力，组织液被重吸收回血管内。单位时间内通过毛细血管壁滤过的液体量（V）为：

$$V = K_f \times 有效滤过压 \qquad (4-19)$$

式中的 K_f 是滤过系数，其大小取决于毛细血管壁对液体的通透性和滤过面积。一般来说，在毛细血管动脉端滤过的液体量占流过血浆量的 0.5% ~ 2%，动脉端生成的组织液约有 90% 在静脉端被重吸收，其余的组织液进入毛细淋巴管，形成淋巴液（图 4-38）。

需要指出的是，并不是所有的毛细血管均是动脉端进行组织液生成、静脉端进行回流。有的毛细血管血压较高，可能整根毛细血管的有效滤过压均为正值，只能进行滤过而无重吸收；有的毛细血管血压较低，可能整根毛细血管的有效滤过压均为负值，只能进行重吸收而无滤过。

（二）影响组织液生成与回流的因素

在正常情况下，组织液的生成量与回流量之间保持动态平衡，这种平衡一旦被打破，组织液生成增多和（或）回流减少，组织间隙积聚过多的液体，即可形成组织水肿（edema）。凡能影响有效滤过压、淋巴回流和毛细血管壁通透性的因素均能影响组织液的

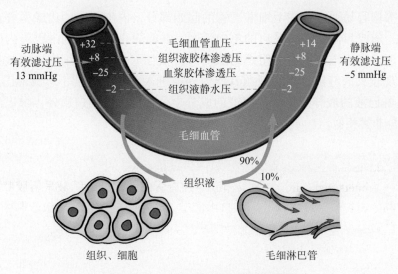

动脉端
有效滤过压
13 mmHg

+32 —— ------ 毛细血管血压 ------ +14
+8 ------ 组织液胶体渗透压 ------ +8
−25 ------ 血浆胶体渗透压 ------ −25
−2 ------ 组织液静水压 ------ −2

静脉端
有效滤过压
−5 mmHg

毛细血管

90%

组织液

10%

组织、细胞

毛细淋巴管

图 4-38　组织液生成与回流示意图

生成与回流。

1. **毛细血管血压**　静脉压升高时，毛细血管内的血液流出受阻，毛细血管血压因而升高，有效滤过压增大，组织液生成增加，如超过淋巴回流的代偿能力，使组织间隙组织液积聚，即可出现水肿。血栓阻塞静脉腔、肿瘤压迫静脉管壁可因局部静脉压升高，引起局部水肿；右心衰竭可因体循环静脉压升高，引起全身性水肿；左心衰竭可因肺静脉压升高，引起肺水肿。

2. **血浆胶体渗透压**　肝硬化、严重营养不良或肾病综合征患者，由于蛋白质合成减少或丢失过多，使血浆蛋白浓度降低、血浆胶体渗透压下降，因此有效滤过压增大，组织液生成增加，如超过淋巴回流的代偿能力，即可发生水肿。

3. **淋巴回流**　毛细血管动脉端生成的组织液约 10% 是经由毛细淋巴管回流的。如肿瘤压迫淋巴干或丝虫病患者的淋巴管被堵塞，致使淋巴回流受阻，含蛋白质的组织液在组织间隙积聚，使组织液胶体渗透压升高，有效滤过压升高。淋巴回流受阻与有效滤过压的升高均可使组织液的生成与回流失平衡，形成淋巴水肿（lymphedema）。

4. **毛细血管壁的通透性**　过敏、烧伤、炎症、冻伤和昆虫咬伤等情况下，由于毛细血管壁通透性的增大，血浆蛋白漏入组织液增多，导致血浆胶体渗透压降低，组织液胶体渗透压升高，有效滤过压增大，液体在组织间隙积聚，引起组织水肿。

七、淋巴液的生成与回流

淋巴系统由淋巴管道、淋巴组织和淋巴器官（包括淋巴结、胸腺、脾和扁桃体等）组成，是心血管系统的重要辅助系统。毛细淋巴管以稍膨大的盲端起始于组织间隙，彼此吻合成网，并逐渐汇合成大的淋巴管。全身的淋巴液经毛细淋巴管收集后，流经淋巴管、淋巴干，最后经右淋巴导管和胸导管汇入静脉。

（一）淋巴液的生成与回流的生理意义

毛细淋巴管的管壁由单层内皮细胞构成，管壁外没有基膜，故通透性极高，蛋白质、脂类、细菌等均容易通过。在毛细淋巴管的起始部分，内皮细胞的边缘呈叠瓦状或鱼鳞状相互叠盖，形成只向管腔内开启的单向活瓣，并能阻止进入毛细淋巴管内的组织液向组织间隙反流。当组织液积聚在组织间隙内时，相互重叠的内皮细胞边缘被拉开，内皮细胞之间出现较大的缝隙，组织液顺着压力梯度进入毛细淋巴管，形成淋巴液（lymph）（图4–39）。淋巴液的成分与该处组织液的成分十分相近；除蛋白质外，淋巴液的成分也与血浆的成分非常相似。

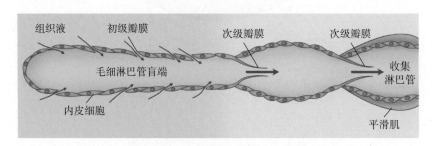

图4–39　毛细淋巴管和收集淋巴管的结构示意图

淋巴管的管壁中有平滑肌，淋巴管中有瓣膜。当淋巴管中充满淋巴液发生扩张时，淋巴管壁的平滑肌收缩，并与瓣膜相配合，推动管内淋巴液向心脏方向流动。可见，淋巴管壁平滑肌的收缩和瓣膜共同构成"淋巴管泵"，推动淋巴从外周向心脏方向流动。

淋巴回流的生理意义有：①回收蛋白质。这是淋巴回流最重要的生理意义。组织液中的血浆蛋白分子不能被重吸收入毛细血管，但却很容易通过毛细淋巴管壁进入淋巴液。通过淋巴回流，每天带回到血液的蛋白质量达75~200 g，从而将组织液胶体渗透压维持在较低的水平，并使血浆蛋白浓度保持在正常范围内。②调节血浆和组织液之间的液体平衡。健康成年人安静时，每天的淋巴液生成量为2~4 L，大致相当于全身的血浆总量，所以，淋巴回流在维持组织液的生成与重吸收的平衡中起着重要的作用。③运输脂肪的消化产物与脂溶性维生素。小肠内的脂溶性维生素和大部分脂肪消化产物经小肠绒毛内的毛细淋巴管吸收，然后再进入血液循环。④淋巴结的防御屏障作用。淋巴液在回流入血的过程中要经过多个淋巴结。组织液中不能被毛细血管重吸收的较大分子及组织中的红细胞和细菌等在经过淋巴结时，可被其中的具有吞噬功能的巨噬细胞所清除，从而降低感染扩散的危险；此外，淋巴结还能产生淋巴细胞与浆细胞，参与免疫反应。

（二）影响淋巴液生成与回流的因素

1. 组织间隙与毛细淋巴管之间的压力差　是驱动组织液进入毛细淋巴管的动力，组织间隙压力升高或毛细淋巴管压力降低均能促进淋巴液的生成，其中以组织间隙压力升高更为重要。凡是能使组织间隙液体积聚的因素都能通过增加组织间隙压力，促进淋巴液的生成。

2. 外部对淋巴管的压迫　由于淋巴管壁薄，压力低，任何外部对淋巴管的压迫都能推动淋巴液流动，例如骨骼肌的节律性收缩、邻近动脉的搏动、外部物体对组织的压迫和按摩等都能成为推动淋巴回流的动力。

第四节　心血管活动的调节

机体可通过神经调节、体液调节和自身调节机制，对心肌收缩力、心率、阻力血管和容量血管的口径等方面进行调节，以维持动脉血压的相对稳定，使心输出量和血液在各组织、器官的分配能适应当时新陈代谢的需要，或者对各组织器官的血流量进行重新分配，以保证体内重要器官的血液供应。

一、神经调节

心脏和血管平滑肌均接受自主神经的支配，其中，心脏受心交感神经（cardiac sympathetic nerve）和心迷走神经（cardiac vagus nerve）的双重支配，而大部分血管只接受交感缩血管纤维的单一神经的支配（图 4-40）。机体对心血管活动的神经调节是通过各种心血管反射实现的。

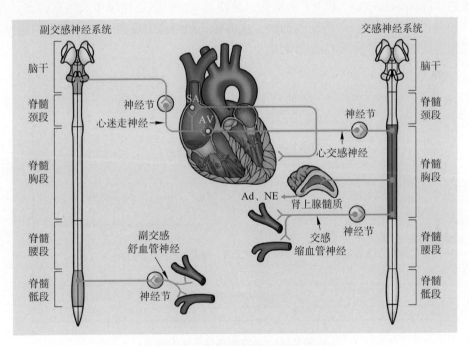

图 4-40　心脏和血管的主要神经支配
SA：窦房结；AV：房室结；Ad：肾上腺素；NE：去甲肾上腺素。

（一）心血管的神经支配

1. 心脏的神经支配　支配心脏的自主神经包括外来神经（主要是心交感神经和心迷走神经）和内在的心脏神经节丛，后者主要集中在心外膜脂肪垫内，由自主神经节及其发出的节后纤维组成。在正常情况下，这些自主神经纤维共同调节着心肌的兴奋性、自律性、传导性和收缩性。

（1）心交感神经及其作用　心交感神经节前神经元的胞体位于脊髓第 1~5 胸段的中间外侧柱（intermediolateral column，IML），节后神经元的胞体位于星状神经节和颈交感神经节内，节后神经元的轴突即节后纤维支配心脏的窦房结、房室结、房室束、心房肌和心室肌等部分。

　　心交感神经节后纤维释放去甲肾上腺素，与心肌细胞膜中的 β_1 受体（$\beta_1 R$）结合，经 G_s–AC–cAMP 信号转导通路激活 PKA，PKA 可使底物蛋白磷酸化，引起如下生理效应：① PKA 使窦房结 P 细胞 I_f 和 I_{Ca-T} 加强，4 期自动去极化速度加快，窦房结 P 细胞自律性增加，导致心率加快，产生正性变时作用（positive chronotropic action）。② PKA 使房室结慢反应自律细胞 I_{Ca-L} 通道磷酸化，I_{Ca-L} 增强，动作电位 0 期去极化速度加快、幅度增大，因而兴奋在房室结的传导速度加快，产生正性变传导作用（positive dromotropic action）；由于房室延搁缩短，心室收缩在心房收缩之后开始得更早、进行得更快，这有利于心率加快后心室舒张时的充盈。③ PKA 使工作细胞 I_{Ca-L} 通道磷酸化而被激活，I_{Ca-L} 通道的开放概率增加，动作电位期间 Ca^{2+} 内流量增加，由于心肌的兴奋 – 收缩耦联是一种钙致钙释放的过程，Ca^{2+} 内流量增加可激活更多的 RyR2，使胞质 Ca^{2+} 浓度进一步升高，后者通过增加活化联结数，产生正性变力作用（positive inotropic action）（图 4–41）；此外，PKA 可使受磷蛋白（phospholamban，PLB）磷酸化，并使其与纵行肌质网膜中的钙泵解离，导致钙泵活动加强，肌质网对 Ca^{2+} 的回收加快，这可使心肌舒张时胞质 Ca^{2+} 浓度下降速度加快，心肌舒张速度加快，静脉回心血量增加。

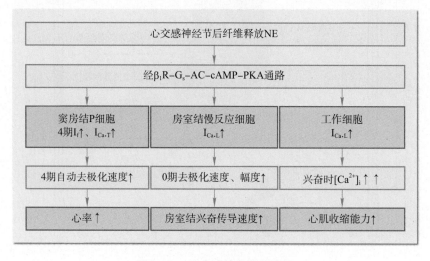

图 4–41　心交感神经及其作用

　　总之，心交感神经兴奋，通过正性变时、变传导和变力作用使心输出量增加，上述这些作用可被非选择性 β 受体阻断药普萘洛尔（propranolol）或选择性 β_1 受体阻断药阿替洛尔（atenolol）、美托洛尔（metoprolol）所阻断。左、右心交感神经节后纤维对心脏的支配有所不同。左侧心交感神经主要支配房室结和心室肌，其兴奋效应主要是引起搏出量增加；右侧心交感神经主要支配窦房结，其兴奋效应主要是引起心率加快。

　　（2）心迷走神经及其作用　心迷走神经节前神经元的胞体位于延髓的迷走神经背核和疑核，其节前纤维走行于迷走神经干中，在心底部与心交感神经一起组成心神经丛，然后在心内神经节换元，其节后纤维支配窦房结、心房肌、房室结、房室束及其分支，心室肌中心迷走神经纤维数量很少。

心迷走神经节后纤维释放乙酰胆碱，与心肌细胞膜中的 M_2 受体（M_2R）结合，经 G_i-AC-cAMP 信号转导通路，使 PKA 活性降低，从而表现出与心交感神经大致相反的效应。①窦房结 P 细胞 I_f 和 I_{Ca-T} 减弱，4 期自动去极化速度减慢；同时，由于 G 蛋白可直接激活 I_{K-ACh} 通道，使 K^+ 外流增加，最大复极电位水平下移；4 期自动去极化速度减慢和最大复极电位水平下移均能使窦房结 P 细胞自律性降低，引起心率减慢，产生负性变时作用（negative chronotropic action）。②房室结慢反应自律细胞 I_{Ca-L} 减弱，动作电位 0 期去极化速度减慢、幅度减小，兴奋在房室结的传导速度减慢，产生负性变传导作用（negative dromotropic action）。③工作细胞 I_{Ca-L} 减弱，心肌细胞兴奋时胞质 Ca^{2+} 浓度上升幅度减小；而 I_{K-ACh} 的增强使工作细胞动作电位时程缩短，平台期进入胞质的 Ca^{2+} 量减少；两者均可引起心肌收缩能力减弱，产生负性变力作用（negative inotropic action）（图 4-42）。因心迷走神经在心室肌中分布很稀疏，这种负性变力作用主要表现为心房肌收缩能力减弱。所以，心迷走神经兴奋引起心输出量减少的主要原因是心率减慢，而非搏出量减少。

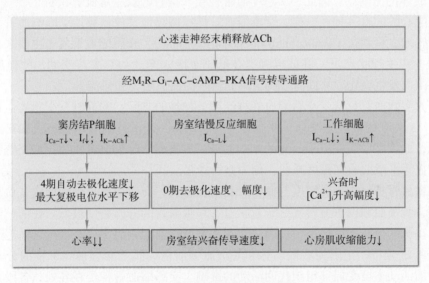

图 4-42 心迷走神经及其作用

总之，心迷走神经兴奋，通过负性变时、变传导和变力作用使心输出量减少，这些作用可被 M 受体阻断药阿托品（atropine）所阻断。左、右心迷走神经节后纤维对心脏的支配也存在差异。左侧心迷走神经主要支配房室结，其兴奋效应主要是引起房室传导减慢；右侧心迷走神经主要支配窦房结，其兴奋效应主要是引起心率减慢。

可见，心脏主要受心交感神经和心迷走神经的双重支配，两者的作用相互拮抗，共同对心脏的泵血功能进行调节。在安静状态下，心交感神经和心迷走神经持续发放低频冲动影响心脏活动的现象分别称为心交感紧张（cardiac sympathetic tone）和心迷走紧张（cardiac vagal tone）。安静时，心迷走紧张占优势，故心率为 60～100 次/min，低于窦房结 P 细胞的固有兴奋频率，此时如用阿托品阻断心迷走神经对心脏的抑制作用，心率可升至

150～180次/min，但β受体阻断药仅能使心率稍减慢，说明安静时心交感紧张的作用较弱。运动时则相反，心交感紧张占优势，心率可超过窦房结P细胞的固有兴奋频率，使用β受体阻断药可对心脏产生明显的抑制作用。

心脏除接受心交感神经和心迷走神经支配外，在心脏内还存在多种肽能神经纤维，其末梢可释放血管活性肠肽、神经肽Y、降钙素基因相关肽或阿片样肽等肽类物质，这些肽类物质可与乙酰胆碱、去甲肾上腺素等其他递质共存于同一神经元内，其作用尚不完全清楚，可能参与对心肌和冠状动脉活动的调节，并协调心交感神经和心迷走神经的心脏效应。

2. 血管的神经支配　支配血管的神经纤维可分为缩血管神经（vasoconstrictor nerve）和舒血管神经（vasodilator nerve）两大类。除毛细血管和最细的微静脉外，几乎所有的血管都接受自主神经的支配。

（1）交感缩血管神经（sympathetic vasoconstrictor nerve）　节前神经元的胞体位于脊髓胸、腰段灰质的中间外侧柱内，节后神经元的胞体位于椎旁和椎前神经节内。节后纤维释放的去甲肾上腺素可与血管平滑肌上的 α_1 受体、β_2 受体结合，前者引起血管平滑肌收缩，后者引起舒张。由于去甲肾上腺素与 β_2 受体的结合能力弱，且多数血管上 β_2 受体的分布密度较 α 受体的密度低，因此，交感缩血管神经兴奋后的效应是血管收缩。

与支配心脏的自主神经一样，交感缩血管神经持续地发放低频冲动影响血管活动的现象称为交感缩血管紧张（sympathetic vasoconstrictor tone）。交感缩血管紧张主要来自脊髓以上的中枢，在生理状态下，其放电频率在低于1次/s至8～10次/s变动，使血管口径可在较大范围内发生变化，从而有效调节不同器官的血流阻力和血流量。

人体大多数血管只接受交感缩血管神经单一神经的支配。安静时，交感缩血管神经持续发放1～3次/s的低频率冲动，使血管平滑肌保持一定的持续收缩状态；如交感缩血管紧张增强，血管平滑肌在原来收缩的基础上进一步收缩，称为血管收缩；如交感缩血管紧张减弱，血管平滑肌收缩程度减弱，称为血管舒张。

交感缩血管神经的分布密度与血管所在部位有关，交感缩血管神经在皮肤血管中分布密度最高，骨骼肌和内脏血管次之，冠状血管和脑血管的分布密度最低。在同一器官的血管中，微动脉的分布密度最高，后微动脉和毛细血管前括约肌中分布极少，而毛细血管则没有神经纤维分布。正因为后微动脉和毛细血管前括约肌上交感神经末梢的分布密度较低，其舒缩活动主要受局部组织代谢活动的影响。交感缩血管神经在各处、各段血管上分布的差异是应急条件下血流重新分配的结构基础。当交感缩血管神经兴奋时，皮肤、骨骼肌和内脏血管显著收缩，从而引起相应的组织、器官血流量减少，外周阻力增大，动脉血压升高，而脑、心等重要器官的血流量得以维持；同时，由于不同血管段上神经纤维的分布密度不同，交感缩血管神经兴奋可使毛细血管前阻力和后阻力的比值增大，毛细血管血压降低，这可减少局部组织液的生成、促进组织液的回流；此外，交感缩血管神经兴奋可使容量血管收缩，循环系统平均充盈压升高，静脉回心血量增多。

（2）舒血管神经　体内有小部分血管除接受交感缩血管神经支配外，还接受舒血管神经的支配。

1）交感舒血管神经：骨骼肌中的微动脉接受交感缩血管神经和交感舒血管神经（sympathetic vasodilator nerve）的双重支配。在猫和犬等动物，交感舒血管神经在平时并无紧张性活动，但当动物情绪激动或发生防御反应时，交感舒血管神经兴奋，其节后纤维释放的乙酰胆碱与血管内皮细胞细胞膜上的 M 受体结合，通过刺激 NO 的生成引起骨骼肌微动脉舒张，微循环尤其是直捷通路的血流量增加，以适应上述情况下骨骼肌对血流量增加的需求。在人体可能也存在交感舒血管神经。

2）副交感舒血管神经：有少数血管接受交感缩血管神经和副交感舒血管神经（parasympathetic vasodilator nerve）的双重支配。与交感舒血管神经一样，副交感舒血管神经释放的乙酰胆碱与血管内皮细胞的 M 受体结合，产生舒血管效应。面神经中支配软脑膜血管和唾液腺血管的副交感纤维、迷走神经中支配肝血管的副交感纤维及盆神经中支配外生殖器的副交感纤维均属于副交感舒血管神经，这些神经纤维的活动主要调节所支配器官的局部血流量，对 TPR 影响不大。

3）脊髓背根舒血管纤维：脊髓背根传入神经在外周末梢处发出的支配微动脉的分支称为脊髓背根舒血管纤维（dorsal root vasodilator fiber），其末梢释放的递质尚未明确，可能是降钙素基因相关肽。

当皮肤受到伤害性刺激时，感觉传入冲动除了沿传入纤维传向中枢外，还经末梢分叉处的另一分支即脊髓背根舒血管纤维传出，通过末梢释放某种神经递质，引起受刺激部位的微动脉舒张，局部血流量增加，皮肤出现红晕。这是一种局部性的防御反应，血流量的增加有利于损伤组织的修复（图 4-43）。上述仅通过轴突外周部分即可完成的反应称为轴突反射（axon reflex），轴突反射没有中枢的参与，所以并不是一种通常所指的反射。

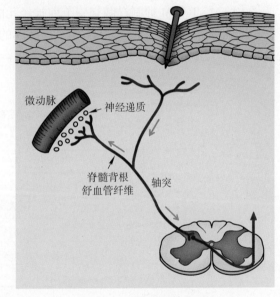

图 4-43　轴突反射示意图

（二）心血管中枢

中枢神经系统中参与调控心血管活动的神经元集中的部位称为心血管中枢（cardiovascular center）。心血管中枢广泛分布于从脊髓到大脑皮质的多个水平。高位中枢的控制信息和外周多种感受器的传入信息在心血管中枢内进行整合后，通过改变心交感神经、心迷走神经和交感缩血管神经的紧张性活动，实现对心脏和血管功能的调节。

1. 脊髓的心血管中枢　心交感神经和交感缩血管神经的节前神经元的胞体位于脊髓胸、腰段灰质的中间外侧柱，副交感舒血管神经节前神经元的胞体位于脊髓骶段灰质的中间外侧柱内。延髓头端腹外侧区和下丘脑室旁核等心血管中枢通过控制脊髓心血管神经元的活动，调节心交感神经和交感缩血管神经的紧张性活动，完成心血管反射。

2. 延髓的心血管中枢　调节心血管活动的最基本中枢位于延髓，延髓心血管中枢主要位于孤束核、延髓腹外侧区、迷走神经背核与疑核。

（1）孤束核（nucleus tractus solitarii, NTS）　是颈动脉窦和主动脉弓压力感受器、颈动脉体和主动脉体化学感受器、心肺感受器等传入神经的接替站。孤束核整合多方面的信息后发出纤维投射到延髓腹外侧区、迷走神经背核和疑核等处。

（2）延髓腹外侧区 可分为延髓头端腹外侧区（rostral ventrolateral medulla，RVLM）和延髓尾端腹外侧区（caudal ventrolateral medulla，CVLM）。

谷氨酸（glutamate，Glu）为兴奋性氨基酸，γ- 氨基丁酸（GABA）为抑制性氨基酸。CVLM 是 NTS 与 RVLM 间的中转站，CVLM 接受同侧 NTS 的谷氨酸能纤维投射，发出 γ- 氨基丁酸能纤维投射至同侧的 RVLM，抑制 RVLM 神经元的活动。RVLM 接受经 NTS 中转的外周传入信息，也接受几乎所有与心血管调节有关的核团的纤维投射，该处发出的下行纤维支配脊髓中间外侧柱的交感节前神经元。电刺激 RVLM 可引起交感神经活动增强，血压升高。

（3）迷走神经背核（dorsal nucleus of vagus nerve）与疑核（nucleus ambiguus） 是心迷走中枢（cardiac vagus center，CVC）的主要部位，内有心迷走神经节前神经元的胞体。CVC 内的神经元接受来自 NTS 和某些高位中枢的纤维投射，并发出心迷走神经支配心脏。

动脉压力感受器和容量感受器的传入冲动兴奋孤束核神经元，后者可直接兴奋 CVC，或经 CVLM、RVLM 抑制脊髓交感节前神经元的活动，从而使心迷走紧张增强、心交感和交感缩血管紧张降低。颈动脉体和主动脉体的传入冲动对 CVC 和脊髓交感节前神经元均产生兴奋作用（图 4-44）。

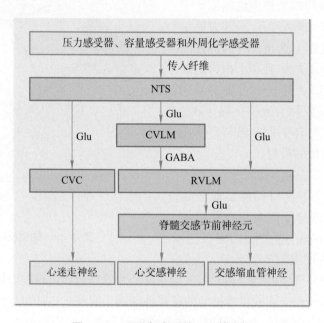

图 4-44 延髓与脊髓的心血管中枢

NTS：延髓孤束核；CVLM：延髓尾端腹外侧区；RVLM：延髓头端腹外侧区；

CVC：延髓心迷走中枢；Glu：谷氨酸；GABA：γ- 氨基丁酸。

窦性心律不齐是指窦性心律的起源未变，但节律不整。较常见的一类窦性心律不齐与呼吸周期有关，称为呼吸性窦性心律不齐（respiratory sinus arrhythmia），表现为吸气时，心交感紧张加强，心率加快，呼气时，心迷走紧张加强，心率减慢。

呼吸性窦性心律不齐的发生既与延髓的呼吸中枢和心血管中枢之间的相互作用有关，也与肺扩张反射、班布里奇反射及颈动脉窦和主动脉弓压力感受器反射有关（图 4-45）。

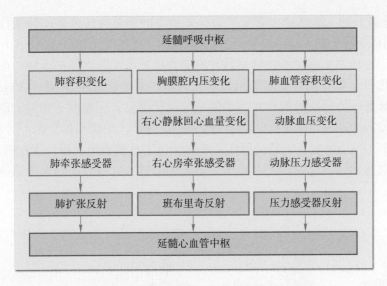

图 4-45　呼吸性窦性心律不齐的产生机制

当静脉回心血量增加致心房内压升高时，通过刺激容量感受器，反射性地使心率增快，该反射称为班布里奇反射（Bainbridge reflex）。吸气时，胸膜腔内压负值增大，右心静脉回心血量增加，右心房内压升高可引发班布里奇反射；吸气时，肺血管容积增大，左心静脉回心血量减少，左心心输出量减少，动脉血压降低，通过压力感受器反射使心率加快。中度肺充气，刺激呼吸道的牵张感受器，通过肺扩张反射反射性地抑制 CVC，引起心率加快，该反射的传入和传出神经纤维均为迷走神经。中枢因素也与呼吸性窦性心律不齐的产生有关，动物实验证明，延髓呼吸中枢的活动可通过心血管中枢影响心脏的活动。

3. 延髓以上的心血管中枢　在延髓以上的脑干部分及大脑和小脑中，也都存在与心血管活动有关的神经元，这些神经元在心血管活动调节中所起的作用较延髓心血管中枢更加高级，可对心血管活动和机体其他功能之间进行复杂的整合。例如下丘脑是一个非常重要的整合部位，下丘脑室旁核的下行纤维投射至 RVLM 或脊髓的 IML，调节心血管神经元的活动；下丘脑前部参与压力感受器反射的调节；下丘脑后部与外侧区有直接的投射纤维投射至延髓与脊髓，可增强交感神经的活动。大脑的一些部位，特别是边缘系统的结构能影响下丘脑和脑干其他部位的心血管神经元的活动，并和机体各种行为的改变相协调。大脑新皮质的运动区兴奋时，除引起相应的骨骼肌收缩外，还能引起该骨骼肌的血管舒张。刺激小脑的一些部位也可引起心血管活动的反应。

（三）心血管反射

当机体内、外环境发生变化时，通过各种心血管反射，对心输出量和外周阻力进行调节，使循环功能可适应于当时机体所处环境的变化，维持机体内环境的相对稳定，或通过对各组织器官的血流量进行重新分配，以保证体内重要器官的血液供应。

1. 颈动脉窦和主动脉弓压力感受器反射　颈动脉窦、主动脉弓压力感受器受到牵张刺激后所引起的对动脉血压的反射性调控称为颈动脉窦和主动脉弓压力感受器反射（baroreceptor reflex），又称降压反射（depressor reflex）。

（1）压力感受器及其传入神经　位于颈动脉窦（carotid sinus）和主动脉弓（aortic

arch）血管外膜下的、能感受血管壁被动扩张刺激的感觉神经末梢，分别称为颈动脉窦和主动脉弓压力感受器（baroreceptor）（图4-46），这些压力感受器有以下特点：①压力感受器属于机械牵张感受器，感受器并不能直接感受动脉血压的变化，而是感受动脉血压发生变化时动脉管壁所受到的机械牵张刺激；②动脉血压在 60～180 mmHg 范围变化时，颈动脉窦压力感受器的传入冲动频率与动脉管壁扩张程度正相关。动脉血压低于 60 mmHg 时传入冲动的频率很低，高于 180 mmHg 时传入冲动不再变化（图4-47）；③在同一血压水平，颈动脉窦压力感受器比主动脉弓压力感受器更灵敏；④在同一血压水平，压力感受器对脉动性压力刺激比平稳压力刺激更敏感，这与大动脉血压呈脉动性变化相适应。

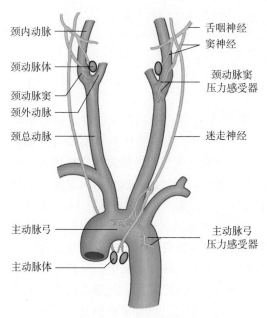

图4-46　颈动脉窦和主动脉弓部位的动脉压力
　　　　感受器和外周化学感受器

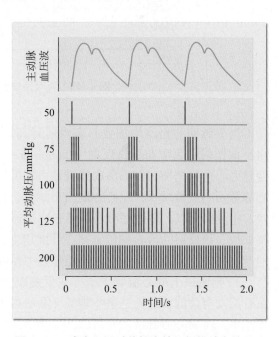

图4-47　动脉血压对单根窦神经纤维放电的影响

颈动脉窦压力感受器的传入神经纤维组成窦神经，然后加入舌咽神经，主动脉弓压力感受器的传入神经纤维行走于迷走神经干内，舌咽神经和迷走神经进入延髓后首先与孤束核的神经元发生突触联系。家兔的主动脉弓压力感受器的传入神经在颈部自成一束，与迷走神经伴行，称为降压神经（depressor nerve）或主动脉神经（aortic nerve）。生理学中将压力感受器的传入神经统称为缓冲神经（buffer nerve）。

（2）反射过程　如动脉血压突然升高，颈动脉窦和主动脉弓处的动脉管壁被动扩张，压力感受器受到的牵张刺激加强，其传入神经的传入冲动增加，传入信息经心血管中枢整合后，导致心迷走紧张加强、心交感紧张减弱和交感缩血管紧张减弱，从而引起心率减慢、搏出量减少、TPR 降低，动脉血压下降（图4-48）。反之，如动脉血压突然降低，压力感受器反射减弱，动脉血压回升。

（3）压力感受器反射功能曲线　如果将动物的一侧颈动脉窦与循环系统的其余部分隔

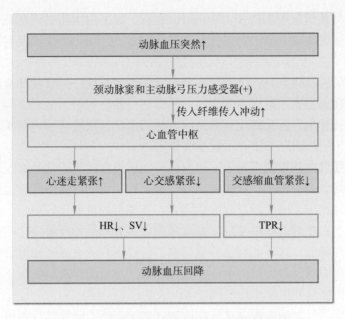

图 4-48　颈动脉窦和主动脉弓压力感受器反射

离开来，保留该侧的窦神经，切断两侧主动脉弓与对侧颈动脉窦压力感受器的传入神经，然后对游离的颈动脉窦进行灌注，观察游离颈动脉窦灌注压的改变对体循环平均动脉压的影响，并将结果画在曲线上，该曲线即为颈动脉窦压力感受器反射功能曲线（carotid sinus baroreceptor reflex function curve）（图 4-49）。颈动脉窦压力感受器反射功能曲线呈 "S" 形，其中，窦内压在 100 mmHg 附近发生变化时曲线最陡，即压力感受器反射最敏感；动脉血压偏离该水平越远，压力感受器反射纠正血压的能力愈低。曲线上窦内压与平均动脉压相等的交点就是压力感受器反射的调定点，健康成年人安静时为 100 mmHg 左右，即压

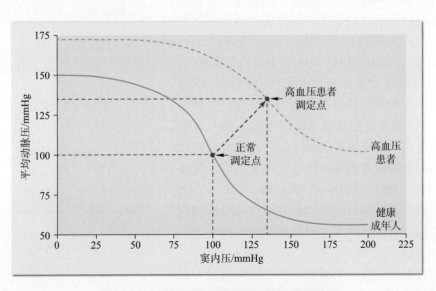

图 4-49　颈动脉窦压力感受器反射功能曲线

153

力感受器反射可将动脉血压维持在 100 mmHg 左右。如窦内压超过调定点水平,压力感受器反射加强,动脉血压就下降;窦内压低于调定点水平,压力感受器反射减弱,动脉血压就升高。

压力感受器反射的特点有:①这是一个负反馈调节系统,可将动脉血压维持在调定点水平;②窦内压在正常血压范围内变化时,压力感受器反射最为敏感,纠正偏离正常水平血压的能力最强;③压力感受器反射对急骤变化的血压起缓冲作用,对缓慢变化的血压不敏感,在动脉血压的长期调节中并不起重要作用。

压力感受器反射存在重调定现象。原发性高血压患者或实验性高血压动物,其压力感受器反射功能曲线向右上移位,致使调定点水平上移,使动脉血压在较高的水平保持相对稳定,这种现象称为压力感受器反射的重调定。重调定的机制比较复杂,可发生在感受器的水平,也可发生在反射的中枢部分。高血压患者压力感受器反射发生重调定后,阈压升高,反射的敏感性降低,这可能与血管壁增厚、需要更高的血压牵张血管壁才能刺激压力感受器有关。但压力感受器反射的重调定是可逆的,一旦动脉血压恢复正常,压力感受器反射功能曲线即可恢复到正常工作范围。

(4)压力感受器反射的生理意义 在生理状态下,压力感受器反射可对机体动脉血压起监测和调节作用。在心输出量、TPR 突然发生变化时,机体通过压力感受器反射对动脉血压进行快速调节,防止血压出现大幅度波动,维持动脉血压的相对稳定。动物实验证明,切断缓冲神经后,动物的动脉血压可出现大幅度波动,但全天的平均动脉压并不升高。

2. 化学感受器反射 外周化学感受器包括颈动脉体和主动脉体(图 4-46),颈动脉体位于颈内动脉与颈外动脉之间,其传入纤维组成窦神经然后加入舌咽神经,入颅后在延髓孤束核换元;主动脉体位于主动脉弓处,其传入神经并入迷走神经,也在延髓孤束核换元。在延髓腹外侧的浅表部位还存在对 H^+ 浓度变化敏感的中枢化学感受器。血液中的某些化学成分发生变化时,通过刺激化学感受器,反射性地引起呼吸运动和心血管活动的改变,称为化学感受器反射(chemoreceptor reflex)。

动脉血 O_2 分压过低、CO_2 分压过高或 H^+ 浓度过高可刺激颈动脉体和主动脉体外周化学感受器,兴奋经舌咽神经和迷走神经传入延髓,先后兴奋 NTS、RVLM 和脊髓交感节前神经元,使交感缩血管紧张增强,引起骨骼肌和大部分内脏的血管收缩,脑和心脏的血管稍有舒张或无明显反应,机体的 TPR 增大,动脉血压升高(图 4-50)。

化学感受器反射对心率的影响则与呼吸反应有关。在自然呼吸的情况下,刺激外周化学感受器对延髓 CVC 的直接效应是兴奋,因此可使心率减慢。刺激外周化学感受器和中枢化学感受器可通过兴奋延髓的呼吸中枢,使呼吸加深、加快,肺通气量增

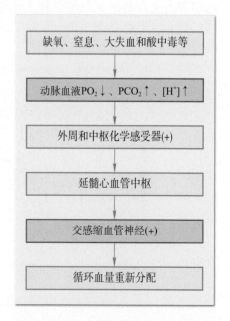

图 4-50 化学感受器反射的血管效应

加。深快呼吸一方面可能引起肺过度通气，造成低碳酸血症，使脑内细胞外液的 pH 升高，另一方面，过深的呼吸可引起肺过度扩张，这可兴奋分布于呼吸道的牵张感受器。低碳酸血症和肺牵张感受器的传入冲动对延髓 CVC 均具有抑制作用，可使心迷走紧张减弱，心率加快，从而减弱了刺激外周化学感受器对 CVC 的直接兴奋效应。如刺激外周化学感受器仅引起肺通气量轻度增加，则外周化学感受器对 CVC 的直接兴奋效应占优势，心率通常会降低；而如肺通气量增加非常显著，通过低碳酸血症和肺牵张感受器的传入冲动对 CVC 的抑制作用，心率通常会加快（图 4-51）。如人为控制呼吸频率和深度不变且肺通气量较低，即取消了深快呼吸对 CVC 的抑制作用，刺激外周化学感受器可直接兴奋 CVC，使心率减慢。

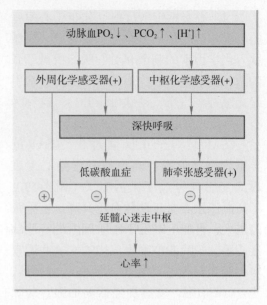

图 4-51 自然呼吸时化学感受器反射的心脏效应

在生理状态下，化学感受器反射并不参与对动脉血压的调节。该反射主要在缺氧、动脉血压低于 80 mmHg、酸中毒和脑血流量过低等情况下，反射性地增大 TPR，防止动脉血压进一步下降，并使全身血量重新分配，以确保脑、心等重要器官的血液供应。此外，阻塞性睡眠呼吸暂停（obstructive sleep apnea）等情况下出现的动脉压升高可能也与化学感受器反射的激活有关。

3. 心肺感受器引起的心血管反射 心肺感受器（cardiopulmonary receptor）是存在于心房、心室和肺循环大血管壁上的一些感受器的总称。较重要的心肺感受器引起的心血管反射有容量感受器反射（volume receptor reflex）和心交感传入反射（cardiac sympathetic afferent reflex，CSAR）。

（1）容量感受器反射 有效循环血量（effective circulatory blood volume）是指单位时间内通过心血管系统进行循环的血量，不包括储存在肝、脾、淋巴血窦或停滞于毛细血管中的血量。位于心房壁的牵张感受器称为容量感受器或低压力感受器，其有效刺激是胸腔内血量（也称中心血量，central blood volume）的改变。

如有效循环血量增加，静脉回心血量增加，心房壁受到的牵张刺激加强，容量感受器兴奋，传入冲动经迷走神经传入中枢后，反射性地抑制肾交感神经活动、抑制肾素和血管升压素（VP）的释放，使心输出量减少、TPR 降低、肾排水排钠增加，细胞外液量逐渐恢复正常（图 4-52）。此外，对心房壁的扩张刺激还可促进心房肌细胞释放心房钠尿肽（ANP），这也可促进肾排水、排钠。

容量感受器反射主要在心房内压升高特别是在循环血量增加后的几小时或几天内发挥作用，参与机体对循环血量和细胞外液量的调节，但该反射不能长期监测循环血量的变化，因为循环血量发生改变后的 1～3 d，容量感受器可发生完全适应，不再传递矫正信号。

（2）心交感传入反射 分布于心室壁的心交感神经传入末梢可感受腺苷、缓激肽等化学因素的刺激和对心肌的机械牵张刺激。刺激这些心脏感受器可反射性地引起交感神经兴奋，动脉血压升高，这称为心交感传入反射。

CSAR 是一个正反馈过程，CSAR 的异常增强与原发性高血压和慢性心力衰竭的交感神经过度激活有关（图 4-53）：①高血压患者由于动脉血压升高、室壁张力增大，再加上继发于心肌肥厚的心肌缺血使腺苷等代谢产物生成增加，这些因素均可刺激经交感神经传入的心脏感受器，使 CSAR 加强，交感神经活动加强，动脉血压进一步升高。②CSAR 的异常增强还与慢性心力衰竭的病程发展有关。慢性心力衰竭患者，心肌缺血及耗氧量增加，这些因素均能刺激心交感神经传入末梢，使 CSAR 明显加强，交感神经进一步兴奋。交感神经的兴奋一方面可使心肌收缩能力增强、心率增快、心输出量增加；另一方面，可引起外周血管收缩，血流重新分配以保证脑、心脏等重要器官的血供。但交感神经的过度兴奋可使心室的后负荷持续增大，同时内脏器官因长期缺血可出现代谢、功能和结构改变，这些作用可成为使心衰恶化的重要因素。

4. 脑缺血反应 𝓮

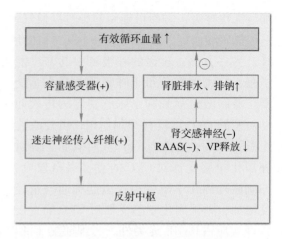

RAAS：肾素 – 血管紧张素 – 醛固酮系统；
VP：血管升压素

图 4-52 容量感受器反射示意图

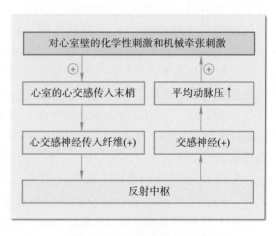

图 4-53 心交感传入反射

二、体液调节

血液和组织液中的激素等生物活性物质对心血管系统功能进行的调节称为心血管活动的体液调节。许多内分泌细胞分泌的激素如肾素 – 血管紧张素系统、肾上腺素、去甲肾上腺素、VP 和 ANP 等，通过远距分泌的方式，调节心脏和血管的功能；有的激素或局部体液调节因子如局部肾素 – 血管紧张素系统、血管内皮细胞合成和释放的缩血管或舒血管物质，通过旁分泌和（或）自分泌的方式调节心脏和血管的功能。这些体液因子进行的体液调节与神经调节、自身调节相互联系、相互制约，共同构成一个复杂的网络体系，对心血管的功能进行准确且精细的调节。

（一）肾素 – 血管紧张素系统

肾素 – 血管紧张素系统（renin-angiotensin system，RAS）广泛存在于人体的脑、心、血管、肾、肝、肾上腺、骨骼肌和性腺等器官中，参与对心血管功能、细胞生长和增殖、肾血流量和水盐平衡的调节。

1. RAS 的构成　经典的 RAS 属于内分泌系统，在这个系统中，具有生物活性的成员主要包括血管紧张素Ⅱ（angiotensin Ⅱ，Ang Ⅱ）、血管紧张素Ⅲ（Ang Ⅲ）、血管紧张素Ⅳ（Ang Ⅳ）和血管紧张素 1～7（Ang 1～7）等。肾近球细胞分泌肾素（renin）入血，在血液中肾素将肝合成的血管紧张素原（angiotensinogen，AGT）水解为十肽 Ang Ⅰ，Ang Ⅰ无生物活性，主要在肺毛细血管等处被血管紧张素转换酶（angiotensin converting enzyme，ACE）水解为八肽 Ang Ⅱ，Ang Ⅱ在血液和组织中被氨基肽酶酶解为七肽 Ang Ⅲ和六肽 Ang Ⅳ。Ang Ⅰ和 Ang Ⅱ也可被血管紧张素转换酶 2（ACE2）等水解为 Ang 1～7。最后，血管紧张素家族成员被进一步降解为无活性的小肽片段。生成血管紧张素Ⅱ的途径除了经典的肾素 /ACE 途径外，胃促胰酶（chymase）、组织蛋白酶（cathepsin）和 tPA 等也可将血管紧张素原或 Ang Ⅰ酶解为 Ang Ⅱ（图 4-54），此即非肾素非 ACE 的非经典旁路途径。

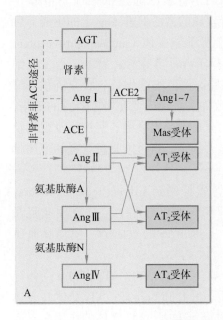
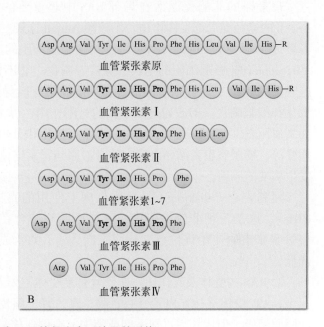

图 4-54　肾素 - 血管紧张素系统及其受体

A. RAS　B. RAS 主要成员的化学结构

AGT：血管紧张素原；R：蛋白质的剩余部分；ACE：血管紧张素转换酶；ACE2：血管紧张素转换酶 2。

临床上如用 ACE 抑制剂治疗高血压，治疗开始时，这类药物可降低循环及组织的 Ang Ⅱ浓度，使动脉血压降低；但如长期使用这类药物，因为存在生成 Ang Ⅱ的非肾素非 ACE 途径，且该途径可随 ACE 的长期抑制而上调，因此循环及组织中的 Ang Ⅱ浓度又可逐渐回升到治疗前的水平，产生 Ang Ⅱ逃逸现象。ACE 主要存在于肺、心、肾和血浆等处，ACE2 主要存在于心、肾和胃肠道，ACE 抑制剂只能抑制 ACE，对 ACE2 并无抑制作用。

除了上述经典的、全身 RAS 外，在心、血管等组织中还存在独立的 RAS，称为局部

RAS（local RAS）或组织 RAS（tissue RAS），该系统通过旁分泌和（或）自分泌的方式调节心血管的功能，起着比全身 RAS 更重要、更直接的生物学作用。

2. 肾素原和肾素（原）受体　肾素是在肾球旁细胞和表达局部 RAS 组织中合成的一种肽类物质，在适当的刺激下，肾素原（prorenin）和肾素均可分泌，但前者的量更大。循环血液中肾素原的浓度是肾素的 5~10 倍。原先认为，肾素原只是肾素的非活性前体，但现在已认识到肾素原本身就是有活性的。

肾素原可通过酶促或非酶促途径被激活。酶促激活是通过蛋白酶切断肾素原阻碍反应的前肽，生成暴露出催化结构域的肾素，这种激活是不可逆的。非酶促、可逆性的激活是通过肾素原与另一种称为肾素（原）受体 [（pro）renin receptor，PRR] 的跨膜蛋白结合而发生的，心脏、血管、肾、脑、眼和肝均表达有丰富的 PRR。肾素原与 PRR 结合后产生构象改变，暴露出催化域，即可对血管紧张素原进行水解；肾素也可与 PRR 结合，肾素与 PRR 结合后其催化活性可提高数倍。肾素或肾素原与 PRR 分离后即可回到原初的状态，即肾素原的非酶促激活、肾素与 PRR 结合后活性的提高均是可逆的。

肾素原的非酶促激活在局部 RAS 中起重要的作用，肾素原通过依赖或不依赖于 Ang Ⅱ 的途径在局部发挥作用。①依赖 Ang Ⅱ 途径：肾素原的激活促进 Ang Ⅰ 的生成，后者被 ACE 转变为 Ang Ⅱ，Ang Ⅱ 作用于组织细胞的血管紧张素受体（angiotensin receptor，AT receptor），影响细胞的生长、炎症、凋亡；②不依赖于 Ang Ⅱ 途径：肾素（原）与细胞膜上的 PRR 结合，通过激活一系列胞内信号转导通路，调节细胞生长、胶原沉积、纤维化和细胞凋亡。RAS 通过该途径的过度作用，可导致许多病理改变和终末器官的损伤，如高血压血管和心肌肥厚、梗死后心肌纤维化和重构、充血性心力衰竭、肾疾病及视网膜病变等。糖尿病患者循环血液中的肾素原与肾素比值显著提高，这可能是患者肾和视网膜发生病变的原因。

阿利吉仑（aliskiren）是目前临床上使用的直接肾素抑制药（direct renin inhibitors，DRIs），这是一种非肽类药物，可选择性地结合在肾素的催化位点上，竞争性地阻断血管紧张素原使用该位点，从而阻断 Ang Ⅰ 的生成，打断 RAS 的效应链，使动脉血压降低。

3. RAS 的受体及其作用　血管紧张素受体主要有 AT_1、AT_2、AT_3、AT_4 和 Mas 受体等亚型，AT_1 受体表达在血管、心、脑、肾、肾上腺皮质、肝和肺等器官；AT_2 受体高表达在胚胎组织，但成年后迅速下调或消失，在创伤修复时重新表达；AT_3 受体的作用尚不清楚；AT_4 受体表达在心、胎盘、骨骼肌、肾和小肠等处；Mas 受体表达在脑、肝、肾、肾上腺、心等器官。在大多数情况下，AT_2 和 Mas 受体激活后可产生拮抗 AT_1 受体的作用，Ang1~7 可通过 Mas 受体下调 AT_1 受体。

（1）Ang Ⅱ 的生物学作用　激活 AT_2 受体可抑制细胞生长与增殖，还可通过 NO-cGMP 途径引起血管舒张，但由于 AT_2 受体在成年人极少表达，Ang Ⅱ 的生物学作用主要通过 AT_1 受体实现（图 4-55）。

（2）RAS 其他成员的生物学作用　Ang Ⅲ 可激活 AT_1 受体，产生与 Ang Ⅱ 相似的效应，但其刺激醛固酮合成与释放的作用较强，缩血管作用仅为 Ang Ⅱ 的 10%~20%。Ang Ⅳ 激活 AT_4 受体，可抑制左心室收缩、加速左心室舒张，参与对血管张力、肾血流量和水盐平衡的调节。Ang 1~7 经 Mas 受体产生抗心肌肥大、舒张血管和抑制血管平滑肌增

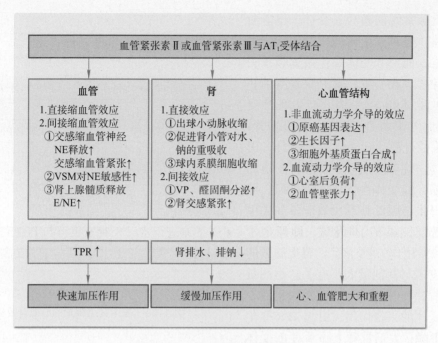

图 4-55　AT$_1$ 受体的生物学效应

VSM：血管平滑肌；E：肾上腺素；NE：去甲肾上腺素；VP：血管升压素；TPR：外周总阻力。

殖等作用。总之，RAS 对心血管功能的调节作用很大程度上取决于 ACE-Ang II -AT$_1$R 轴、ACE2-Ang1~7-MasR 轴及 AT$_2$-NO-cGMP 途径之间的相对平衡。

在原发性高血压的发生、发展过程中，经典的 RAS 和局部组织的 RAS 均起重要作用。Ang II 作用于中枢，降低压力感受器反射的敏感性；Ang II 作用于突触前膜上的 AT$_1$ 受体可促进交感神经末梢释放 NE，这些因素均可使交感神经的活动加强，动脉血压升高。肾素抑制药、ACE 抑制剂和 AT$_1$ 受体拮抗剂等抗高血压药物均已广泛用于临床。

（二）肾上腺素和去甲肾上腺素

肾上腺素和去甲肾上腺素的化学结构中均有一个儿茶酚基，所以均属于儿茶酚胺。血液中的肾上腺素和去甲肾上腺素主要来源于肾上腺髓质，仅有少量的去甲肾上腺素来源于肾上腺素能纤维。

心肌细胞膜中分布有 β$_1$ 受体、β$_2$ 受体和 α$_1$ 受体，这些受体被激动时，均可产生正性变时、变力和变传导的效应，其中以 β$_1$ 受体的作用最强；绝大多数血管有 α$_1$、α$_2$、β$_2$ 肾上腺素受体的分布，血管 α$_1$ 和 α$_2$ 受体被激动时均可引起收缩反应，其中，以 α$_1$ 受体的作用最强，而激动 β$_2$ 受体则可引起血管舒张。

去甲肾上腺素主要激动 α 受体，对心脏 β$_1$ 受体也有激动作用，但对 β$_2$ 受体作用很弱。因此，去甲肾上腺素一方面通过激动 β$_1$ 受体，引起心率加快和心肌收缩能力增强，另一方面，由于去甲肾上腺素可使血管广泛收缩，动脉血压显著升高，而血压的升高通过压力感受器反射使心率减慢，且去甲肾上腺素经压力感受器反射减慢心率的作用强于其加快心率的直接效应，最终表现为在动脉血压升高的同时出现心率减慢（图 4-56）。因此，临床上常将去甲肾上腺素用作"升压药"。

肾上腺素既能激活 α 受体，也能激活 β 受体，但对 α 受体的作用弱于去甲肾上腺素，而对 β 受体的作用远强于去甲肾上腺素。在心脏，肾上腺素激动 β_1 受体、β_2 受体和 α_1 受体，产生正性变时、变力、变传导性的效应；而在血管，肾上腺素通过激动 α 受体和 β_2 受体，引起 α 受体占优势的皮肤、肾和胃肠道的血管收缩，β_2 受体占优势的骨骼肌、肝的血管舒张，因此其升压效应不如去甲肾上腺素（图 4-57），因此，临床上常将肾上腺素用作"强心药"。肾上腺素的血管效应还与其剂量大小有关。小剂量肾上腺素对 β_2 受体的兴奋作用大于或等于对 α 受体的兴奋作用，引起 TPR 变化不大或下降；大剂量肾上腺素对 β_2 受体的兴奋作用小于其对 α 受体的兴奋作用，可引起 TPR 增大。

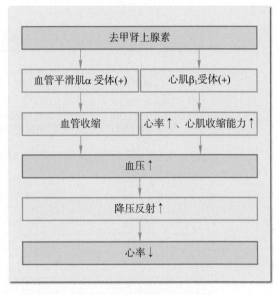

图 4-56　去甲肾上腺素的心血管效应

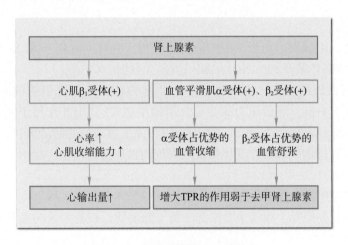

图 4-57　肾上腺素的心血管效应

（三）血管升压素

血管升压素（VP）也称抗利尿激素（antidiuretic hormone，ADH）。下丘脑视上核和室旁核神经元合成的 VP 经下丘脑 - 垂体束的轴浆运输，进入神经垂体储存和释放。VP 的主要生物学作用有：①抗利尿效应：VP 与集合管上皮细胞基底侧膜上的 V_2 受体结合，经 Gs-AC-cAMP-PKA 信号转导通路促进胞质内的水孔蛋白 2 插入顶端膜，提高顶端膜对水的通透性，促进远曲小管后段和集合管对水的重吸收。②升压效应：VP 作用于血管平滑肌的 V_1 受体，经 Gq-PLC-IP$_3$-Ca^{2+} 途径提高胞质内 Ca^{2+} 的浓度，引起血管平滑肌收缩。

在正常情况下，血浆中 VP 浓度升高时首先出现抗利尿效应，只有当其血浆浓度明显高于正常时，才产生缩血管效应，引起动脉血压升高。实际上，血浆 VP 在正常浓度范围内已能使血管平滑肌收缩，但由于 VP 可提高压力感受器反射的敏感性，对其升压效应产生缓冲作用，故在生理情况下，VP 不参与对血压的调节。而在禁水、失水和失血等情况下，VP 释放的增加有助于保留体内的液体量和动脉血压的维持。

（四）血管内皮生成的血管活性物质

血管内皮生成的舒血管物质有一氧化氮（NO）和前列环素（PGI$_2$）等，缩血管物质主要是内皮素（endothelin，ET）。

1. 一氧化氮　在血管内皮细胞，NO 是 L- 精氨酸在一氧化氮合酶（nitric oxide synthase，NOS）的作用下生成的，ACh、缓激肽和切应力的变化均可促进内皮细胞合成 NO。血管内皮合成的 NO 扩散入平滑肌细胞，激活可溶性鸟苷酸环化酶（sGC），增加 cGMP 的生成，后者激活依赖 cGMP 的蛋白激酶 G，使平滑肌细胞膜上的 L 型钙通道和肌质网膜上的 IP$_3$ 受体、雷诺丁受体关闭，胞质 Ca^{2+} 浓度降低，血管平滑肌舒张。需要指出的是，ACh 的舒血管作用是内皮依赖性的，即 ACh 作用于血管内皮细胞膜上的 M 受体，通过刺激 NO 的生成，产生舒血管作用；但如 ACh 直接作用于血管平滑肌细胞膜上的 M 受体，则产生缩血管作用。

2. 前列环素　PGI$_2$ 主要在血管内皮细胞内合成，一些刺激 NO 合成的因素也能促进 PGI$_2$ 的合成。合成的 PGI$_2$ 作用于血管平滑肌细胞膜上的 IP 受体，经 Gs–AC–cAMP–PKA 信号转导通路，使钙通道关闭并加强钙泵的活动，从而胞质 Ca^{2+} 浓度降低，血管平滑肌舒张。

3. 内皮素　是调节心血管活动的重要体液因子之一。在血管内皮细胞，前内皮素原在内肽酶和羧肽酶的共同作用下生成内皮素原（又称大内皮素），后者在内皮素转化酶的作用下生成 ET$_{1\sim21}$，ET$_{1\sim21}$ 包括 ET-1、ET-2 和 ET-3 三种异形肽，心血管系统的 ET 主要是 ET-1。ET 受体分 ET$_A$ 和 ET$_B$ 等亚型，均属于 G 蛋白耦联受体，ET$_A$ 受体激活 Gs 和 Gq，ET$_B$ 受体激活 Gq 和 Gi。

人的心室肌和冠状动脉有 ET$_A$ 和 ET$_B$ 受体的分布，但以 ET$_A$ 受体为主。ET-1 对心室肌的直接作用是正性变力作用；ET-1 还可引起冠状动脉的强烈收缩，导致心肌缺血，而这可掩盖其直接心脏效应。

ET 的血管总效应是产生强烈且持久的缩血管效应。血管平滑肌细胞有 ET$_A$ 和 ET$_B$ 两种受体的表达，血管内皮细胞合成的 ET-1 大部分向平滑肌侧释放，以旁分泌的形式作用于平滑肌细胞膜上的 ET$_A$ 和 ET$_B$ 受体，经 Gq–PLC–IP$_3$–Ca^{2+} 通路提高胞质内 Ca^{2+} 的浓度，引起血管平滑肌收缩。血管内皮细胞只表达 ET$_B$ 受体，该受体被激活后，通过刺激 NO 和 PGI$_2$ 的释放引起血管舒张（图 4–58）。可见，激活 ET$_B$ 受体，既能引起血管收缩，也能引起血管舒张；在生理状态下，ET$_B$ 受体的舒血管作用强于缩血管作用。

（五）激肽释放酶 – 激肽系统

人体内的激肽包括缓激肽（bradykinin）、赖氨酰缓激肽（kallidin）等。存在于血浆中的血浆激肽释放酶（plasma kallikrein）可将血浆中的高分子量激肽原水解为缓激肽；存在于肾、唾液腺、胰腺和胃肠黏膜等组织中的组织激肽释放酶（tissue kallikrein）可将血浆中的低分子量激肽原水解为赖氨酰缓激肽，赖氨酰缓激肽在氨基肽酶的作用下生成缓激肽（图 4–59）。

激肽受体分为 B$_1$ 和 B$_2$ 两种亚型。激肽的血管效应主要由 B$_2$ 受体介导，即激肽作用于内皮细胞膜上的 B$_2$ 受体，经 Gq–PLC–IP$_3$–Ca^{2+} 信号转导通路提高胞质内 Ca^{2+} 的浓度，

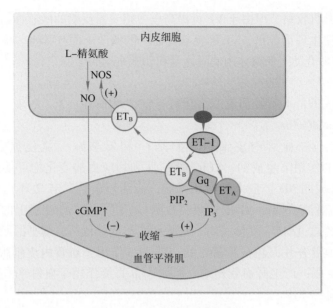

图 4-58 内皮素的血管效应

刺激内皮细胞 NO 和 PGI$_2$ 的生成，产生舒张血管、增加组织血流量等效应。

由于激肽可在 ACE、氨基肽酶的作用下被降解失活，ACE 抑制剂的抗高血压作用部分是通过抑制缓激肽降解实现的。

（六）心房钠尿肽

心房钠尿肽（ANP）又称为心钠素（cardionatrin），主要由心房肌细胞合成。在心脏，心房肌的 ANP 含量约为心室肌的 100 倍，右心房的 ANP 含量约为左心房的 2 倍，近心外膜心肌细胞的

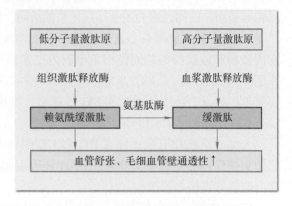

图 4-59 激肽释放酶-激肽系统

ANP 含量高于近心内膜心肌细胞。心房肌受到急性牵拉或心房内压升高均可刺激 ANP 的释放。ANP 主要和利尿钠肽受体 A（natriuretic peptide receptor A，NPR-A）结合发挥作用，NPR-A 属于鸟苷酸环化酶（GC）受体，如 ANP 激活 NPR-A，通过受体本身的 GC 活性催化胞质中的 GTP 生成 cGMP，后者激活依赖 cGMP 的蛋白激酶 G，通过使底物蛋白磷酸化而发挥作用。

ANP 除了有强大的利尿、利钠作用外，其心血管效应包括：①舒张血管、降低血压。ANP 舒张大动脉的作用强于小动脉，ANP 还可舒张冠状动脉，增加心脏血供。②对抗去甲肾上腺素和 Ang Ⅱ等缩血管物质的缩血管效应。③抑制血管内皮细胞、平滑肌细胞和心肌成纤维细胞的增殖。

（七）其他体液因子

除了 ANP 外，体内还存在大量参与调节心血管活动的肽类物质，如迄今所知的最

强舒血管物质降钙素基因相关肽（calcitonin gene-related peptide，CGRP）、最强缩血管活性肽尾升压素Ⅱ（urotensin Ⅱ）、具有强大降压作用的肾上腺髓质素（adrenomedullin，ADM）、具有降压作用的阿片样肽（opioid peptide）等。体内也存在具有舒张血管作用的一氧化碳、硫化氢等气体信号分子。此外，多种细胞因子和生长因子也能调节心血管功能。

三、自身调节

心血管系统的功能活动除了受到神经调节、体液调节外，还存在自身调节机制。心脏泵功能的自身调节已在本章的第一节中叙述，这里主要讨论组织器官血流量的自身调节。

（一）代谢性自身调节

微循环的血流量总是能与组织的代谢活动水平相适应。如局部组织出现 O_2 分压降低和代谢产物积聚，通过引起后微动脉和毛细血管前括约肌舒张，使局部组织血流量增加，以移去代谢产物和带来氧，这种调节称为代谢性自身调节。前面讨论的微循环的血管运动就是一种典型的代谢性自身调节。代谢性自身调节在骨骼肌、胃肠和肝等代谢活动变化较大的器官特别明显，在交感缩血管神经紧张性增强的同时，O_2 分压降低和代谢产物生成增加仍能使局部血管舒张。由于激肽、前列腺素、腺苷和组胺等代谢产物有时也归类为体液因子，故代谢性自身调节有时也可归入体液调节。

（二）肌源性自身调节

肌源性活动（myogenic activity）是指血管尤其是小动脉、微动脉的平滑肌经常保持一定程度的紧张性收缩的现象。当供应某器官的动脉灌注压突然升高，由于跨壁压的增大，血管平滑肌受到牵张刺激增强，肌源性活动加强，小动脉和微动脉收缩，血流阻力增大，器官血流量不随灌注压的升高而平行增加；当供应某器官的动脉灌注压突然降低时，肌源性活动减弱，血管舒张，器官血流量不随灌注压的降低而平行减少。显然，通过肌源性自身调节，器官的血流量可以保持相对稳定。肾和脑血管的肌源性自身调节特别明显，心、肝、肠系膜和骨骼肌血管也存在肌源性自身调节机制。

四、动脉血压的短期和长期调节

（一）动脉血压的短期调节

动脉血压的短期调节是指通过心血管反射，对短时间内发生的血压变化进行即刻的调节。参与该调节的心血管反射主要包括压力感受器反射、化学感受器反射和脑缺血反应，这些调节机制在动脉血压突然发生改变后的数秒钟内作出反应，且作用强大。例如急性大失血导致动脉血压急剧降低后，通过这些神经机制引起心率加快、心肌收缩能力加强、大部分阻力血管和静脉收缩，将动脉血压回升至可维持生存的范围内。而如动脉血压在短时间内过度升高（输血或输液过多、过快时），上述心血管反射进行反向调控，使动脉血压朝正常方向恢复。一般来说，动脉血压在 60~180 mmHg 范围变化时，主要依靠压力感受器反射来维持血压的相对稳定；如动脉血压低于 80 mmHg，压力感受器反射对血压的调控作用减弱，此时主要依靠化学感受器反射使外周阻力增大、血液重新分配，以确保脑、心等重要器官的血液供应；如动脉血压低于 50 mmHg，脑血流量明显减少，机体通过启动脑缺血反应，引起外周血管强烈收缩，改善脑的血液供应。

实际上，在动脉血压发生急剧变化数分钟后，RAS、组织液的生成与回流等也发生了改变。RAS 对动脉血压的调控前面已经介绍。如发生急性失血，由于小动脉和微动脉发生反射性收缩，毛细血管血压降低，此时回流入毛细血管内的组织液增加，这有利于血容量的逐步恢复，动脉血压逐渐升高；相反，如毛细血管血压升高，则组织液生成增加，可使血容量减少、动脉血压降低。上述这些机制在动脉血压发生变化后 30 min 到数小时内启动，此时神经机制对血压调控的效应逐渐减弱，而这些非神经性的动脉血压调控机制显得尤为重要。

（二）动脉血压的长期调节

动脉血压的长期调节是指通过肾－体液控制系统（renal-body fluid control system）调节细胞外液量，对较长时间内发生的血压变化进行调节。当血压在较长时间内发生变化时，只要肾泌尿功能正常，细胞外液量增加可引起动脉血压升高，而动脉血压的升高可促进压力性利尿（pressure diuresis）和压力性利钠（pressure natriuresis），使肾排水、排钠量增加，从而将动脉血压维持在 100 mmHg 左右。肾－体液控制系统在动脉血压发生改变后的数小时后才显示出明显的效应，但该机制最终的反馈增益（feedback gain）接近于无穷大，意味着该机制不是部分恢复，而是最终使动脉血压几乎恢复到原初的、肾能进行正常排水、排钠的水平。

许多因素可通过影响肾－体液控制系统而对动脉血压进行长期调节，这些因素包括交感神经、肾素－血管紧张素－醛固酮系统（renin-angiotensin-aldosterone system，RAAS）、VP 和 ANP 等。前已述及，当机体水、钠摄入过多时，血容量的增加使交感神经系统的活动被抑制、RAAS 的活动被抑制、VP 释放减少和 ANP 释放增加，这些改变均可以促进肾排水、排钠，使血容量降低，维持动脉血压的长期稳定。

在动脉血压的长期调节中，RAAS 和肾－体液控制系统的联合作用尤为重要。例如，动脉血压降低后，醛固酮的分泌在数分钟内即可增加，在接下来的 1 h 或数天，该效应一直发挥作用。再如，人们每天的盐摄入量变化非常大，如果 RAAS 能充分发挥作用，盐摄入量减少到正常的 10% 或增加到正常的 10～15 倍，平均动脉压仅有几个毫米汞柱的变化。如果没有 RAAS 的作用，动脉血压对盐摄入量的变化将非常敏感。

综上所述，动脉血压的调控开始于神经反射性调节，然后通过 RAS 和组织液的生成和回流继续维持效能，最后通过肾－体液控制系统将其稳定在长期水平。

第五节　器 官 循 环

体内各器官的血流量与该器官的动、静脉血压差成正比，与血流阻力成反比，动、静脉血压差与血流阻力又受到机体的神经调节、体液调节和自身调节。由于各器官的结构、功能和内部的血管分布各有其特点，各器官血流量及其调节也有其本身的特点。本节主要讨论心、肺、脑这几个重要器官的血液循环。

一、冠脉循环

心脏本身的循环称为冠脉循环（coronary circulation），其血液供应来自左、右冠状动脉，大部分回流的静脉血经冠状窦流入右心房。左冠状动脉起自主动脉的起始部，经左心耳与肺动脉干之间行向左前方（有 1～3 cm 长的主干），然后分为前室间支（也称前降支）

和旋支。右冠状动脉起自主动脉的起始部，经右心耳与肺动脉干之间入冠状沟，右行至膈面，延续为后室间支（图4-60）。左冠状动脉的主干、前降支、旋支和右冠状动脉合称冠状动脉的四支，动脉粥样硬化可累及其中的一支或多支，但以左前降支受累最为常见。

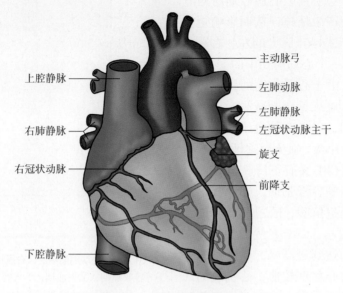

图4-60　冠状动脉及其分支

（一）冠脉循环的解剖特点

1. 冠状动脉容易在心肌收缩时受到压迫　除心内膜外，心脏的营养物质和氧气的供应几乎全靠冠脉循环。走行于心脏表面的冠状动脉的主干，其小分支以与主干成直角的方式穿透心肌至心内膜下分支成网，这种分支方式使冠状动脉容易在心肌收缩时受到压迫。

2. 冠状动脉阻塞后侧支循环形成较慢　冠状动脉之间存在许多吻合支，但这些吻合支较细。当冠状动脉突然阻塞时，邻近的吻合支不能很快建立侧支循环，常易导致心肌梗死。但如冠状动脉阻塞是缓慢发生的，则可逐渐建立新的侧支循环，起代偿作用。

3. 肥大的心肌容易发生缺血　心肌的毛细血管网密度高，毛细血管数和心肌纤维数的比例为1∶1，该特点使心肌和冠状动脉内血液之间的物质交换得以迅速进行。如心肌纤维因负荷过重而发生代偿性肥大，而毛细血管的数量却不能相应增多，则心肌较易发生缺血。

（二）冠脉循环的生理特点

1. 血压高、血流量大　冠状动脉发自主动脉根部，血压较高。健康成年人在安静状态下冠状动脉的总血流量为250 mL/min，约占心输出量的5%；当心肌活动加强时，冠状动脉血流量（coronary blood flow，CBF）可相应增加，其最大血流量约为安静状态下的5倍。

2. 动、静脉血的氧浓度差大　一般组织的氧气摄取率为25%～30%；心肌富含肌红蛋白，摄氧能力很强，其氧气摄取率可高达65%～70%，因此动、静脉血的氧浓度差大。当机体运动引起耗氧量增加时，由于通过提高氧气摄取率的潜力有限，心脏主要靠扩张冠状动脉来增加血流量和O_2的供应。

3. 心肌的节律性舒缩对左冠状动脉血流量影响大 心室收缩期的左 CBF 为舒张期的 20% ~ 30%。由于冠状动脉的大部分分支深埋于心肌内，心肌收缩时对埋于其内的血管产生压迫，从而影响冠状动脉血流量。图 4-61 为犬的左、右冠状动脉血流量在一个心动周期中的变化。在等容收缩期，由于心肌收缩的强烈压迫，左冠状动脉血流量急剧减少；当左心室进入射血期，冠状动脉血压随主动脉血压的升高而升高，血流量逐渐增加；在减慢射血期，CBF 又有下降。进入心室舒张期后，在等容舒张期，心肌收缩对冠状动脉的压迫解除，故冠状动脉的血流阻力显著减小，CBF 突然增加，并在舒张期的早期达到最高峰，然后逐渐回降。右心室的心室壁较薄，心室收缩对右 CBF 的影响不如左心室明显，安静状态下的右 CBF，收缩期和舒张期相差

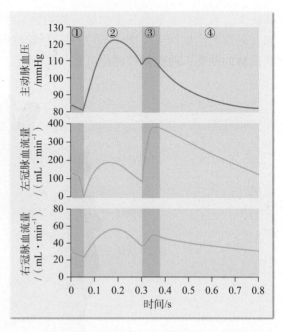

图 4-61 一个心动周期中左、右冠状动脉血流量的变化
①等容收缩期；②射血期；③等容舒张期；④充盈期
① + ②心室收缩期；③ + ④心室舒张期。

不多，或收缩期多于舒张期。另外，冠脉循环中静脉血的回流也与心脏的收缩、舒张有关，心肌收缩时由于挤压心肌间的静脉，促进其回流；舒张时静脉血的流出基本停止。

（三）影响冠状动脉血流量的因素

CBF 的多少主要取决于主动脉血压和右心房内压之间的压力差值、心舒期的长短及冠状动脉的血流阻力。

1. 主动脉血压和右心房内压之间的压力差值 与 CBF 成正比，因右心房内压接近于零且变化小，如不考虑心肌的挤压作用，CBF 与主动脉血压是正相关关系，其中主动脉舒张压的高低是影响 CBF 的重要因素。例如，当体循环外周阻力增大时，动脉舒张压升高，左 CBF 显著增多；主动脉粥样硬化患者，血管的弹性储器作用减弱，舒张压降低，CBF 减少。

2. 心舒期的长短 也是影响 CBF 的重要因素。心率加快，心动周期缩短，但舒张期缩短的比例更大，CBF 减少；心率减慢则相反。但心率加快会伴随着心肌代谢的加强，腺苷等代谢产物生成增加，后者使冠状动脉舒张，对舒张期缩短所引起的 CBF 减少起抵消作用；心率减慢时，舒张期延长的增加 CBF 作用可被心肌代谢降低所引起的 CBF 减少作用所抵消。

3. 冠状动脉的血流阻力 与 CBF 成反比，冠状动脉的舒缩状态、心肌收缩的挤压力和血液黏度、血管内皮功能均能影响冠状动脉的血流阻力。①冠状动脉的舒缩状态：CBF 和冠状动脉半径的四次方成正比。冠状动脉舒张时，CBF 可显著增加。②心肌收缩的挤压力：在心室的等容收缩期，主动脉压最低，且冠状动脉开始受到心肌收缩的挤压，挤压力大于其灌注压，CBF 急剧降低；进入射血期后，随着心肌的挤压程度和主动脉血压的变

化，CBF 先增多后下降；到心室舒张期，虽然主动脉血压逐渐降低，但由于冠状动脉受心肌的挤压程度减弱，心室舒张期的左 CBF 仍大大高于收缩期（图 4-61）。由于冠状动脉的解剖特点，心肌收缩的挤压作用是决定冠状动脉血流阻力大小的重要因素。一方面，心肌收缩可形成对冠状动脉的直接挤压作用，使 CBF 减少。另一方面，心肌收缩还通过引起室内压的升高间接地压迫心内膜处心肌，造成各层心肌血流量的不均一性，即在每个心动周期，心外膜下心肌的血流量变化相对平稳，收缩期的血流量减少并不明显；而心内膜下心肌的血流量变化较大，表现为心室收缩期心肌的血流量很少，其供血几乎完全依赖于舒张期。因此，如冠状动脉狭窄或狭窄程度加重引起 CBF 减少时，心内膜下心肌比心外膜下心肌更易受缺血、缺氧的损伤，即容易出现心室壁内层收缩性减弱。③血液黏度：正常情况下，血液黏度对冠状动脉血流阻力的影响并不显著，但对冠状动脉发生狭窄的患者来说，特别是高脂餐后，由于血液含脂量较高，血液黏度增加，冠状动脉血流阻力增大，血流量减少，这可能是高脂餐容易诱发心绞痛的原因之一。④血管内皮功能：血管切应力的增强通过刺激 NO 的生成，使冠状动脉扩张，这种情况主要发生在大的冠状动脉。高胆固醇血症、动脉粥样硬化和高血压均可引起冠状动脉内皮功能受损，NO 释放减少，冠状动脉的血流阻力增大，CBF 减少。

（四）冠状动脉血流量的调节

1. 心肌代谢水平　调节 CBF 的最重要因素是心肌代谢水平。心肌代谢水平的变化主要影响直径为 $150 \sim 170 \mu m$ 的冠状动脉，一般认为，血管平滑肌对腺苷、K^+ 浓度和 H^+ 浓度的变化十分敏感，其中腺苷的作用尤为重要，H^+ 和 CO_2 也具直接舒张冠状动脉的作用。当心肌代谢增强而使局部组织中氧分压降低时，ATP 生成减少但分解增加，此时心脏内的 $5'$ 核苷酸酶活性升高，使 ATP 的分解产物腺苷一磷酸（adenosine monophosphate，AMP）脱去磷酸成为腺苷（adenosine），腺苷有很强的扩血管作用，心肌细胞生成的腺苷被膜转运体转运至胞外，作用于冠状动脉上的 A_{2A} 受体，引起 ATP 敏感 K^+ 通道开放，膜超极化，冠状动脉舒张，CBF 因而增多，对心肌的供氧量增多，从而使心肌氧的供需达到平衡。组织间隙内腺苷的半衰期非常短，仅约为 10 s，生成的腺苷在腺苷脱氨基酶的作用下很快被转变为肌苷而失活。心肌细胞内的 ATP 浓度约为 5 mmol/L，而组织间隙内的腺苷浓度约为 10 nmol/L，可见胞内 ATP 的代谢活动可造成组织间隙内腺苷浓度的大幅度变化。

2. 神经调节　冠状动脉受交感神经和副交感神经双重支配。但在整体情况下，交感神经和迷走神经对冠状动脉的直接作用可被与心肌代谢水平相关的间接作用所掩盖或抵消。

（1）交感神经　直径较大的冠状动脉上主要分布有 α_1 受体；直径小于 $100 \mu m$ 的冠状动脉上主要分布有 α_2 受体，但也有少量 α_1 受体的分布。α_1、α_2 受体的激活均可导致冠状动脉收缩，CBF 减少。冠状动脉 β 受体的数量较少，故激动 β 受体所引起的直接舒张冠状动脉作用非常小。

刺激交感神经可使冠状动脉先收缩后舒张，这是因为心交感神经兴奋，末梢释放的去甲肾上腺素作用于 α 受体，引起冠状动脉收缩，作用于心肌的 β 受体，引起心肌活动加快加强、代谢产物生成增多，而这又可造成冠状动脉的继发性舒张，而且交感神经的直接缩血管效应往往被强大的继发性舒血管效应所掩盖。

目前，关于心交感神经对 CBF 的影响仍存在争论。运动时，交感神经的缩血管作用弱于代谢性舒血管作用；但在一些情况下，α受体介导的收缩冠状动脉的作用可能参与心绞痛的发生。

（2）迷走神经　在完整机体内，刺激迷走神经对冠状动脉影响较小。迷走神经兴奋，末梢释放的乙酰胆碱可直接舒张冠状动脉，但迷走神经兴奋也可使心率减慢，心肌代谢率降低，冠状动脉收缩，由此抵消了迷走神经对冠状动脉的直接舒张作用。

3. 体液调节　肾上腺素和去甲肾上腺素一方面可通过增强心肌的代谢活动和耗氧量，间接使冠状动脉舒张，CBF 增加；另一方面，可直接作用于冠状动脉的 α 或 β 受体，引起冠状动脉收缩或舒张。甲状腺激素增多时，心肌代谢加强，耗氧量增加，冠状动脉舒张。VP 和 Ang Ⅱ 可使冠状动脉收缩，CBF 减少。血管内皮细胞生成的 NO 可通过 cGMP 介导，引起冠状动脉的舒张。

二、肺循环 ℮

三、脑循环 ℮

数字课程学习……

🖥 教学 PPT　　　　📝 自测题　　　　🖨 复习思考题

第五章
呼 吸

机体在进行新陈代谢等生命活动的过程中需不断从外界环境中摄取 O_2，并排出 CO_2，这种机体与外界环境之间进行的气体交换过程，称为呼吸（respiration）。

呼吸过程由相互衔接且同时进行的三个环节组成（图5-1）。①外呼吸（external respiration）：是指肺毛细血管血液与外界环境之间进行的气体交换过程，包括肺通气和肺换气。肺通气（pulmonary ventilation）是指肺与外界环境之间进行的气体交换过程，肺换气（gas exchange in lungs）是指肺泡与肺毛细血管血液之间进行的气体交换过程。②气体在血液中的运输。通过血液的运行，将肺部摄取的 O_2 运至组织细胞，将组织细胞产生的 CO_2 运至肺。③内呼吸（internal respiration）：一般是指组织换气（gas exchange in tissue），即组织毛细血管血液与组织细胞之间进行的气体交换过程，但有时也包括胞内的氧化过程。本章主要介绍呼吸的三个环节及呼吸运动的调节。

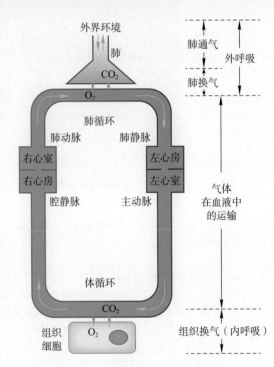

图 5-1　呼吸的三个环节示意图

第一节　肺　通　气

呼吸系统由呼吸道和肺两部分组成。呼吸道是传送气体的管道，肺是气体交换的器官。从人的主支气管至肺泡约有24级分支（图5-2）：主支气管（第1级）经肺门入肺，分为叶支气管（第2级），右肺3支，左肺2支；叶支气管分为段支气管（第3~4级），左、右肺各10支；段支气管反复分支为小支气管（第5~10级）继而再分支为细支气管（第11~13级）；细支气管又分支为终末细支气管（第14~16级）。从叶支气管至终末细支气管，管壁上没有肺泡结构，不具备气体交换功能，构成解剖无效腔，为气体的传导区（conducting zone）。呼吸性细支气管（第17~19级）、肺泡管（第20~22级）和肺泡囊（第23级）上均分布有肺泡（第24级），这些区域可以进行气体交换，故称为呼吸区（respiratory zone）。支气管及以下的这种分支管道，称支气管树（bronchial tree），肺泡（pulmonary alveoli）是支气管树的终末部分，构成肺的主要结构。

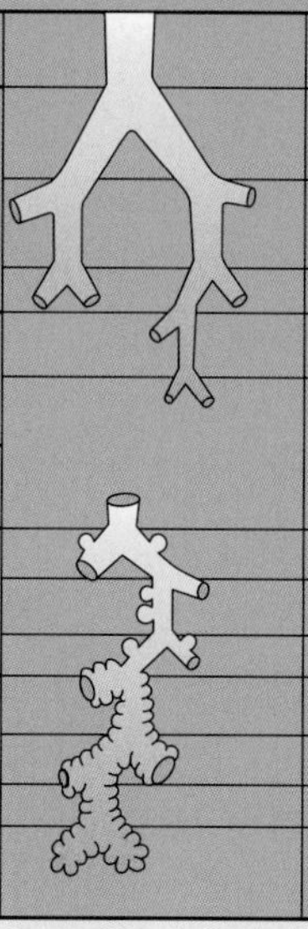

	分级		直径 /cm	总横截面积 /cm^2
传导区	气管	0	1.80	2.54
	支气管	1	1.22	2.33
		2	0.83	2.13
		3	0.56	2.00
	细支气管	4	0.45	2.48
		5	0.35	3.11
	终末细支气管	16	0.06	180.0
呼吸区	呼吸性细支气管	17		
		18	0.05	10^3
		19		
	肺泡管	20		
		21		
		22		
	肺泡囊	23	0.04	10^4

图 5-2　人肺气管 – 支气管树分级示意图

一、肺通气的原理

在肺通气过程中存在推动气体流动的动力和阻止气体流动的阻力，动力必须克服阻力方能实现肺通气。

（一）肺通气的动力

呼吸肌的节律性收缩与舒张引起胸廓产生扩大与缩小相交替的运动称为呼吸运动（respiratory movement）。在呼吸过程中，外界大气压是相对稳定的，而呼吸运动通过引起肺泡的扩张或缩小，使肺泡内压力发生变动，一旦肺泡内压与大气压之间出现压力差，气体即可顺压力差进或出肺，实现肺通气。可见，肺通气的原动力是呼吸运动，而推动气体流动的直接动力则是由呼吸运动造成的肺内压与大气压之间的压力差。

1. 呼吸运动　包括吸气运动和呼气运动。参与呼吸运动的肌肉称为呼吸肌。使胸廓扩大、产生吸气动作的肌肉称为吸气肌，主要有膈肌和肋间外肌。膈肌收缩，隆起的穹隆顶下移，胸腔的上下径增大。肋间外肌起自上一肋骨的下缘，肌束斜向前下并止于下一肋骨的上缘。肋间外肌收缩，将下一肋骨上提、并使肋骨下缘向外侧偏转，胸腔的前后径和横径均增大。使胸廓缩小、产生呼气动作的肌肉称为呼气肌，主要有肋间内肌和腹壁肌肉。肋间内肌起自下一肋骨的上缘，肌束斜向前上并止于上一肋骨的下缘。肋间内肌收缩，使上一肋骨下移、并向内侧偏转，胸腔的前后径和横径均减小。腹壁肌肉收缩，腹内压升高，推动膈肌上移，使胸腔的上下径减小。此外，斜角肌、胸锁乳突肌等肌肉称为辅助吸气肌，这些肌肉只在用力呼吸时才参与呼吸运动。根据参与呼吸运动的呼吸肌的主次、数量和收缩强度，呼吸运动可分为平静呼吸和用力呼吸、胸式呼吸和腹式呼吸等型式。

（1）平静呼吸和用力呼吸　平静呼吸（eupnea）指机体在安静状态下的缓和、均匀的呼吸，呼吸频率为 12～18 次 /min。平静吸气是由膈肌和肋间外肌收缩引起的。膈肌和肋间外肌收缩，胸腔的上下径、前后径和横径均增大，胸廓扩大并引起肺扩张、肺内压降低，当肺内压低于大气压时，外界气体顺压力差进入肺，产生吸气（inspiration）；而当膈肌和肋间外肌舒张时，肺依靠本身的回缩力量而回位，并牵引胸廓回到原位，使胸廓和肺的容积缩小，肺内压升高，当肺内压高于大气压时，肺内气体流出，产生呼气（expiration）。可见，平静吸气是吸气肌收缩所致，是一个主动过程；而平静呼气是吸气肌舒张所致，属被动过程。

机体在运动或劳动、肺通气阻力增大、吸入气中 O_2 含量少或 CO_2 含量增加等情况下的加深、加快的呼吸称为用力呼吸（forced breathing）或深呼吸（deep breathing）。用力吸气时，除了膈肌和肋间外肌收缩外，斜角肌和胸锁乳突肌等辅助吸气肌也收缩，后者可使胸廓上部扩大，胸廓和肺进一步扩张，产生用力吸气。用力呼气时，除了上述吸气肌舒张外，还有肋间内肌和腹壁肌肉收缩，胸廓与肺容积进一步缩小，产生用力呼气。显然，用力吸气和用力呼气均是主动过程。

（2）胸式呼吸和腹式呼吸　以肋间外肌舒缩活动为主的呼吸运动称为胸式呼吸（thoracic breathing），以膈肌舒缩活动为主的呼吸运动称为腹式呼吸（abdominal breathing）。健康成年人，胸式呼吸和腹式呼吸常同时存在。婴幼儿，由于肋骨与脊柱近乎垂直关系，肋骨运动对胸腔容积的影响不大，故呼吸型式主要是腹式呼吸。胸膜炎或胸腔积液患者，由于胸廓运动受限，其呼吸运动主要依靠膈肌的舒缩活动实现，故主要呈腹式呼吸；而腹膜炎、腹水或妊娠晚期的妇女，由于膈肌运动受限，主要表现为胸式呼吸。

2. 肺内压（intrapulmonary pressure）　是指肺泡内的压力。吸气时，肺容积增大，肺内压下降，当肺内压低于大气压时，外界气体入肺；随着吸气的进行，肺内气体量逐渐增加，肺内压也随之逐渐升高，至吸气末，肺内压升高到与大气压相等，吸气停止。呼气时，肺容积减小，肺内压升高，当肺内压高于大气压时，肺内气体呼出；随着呼气的进行，肺内气体量逐渐减少，肺内压也随之逐渐下降，至呼气末，肺内压降低到与大气压相等，呼气停止（图 5-3）。

呼吸过程中肺内压变化的幅度与呼吸运动的

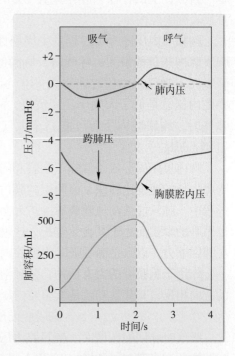

图 5-3　平静呼吸时肺内压和胸膜腔
内压的变化

频率、深浅及呼吸道是否通畅等因素有关。平静呼吸时肺内压的变化幅度较小，吸气时肺内压最低值只比大气压低 $1 \sim 2$ mmHg，呼气时肺内压最高值仅比大气压高 $1 \sim 2$ mmHg。在用力呼吸或气道不通畅时，肺内压的变化幅度可显著提高。

由此可见，呼吸运动可引起肺内压的周期性交替升降，从而使肺内压和大气压之间形成压力差，而这一压力差就是推动气体进出肺的直接动力。利用该原理，一旦患者自然呼吸停止，则可在保持呼吸道畅通的前提下，用人工的方法建立起肺内压和大气压之间的压力差，实现肺通气，这种方法称为人工呼吸（artificial respiration）。人工呼吸可分为正压法和负压法两种，施以正压引起吸气的人工呼吸称为正压人工呼吸，施以负压引起的吸气的人工呼吸则为负压人工呼吸。紧急情况下简便易行的口对口人工呼吸为正压人工呼吸，节律性举臂压背或挤压胸廓为负压人工呼吸。

3. 胸膜腔内压　胸膜是一层光滑的浆膜，覆于肺的表面和衬于胸廓内面。肺表面的胸膜为脏胸膜，胸廓内面的胸膜为壁胸膜，脏胸膜和壁胸膜在肺根处相互延续，形成封闭的胸膜腔。可见，胸膜腔（pleural cavity）是指存在于脏层和壁胸膜之间的一个潜在的、密闭的腔隙。胸膜腔内仅有少量浆液，没有气体，这一薄层浆液有两方面的作用：①在两层胸膜之间起润滑作用。②浆液分子的内聚力可使两层胸膜贴附在一起，不易分开，从而使肺可以随胸廓的运动而张缩。

胸膜腔内压（intrapleural pressure）是指胸膜腔内的压力。可用直接法或间接法对胸膜腔内压进行测量。直接法是将与水检压计相连的注射针头斜行扎入胸膜腔，从水检压计直接读出胸膜腔内压，但直接法有刺破肺的风险。间接法是通过测定食管内压来间接反映胸膜腔内压，由于食管胸腔段壁薄而软，在呼吸过程中，食管内压与胸膜腔内压的变化值基本一致，让受试者吞下带有薄壁气囊的导管，在食管中、下 1/3 交界处测得的食管内压即可代表胸膜腔内压。

胸膜腔内压随呼吸过程发生周期性变化。吸气时，胸膜腔内压负值增大，至吸气末，胸膜腔内压负值最大；呼气时，胸膜腔内压负值减小（图 5-3）。若大气压以零计，平静呼吸时，吸气末胸膜腔内压为 $-10 \sim -5$ mmHg，呼气末胸膜腔内压为 $-5 \sim -3$ mmHg，胸膜腔内压总是低于大气压，为负值，故常称为胸内负压；但是，肺通气阻力增大且用力呼气时，胸膜腔内压有可能高于大气压；紧闭声门且用力呼气时，胸膜腔内压可升至 $+110$ mmHg。

胸内负压的形成条件除了胸膜腔的密闭性外，还必须有肺回缩力。胎儿出生后，由于胸廓生长的速度比肺快，而两层胸膜由于液体分子的内聚力又不能分开，故在胸廓的发育过程中，肺只能被动地随胸廓的扩大而扩张，从而使肺容积大于其自然容积，胸廓的容积也因肺的牵拉而小于其自然容积。这就意味着即使在呼气末，肺也是被动扩张着的，也存在肺回缩力，以致平静呼吸时胸膜腔内压总是表现为负压。

作用于胸膜腔的力有两种：使肺泡扩张的肺内压和使肺泡缩小的肺回缩压，这两种力的方向相反，其代数和就是胸膜腔内压，即：

$$胸膜腔内压 = 肺内压 - 肺回缩压 \tag{5-1}$$

吸气时肺回缩压增大，胸膜腔内压向负值增大的方向变化；呼气时肺回缩压减小，胸膜腔内压向负值减小的方向变化。吸气末和呼气末肺内压均等于大气压，若大气压以零计，此时，胸膜腔内压 = - 肺回缩压；由于吸气末肺回缩压最大，因而胸膜腔内压最低

（即负值最大）；而呼气末肺回缩压最小，因而胸膜腔内压最高（即负值最小）。肺通气阻力增大且用力呼气或者紧闭声门进行用力呼气时，一旦肺内压大于肺回缩压，胸膜腔内压即高于大气压。

胸内负压的存在具有重要的生理意义：①维持肺泡的扩张。胸内负压使肺泡不致因肺回缩力的存在而发生萎缩。②有利于静脉血和淋巴液的回流。由于腔静脉和大淋巴管管壁很薄，易受胸内负压的牵引而保持一定程度的扩张状态，这可致其容积增大、管内压力降低，促进静脉血及淋巴液的回流。如果胸膜腔破裂且与大气相通，空气将立即进入胸膜腔形成气胸（pneumothorax），导致两层胸膜彼此分开，肺将因其本身的回缩力而发生塌陷，尽管呼吸运动仍在进行，肺却减小或失去了随胸廓运动而张缩的能力，其通气功能发生障碍；同时，静脉血和淋巴液回流受阻可致循环功能发生障碍。

（二）肺通气的阻力

肺通气的阻力有弹性阻力和非弹性阻力两种，弹性阻力包括肺和胸廓的弹性阻力，平静呼吸时约占总阻力的 70%；非弹性阻力包括气道阻力、惯性阻力和组织的黏滞阻力，平静呼吸时约占总阻力的 30%。弹性阻力在气流停止时的静息状态下仍存在，属静态阻力；非弹性阻力则在气体流动时才发生，属动态阻力。临床上，肺通气阻力增大是肺通气功能障碍的最常见原因。

1. 弹性阻力　弹性组织在外力作用下变形时产生的、具有对抗变形的回位力称为弹性阻力（elastic resistance）。弹性组织在外力作用下的可扩张性称为顺应性（compliance）。肺和胸廓均为弹性组织，其弹性阻力的大小可用顺应性来度量，两者成倒数关系，即弹性组织顺应性大，意味着其弹性阻力小、在外力作用下容易发生变形，反之亦然。就空腔器官来说，顺应性（C）可用单位跨壁压变化（△P）所引起的容积变化（△V）来表示，即：

$$C = \frac{\Delta V}{\Delta P}\ (L/cmH_2O) \tag{5-2}$$

（1）肺弹性阻力　来自表面张力和肺组织的弹性成分。表面张力（surface tension）是指由液 – 气界面的液体分子相互吸引所造成的、使肺泡趋向于缩小的力，约占肺总弹性阻力的 2/3。肺组织的弹性成分主要是指弹力纤维和胶原纤维。肺扩张，弹力纤维和胶原纤维被牵拉便倾向于回缩，肺扩张越大，对纤维的牵拉程度越大，回缩力和弹性阻力也越大；反之，肺缩小则 R 减小。肺组织的弹性成分所产生的弹性阻力约占肺总弹性阻力的 1/3。可见，肺弹性阻力总是成为吸气的阻力、呼气的动力。

1）肺顺应性：肺弹性阻力的大小可用肺顺应性（compliance of lung，C_L）来表示，肺顺应性是指单位跨肺压（transpulmonary pressure）变化（ΔP）所引起的肺容积变化（ΔV），即：

$$肺顺应性（C_L）= \frac{肺容积的变化（\Delta V）}{跨肺压的变化（\Delta P）}\ (L/cmH_2O) \tag{5-3}$$

式中的跨肺压是肺内压与胸膜腔内压之差。健康成年人平静呼吸时，C_L 约为 0.2 L/cm H_2O。在静态即气道内无气体流动时，外来压力克服肺弹性阻力所引起的肺容量的变化称为肺的静态顺应性（static compliance）。受试者吸气至肺总量后进行呼气，或从残气量开始吸气，每次呼出或吸入一定气量后关闭气道屏气，测定跨肺压，由此绘出肺静态顺应性曲线。利用动物的离体肺，采用分步向肺内充气和分步从肺内抽气的方法，也可绘制出肺静态顺应性曲线（图5-4）。肺静态顺应性曲线呈"S"形，曲线的斜率即反映肺顺应性或弹性阻力的大小，斜率大表示肺顺应性大、弹性阻力小；斜率小则表示肺顺应性小、弹性阻力大。不同肺容量条件下曲线的斜率也不一样，健康成年人在平静呼吸时，肺容积处于曲线的中段，此段斜率最大，故平静呼吸时肺顺应性大、弹性阻力小，呼吸最省力。肺静态顺应性曲线中，充气和抽气的肺顺

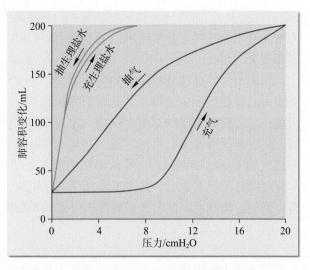

图 5-4　猫离体肺实验获得的肺静态顺应性曲线

应性曲线不重叠，存在明显的滞后现象，但是，注、抽生理盐水的滞后现象不明显，滞后现象的产生可能与肺泡表面张力的存在有关。

肺总量是指肺所能容纳的最大气体量。肺顺应性除了受肺容量影响外，还受肺总量的影响。假如某离体肺的左、右肺的容量和顺应性均相同，用 5 cmH$_2$O 的压力可将 1 L 空气注入两肺，其全肺顺应性为 0.2 L/cmH$_2$O，但 5 cmH$_2$O 的压力使左、右肺的肺容量各增加 0.5 L，意味着左肺或右肺的顺应性为 0.1 L/cmH$_2$O。显然，肺顺应性受到肺总量的影响，将 1 L 空气注入肺总量不同的肺，肺总量大的肺所需压力较小、顺应性大，而肺总量小的肺所需压力较大、顺应性小。同理，虽然成年人与儿童的肺弹性阻力相差不大，但测得的成年人的肺顺应性大于儿童，这也与肺总量不同有关。因此，在比较不同个体肺顺应性大小时，应注意以测定时的基础肺容积如肺总量或功能残气量进行校正，计算出的单位肺容积的顺应性称为比顺应性（specific compliance）。平静呼吸时功能残气量位的比顺应性的计算公式为：

$$比顺应性 = \frac{肺顺应性（L/cmH_2O）}{功能残气量（L）} \tag{5-4}$$

按上式测算的比顺应性的正常值约为 0.08 cmH$_2$O^{-1}。结果表明，健康被测者包括男性与女性、成年人与儿童的比顺应性值均基本相同。若比顺应性发生显著改变，即提示肺顺应性或肺弹性阻力发生了变化。

2）表面张力与肺表面活性物质：在肺泡内表面覆有厚度小于 0.1 μm 的液体分子层，而肺泡腔内充有气体，在球形的液 - 气界面上，液体分子相互吸引即形成表面张力。表面张力的合力方向指向肺泡中心，这是一种使肺泡趋向于缩小的力。离体肺实验（图5-4）证实，要引起相同的肺容积变化，往肺内注气所需的压力要比往肺内注生理盐水大得多，这是因为分步往肺内注生理盐水时，由于液 - 气界面的消失，表面张力不复存在，因此肺顺应性增大。

肺表面活性物质（pulmonary surfactant）是一种由肺泡Ⅱ型细胞合成和分泌的，能降低肺泡表面张力的脂蛋白复合物，其主要成分为二棕榈酰磷脂酰胆碱（dipalmitoyl phosphatidyl choline，DPPC；又称二棕榈酰卵磷脂），此外还有少量的表面活性物质相关蛋白（surfactant-associated protein，SP）等成分。

　　肺表面活性物质的主要作用是降低肺泡表面张力。DPPC 是双嗜性分子，分子的一端是非极性疏水脂肪酸，不溶于水，另一端是亲水的胆碱极性基团。DPPC 分子以单分子层形式垂直排列于液 – 气界面，其极性端插入液体中，非极性端朝向肺泡腔，从而破坏了液 – 气界面的连续性，使表面张力降低，肺易于扩张（图 5-5）。SP 主要与 DPPC 的分泌、清除、再利用和功能的发挥等有关。

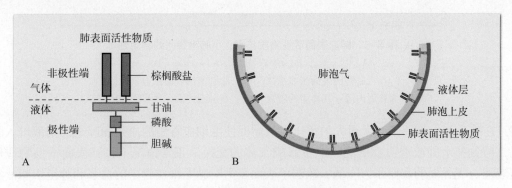

图 5-5　肺表面活性物质及其作用

A. DPPC 示意图　B. DPPC 的作用示意图

　　肺表面活性物质的存在具有重要的生理意义：①提高肺的顺应性。肺表面活性物质通过降低表面张力，使吸气阻力减小 80% ~ 90%，从而减少吸气过程的做功量。②维持大、小肺泡容积的稳定。健康成年人一侧肺约有 3 亿多个肺泡，这些肺泡大小不等，要维持肺泡容积的相对稳定，各肺泡内压力应相等。根据拉普拉斯定律：

$$P = \frac{2T}{r} \ (\ N/m^2\ ) \tag{5-5}$$

　　上式中的 P 为肺泡内液 – 气界面的压强（N/m^2），肺回缩力大，P 就大。T 为表面张力系数即单位长度的表面张力（N/m），r 为肺泡半径（m）。如两个相连通的大、小肺泡表面张力系数相同，则大肺泡的 P 比小肺泡小，气体将从小肺泡流向大肺泡，出现小肺泡塌陷而大肺泡过度膨胀的现象（图 5-6A）。但是，在生理状态下并不会出现上述现象，这是由于肺表面活性物质在肺泡上的分布密度与其 r 成反比，即肺表面活性物质在大肺泡上分布分散，而小肺泡上分布密集，这可使大肺泡具有较大的表面张力，而小肺泡的表面张力较小，结果使大、小肺泡的 P 相等，从而维持大小肺泡容积的相对稳定（图 5-6B）。③随呼吸周期调节肺泡表面张力，使肺泡不致过度扩张或缩小。吸气过程中，随着肺泡容积的扩大，液 – 气界面的肺表面活性物质的分布密度逐渐降低，对表面张力的降低作用逐渐减弱，因此肺泡的回缩力逐渐增强，这可限制肺泡的过度扩张，并有利于其转入呼气；而呼气过程则相反，随着肺泡容积逐渐减小，肺表面活性物质的分布密度逐渐增大，其降低表面张力的作用逐渐加强，表面张力最后几乎降到零，从而使缩小的肺泡不致萎陷，仍可维持正常的功能残气量或残气量，并有利于吸气时肺的重新扩张。④避免肺泡壁内液体渗出，防止肺水肿的发生。如果缺乏肺表面活性物质，较大的表面张力可使肺泡过度回

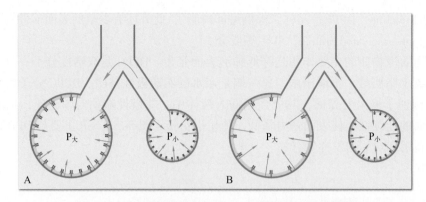

图 5-6 肺泡表面活性物质与大、小肺泡容积的稳定性

A. $T_大 = T_小$，$P_大 < P_小$　B. $T_大 > T_小$，$P_大 = P_小$

$T_大$：大肺泡的表面张力系数；$T_小$：小肺泡的表面张力系数；

$P_大$：大肺泡内液－气界面的压强；$P_小$：小肺泡内液－气界面的压强。

缩，在肺毛细血管周围产生很大的负压，从而促使毛细血管中的血浆和肺组织间液进入肺泡，导致肺水肿或透明膜形成，严重影响气体的交换。正常情况下，肺表面活性物质使肺泡液－气界面的表面张力降低，减弱了表面张力对肺毛细血管中的血浆和肺组织间液的吸引作用，防止液体渗入肺泡，使肺泡得以保持相对干燥。

妊娠 6~7 个月或更迟，胎儿才开始合成和分泌肺表面活性物质。如发生早产，因肺泡 Ⅱ 型细胞尚未成熟，新生儿缺乏肺表面活性物质，患儿的肺泡表面张力增大，肺顺应性减小，导致肺不易扩张和肺泡壁内液体渗出，发生肺不张和在肺泡内壁形成一层透明膜，造成肺通气和肺换气功能障碍，引起新生儿呼吸窘迫综合征（neonatal respiratory distress syndrome，NRDS），严重时可致死亡，现在已经可以用抽取羊水并检查其肺表面活性物质含量的方法，协助判断发生这种疾病的可能性。如发现肺表面活性物质含量过低，可通过延长妊娠时间或使用糖皮质激素等药物促进其合成，对于出生后的患儿也可采用吸入肺表面活性物质来进行治疗。此外，在肺组织纤维化或肺充血时，肺顺应性降低、弹性阻力增大，患者常表现为吸气困难；而在肺气肿患者，由于肺组织的弹性成分被大量破坏，肺顺应性增大、弹性阻力减小，患者常表现为呼气困难。

（2）胸廓弹性阻力　胸廓的弹性成分是胸廓弹性阻力的来源。在平静吸气末，肺容量约为肺总量的 67%，此时，胸廓处于自然位置即毫无形变的位置，胸廓无弹性阻力；在平静呼气或深呼气时，胸廓被牵引向内缩小，若肺容量小于 67% 肺总量，胸廓的容积小于其自然容积，其弹性阻力向外并成为吸气的动力、呼气的阻力；而深吸气时，胸廓被牵引向外扩大，若肺容量大于 67% 肺总量，胸廓的容积大于其自然容积，弹性阻力向内并成为吸气的阻力、呼气的动力。

可见，在呼吸过程中，随着胸廓位置的改变，胸廓的弹性阻力既可成为吸气的动力和呼气的阻力，也可成为吸气的阻力和呼气的动力。胸廓弹性阻力的大小可用胸廓顺应性（compliance of chest wall，C_{chw}）来反映，即：

$$胸廓顺应性（C_{chw}）= \frac{胸腔容积的变化（\Delta V）}{跨胸壁压的变化（\Delta P）}（L/cmH_2O）\quad （5-6）$$

上式中的跨胸壁压为胸膜腔内压与胸壁外大气压之差。健康成年人的胸廓顺应性为

0.2 L/cmH$_2$O。严重的胸廓畸形、胸膜纤维化等可限制胸廓的扩张，使胸廓顺应性降低，发生限制性通气不足。但是，因胸廓弹性阻力增大而使肺通气发生障碍的情况较为少见。

（3）肺和胸廓的总弹性阻力和总顺应性　因为肺和胸廓呈串联排列，所以肺和胸廓的总弹性阻力是两者弹性阻力之和。由于弹性阻力与顺应性是倒数关系，故肺和胸廓的总顺应性（C$_{L+chw}$）的倒数等于肺和胸廓顺应性的倒数之和，即 1/C$_{L+chw}$ =（1/C$_L$）+（1/C$_{chw}$）。健康成年人平静呼吸时，肺和胸廓顺应性均为 0.2 L/cmH$_2$O，所以总顺应性 C$_{L+chw}$ 为 0.1 L/cmH$_2$O。

2. 非弹性阻力　呼吸过程中因气体流动产生的呼吸阻力称为非弹性阻力（inelastic resistance），包括气道阻力、惯性阻力和黏滞阻力。其中，惯性阻力（inertial resistance）是指气流在发动、变速或转向过程中，因气流或组织的惯性所产生的阻止肺通气的力；黏滞阻力（viscous resistance）是指在呼吸过程中因组织相对位移所发生的摩擦阻力。平静呼吸时，呼吸频率低、气流流速慢，惯性阻力和黏滞阻力均很小，此时气道阻力占非弹性阻力的 80% ~ 90%。此处仅讨论在肺通气过程中所遇到的气道阻力。

（1）气道阻力的概念　气道阻力（airway resistance）是指气体流经呼吸道时，来自气体分子之间及气体分子与气道壁之间的摩擦阻力，其大小可用维持单位时间内的气体流量所需压力差来表示，即：

$$气道阻力 = \frac{大气压与肺内压之差（cmH_2O）}{单位时间内的气体流量（L/s）} \tag{5-7}$$

健康成年人平静呼吸时气道阻力为 1 ~ 3 cmH$_2$O·s/L，呼气期略高于吸气期，其中，鼻、声门、气管和支气管的气道阻力分别约占总气道阻力的 50%、25%、15%。从支气管到终末细支气管，气道的直径逐级减小，但气道的总横截面积逐级增大，气道阻力显著降低，这在呼吸性细支气管以后的各级分支更为明显（图 5-7）。因为管径在 2 mm 以下的细支气管的阻力仅占气道总阻力的 10% 左右，所以测定总气道阻力通常难以及时发现小气道阻力的异常变化。

（2）影响气道阻力的主要因素　气道阻力主要受气道管径、气流形式和气流流速等因素的影响。

1）气道管径：是影响气道阻力的最重要因素。层流时，气道阻力与气道半径的四次方成反比；湍流时，气道阻力与气道半径的五次方成反比，因此，气道管径缩小，阻力大增。哮喘发作、分泌物堵塞、不适当的人工气道或呼吸机的联结接头等均可显著增大气道阻力。

影响气道管径的主要因素：①跨气道压，是指气道内外的压力差。胸腔内气道的跨气道压为气道内压与胸膜腔内压之差。吸气时，胸膜腔内压负值增大，气道周围压力降低，跨气道压增大，管壁被动扩大，阻力降低；呼气时

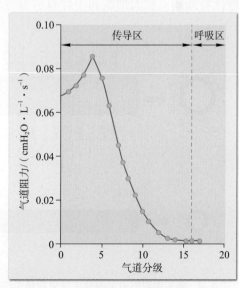

图 5-7　气道阻力在气管树内的分布

则相反。②肺实质对气道壁的外向放射状牵引作用，较大的气道主要依靠软骨环维持其开放，这些气道不直接接受外力的牵拉，其阻力大小与肺容积的大小关系不大。第12级以后的细支气管和呼吸性细支气管，其弹力纤维和胶原纤维与肺泡壁的纤维彼此穿插，这些纤维对气道壁发挥的牵引作用可使没有软骨支持的细支气管保持通畅，其阻力大小受肺容积变化的影响。吸气时，肺扩张，弹性成分对小气道的牵引作用加强，气道口径增大，气道阻力减小；呼气时相反，气道阻力增大。慢性阻塞性肺疾病（chronic obstructive pulmonary disease，COPD）患者因气道或肺组织的正常结构被破坏，肺实质对气道壁的牵引作用减弱，故气道阻力增大（图5-8）。③自主神经系统，气道平滑肌受迷走神经、交感神经和非肾上腺素能、非胆碱能（non-adrenergic non-cholinergic，NANC）神经纤维的支配，但迷走神经起主要作用。a. 迷走神经：迷走神经兴奋，末梢释放的ACh与气道平滑肌上的M_3受体结合，引起平滑肌收缩，气道阻力增大；迷走神经释放的ACh也可作用于该神经–平滑肌接头突触前膜上的M_2受体，通过抑制ACh的释放，防止气道平滑肌过度收缩；可见，若突触前M_2受体数量减少或功能障碍，对ACh释放的负反馈作用受损，这可引起ACh的突触后效应加强，气道阻力增大。迷走神经主要调节中等气道的管径，对直径小于2 mm的细支气管的调节作用较弱，这与其在小气道上的分布密度较低有关。M受体拮抗剂主要扩张中等气道，β受体激动剂主要扩张小气道，对于支气管哮喘患者来说，两者有协同作用。b. 交感神经：支气管平滑肌上α受体较少，但$β_2$受体较丰富。因交感神经在气管树上的分布极其稀疏，且去甲肾上腺素对$β_2$受体的作用很弱，所以，交感神经对气道口径的调节作用尚有争论。运动和发生应急反应时，交感–肾上腺髓质系统被激活，释放入血液的肾上腺素与$β_2$受体结合，引起气道平滑肌舒张，气道流量增加；但是，基础水平的肾上腺素可能不影响气道平滑肌的张力。临床上，与M受体拮抗剂相比，$β_2$受体激动剂的扩气道作用更迅速与强大。c. NANC神经纤维：NANC神经末梢可释放速激肽（tachykinin）、血管活性肠肽（vasoactive intestinal peptide，VIP）等多肽，速激肽可收缩气道平滑肌，血管活性肠肽可舒张气道平滑肌。④化学因素，上皮细胞、嗜酸性粒细胞、肥大细胞和中性粒细胞等局部细胞释放的化学物质对气道平滑肌也有收缩或舒张作用。如$PGF_{2α}$、组胺、白三烯和内皮素等物质可使支气管平滑肌收缩；PGE_2可使支气管平滑肌舒张；吸入气CO_2含量增加可反射性地引起支气管平滑肌收缩。综上所述，吸气时，由于跨气道压增大、肺实质对气道壁的外向放射状牵引作用加强和迷走神经紧张性减弱，气道管径增大，气道阻力减小；呼气时则相反，可引起气道阻力增大。肺气肿患者由于细支气管和肺泡壁中的弹性纤维被降解，肺泡弹性回缩力减小，导致胸膜腔内压升高，后者压迫小气道，易引起小气道阻塞；另外，由于肺泡扩大、肺泡数量减少，细支气管壁上肺泡附着点减少，肺泡对小气道

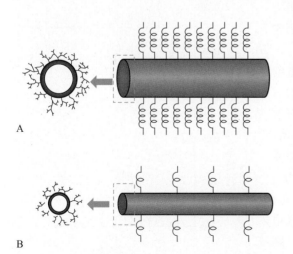

图5-8 肺实质对气道壁的外向放射状牵引作用
A. 正常气道　B. COPD患者的气道

的牵拉力量减弱，引起小气道缩小变形；因此，肺气肿患者可因小气道阻塞而出现呼气性呼吸困难。

2）气流形式：层流是指气流以相互平行的方式进行流动，在不分支的管道，当气体缓慢流动时，最外层静止不动，而中心圆柱流动速度最快，此即层流。湍流是一种混乱的、滚动的流动形式，由于所有气体分子以相同的运动速度碰撞管壁各处，与层流相比，其阻力较大。一般来说，气管及其分叉处及流速较快时的气体流动以湍流为主，而小气道及吸入黏度较高气体时的气体流动以层流为主。呼吸频率加快使气道阻力增大的主要原因是湍流比例增加，因此减慢呼吸频率可降低气道阻力；气管内有异物、黏液或渗出物时，可用清除异物、排痰或减轻黏膜肿胀的方法减少湍流的发生，降低气道阻力。

3）气流流速：流速快，阻力大；流速慢，阻力小。平静呼吸时，气道阻力主要来自层流。层流时气流流速的变化对阻力无影响；湍流时，随着气流速度的加快，气道阻力显著增大。可见，通过延长吸气时间、减慢吸气流速的措施可降低气道阻力。

二、肺通气功能的评价

肺通气过程受呼吸肌的舒缩活动、弹性阻力和非弹性阻力等因素的影响。肺泡扩张受限所致的通气功能障碍称为限制性通气不足（restrictive hypoventilation），常见于胸廓畸形、肺纤维化、肺水肿、肺炎等；气道阻力增大所致的通气功能障碍称为阻塞性通气不足（obstructive hypoventilation），常见于慢性支气管炎、阻塞性肺气肿、支气管哮喘等。临床上对相关患者进行肺通气功能的测定，除了可以明确是否存在肺通气功能障碍外，还可以帮助判断肺通气功能的受损程度，鉴别肺通气功能障碍的类型。

（一）肺容积和肺容量

1. 肺容积（pulmonary volume） 是指安静状态下测得的一次呼吸所出现的容积变化，一般包括潮气量、补吸气量、补呼气量和残气量四种基础肺容积，所有基础肺容积相加即为肺总量（图5-9）。

（1）潮气量（tidal volume，TV） 是指平静呼吸时，每次吸入或呼出的气体量。健康成年人的潮气量为400~600 mL。潮气量受吸气肌特别是膈肌功能的影响，呼吸肌功能不全时潮气量降低。

（2）补吸气量（inspiratory reserve volume，IRV） 是指平静吸气末再尽力吸气所能吸入的气体量，又称吸气储备量。健康成年人的补吸气量为1 500~2 000 mL。

（3）补呼气量（expiratory reserve volume，ERV） 是指平静呼气末再尽力呼气所能呼出的气体量，又称呼气储备量。健康成年人的补呼气量为900~1 200 mL，约为肺活量的1/3。严重阻塞性通气不足和部分限制性通气不足患者，其补呼气量占肺活量的比例可显著减小。

（4）残气量（residual volume，RV） 是指用力呼气末肺内残留的气体量。健康成年人为1 000~1 500 mL。残气量的生理意义与功能残气量相同。发生阻塞性通气不足时，残气量增加；发生限制性通气不足时，残气量减少。残气量是反映阻塞性通气不足的常用指标，临床上常用残气量占肺总量的百分数（即RV/TLC%）作为判断指标，RV/TLC% > 40%提示肺气肿。

2. 肺容量（pulmonary capacity） 是指两项或两项以上基础肺容积之和，包括深吸气

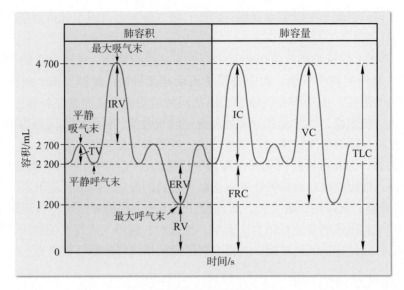

图 5-9　肺容积和肺容量

受试者为体重 70 kg 的健康男性。

量、功能残气量、肺活量和肺总量（图 5-9）。

（1）深吸气量（inspiratory capacity，IC）　是指在平静呼气末做最大吸气时所能吸入的气体量。深吸气量是潮气量与补吸气量之和，是衡量最大通气潜力的一个重要指标。深吸气量本身的临床价值不大，多数限制性通气不足患者的深吸气量减少，存在严重气道阻塞患者也可有深吸气量的减少。

（2）功能残气量（functional residual capacity，FRC）　是指平静呼气末肺内残留的气体量。功能残气量是残气量与补呼气量之和，健康成年人约为 2 500 mL。功能残气量的生理意义是缓冲呼吸过程中肺泡气 O_2 分压和 CO_2 分压的变化，从而使动脉血的 O_2 分压和 CO_2 分压不会随呼吸过程发生大幅度的波动；适当的功能残气量还可减小通气间歇对肺换气的影响。

功能残气量的大小取决于肺的弹性回缩力、呼气时间和气道阻力。支气管哮喘或肺气肿导致小气道阻力显著增大或肺组织弹性显著减弱时，功能残气量增大；而肺水肿、肺纤维化等导致肺容积减小时，功能残气量降低。功能残气量过大，吸入肺泡的新鲜空气被过度稀释，呼吸膜两侧的气体分压差减小，则不利于肺换气；功能残气量过小则可使动脉血的 O_2 分压和 CO_2 分压发生大幅度的波动。

（3）肺活量（vital capacity，VC）　是指一次尽力吸气后所能呼出的最大气体量。肺活量是潮气量、补吸气量和补呼气量之和，即深吸气量与补呼气量之和，或为肺总量与残气量之差。健康成年男性肺活量平均约为 3 500 mL，女性约为 2 500 mL。肺活量反映肺一次通气的最大能力，其大小受肺与胸廓的弹性、气道阻力和呼吸肌的肌力等因素的影响。肺、胸廓的扩张或回缩受限（如胸廓畸形、肺内巨大肿块、肺纤维化或肺水肿）、气道严重阻塞、呼吸肌无力等均可导致肺活量的降低。在限制性通气功能障碍患者，如肺活量逐渐降低意味着病情加重；在 COPD 急性发作患者，如肺活量降低意味着存在呼吸肌疲劳，易发生呼吸衰竭或呼吸衰竭加重。由于测定肺活量时不限制呼气的时间，所以不能充分反映肺组织的弹性状态和气道的通畅程度，故临床上在评估肺通气功能时，还采用用力肺活量和用力呼气量等指标。

一次用力最大吸气后，尽力尽快呼气所能呼出的最大气体量称为用力肺活量（forced vital capacity，FVC）。正常情况下，用力肺活量接近于肺活量，但气道阻力增高时，用力肺活量常低于肺活量。

用力呼气量（forced expiratory volume，FEV）也称时间肺活量（timed vital capacity，TVC），是指一次最大吸气后用力尽快呼气，测定在一定时间内所能呼出的气体量，其中，第 1、2、3 s 末所能呼出的气体量分别称为 1 s 用力呼气量（forced expiratory volume in one second，FEV_1；简称一秒量）、2 s 用力呼气量（FEV_2）、3 s 用力呼气量（FEV_3）。为排除肺容积差异的影响，通常以 FEV_1、FEV_2、FEV_3 占 FVC 的百分数来表示。健康成年人的 FEV_1/FVC%、FEV_2/FVC%、FEV_3/FVC% 分别约为 83%、96%、99%。其中，应用价值最大的是简称为一秒率的 FEV_1/FVC%。用力呼气量特别是一秒率是临床上鉴别限制性通气不足和阻塞性通气不足的最常用指标。发生限制性通气不足时，呼出气流相对不受限制，但 FVC 所需的呼气时间较 FEV_1 长，因此，FVC 的下降程度较 FEV_1 大，一秒率可基本正常。而发生阻塞性通气不足时，由于呼气速度显著减慢，FEV_1 显著减少，但若有足够的呼气时间，FVC 可基本正常或仅轻度减少，故一秒率显著降低（图 5-10）。

（4）肺总量（total lung capacity，TLC） 是指肺所能容纳的最大气体量。肺总量

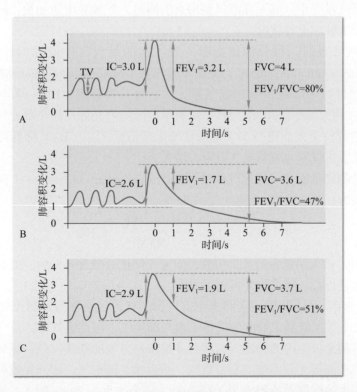

图 5-10 健康个体和慢性阻塞性肺疾病患者的部分肺功能检测结果的比较
A. 健康个体 B. COPD 患者 C. 用支气管扩张药治疗后的 COPD 患者
IC：深吸气量；TV：潮气量；FVC：用力肺活量；FEV_1/FVC：即 FEV_1/FVC%，一秒率。

是肺活量与残气量之和。健康成年人的肺总量男性平均约为 5 000 mL，女性平均约为
3 500 mL。肺组织弹性减退患者的肺总量增大，限制性通气不足患者的肺总量降低。

肺通气功能的测定对于某些肺部疾病的早期诊断、了解肺功能损害性质及程度等具有
重要的参考价值，还有助于对阻塞性和限制性通气功能不足进行鉴别（表 5-1）。

表 5-1　阻塞性通气不足和限制性通气不足的鉴别

通气功能障碍	VC	FRC	RV	TLC	FEV$_1$	FVC	FEV$_1$/FVC%
阻塞性通气不足	→/↓	↑	↑	→/↑	↓	→/↓	↓
限制性通气不足	↓	↓	↓	↓	→/↓	↓	→/↑

注：VC：肺活量；FRC：功能残气量；RV：残气量；TLC：肺总量；FEV$_1$：一秒量；FVC：用力肺活量；
FEV$_1$/FVC%：一秒率。

（二）肺通气量和肺泡通气量

1. 肺通气量　每分钟吸入或呼出的气体总量称为肺通气量。静息或基础状态下肺通
气量称为静息每分钟通气量（minute ventilation at rest，VE），其计算公式为：

$$静息每分钟通气量＝潮气量 \times 呼吸频率 \tag{5-8}$$

如健康成年人平静呼吸时的潮气量为 0.5 L，呼吸频率为 12～18 次/min，则 VE 为
6～9 L/min。潮气量和呼吸频率的变化有一定的相关性，即潮气量增大呼吸频率减慢，呼
吸频率加快则潮气量变小。如果在潮气量增大的同时，呼吸频率也加快，这往往提示存在
肺组织损伤或肺水肿加重等状况。

尽力做深快呼吸时，每分钟所能吸入或呼出的最大气体量称为最大随意通气量
（maximal voluntary ventilation，MVV）或最大通气量（maximal ventilation volume）。一般只
需测定尽力深快呼吸 10 s 或 15 s 的通气量，然后将其换算成 MVV。健康成年人的 MVV
可达 150 L/min，约为 VE 的 20 倍。MVV 反映单位时间内充分发挥全部通气能力所能达到
的通气量，是估计一个人能进行多大运动量的生理指标之一。MVV 降低可见于肺或胸廓
顺应性降低、呼吸肌收缩力减弱或气道阻力增大。

肺通气功能的储备能力可用通气储量百分比（percentage of reserve of ventilation）来反
映，其计算公式为：

$$通气储量百分比＝\frac{MVV－VE}{MVV} \times 100\% \tag{5-9}$$

生理状态下，通气储量百分比≥93%；如通气储量百分比<86%，提示肺通气储备不
足，需慎重考虑进行心、肺等胸外科大手术。

2. 肺泡通气量　从上呼吸道至终末细支气管的气道容量称为解剖无效腔（anatomical
dead space）。由于进入解剖无效腔的气体不参与肺换气，因此吸气时，首先吸入肺泡的是
呼气末存留在解剖无效腔内的肺泡气，然后才是来自外界的新鲜空气；呼气时，首先呼出
的是吸气末存留在解剖无效腔内的新鲜空气，然后才是肺泡气。解剖无效腔的大小与体重
相关，健康成年人的解剖无效腔约为 2.2 mL/kg，一个体重为 70 kg 的人，其解剖无效腔约
为 150 mL。新鲜空气吸入肺泡，如没有足够的血液流经肺泡，可造成部分肺泡内的气体
不能与血液进行充分的气体交换。未发生气体交换的肺泡容量称为肺泡无效腔（alveolar

dead space，曾称肺泡死腔）。健康人平卧时，肺泡无效腔接近于零。解剖无效腔与肺泡无效腔合称为生理无效腔（physiological dead space）。

由于解剖无效腔的存在，每次吸入的新鲜空气只有部分能进入肺泡进行肺换气，因而肺的有效通气量不是肺通气量，而是肺泡通气量。肺泡通气量（alveolar ventilation）是指每分钟吸入肺泡的新鲜空气量。平静呼吸时，肺泡通气量的计算公式为：

$$肺泡通气量 = （潮气量 - 无效腔气量）× 呼吸频率 \tag{5-10}$$

肺泡通气量是反映肺通气效率高低的指标。各种呼吸型式对肺通气量和肺泡通气量有不同的影响，在吸入气量减半和呼吸频率加倍（即浅快呼吸）或吸入气量加倍而呼吸频率减半（即深慢呼吸）时，肺通气量保持不变，但是浅快呼吸可使肺泡通气量减少，而深慢呼吸使肺泡通气量增加（表5-2）。故从气体交换而言，浅快呼吸可减少肺泡通气量，加剧缺氧患者的缺氧症状；而深慢呼吸虽然可增加肺泡通气量，但同时也可使呼吸功增加。

表 5-2　不同呼吸频率和潮气量时的肺通气量和肺泡通气量

呼吸型式	呼吸频率 /（次·min⁻¹）	每次吸入气量 /mL	肺通气量 /（mL/min⁻¹）	肺泡通气量 /（mL/min⁻¹）
平静呼吸	12	500	6 000	4 200
深慢呼吸	6	1 000	6 000	5 100
浅快呼吸	24	250	6 000	2 400

高频通气（high frequency ventilation，HFV）是临床上用于治疗急性呼吸衰竭、新生儿急性呼吸窘迫综合征等疾病的一种特殊的人工通气方式，其通气频率为每分钟100~300次、潮气量为每千克体重1~3 mL，这种特殊的浅快通气模式可能通过加强气体对流和加速气体扩散使患者保持有效的外呼吸。

（三）最大呼气流量-容积曲线 🔗

（四）支气管激发试验 🔗

（五）呼吸功 🔗

第二节　肺换气和组织换气

通过肺通气，肺泡气得以不断更新，肺泡气的O_2分压和CO_2分压因而能保持相对稳定，这是肺换气和组织换气能够顺利进行的前提。

一、气体交换的原理

无论是肺换气还是组织换气，气体交换都是通过扩散的方式进行的，气体扩散的方向取决于该气体的分压差。

（一）气体的分压

道尔顿分压定律（Dalton's law of partial pressure）的基本内容是：对于任何容器内的理想气体混合物，如果各组分之间不发生化学反应，则每一种气体都均匀地分布在整个容器内，每一种气体所产生的压强和这种气体单独占有整个容器时所产生的压强相同。理想气体混合物中某组分气体对容器壁所施加的压力称为该组分气体的分压，理想气体混合物的总压力也就等于各组元气体分压力之和。道尔顿分压定律适用于理想气体混合物，也基本适用于低压下的真实气体混合物。

分压（partial pressure）是指在混合气体中各种气体分子运动所产生的压力。空气中具有生理意义的主要成分是 O_2 和 CO_2，温度恒定时，混合气体中 O_2 或 CO_2 的分压可按下式计算：

$$某气体分压 = 混合气体总压力 \times 该气体所占的容积百分比 \tag{5-12}$$

例如：在标准大气压为 760 mmHg 的条件下，空气中 O_2 和 CO_2 所占的容积百分比分别为 20.84% 和 0.04%，根据公式即可计算出空气中 O_2 分压为 158.4 mmHg、CO_2 的分压为 0.3 mmHg。

空气中各气体的容积百分比一般不因地域的不同而发生变化，但各气体的分压可因总大气压的变化而发生变动。例如高原地区因大气压较低，故各气体的分压也低。因吸入的空气在呼吸道内被水蒸气所饱和，所以呼吸道内吸入气的成分已不同于大气，各气体的分压也随之发生相应的改变。吸入气实际上是外界新鲜空气和无效腔中呼出气的混合，呼出气则是无效腔中的吸入气和肺泡内的肺泡气的混合，肺泡气是可以与血液进行交换的气体。表 5-3 列出了空气、吸入气、呼出气和肺泡气的 O_2 分压和 CO_2 分压。

表 5-3 人在海平面时各种呼吸气体的 O_2 分压和 CO_2 分压　　　　单位：mmHg

项目	空气	吸入气	呼出气	肺泡气
O_2 分压	158.4	149.3	120.0	104.0
CO_2 分压	0.3	0.3	27.0	40.0

气体与液体表面接触时，一定数量的气体分子在其分压的作用下可溶解于液体内，而溶解在液体中的气体分子在其张力的作用下也可从液体中逸出。这里的张力（tension）是指溶解的气体从液体中逸出的力，可见张力就是液体中某气体的分压。当气体的分压与张力大小相等时，气体的溶解量即可保持稳定。肺泡气、动脉血、混合静脉血及组织中的 O_2 分压和 CO_2 分压见表 5-4。正常情况下，由于体循环动脉血混入了少量来自支气管静脉的静脉血，故其 O_2 分压稍低于肺静脉血。

表 5-4 人体肺泡气、血液及组织中的 O_2 分压和 CO_2 分压　　　　单位：mmHg

项目	肺泡气	动脉血	混合静脉血[*]	组织
O_2 分压	104	97~100	40	30
CO_2 分压	40	40	46	50

注：* 为混合静脉血是指肺动脉内的血液。

（二）影响气体扩散速率的因素

气体分子不停地进行着无定向的运动，如不同区域之间存在着分压差，气体分子将从分压高的区域向分压低的区域进行净转移，此过程称为气体扩散或弥散。在肺换气或组织换气的过程中，O_2 和 CO_2 在各自分压差的驱动下进行扩散。气体在单位时间内的扩散容积称为气体扩散速率（gas diffusion rate，D）。气体扩散速率与该气体的分压差（△P）、温度（T）、扩散面积（A）和气体分子的溶解度（S）成正比，与扩散距离（d）和气体相对分子质量（MW）的平方根成反比，即：

$$D \propto \frac{\Delta P \cdot T \cdot A \cdot S}{d \cdot \sqrt{MW}}$$
（5-13）

1. 气体的分压差　是指两个区域之间某气体分压的差值，这是气体交换的动力，并决定着气体扩散的方向。气体的分压差大，则扩散速率快、气体交换快；气体的分压差小，则扩散速率慢、气体交换慢。

2. 扩散系数　气体分子的溶解度与该气体相对分子质量的平方根之比称为扩散系数（diffusion coefficient）。气体的溶解度是指单位分压下溶解于单位体积溶液中的气体量，一般以 38℃、1 个大气压条件下溶解在 100 mL 液体中的气体毫升数来表示。相对分子质量小的气体扩散速率快；如扩散发生于气相和液相之间，在溶液中溶解度大的气体扩散速率快。O_2 和 CO_2 在血浆中的溶解度分别为 2.14 mL/100 mL 血液、51.5 mL/100 mL 血液，即 CO_2 在血浆中的溶解度约为 O_2 的 24 倍，而 CO_2 的相对分子质量为 44，仅略大于 O_2 的 32，所以，CO_2 的扩散系数约为 O_2 的 21 倍。

3. 扩散面积和距离　扩散面积越大，单位时间内扩散的气体分子总数就越多，气体的扩散速率就加快。扩散距离越大，气体扩散所需的时间就越长，气体的扩散速率也就越慢。

4. 温度　气体温度越高，分子运动就越快，气体的扩散速率也就越快。因健康人体的体温保持相对稳定，故温度因素可忽略不计。

二、肺换气

（一）肺换气过程

肺动脉内的混合静脉血流经肺毛细血管时，因为血液中的 O_2 分压比肺泡气低、CO_2 分压比肺泡气高（表 5-4），所以肺泡气中的 O_2 依靠分压差向血液扩散，CO_2 则从血液向肺泡内扩散，从而使肺毛细血管血液的 O_2 分压逐渐升高、CO_2 分压逐渐降低，静脉血逐渐变成动脉血。在肺换气过程中，O_2 和 CO_2 的扩散都极为迅速，仅需约 0.25 s 即可达到平衡，而通常情况下血液流经肺毛细血管的时间约需 0.75 s，即当血液流经肺毛细血管全长约 1/3 时，已经基本上完成了气体交换过程，这也意味着肺换气具有很大的扩散储备能力（图 5-11）。运动时，血液循环速度加快，血液通过肺毛细血管的时间甚至可缩短到 0.25 s，但肺换气过程仍能保持正常。

健康成年人安静时，肺换气的结果是肺毛细血管血液的 O_2 含量由 15 mL/100 mL 血液升至 20 mL/100 mL 血液，CO_2 含量由 52 mL/100 mL 血液降至 48 mL/100 mL 血液。若心输出量为 5 L/min，则流经肺毛细血管血液每分钟可从肺泡气中摄取 250 mL O_2，同时释放出 200 mL CO_2。

（二）影响肺换气的因素

前已述及，气体扩散速率受气体的分压差、温度、扩散系数、扩散面积和扩散距离等

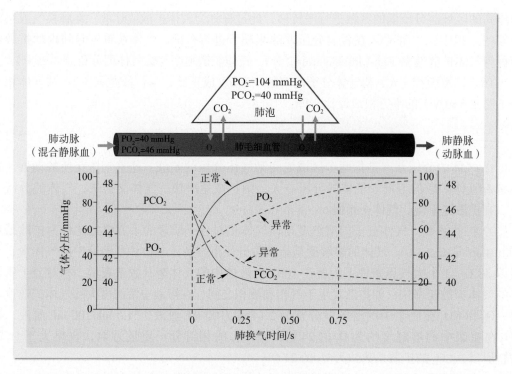

图 5-11　肺换气示意图

因素的影响，此处主要讨论扩散面积、扩散距离和通气/血流比值对肺换气的影响。

1. 呼吸膜的面积与厚度　肺换气需通过呼吸膜进行。呼吸膜（respiratory membrane）也称肺泡毛细血管膜（alveolar capillary membrane）或气-血屏障（air-blood barrier），是指肺泡气与肺毛细血管血液之间进行气体交换所通过的组织结构，由含表面活性物质的液体层、肺泡上皮细胞层、上皮基底膜层、间质层、毛细血管基膜层和毛细血管内皮细胞层等六层结构构成（图 5-12），总厚度仅为 0.2~0.5 μm，具有很高的通透性，有利于气体的迅速交换。

（1）呼吸膜的面积　即肺换气的扩散面积，气体扩散速率与呼吸膜面积成正比。健康成年人两肺呼吸膜的总面积约为 70 m^2，但安静时用于肺换气的呼吸膜面积仅需 40 m^2，可见有相当大的储备面积。肺不张、肺实变、肺气肿、肺毛细血管狭窄或闭塞等均可使呼吸膜的面积减小。但由于扩散面积的储备量大，只有当呼吸膜的面积减少 50% 以上时，才会发生肺换气功

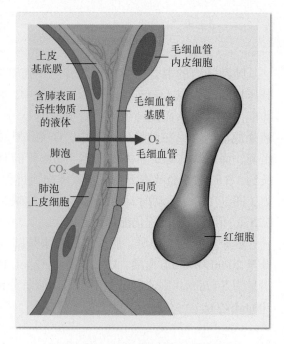

图 5-12　呼吸膜的结构示意图

能障碍。

（2）呼吸膜的厚度 即肺换气的扩散距离，气体扩散速率与呼吸膜厚度成反比。肺毛细血管的平均直径仅为 5 μm 左右，而成熟红细胞的直径为 7~8 μm，当红细胞流经肺毛细血管时，其细胞膜通常与毛细血管壁相接触，因此肺换气无需经过较厚的血浆层即可完成。任何使呼吸膜增厚的疾病，如肺纤维化、肺水肿、肺透明膜形成和肺泡毛细血管扩张致血浆层变厚等，都可通过降低气体扩散速率，引起低氧血症的产生。

呼吸膜厚度增加、呼吸膜面积减小是肺换气过程中气体扩散障碍的常见原因。气体扩散障碍所致的低氧血症可用吸入高浓度氧予以纠正，因为提高肺泡气氧分压可以使气体扩散速率加快，促进肺换气。

2. 通气/血流比值（ventilation/perfusion ratio，$\dot{V}_A/\dot{Q}$） 是指肺泡通气量（$\dot{V}_A$）和肺血流量（$\dot{Q}$）之间的比值，这是反映肺换气效率高低的指标。健康成年人在安静时，如肺泡通气量为 4.2 L/min，肺血流量与心输出量相同，为 5 L/min，则 $\dot{V}_A/\dot{Q}$ 为 0.84，此时，肺泡通气量与肺血流量相匹配，肺泡内的气体与流经肺泡的血液能进行充分的气体交换，肺换气效率高。如肺泡通气量过多或肺血流量不足，$\dot{V}_A/\dot{Q} > 0.84$，由于部分肺泡气未能与血液进行充分的气体交换，导致肺泡无效腔增大，肺换气效率降低。如肺泡通气量不足或肺血流量过多，$\dot{V}_A/\dot{Q} < 0.84$，混合静脉血中的气体不能得到充分更新，这种情况类似于动静脉短路，可称之为功能性动静脉短路（functional arteriovenous shunt）、功能性分流（functional shunt）或静脉血掺杂（venous admixture），也可使肺换气效率降低（图 5-13）。

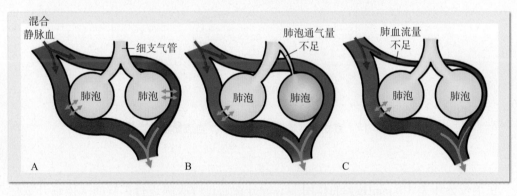

图 5-13 肺泡通气量和肺血流量之间关系的模式图
A. 通气/血流比值 = 0.84，肺换气效率高 B. 通气/血流比值 <0.84，功能性动静脉短路
C. 通气/血流比值 >0.84，肺泡无效腔增大

$\dot{V}_A/\dot{Q}$ 失调所致的肺换气效率降低通常仅导致低氧血症而无 CO_2 潴留，其主要原因是：①动脉血与混合静脉血之间的 O_2 分压差约为 59 mmHg，远远大于仅 6 mmHg 的 CO_2 分压差，所以当发生动静脉短路时，动脉血 O_2 分压的下降程度大于 CO_2 分压升高的程度；②CO_2 的扩散系数约为 O_2 的 21 倍，所以 CO_2 的弥散较 O_2 快，不易潴留；③动脉血 O_2 分压的下降和 CO_2 分压的升高均可经化学感受器反射刺激呼吸，增加肺泡通气量，但这有助于 CO_2 的排出，却几乎无助于 O_2 的摄取，这是由氧解离曲线和 CO_2 解离曲线的特点决定的。由于氧解离曲线呈 S 形，正常肺区肺泡毛细血管血液的血氧饱和度已处于曲线的上段，无法携带更多的 O_2 以代偿低 O_2 分压区的血氧含量下降。而在 CO_2 解离曲线中，血液

CO_2含量与CO_2分压接近于线性关系，如全肺$\dot{V}_A/\dot{Q} \geqslant 0.84$，通过增加正常肺区的$CO_2$排出量足以代偿通气不足区的$CO_2$潴留。

健康成年人安静时全肺的$\dot{V}_A/\dot{Q}$为0.84，但肺不同部位的$\dot{V}_A/\dot{Q}$并不相同。人取直立位时，肺尖部的胸膜腔内压较肺底部负值更大，因此，肺尖部的肺泡扩张程度更大、顺应性更低，吸气时流向肺尖部肺泡的气量较少，而流向肺底部的气量较多，即从肺底部至肺尖部，肺泡通气量逐渐减少；由于重力的作用，从肺底部至肺尖部，肺血流量也逐渐减少；但是，因肺血流量的减少速度大于肺泡通气量的减少速度，故从肺底部至肺尖部，$\dot{V}_A/\dot{Q}$逐渐增大。健康青年人肺尖部的$\dot{V}_A/\dot{Q}$可高达3.3，产生中度肺泡无效腔，而肺底的$\dot{V}_A/\dot{Q}$则可低至0.63，发生功能性动静脉短路，而且，随着年龄的增大，这种差别会更显著（图5-14）。虽然正常情况下肺内存在$\dot{V}_A/\dot{Q}$失调的现象，但由于呼吸膜的面积远超肺换气的实际需要，所以并未明显影响O_2的摄取和CO_2的排出。

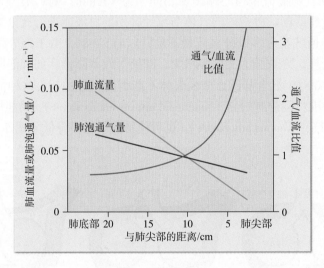

图5-14 直立位下肺不同区域通气／血流比值的变化

（三）肺扩散容量

在单位分压差（1 mmHg）的作用下，每分钟通过呼吸膜进行扩散的气体毫升数称为肺扩散容量或肺弥散量（diffusing capacity of lung，D_L），即：

$$D_L = \frac{V}{|\overline{P}_A - \overline{P}_C|} \tag{5-14}$$

上式中的V为每分钟通过呼吸膜扩散的气体 mL 数，$\overline{P}_A$为肺泡气中某气体的平均分压，$\overline{P}_C$为肺毛细血管血液中该气体的平均分压。

D_L是一种衡量气体通过呼吸膜能力的指标。健康成年人在安静状态下，O_2的D_L平均约为20 mL/（min·mmHg），CO_2的D_L约为O_2的21倍。使呼吸膜面积减小或厚度增加的肺疾病均可使D_L降低，但临床上只存在O_2的弥散功能障碍，并不存在CO_2的弥散功能障碍，O_2的弥散障碍可导致机体缺氧。

三、组织换气

组织换气发生在组织毛细血管血液与组织液或细胞内液之间，完全在液相中完成。由于细胞不断进行有氧代谢，组织细胞内的 O_2 分压可低至 30 mmHg、CO_2 分压可高达 50 mmHg；而动脉血的 O_2 分压和 CO_2 分压分别为 97~100 mmHg 和 40 mmHg，所以，当动脉血流经组织毛细血管时，血液中的 O_2 顺分压差向组织液和细胞内液扩散，CO_2 则由组织液和细胞内液向血液扩散，从而使毛细血管血液的 O_2 分压逐渐降低、CO_2 分压逐渐升高，动脉血逐渐变成静脉血。

组织换气的机制及其影响因素与肺换气相似，但在组织换气的过程中，扩散膜两侧的 O_2 和 CO_2 的分压差可随组织代谢率的高低或局部血流量的多少发生变化。如组织的代谢率不变而血流量增加，则组织液中的 O_2 分压升高、CO_2 分压降低；如组织的血流量不变而代谢率提高，则组织液中的 O_2 分压降低、CO_2 分压升高。组织的代谢率增高或血流量增加，O_2 和 CO_2 的扩散速率均加快。

第三节　氧气和二氧化碳在血液中的运输

体内 O_2 和 CO_2 的运输是通过血液实现的。在肺换气过程中从肺泡气中摄取的 O_2 必须经血液运输到机体各组织器官，供细胞利用；在组织换气过程中从组织液和细胞内液摄取的 CO_2 也必须经血液运输到肺，并被排出体外。

在 1 个大气压、温度为 38℃ 的条件下，100 mL 血液中 O_2 和 CO_2 的物理溶解量分别为 2.36 mL 和 48 mL。如动脉血氧分压（arterial partial pressure of oxygen，PaO_2）为 100 mmHg，则 100 mL 血液中含有物理溶解的 O_2 量为（2.36×100）/760 = 0.31 mL；如混合静脉血的 CO_2 分压为 46 mmHg，则 100 mL 血液中含有物理溶解的 CO_2 量为（48×46）/760 = 2.91 mL。但是，血液中 O_2 和 CO_2 的实际含量比上述计算结果大得多（表 5-5）。可见，单纯以物理溶解形式对 O_2 和 CO_2 进行运输并不能满足机体代谢的需要，实际上 O_2 和 CO_2 的运输还有更高效的化学结合运输形式。

表 5-5　动脉血和混合静脉血中 O_2 和 CO_2 的含量（mL/100 mL 血液）

项目	动脉血			混合静脉血		
	物理溶解	化学结合	合计	物理溶解	化学结合	合计
O_2	0.31	20.0	20.31	0.11	15.2	15.31
CO_2	2.53	46.4	48.93	2.91	50.0	52.91

O_2 和 CO_2 都以物理溶解和化学结合两种形式存在于血液，两者之间处于动态平衡。虽然物理溶解形式的 O_2 和 CO_2 很少，但也很重要，因为在肺换气或组织换气时，进入血液的 O_2 或 CO_2 都是先溶解于血浆中，提高各自的分压后，再进行化学结合；O_2 或 CO_2 从血浆释放时，也是溶解的先逸出，气体的分压下降后，化学结合的 O_2 或 CO_2 再解离出来并溶解于血浆中（图 5-15）。

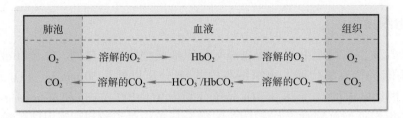

图 5-15 血液中 O_2 和 CO_2 的运输形式及其转换

一、氧气在血液中的运输

(一)氧气在血液中的运输形式

正常情况下,动脉血所含的 O_2 只有约 1.5% 直接溶解于血浆中,即以物理溶解的形式进行运输,98.5% 的 O_2 与红细胞内的血红蛋白（Hb）结合,生成氧合血红蛋白（oxyhemoglobin, HbO_2）,即以化学结合的形式进行运输（图 5-16）。

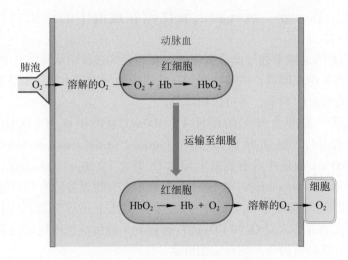

图 5-16 氧气在血液中的运输形式

1. Hb 与 O_2 结合的特征

（1）Hb 与 O_2 的结合过程是氧合过程 因血红素中的 Fe^{2+} 与 O_2 结合后仍是二价铁,故该结合反应是氧合（oxygenation）,而不是氧化（oxidation）,故结合了 O_2 的 Hb 称为氧合 Hb。因 HbO_2 释放 O_2 的过程是去氧（deoxygenation）过程,不是还原（reduction）,故未与 O_2 结合的 Hb 称为去氧血红蛋白（deoxyhemoglobin）。

（2）Hb 与 O_2 的结合反应迅速且可逆,无需酶的催化,并受 O_2 分压的影响 一个 Hb 分子由一个珠蛋白和四个血红素组成,血红素基团中心的 Fe^{2+} 可与 O_2 结合,因此,一分子 Hb 可结合四分子 O_2。Hb 与 O_2 结合生成 HbO_2, HbO_2 也可以解离为 O_2 与 Hb,反应方向取决于 O_2 分压的高低,即:

$$Hb + O_2 \xrightleftharpoons[\text{O_2 分压低的组织}]{\text{O_2 分压高的肺部}} HbO_2 \qquad (5-15)$$

当血液流经 O_2 分压高的肺部时，O_2 与 Hb 结合生成 HbO_2；当血液流经 O_2 分压低的组织时，HbO_2 迅速解离，释放出 O_2 并成为去氧 Hb。

（3）Hb 与 O_2 的结合或解离可影响 Hb 对 O_2 的亲和力　一个 Hb 分子中有一个珠蛋白，每个珠蛋白有四条多肽链，每条多肽链连接一个血红素并形成一个 Hb 单体（又称为亚单位），Hb 是由四个单体构成的四聚体，这四个单体和单体内部经盐键连接。Hb 与 O_2 的结合或解离可引起盐键的断裂或形成，从而影响 Hb 与 O_2 的亲和力。Hb 有紧密型（tense form，T 型）和疏松型（relaxed form，R 型）两种构象，其中，去氧 Hb 为 T 型，HbO_2 为 R 型。R 型 Hb 对 O_2 的亲和力约为 T 型的 500 倍。

当 Hb 中的 Fe^{2+} 与 O_2 结合后，盐键逐步断裂，Hb 逐渐由 T 型转变为 R 型，对 O_2 的亲和力逐渐增强；反之，如 O_2 与 Fe^{2+} 解离，盐键逐渐形成，Hb 逐渐由 R 型转变为 T 型，对 O_2 的亲和力逐渐降低。即当 Hb 的一个亚单位与 O_2 结合后，其他亚单位对 O_2 的亲和力增加；当 HbO_2 的一个亚单位释放出 O_2 后，其他亚单位与 O_2 的亲和力降低。这种在 Hb 携带 O_2 过程中出现的 Hb 构象改变的现象称为 Hb 的别构效应或变构效应（allosteric effect）。氧解离曲线呈 S 形就与 Hb 的别构效应有关。

（4）去氧血红蛋白与氧合血红蛋白的颜色不同　HbO_2 呈鲜红色，去氧 Hb 呈紫蓝色；当毛细血管血液中去氧 Hb 含量达到或超过 50 g/L 时，皮肤、黏膜呈青紫色，此现象称为发绀（cyanosis）。对 Hb 正常的人来说，发绀通常是机体缺氧的标志之一，可以根据发绀的程度大致估计缺氧的程度。如 Hb 过多或过少，发绀程度与缺氧的程度常不一致。例如重度贫血患者，Hb 低于 50 g/L，机体存在严重缺氧但没有出现发绀；而高原性红细胞增多症患者，血液去氧 Hb 含量可达 50 g/L 以上，机体出现发绀但不一定缺氧。

2. 常用的血氧指标　体内的氧气主要由血液进行运输。临床上可通过血气分析测定血氧指标，了解机体的供氧和用氧情况。由于血液中物理溶解的氧气量极少，故在实际应用中这部分氧气量常忽略不计。

（1）血氧分压　物理溶解于血液中的氧气所产生的张力称为血氧分压（blood partial pressure of oxygen，PO_2）。健康成年人的动脉血氧分压（PaO_2）为 95～100 mmHg，静脉血氧分压（PvO_2）约为 40 mmHg。

（2）血氧容量　在温度为 38℃、氧分压为在 150 mmHg 的条件下，100 mL 血液中的 Hb 所能结合的最大氧量称为血氧容量（oxygen capacity of blood），该值受血液中 Hb 含量及 Hb 与 O_2 结合能力的影响。1 g Hb 可结合的最大氧量约为 1.34 mL，如血液中 Hb 浓度为 15 g/dL，则其血氧容量为 $1.34 \times 15 = 20.1$ mL/dL。

（3）血氧含量　100 mL 血液中 Hb 实际结合的 O_2 量称为血氧含量（oxygen content of blood），该值受血液 PO_2 和血氧容量的影响。健康成年人动脉血氧含量为 19～21 mL/dL、静脉血氧含量约为 14 mL/dL。

（4）血氧饱和度　血氧含量占血氧容量的百分数称为血氧饱和度（oxygen saturation of blood，SO_2），Hb 氧饱和度的数值接近于血氧饱和度。正常动脉血氧饱和度（SaO_2）为 95%～98%、静脉血氧饱和度（SvO_2）为 70%～75%。SO_2 或 Hb 氧饱和度的高低与 PO_2 密切相关，PO_2 降低时 SO_2 或 Hb 氧饱和度随之降低，PO_2 升高时 SO_2 或 Hb 氧饱和度也相应增高。

（二）氧解离曲线

1. 概述　氧解离曲线（oxygen dissociation curve）为反映血氧分压与 Hb 氧饱和度关系的曲线，该曲线表示在不同 PO_2 条件下，Hb 与 O_2 的结合或解离情况。由于 Hb 的变构效应，氧解离曲线呈 S 形，根据生理意义的不同，可人为将该曲线分为上、中、下三段（图 5-17）。

（1）上段　相当于血液 PO_2 为 60～100 mmHg 时的 Hb 氧饱和度。该段曲线较平坦，PO_2 较高，PO_2 改变对 Hb 氧饱和度或血氧含量影响较小，主要反映 Hb 与 O_2 结合的部分。PaO_2 为 100 mmHg 时，Hb 氧饱和度已达 97.4%，血氧含量约为 19.4 mL/dL，此时，通过提高 PaO_2 使 Hb 氧饱和度和血氧含量增大的幅度十分有限，所以如 $\dot{V}_A/\dot{Q}$ 不匹配，增加肺泡通气量无助于 O_2 的摄取。如 PaO_2 下降至 60 mmHg，Hb 氧饱和度仍有 90%，血氧含量约为 18.0 mL/dL，下降并不多。因此，即使身处高原或某些呼吸系统疾病患者，只要 PO_2 能维持在 60 mmHg 以上，Hb 氧饱和度就能保持在 90% 以上，此时的血氧含量仍能满足机体代谢的需要，不致发生明显的低氧血症。

（2）中段　相当于血液 PO_2 为 40～60 mmHg 时的 Hb 氧饱和度。该段曲线较陡，意味着 PO_2 的轻度降低即可引起 Hb 氧饱和度的较大幅度下降。因此，HbO_2 可释放较多的 O_2，主要反映安静状态下血液对组织的供 O_2 情况，即当血液流经 PO_2 较低的组织时可释放适量的氧，保证安静状态下组织代谢所需 O_2 的供应。混合静脉血的 PO_2 为 40 mmHg，Hb 氧饱和度约为 75%，血氧含量约为 14.4 mL/dL，由于动脉血的血氧含量约为 19.4 mL/dL，所以，血液流经组织时 O_2 的释放量为 5 mL/dL。

（3）下段　相当于 PO_2 为 15～40 mmHg 时的 Hb 氧饱和度。该段曲线最陡，意味着 PO_2 的轻度降低即可引起 Hb 氧饱和度的大幅度下降，由此，HbO_2 可释放大量的 O_2，主要

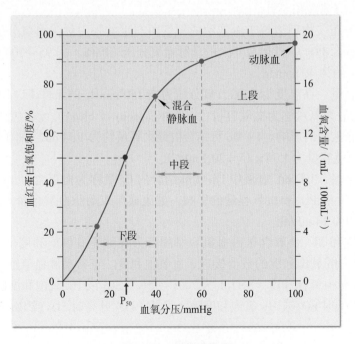

图 5-17　氧解离曲线

反映血液供 O_2 的储备能力。当组织代谢活动加强（如运动）时，局部组织 PO_2 很低，通过加速 O_2 的释放，保证有足够的氧气供应。如组织的 PO_2 降至 15 mmHg，血氧含量仅约为 4.4 mL/dL，血液流经组织时 O_2 的总释放量可达 15 mL/dL，是安静时的三倍，从而满足机体对 O_2 的需求。

2. 影响氧解离曲线的因素　Hb 与 O_2 的亲和力发生改变可致氧解离曲线左移或右移。P_{50} 是指使 Hb 氧饱和度达 50% 时的 PO_2，可用于表示 Hb 与 O_2 的亲和力，其正常值约为 26.5 mmHg。P_{50} 增大表示 Hb 与 O_2 的亲和力降低，氧解离曲线右移；P_{50} 降低表示 Hb 与 O_2 的亲和力增强，氧解离曲线左移。血液的 pH 和 PCO_2、红细胞内的 2,3- 二磷酸甘油酸、温度、一氧化碳及 Hb 的质和量均可影响 Hb 的携氧功能，使氧解离曲线发生左移或右移（图 5-18）。

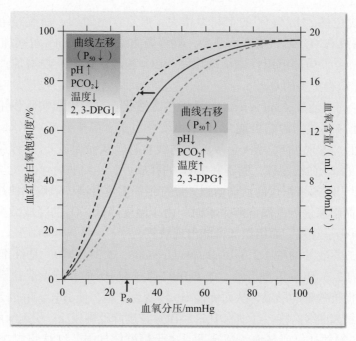

图 5-18　氧解离曲线的主要影响因素

（1）血液 pH 与 PCO_2　血液 pH 和 PCO_2 改变影响 Hb 结合 O_2 能力的现象称为波尔效应（Bohr effect）。波尔效应的产生主要与血液 H^+ 浓度发生变化时 Hb 构象发生改变有关。血液 H^+ 浓度升高（pH 降低）时，H^+ 与 Hb 多肽链的某些氨基酸残基结合后促进盐键的形成，使 Hb 分子构型转变为 T 型，Hb 与 O_2 的亲和力降低，表现为 P_{50} 增大、曲线右移，从而促进 HbO_2 的解离，使血液流经组织时可释放更多的 O_2。而当血液 H^+ 浓度降低时则相反，可促使盐键断裂并释放出 H^+，使 Hb 转变为 R 型，Hb 与 O_2 的亲和力增加，表现为 P_{50} 降低、曲线左移，从而使血液流经肺时，血液结合的 O_2 量增加。血液 PCO_2 改变可引起血液 H^+ 浓度的变化，后者再通过上述机制影响 Hb 结合 O_2 的能力，显然这是一种间接作用。

波尔效应的生理意义在于既促进肺毛细血管血液摄取 O_2，也促进组织毛细血管血液释放 O_2（图 5-19）。流经肺部的血液由于 CO_2 向肺泡内扩散，血液 PCO_2 和 H^+ 浓度均降

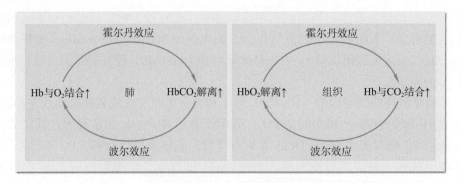

图 5-19 霍尔丹效应与波尔效应

低，氧解离曲线左移，Hb 与 O_2 的亲和力增大，血氧含量增加；而流经组织的血液由于 CO_2 的进入，血液 PCO_2 和 H^+ 浓度均升高，氧解离曲线右移，HbO_2 解离加速，促进 O_2 的释放。运动时，由于局部组织代谢活动增强，CO_2 和酸性代谢产物增加，氧解离曲线右移，从而使组织获得更多的 O_2。

（2）温度 离子活度（ion activity）是指在溶液化学反应中起实际作用的有效离子浓度。温度对氧解离曲线的影响可能与 H^+ 活度变化有关。温度升高，H^+ 活度增加，Hb 与 O_2 的亲和力降低，表现为 P_{50} 增大、氧解离曲线右移，从而促进 O_2 的释放；反之，温度降低，H^+ 活度下降，曲线左移，则不利于 O_2 的释放。

运动时，由于局部组织代谢活动增强，局部组织温度升高，氧解离曲线右移，从而促进 O_2 的释放。而临床进行低温麻醉手术时，由于温度降低，O_2 的释放减少、血氧含量增加，此时血液可仍呈红色，而组织却可能出现缺氧。

（3）2,3-二磷酸甘油酸（2,3-diphosphoglycerate，2,3-DPG） 是红细胞内糖酵解的产物。红细胞内 2,3-DPG 浓度升高，2,3-DPG 通过与 Hb 的 β 链形成盐键，或通过提高细胞内 H^+ 浓度促进盐键的形成，从而促使 Hb 转变为 T 型，使 Hb 与 O_2 的亲和力降低，引起 P_{50} 增大、氧解离曲线右移。红细胞中 2,3-DPG 浓度降低则相反，引起氧解离曲线左移。

高原低氧、慢性缺氧或贫血等情况下，由于糖酵解加强，红细胞内 2,3-DPG 生成增加，使氧解离曲线右移，促进 HbO_2 释放 O_2，改善组织的缺氧状态。在血库中储存超过 3 周的血液，如以枸橼酸 - 葡萄糖液作为抗凝剂，由于糖酵解停止，红细胞内 2,3-DPG 浓度降低，Hb 与 O_2 的亲和力增大，O_2 释放减少；如用枸橼酸盐 - 磷酸盐 - 葡萄糖液作为抗凝剂，因磷酸盐可参与红细胞的能量代谢，生成 2,3-DPG，所以对氧解离曲线的影响较前者小。

（4）一氧化碳（carbon monoxide，CO） 与 Hb 的亲和力约为 O_2 的 250 倍，如 CO 中毒，CO 与 Hb 中的血红素结合生成碳氧血红蛋白（carboxyhemoglobin，HbCO），并占据 Hb 分子中 O_2 的结合位点，妨碍 Hb 与 O_2 的结合，使血氧含量和血氧饱和度显著降低（图 5-20）。CO 与 Hb 中的一个血红素结合后，可使其余三个血红素对 O_2 的亲和力增大；CO 还可抑制红细胞的糖酵解，使 2,3-DPG 生成减少，氧解离曲线左移；上述两个因素均可妨碍 HbO_2 的解离。可见，CO 中毒时既妨碍 Hb 与 O_2 的结合，也妨碍 Hb 与 O_2 的解离，从而造成组织的严重缺氧。

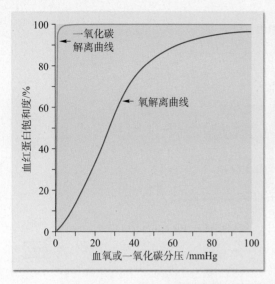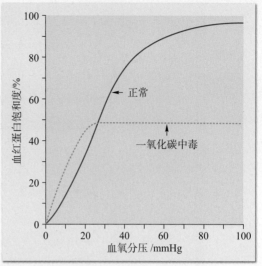

图 5-20　一氧化碳解离曲线（左）及一氧化碳中毒对氧解离曲线的影响（右）

当肺泡气 CO 分压为 0.4 mmHg（肺泡气 PO_2 为 104 mmHg）时，CO 与 O_2 即可与 Hb 进行等量的竞争性结合，使 Hb 与 O_2 的结合量减半；肺泡气 CO 分压为 0.6 mmHg 时即可致人死亡。CO 中毒患者虽有严重缺氧却不出现发绀，这是由于 Hb 与 CO 结合后呈樱桃色；虽然 CO 中毒患者血氧含量显著降低，但血氧分压可能是正常的，所以不能通过化学感受器反射使呼吸运动加强。CO 中毒患者需在高压氧舱内吸入纯氧，使血氧分压大幅度提高，从而促进 HbCO 释放出 CO，并增加血氧含量；如吸入含 5% CO_2 的混合气，CO_2 通过化学感受器反射使呼吸加深加快，使肺泡通气量增加，增加 O_2 的吸入量，并促进 CO 的排出。

（5）Hb 的质和量　　如果血红素中的 Fe^{2+} 被氧化成 Fe^{3+}，Hb 随即失去运输 O_2 的能力。胎儿 Hb 与 O_2 的亲和力高，这有助于胎儿血液流经胎盘时从母体摄取 O_2。贫血患者，由于 Hb 量减少，血液的运 O_2 能力降低。

二、二氧化碳在血液中的运输

（一）CO_2 在血液中的运输形式

血液中的 CO_2 以物理溶解和化学结合两种方式进行运输，其中，物理溶解的 CO_2 较少，仅占总运输量的 5% 左右，其余约 95% 以化学结合的形式进行运输。化学结合形式包括碳酸氢盐和氨基甲酰血红蛋白，分别约占总运输量的 88% 和 7%（图 5-21）。

1. 碳酸氢盐　在血浆或红细胞内，溶解的 CO_2 与水结合生成碳酸，然后再解离为 H^+ 和 HCO_3^-。该反应是可逆的，主要在碳酸酐酶（CA）的作用下进行，但也可自发、缓慢地进行，反应的方向取决于 PCO_2 的高低，即在肺，该反应向左进行，在组织，反应向右进行。

$$CO_2 + H_2O \xrightleftharpoons{CA} H_2CO_3 \rightleftharpoons H^+ + HCO_3^-$$ （5-16）

在组织，组织换气过程中扩散入血的 CO_2 首先溶解于血浆中。由于红细胞内 CA 的浓度较高，大部分溶解于血浆中的 CO_2 经扩散进入红细胞后，迅速与水结合生成 H_2CO_3，随

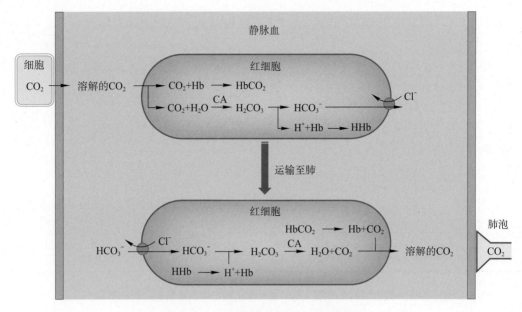

图 5-21 二氧化碳在血液中的运输形式

后再解离为 H^+ 和 HCO_3^-。H^+ 主要与 Hb 结合而被缓冲，H^+ 与 Hb 的结合还能促进 O_2 的释放；而红细胞内 HCO_3^- 浓度升高后，小部分 HCO_3^- 与 K^+ 结合、以 $KHCO_3$ 的形式进行运输，大部分 HCO_3^- 通过细胞膜上 HCO_3^--Cl^- 交换体被转运入血浆，而 Cl^- 则被运至红细胞内。由于血浆缺少 CA，只有一小部分溶解于其中的 CO_2 可与水结合生成 H_2CO_3，后者再解离为 H^+ 和 HCO_3^-，H^+ 则被血浆缓冲系统所缓冲。进入血浆的 HCO_3^- 主要与 Na^+ 结合，以 $NaHCO_3$ 的形式进行运输。

在肺部，由于静脉血的 PCO_2 比肺泡气高，血液中物理溶解的 CO_2 向肺泡内扩散，使血浆和红细胞内的 PCO_2 下降，公式 5-16 的反应向左进行，促进红细胞内的 H^+ 和 HCO_3^- 结合生成 H_2CO_3，H_2CO_3 在碳酸酐酶的作用下迅速分解成 CO_2 和 H_2O，CO_2 从红细胞扩散入血浆，而后进入肺泡，而血浆中的 HCO_3^- 通过膜上 HCO_3^--Cl^- 交换体被转运入红细胞，以补充消耗了的 HCO_3^-，Cl^- 则被运入血浆。这样，以 HCO_3^- 形式进行运输的 CO_2 在肺部被释放出来，并经外呼吸排出体外。通过红细胞膜上的 HCO_3^--Cl^- 转运体，在 HCO_3^- 进或出红细胞时，Cl^- 出现反向转运的现象称为氯转移（chloride shift），以维持胞内外的电荷平衡。

在组织，由于大部分 CO_2 进入红细胞，红细胞胞质的 HCO_3^- 或 Cl^- 的浓度升高，因而渗透压升高，引起胞外水的进入，使静脉血中的红细胞发生轻度肿胀，红细胞的容积增大，再加上由于一部分动脉血的血浆进入淋巴循环，使静脉血的血浆量相对减少，所以静脉血的血细胞比容要比动脉血高约 3%。此外，因 CA 在 CO_2 运输过程中起重要作用，临床上使用 CA 抑制剂（如乙酰唑胺）时，要注意该药可通过抑制 CO_2 的运输，引起组织 PCO_2 升高。

2. 氨基甲酰血红蛋白 经扩散进入红细胞内的部分 CO_2 可与 Hb 的氨基结合生成氨基甲酰血红蛋白（carbaminohemoglobin，$HHbNHCOOH$ 或 $HbCO_2$），该反应迅速、可逆、无需酶的催化，反应方向取决于 PCO_2，且受氧合作用的调节，即：

$$HbNHO_2 + H^+ + CO_2 \underset{\text{肺部}}{\overset{\text{组织}}{\rightleftharpoons}} HbCO_2 + O_2 \qquad (5-17)$$

去氧 Hb 与 CO_2 结合生成 $HbCO_2$ 的能力较 HbO_2 强。在组织，PCO_2 高、PO_2 低，公式 5-17 的反应向右进行，部分 HbO_2 解离变成去氧 Hb，后者再与 CO_2 结合生成 $HbCO_2$。在肺部，肺泡气 PO_2 高、PCO_2 低，反应向左进行，即 HbO_2 生成增多，促使 $HbCO_2$ 解离，释放出 CO_2。虽然以 $HbCO_2$ 形式进行运输的 CO_2 仅约占血液 CO_2 总运输量的 7%，但在肺部排出的 CO_2 中却有 17.5% 左右是由 $HbCO_2$ 释放出来的。可见，在 CO_2 的运输过程中，$HbCO_2$ 具有较高的运输效率。

（二）CO_2 解离曲线

反映血液 CO_2 含量与 PCO_2 之间关系的曲线称为 CO_2 解离曲线（carbon dioxide dissociation curve）。图 5-22 表明，无论是动脉血还是静脉血，血液 CO_2 含量均随 PCO_2 升高而增加，两者接近于线性关系，而且 CO_2 含量没有饱和点。

图 5-22 中的 A 点表示静脉血 PO_2 为 40 mmHg、PCO_2 为 45 mmHg 时，血液 CO_2 含量约为 52 mL/dL；B 点表示动脉血 PO_2 为 100 mmHg、PCO_2 为 40 mmHg 时，血液 CO_2 含量约为 48 mL/dL。可见，血液流经肺泡时，每 100 mL 血液可释放出 4 mL CO_2。

影响 CO_2 运输的主要因素是 O_2 与 Hb 的结合或 HbO_2 的解离。O_2 与 Hb 结合可促使 CO_2 释放，而 O_2 与 Hb 解离形成的去氧血红蛋白容易与 CO_2 结合，此现象称为霍尔丹效应（Haldane effect，曾称何尔登效应）。图 5-22 提示，在 PCO_2 相同的情况下，静脉血携带的 CO_2 量比动脉血多。这是因为在肺，O_2 与 Hb 结合后酸性增强，使 Hb 与 CO_2 的亲和力下降，促进结合于 Hb 的 CO_2 的释放；同时 HbO_2 释放出 H^+，H^+ 与 HCO_3^- 结合生成 H_2CO_3 后再分解为 CO_2 和 H_2O，促进 CO_2 的释放。在组织，O_2 与 Hb 解离后形成的去氧 Hb 酸性较弱，所以去氧 Hb 既容易与 CO_2 结合生成 $HbCO_2$，也容易与 H^+ 结合，使 H_2CO_3 解离过程中产生的 H^+ 被及时移去，从而增加血液的 CO_2 运输量。

综上所述，血液中 O_2 和 CO_2 的运输存在相互影响。在肺，通过波尔效应与霍尔丹效应，在促进 Hb 与 O_2 结合的同时还促进 CO_2 的释放；在组织，通过波尔效应与霍尔丹效应，在促进 HbO_2 解离的同时还促进 CO_2 的结合（图 5-19）。

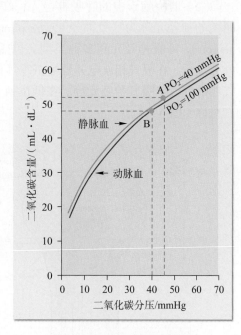

图 5-22 二氧化碳解离曲线

第四节 呼吸运动的调节

呼吸运动是肺通气的原动力，是整个呼吸过程的基础。呼吸运动的节律性起源于呼吸中枢。中枢神经系统可对呼吸运动进行自主性和随意性调节。内源性和外源性的信息刺激机械或化学感受器，反射性地经脑干等中枢对自发的节律性呼吸运动进行调节，以维持内环境的相对稳定，这种调节方式称为自主性调节。大脑皮质对呼吸进行有意识的行为性调节，使呼吸能适应机体特定功能（如说话、唱歌、吞咽和咳嗽反射等）的需求，这种调节方式称为随意性调节。

一、呼吸中枢与呼吸节律的形成

（一）呼吸中枢

中枢神经系统内产生呼吸节律和调节呼吸运动的神经细胞群称为呼吸中枢（respiratory center）。呼吸中枢广泛分布于从脊髓到大脑皮质的各级水平，各级呼吸中枢相互配合，共同参与正常呼吸节律的形成和对呼吸运动的调控。

1. 脊髓　产生节律性呼吸运动的中枢不在脊髓。脊髓前角有支配呼吸肌的运动神经元，支配膈肌的运动神经元的胞体位于第 3~5 颈段，支配肋间肌和腹壁肌肉的运动神经元的胞体位于脊髓胸段。此外，脊髓可能还是整合某些呼吸反射的初级中枢。

2. 低位脑干　是指脑桥与延髓。目前认为，低位脑干内的呼吸神经元主要集中在背侧呼吸组、腹侧呼吸组和脑桥呼吸组。

（1）三级呼吸中枢学说 🅔

（2）低位脑干中的呼吸神经元　在中枢神经系统内，自发的节律性放电与呼吸周期相关的神经元称为呼吸神经元（respiratory neuron）或呼吸相关神经元（respiratory-related neuron）。呼吸神经元有多种类型，包括在吸气相放电的吸气神经元、在呼气相放电的呼气神经元、在吸气相放电并延续至呼气相的吸气 – 呼气神经元和在呼气相放电并延续到吸气相的呼气 – 吸气神经元等。在低位脑干，呼吸神经元主要集中分布于以下三个区域，左右对称（图 5-23）。

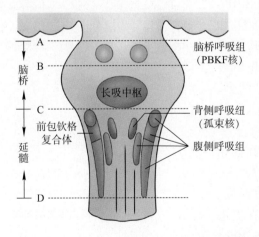

图 5-23　不同平面横切脑干后猫呼吸的变化

1）背侧呼吸组（dorsal respiratory group, DRG）：位于延髓孤束核腹外侧部，主要含吸气神经元，这些呼吸神经元的轴突交叉到对侧并下行至脊髓颈段，支配膈运动神经元，其传出冲动可引起膈肌收缩，产生吸气。

2）腹侧呼吸组（ventral respiratory group, VRG）：位于延髓后疑核、疑核和面神经后核及其邻近区域，内含多种呼吸神经元，其轴突下行，支配脊髓各种呼吸肌运动神经元；或者，其轴突由同侧舌咽神经和迷走神经传出，直接支配咽喉部辅助呼吸肌。腹侧呼吸组呼吸神经元的主要功能是引起用力呼吸，并调节咽喉部辅助呼吸肌的活动。近年来的研究表明，在延髓腹外侧区存在一个含有各类呼吸神经元的区域，称为前包钦格复合体（pre-Bötzinger complex，Pre-BötC），该处是哺乳动物呼吸节律起源的关键部位，可能在节律性呼吸活动的发生和呼吸时相的转换中具有重要作用。

3）脑桥呼吸组（pontine respiratory group，PRG）：位于脑桥头端背侧的 PBKF 核，PBKF 核为臂旁内侧核及其相邻的 Kölliker-Fuse 核的合称。脑桥呼吸组为呼吸调整中枢的所在部位，主要含呼气神经元，其作用是限制吸气、促使其向呼气转换。

3. 高位脑　除脊髓和低位脑干外，呼吸运动还受脑桥以上部位包括大脑皮质、边缘系统、下丘脑等脑区的影响。

大脑皮质对呼吸运动的调节系统属于随意呼吸调节系统。大脑皮质可以随意控制呼吸，发动说、唱等动作，在一定限度内可以随意屏气或加强、加快呼吸。低位脑干的呼吸神经元经复杂的相互作用产生节律性呼吸，这是一个不随意的自主呼吸调节系统。呼吸运动受随意呼吸调节系统和自主呼吸调节系统的双重调控，这两个系统的下行通路是相互独立的，临床上有时可观察到随意呼吸与自主呼吸分离的现象。如在脊髓前外侧索下行的自主呼吸通路受损，患者的自主节律性呼吸运动发生障碍甚至停止，虽然清醒状态下仍可进行随意呼吸，但是，一旦入睡，呼吸运动随即停止，因此，这些患者需要依靠人工呼吸机来维持肺通气；而如果大脑皮质运动区或皮质脊髓束受损，患者的自主呼吸运动可以进行，但不能对呼吸运动进行随意调控。

（二）呼吸节律的形成 🔍

二、呼吸的反射性调节

来自呼吸器官、血液、组织液和脑脊液等处的机械或化学因素的改变刺激相应感受器，反射性地对呼吸运动的频率、深度和型式进行调节，以保持正常的呼吸运动和维持内环境的稳态。

（一）化学感受器反射

如动脉血 CO_2 分压、H^+ 浓度或 O_2 分压发生变化，通过化学感受器反射，可反射性地对呼吸运动进行调节。

1. 化学感受器的概念　适宜刺激是 O_2、CO_2 或 H^+ 的感受器称为化学感受器（chemoreceptor）。根据其分布部位的不同，化学感受器可分为外周化学感受器（peripheral chemoreceptor）和中枢化学感受器（central chemoreceptor）两类。

（1）外周化学感受器　颈动脉体和主动脉体是调节呼吸运动的重要外周化学感受器，这些感受器参与对呼吸运动和心血管功能的调节，但是，颈动脉体主要参与对呼吸运动的调节，主动脉体主要参与对循环功能的调节。就化学感受性呼吸反射来说，外周化学感受器的主要功能是在低氧时维持对呼吸运动的驱动作用。

外周化学感受器的生理性刺激是动脉血 PCO_2 升高、H^+ 浓度升高或 PO_2 降低，颈动脉体的传入神经是窦神经的舌咽神经分支，主动脉体的传入神经是迷走神经。

外周化学感受器的血液供应非常丰富，通常其动、静脉血液的 PO_2 之差接近于零。实验证明，外周化学感受器对 PaO_2 降低敏感，而对动脉血的血氧含量降低不敏感。因此，贫血或一氧化碳中毒患者，虽然血氧含量下降，但只要血流量不减、PaO_2 正常，调节呼吸运动的化学感受器反射就不能发挥作用。动脉血 PCO_2 或 H^+ 浓度升高，外周化学感受器因胞内 H^+ 浓度升高而受到刺激，进而加强呼吸运动；但是，由于胞外的 CO_2 比 H^+ 更容易通过细胞膜进入感受胞内，所以，相对而言，动脉血 PCO_2 升高对外周化学感受器的刺激作用强于动脉血 H^+ 浓度升高。

此外实验还观察到，动脉血 PCO_2 升高、H^+ 浓度升高或 PO_2 降低对外周化学感受器的刺激作用存在相互增强的现象。临床上当机体发生循环或呼吸衰竭时，上述三种因素的变化常同时存在，通过这种相互增强作用，可使代偿性呼吸运动进一步加强。

由于解剖位置的关系，对颈动脉体的研究较多。颈动脉体含 I 型细胞和 II 型细胞，一个 II 型细胞周围有 4～6 个 I 型细胞。I 型细胞呈球形，故又称球细胞，起着感受器的作用，窦神经的传入纤维与其形成特化的突触结构；II 型细胞又称鞘细胞，在功能上类似于神经胶质细胞（图 5-24）。此外，颈动脉体还受到自主神经纤维的支配，自主神经通过调节局部血流量和感受器的敏感性来改变颈动脉体的活动。

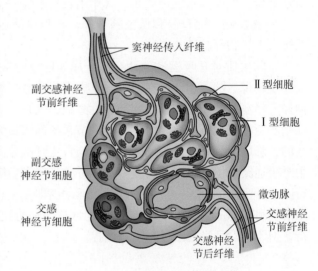

图 5-24　颈动脉体的组织结构

（2）中枢化学感受器　动物实验证明，在延髓及脑内其他区域存在调节呼吸运动的化学敏感区，一般将这些化学敏感区称为中枢化学感受器。延髓的中枢化学感受器位于延髓腹外侧浅表部位，左右对称分布，可分为头、中、尾三个区。头区和尾区均有化学感受性；中区没有化学感受性，可能是一个将来自头区和尾区的传入冲动传向脑干呼吸中枢的中继站（图 5-25）。此外最近的研究表明，在孤束核、斜方体后核、蓝斑、下丘脑等部位也存在化学敏感神经元。

延髓中枢化学感受器的生理性刺激不是 CO_2 本身，而是脑脊液或局部细胞外液中的 H^+ 浓度升高。动脉血 CO_2 分压（arterial partial pressure of carbon dioxide，$PaCO_2$）升高，血液中的 CO_2 能迅速通过血－脑屏障，使中枢化学感受器周围液体中的 H^+ 浓度升高，从而刺激中枢化学感受器，通过化学感受器反射使呼吸加深加快，维持脑脊液 H^+ 浓度的相对稳定。但因脑脊液中碳酸酐酶的含量少，水与 CO_2 的水合反应较慢，故 CO_2 呼吸兴奋作用的潜伏期较长。

2. 化学感受器反射的调节

（1）CO_2 对呼吸运动的调节　CO_2 是调节呼吸运动最重要的生理性体液因子。$PaCO_2$ 过低可导致呼吸暂停，因一定水平的 $PaCO_2$ 对维持呼吸中枢的兴奋性是必要的；如 $PaCO_2$ 过高，超过 80 mmHg，则可抑制呼吸中枢的活动，患者可出现 CO_2 麻醉（carbon dioxide

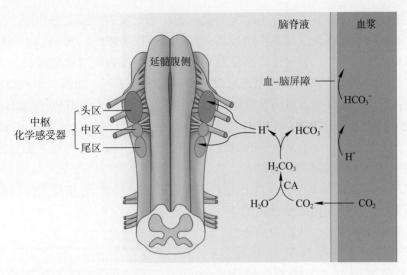

图 5-25 中枢化学感受器及其适宜刺激

narcosis），表现为头痛、头晕、烦躁不安、言语不清、精神错乱、扑翼样震颤、嗜睡、抽搐、昏迷和呼吸抑制。$PaCO_2$ 在一定范围内（即过高与过低之间）的变化则可通过诱发化学感受器反射，对呼吸运动进行调节。

吸入气中 CO_2 浓度增加、代谢活动增强（如运动或劳动时）或发生 II 型呼吸衰竭时，由于 $PaCO_2$ 升高，血液中的 CO_2 迅速通过血 - 脑屏障，使中枢化学感受器周围液体中的 H^+ 浓度升高，从而刺激中枢化学感受器，兴奋呼吸中枢。$PaCO_2$ 升高还可直接刺激外周化学感受器，经窦神经和迷走神经传入延髓的神经冲动增加，使呼吸中枢兴奋。上述两个途径均可反射性地使呼吸运动加深加快，肺泡通气量增加，从而使 $PaCO_2$ 恢复正常、脑脊液 H^+ 浓度保持相对稳定（图 5-26）。$PaCO_2$ 仅需升高 2 mmHg 即可刺激中枢化学感受器，但需升高 10 mmHg 才能刺激外周化学感受器，正是由于中枢化学感受器对 $PaCO_2$ 变化的敏

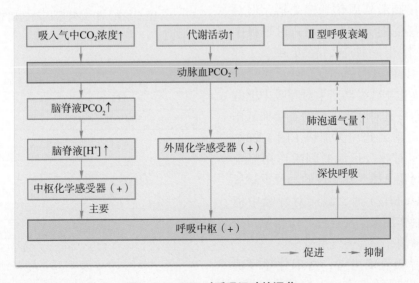

图 5-26 CO_2 对呼吸运动的调节

感性高于外周化学感受器，因而在 $PaCO_2$ 升高引起的通气反应中起主要作用。

　　$PaCO_2$ 升高对呼吸的急性刺激作用较强，慢性刺激作用较弱。如 $PaCO_2$ 突然升高，由于脑脊液中 CA 的含量少，中枢化学感受器对 $PaCO_2$ 升高反应的潜伏期较长，而外周化学感受器则可首先、迅速地发挥其作用，反射性地引起呼吸加深、加快。如 $PaCO_2$ 持续升高达 24 h 以上，该反射的呼吸效应明显减弱，这与中枢化学感受器出现适应现象有关，其机制为：①肾小管上皮细胞分泌 H^+ 和 NH_4^+ 增加、重吸收 HCO_3^- 增加，使血液 H^+ 浓度逐渐降低、HCO_3^- 浓度逐渐升高；②血液中的 HCO_3^- 缓慢通过血－脑屏障和血－脑脊液屏障，减弱了 H^+ 对中枢化学感受器的刺激作用。

　　（2）H^+ 对呼吸运动的调节　发生代谢性酸中毒时，动脉血 H^+ 浓度升高，刺激外周和中枢化学感受器，反射性地使呼吸运动加深加快，肺泡通气量增加，从而使动脉血 H^+ 浓度逐渐恢复正常（图 5-27）。相反，如动脉血 H^+ 浓度降低（如代谢性碱中毒），呼吸中枢受抑制，呼吸运动变浅变慢，肺泡通气量减少，$PaCO_2$ 继而升高，使动脉血 H^+ 浓度降低得到有限度的代偿。

　　虽然中枢化学感受器对 H^+ 的敏感性比外周化学感受器高（前者约为后者的 25 倍），但由于血液中的 H^+ 不易通过血－脑屏障，血液 H^+ 浓度升高对中枢化学感受器的作用慢且弱，其兴奋呼吸中枢的效应主要通过外周化学感受器途径实现。

　　（3）缺氧对呼吸运动的调节　当吸入气 PO_2 降低（如初上高原）或发生呼吸衰竭时，PaO_2 降低，机体缺氧（hypoxia）。缺氧可直接刺激外周化学感受器，但对中枢化学感受器无刺激作用，对呼吸中枢的直接作用是抑制。轻度缺氧（即 30 mmHg ≤ PaO_2 < 60 mmHg）时，缺氧通过刺激外周化学感受器产生对呼吸中枢的兴奋作用超过其对呼吸中枢的直接抑制作用，呼吸运动因此加深加快（图 5-28）。可见，缺氧对呼吸运动的刺激作用完全是通过外周化学感受器实现的。严重缺氧（PaO_2 < 30 mmHg）时，缺氧对呼吸中枢的直接抑制作用大于反射性兴奋作用，故呼吸运动抑制，肺泡通气量减少。

　　慢性呼吸衰竭患者，由于外呼吸功能障碍，出现缺氧和 CO_2 潴留。CO_2 潴

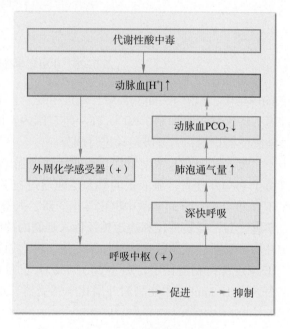

图 5-27　H^+ 对呼吸运动的调节

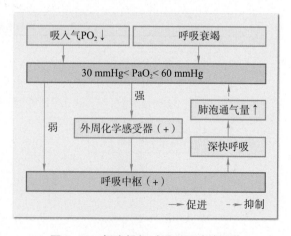

图 5-28　轻度低氧对呼吸运动的调节

留是肺通气功能不良的结果，长时间的 CO_2 潴留使中枢化学感受器对 CO_2 的刺激作用发生适应，此时，呼吸运动主要靠低氧血症对外周化学感受器的刺激作用来维持。如果吸入高浓度氧引起 PaO_2 迅速升高，解除了缺氧对外周化学感受器的刺激作用，这可导致患者呼吸运动的抑制，甚至出现呼吸暂停，使肺通气功能进一步恶化，CO_2 潴留加重，甚至出现 CO_2 麻醉。临床上给这些患者进行氧疗时，要注意保持低浓度吸氧，防止 PaO_2 过高。

3. CO_2、H^+ 与缺氧在呼吸运动调节中的相互作用　动脉血 CO_2 分压、H^+ 浓度与 O_2 分压这三个因素中，只改变一个因素而保持其他两个因素不变时，这三个因素引起的肺泡通气量的改变程度大致接近（图 5-29）。

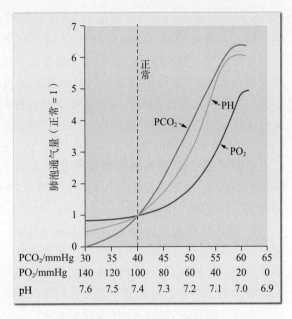

图 5-29　动脉血 CO_2 分压、H^+ 浓度或 O_2 分压变化对肺泡通气量的影响（1）
一个因素改变而使另外两个因素保持正常时。

如果只改变一种因素，而对其他两种因素不加控制时，$PaCO_2$ 升高对呼吸的刺激作用最大，动脉血 H^+ 浓度升高的作用次之，PaO_2 下降的作用最弱（图 5-30）。这是由于当 $PaCO_2$ 升高时，H^+ 浓度也随之升高，两者作用相加，使肺泡通气量的增加幅度较单独

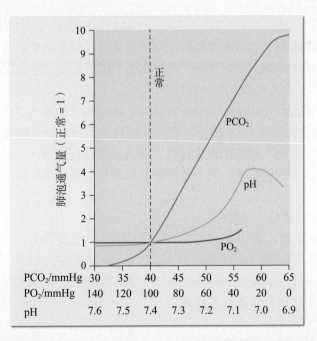

图 5-30　动脉血 CO_2 分压、H^+ 浓度或 O_2 分压变化对肺泡通气量的影响（2）
一个因素改变而对另外两个因素不加控制时。

$PaCO_2$ 升高时更大；而当动脉血 H^+ 浓度升高时，通过化学感受性呼吸反射增大肺泡通气量，使 CO_2 排出增加，动脉血 PCO_2 下降、H^+ 浓度降低，这可部分抵消 H^+ 浓度升高对呼吸的刺激作用，使肺泡通气量的增加幅度较单独 H^+ 浓度升高时为小；与动脉血 H^+ 浓度升高一样，如 PaO_2 下降使肺泡通气量增加，这可使动脉血 PCO_2 下降、H^+ 浓度降低，减弱了缺氧对呼吸运动的刺激作用。实际上，一种因素改变、而对其他两种因素不加控制的情况更接近于自然呼吸的状态。

（二）肺牵张反射

由肺扩张引起吸气抑制或肺萎陷引起吸气兴奋的反射称为肺牵张反射（pulmonary stretch reflex），由于该反射是由伯洛伊尔（J. Breuer）和黑林（E. Hering）首先报道的，故又称黑 – 伯反射（Hering-Breuer reflex）。肺牵张反射包括肺扩张反射和肺萎陷反射。

1. 肺扩张反射（pulmonary inflation reflex） 是指由肺扩张引起的抑制吸气活动的反射。该反射的感受器属牵张感受器，其阈值低、适应慢，广泛分布于从气管到细支气管的平滑肌中。肺扩张产生的对呼吸道的牵张刺激可兴奋牵张感受器，神经冲动经迷走神经传入呼吸中枢，产生切断吸气、促使其向呼气转换的传出效应。可见，肺扩张反射的意义在于促进吸气向呼气转换，使呼吸频率增加。

肺扩张反射的敏感性存在种属差异，人和部分实验动物的肺扩张反射的敏感性由高到低的顺序是：兔、大鼠、豚鼠、猴、猫、人。在家兔实验中，如切断双侧迷走神经（肺扩张反射的传入神经），家兔的吸气不能及时转入呼气，表现为吸气时间延长、呼吸深而慢。但是，对健康成年人来说，潮气量要超过 1 500 mL 才能引起肺扩张反射，所以在平静呼吸时，肺扩张反射不参与对呼吸运动的调节。肺炎等患者如肺顺应性降低，肺扩张时对牵张感受器的刺激作用较强，反射性地通过肺扩张反射，使呼吸变为浅而快，导致肺泡通气量减小，从而加重缺氧。

2. 肺萎陷反射（pulmonary deflation reflex） 是指由肺萎陷引起的兴奋吸气活动的反射。该反射的感受器也位于气道平滑肌内，刺激阈值高。肺萎陷反射在平静呼吸时意义不大，在较强的缩肺时才出现，对阻止呼气过深和肺不张可能起一定作用。

（三）肺毛细血管旁感受器引起的反射

肺毛细血管旁感受器（juxtapulmonary capillary receptor）也称为 J 感受器，位于肺毛细血管和肺泡之间的间质组织中。J 感受器对机械刺激（如肺水肿、肺充血和肺栓塞）较敏感，但对炎症产物不敏感。肺毛细血管充血、肺泡壁间质积液可通过刺激 J 感受器，反射性地引起浅快呼吸、支气管收缩、气道分泌物增加和心血管活动的抑制（如心动过缓、低血压）。

（四）呼吸肌本体感受性反射

肌梭是长度感受器，属本体感受器。呼吸肌的肌梭受到外力牵拉时，可反射性引起受牵拉呼吸肌的收缩，使呼吸运动加强，这种反射称为呼吸肌本体感受性反射（proprioceptive reflex of respiratory muscle）。人体呼吸肌负荷增大特别是运动时，该反射可发挥明显的调节作用，引起肺通气量增加。

（五）防御性呼吸反射

当鼻、喉、气管和支气管黏膜受到机械性或化学性刺激时，分布于黏膜下的感受器兴奋，反射性地引起喷嚏反射、咳嗽反射等防御性反射，从而将呼吸道内的异物或分泌物排出。其中，咳嗽反射的传入神经是迷走神经，喷嚏反射的传入神经是三叉神经。

三、异常呼吸 *e*

四、特殊条件下的呼吸运动及其调节 *e*

数字课程学习……

教学 PPT   自测题   复习思考题

第六章
消化与吸收

消化系统由消化道和消化腺组成。消化道是一条从口腔到肛门的肌性管道，消化腺包括唾液腺、肝、胰和消化道壁内的大量小腺体。消化系统的基本功能就是消化食物、吸收营养物质和排出粪便；此外，消化器官还具有内分泌功能和免疫功能。

人体需要的营养物质包括蛋白质、脂肪、糖类、维生素、无机盐和水，其中，前三类的大分子物质需要经过消化后才能被吸收。食物在消化道内被分解为可被吸收的小分子物质的过程称为消化（digestion）。食物在消化道内的消化方式有两种，即机械性消化和化学性消化。通过消化道肌肉的舒缩活动，将食物磨碎，使之与消化液充分混合，以及将食糜不断向消化道的远端推送，这种消化方式称为机械性消化（mechanical digestion）。通过消化腺分泌的消化液，将食物中的大分子物质分解成可被吸收的小分子物质的过程称为化学性消化（chemical digestion）。经消化后形成的小分子物质及水、无机盐和维生素等物质，透过消化道黏膜，进入血液和淋巴的过程称为吸收（absorption）。消化和吸收过程相辅相成，为机体的新陈代谢提供必需的物质和能量来源。

第一节 消化生理概述

食物的机械性消化主要通过消化道平滑肌来实现，化学性消化主要通过消化腺分泌的消化液来实现，而消化道平滑肌和消化腺的活动受自主神经系统、肠神经系统和胃肠激素的调控。

一、消化道平滑肌的生理特性

除口、咽、食管上端的肌组织及肛门外括约肌属骨骼肌外，消化道其余部分的肌组织均为平滑肌。消化道平滑肌属于单个单位平滑肌，平滑肌细胞之间存在大量的缝隙连接，因而可以进行功能合胞体样活动。

（一）消化道平滑肌的一般生理特性

1. 兴奋性低，舒缩缓慢 与骨骼肌相比，消化道平滑肌的兴奋性较低，收缩的潜伏期、收缩期和舒张期均占时较长，且变化很大。

2. 具有自动节律性 置于适宜人工环境中的离体消化道平滑肌仍能自动进行收缩与舒张，但自律性较低，且节律不规则。

3. 紧张性收缩（tonic contraction） 是指消化道平滑肌经常保持一种持续的微弱收缩状态。这种收缩形式可使消化道保持一定的形状和位置，使管腔内保持一定的基础压力，并可成为平滑肌其他运动形式的基础。

4. **富有伸展性**　消化道平滑肌可根据所容纳食物的实际需要而进行很大程度的伸展，从而使胃等中空器官可容纳数倍于其原初体积的食物，而腔内压力不发生明显的变化。

5. **对不同刺激的敏感性不同**　消化道平滑肌对电刺激和切割不太敏感，但对机械牵张、化学性刺激和温度变化特别敏感。例如，轻微的牵拉刺激常可引起平滑肌产生强烈收缩。

（二）消化道平滑肌的生物电现象

消化道平滑肌的生物电包括静息电位、慢波和动作电位，这些生物电的产生机制要比骨骼肌复杂得多（图 6-1）。

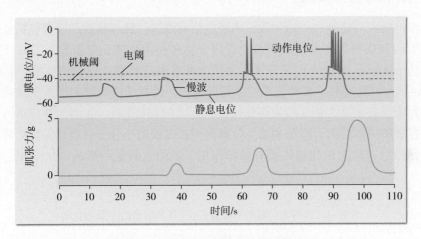

图 6-1　消化道平滑肌的电和机械活动

1. **静息电位**　消化道平滑肌的静息电位较小，且不稳定，一般波动于 $-60 \sim -50$ mV。静息电位的产生主要与 K^+ 外流有关，此外，Na^+、Cl^- 和 Ca^{2+} 及钠泵的活动也参与静息电位的形成。

2. **慢波**　平滑肌细胞以静息电位为基础，自发产生周期性轻度去极化型的电位波动称为慢波（slow wave）或基本电节律（basic electrical rhythm，BER）。

慢波具有以下特点：①电位变化极为缓慢，持续时间从数秒到十几秒，波幅为 $5 \sim 15$ mV。②慢波频率与消化道部位有关：在人类，胃的慢波频率为 3 次/min，十二指肠为 $11 \sim 12$ 次/min，回肠末端为 $8 \sim 9$ 次/min。③慢波是一种局部兴奋，可使膜电位接近于产生动作电位的阈电位。慢波去极化达阈电位即可触发动作电位。④慢波起源于消化道管壁纵行肌与环形肌之间的卡哈尔间质细胞（interstitial cell of Cajal，ICC），ICC 与平滑肌细胞之间通过缝隙连接相联系。

目前认为，ICC 是胃肠运动的起搏细胞。ICC 的电活动通过缝隙连接扩布至平滑肌细胞，激活细胞膜上的二氢吡啶不敏感 Ca^{2+} 通道，引起 Ca^{2+} 内流，膜发生去极化；内流的 Ca^{2+} 又通过激活 Ca^{2+} 激活 K^+ 通道，使 K^+ 外流增加，形成慢波的复极相。

3. **动作电位**　消化道平滑肌的动作电位出现在慢波的去极相，当慢波的去极化达到阈电位水平即可触发动作电位的产生。动作电位去极相的产生主要依赖 Ca^{2+} 内流，所以去极化的速度慢、幅度小；复极相则是由 K^+ 外流引起的。

平滑肌细胞存在机械阈与电阈（图 6-1）。当 Ca^{2+} 内流使慢波去极化达到机械阈时，胞内的 Ca^{2+} 浓度已增加到可触发平滑肌收缩的水平，此时，虽然动作电位没有产生，但平滑肌细胞可出现收缩，且收缩强度与慢波的去极化幅度正相关。当慢波去极化达到电阈时，通过引发动作电位的产生，经兴奋－收缩耦联，触发平滑肌产生收缩；在一定范围内，平滑肌的收缩强度与每个慢波上的动作电位数目正相关。在胃和结肠，慢波虽然偶尔可引起较弱的收缩，但大多数的收缩发生在动作电位出现之后。副交感神经末梢释放 ACh 作用于 M 受体，使慢波的去极化幅度增大、持续时间延长、慢波上动作电位的数量增加，从而促进肠的收缩与运动；肾上腺素则相反，可减少动作电位的产生，抑制收缩。

二、消化腺的分泌功能

消化腺包括大消化腺和小消化腺，前者包括唾液腺、肝和胰腺，后者包括分布在消化道壁内的胃腺和肠腺等。消化腺向消化管内分泌各种消化液，健康成年人每日分泌的消化液总量为 6~8 L，其主要成分是水、无机盐和各种有机物（包括消化酶、黏液和抗体等）（表 6-1）。消化液的主要功能是：①稀释食物，使胃肠内容物的渗透压接近于血浆渗透压，以利于吸收；②为消化酶发挥作用提供适宜的 pH 环境；③消化腺分泌的消化酶可将胃肠内容物中的蛋白质、脂肪和糖类分解为可被吸收的小分子物质；④消化液特别是消化液中的黏液、抗体对消化道黏膜有保护作用，可防止其受到机械、化学和生物因素的损害。

表 6-1　各种消化液的分泌量、pH 及其所含的主要消化酶

消化液	分泌量 / $(L \cdot d^{-1})$	pH	主要消化酶
唾液	1.0~1.5	6.6~7.1	唾液淀粉酶
胃液	1.5~2.5	0.9~1.5	胃蛋白酶原
胰液	1.0~2.0	7.8~8.4	胰淀粉酶、胰脂肪酶、胰蛋白酶原、糜蛋白酶原、羧基肽酶原等
胆汁	0.8~1.0	6.8~7.4	无
小肠液	1.0~3.0	7.6~8.0	肠致活酶
大肠液	0.6~0.8	8.3~8.4	不明

消化液的分泌过程实际上是腺细胞的主动活动过程，即腺细胞从血液中摄取原料后，在胞内合成分泌物，并以酶原颗粒或囊泡等形式储存于胞内，在受到进食等刺激时再将分泌物排出。消化腺的分泌活动受神经递质和体液因子等因素的调控。

三、消化系统的神经支配及其作用

消化系统的功能受分布于消化道壁内的肠神经系统和外来的自主神经系统的调控，其中以肠神经系统的作用最为重要。

（一）肠神经系统

由消化道壁内各种神经元组成的神经网络称为肠神经系统（enteric nervous system，

ENS）。肠神经系统分布于从食管中段至肛门的大部分消化道壁内，分布于黏膜下层的神经丛称为黏膜下神经丛（submucosal plexus），主要调节胃肠道分泌和局部血流量；分布于纵行肌和环形肌之间的神经丛称为肌间神经丛（myenteric plexus），主要调节消化道的运动。两个神经丛之间还存在复杂的纤维联系（图 6-2）。

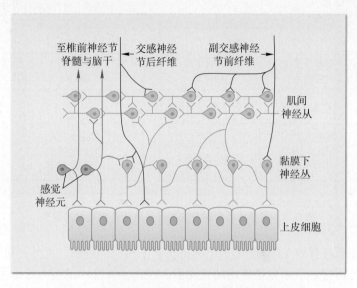

图 6-2　消化道肠神经系统与自主神经系统的关系

肠神经系统的神经元包括感觉神经元、运动神经元和中间神经元，数量超过 10^8 个，比整个脊髓的神经元数量还要多。这些神经元的神经末梢释放的神经递质包括乙酰胆碱、去甲肾上腺素、铃蟾素（bombesin）、血管活性肠肽（VIP）和一氧化氮（NO）等，其中，乙酰胆碱可促进消化道运动和消化腺的分泌，而去甲肾上腺素总是抑制消化道运动和消化腺的分泌，VIP 和 NO 可使平滑肌松弛，铃蟾素可刺激促胃液素的分泌。

肠神经系统将消化道壁内的各种感受器与效应器联系在一起，构成了一个完整的、相对独立的局部反射系统，可独立于外来神经发挥作用。但在正常情况下，肠神经系统的活动受外来神经的调控。

（二）自主神经系统

支配消化系统的外来神经属于自主神经系统，包括副交感神经和交感神经（图 6-2，图 6-3）。自主神经系统对消化系统功能的调控表现为既相互拮抗又相互协调，副交感神经对消化道的运动和消化腺的分泌主要起兴奋性作用，交感神经一般对消化道的运动和消化腺的分泌起抑制性作用。

1. 副交感神经　支配消化道平滑肌和消化腺的副交感神经纤维来自迷走神经和盆神经，前者起自延髓的迷走神经背核，后者起自脊髓 $S_2 \sim S_4$ 相当于侧角的部位。副交感神经的节前纤维进入消化道壁内，与肠神经系统的神经元形成突触后，发出节后纤维支配大消化腺及消化道壁内的上皮细胞、平滑肌细胞和小消化腺。副交感神经兴奋时，大多数节后纤维释放乙酰胆碱，通过激活 M 受体，引起消化道运动增强、消化腺分泌增多和括约肌松弛；少数节后纤维为非胆碱能、非肾上腺素能纤维，如支配胃头区平滑肌的迷走神经，

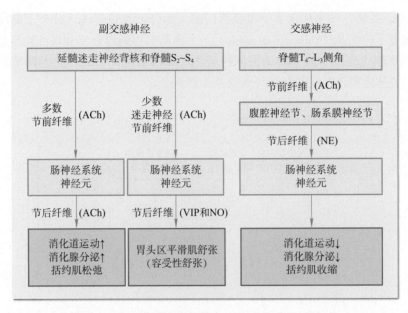

图 6-3　交感神经和副交感神经对消化器官功能的调节

其节后纤维可能通过释放 VIP 和 NO，引起胃头区平滑肌的舒张。此外，胃肠道内的机械、化学等因素也可通过刺激消化道壁内的感受器，经迷走神经中的传入纤维传入高位中枢或肠神经系统，引起长反射或短反射。

2. 交感神经　支配消化道平滑肌和消化腺的交感神经起自脊髓 $T_4 \sim L_3$ 的侧角，其节前纤维在腹腔神经节和肠系膜神经节换元后，发出的大部分节后纤维通过释放去甲肾上腺素，对肠神经系统中的胆碱能神经元产生抑制作用，有少数交感神经节后纤维可直接支配消化道平滑肌和消化腺。交感神经兴奋可引起消化道运动减弱、消化腺分泌减少和括约肌收缩。支配消化系统的交感神经中也有传入纤维，这些神经纤维参与内脏感觉的引起。

四、消化系统的内分泌功能

（一）胺前体摄取和脱羧细胞

具有摄取胺前体进行脱羧而产生活性胺能力的细胞称为胺前体摄取和脱羧细胞（amine precursor uptake and decarboxylation cell），简称 APUD 细胞。实际上，许多 APUD 细胞还具有产生肽的能力。消化道壁内分布有 40 多种内分泌细胞，这些细胞均为 APUD 细胞，而且，其细胞总数远超机体其他内分泌细胞数量的总和，故可认为消化道是人体最大、最复杂的内分泌器官。

消化道的内分泌细胞分为开放型和闭合型两种。开放型细胞呈锥形，数量多，其顶端有微绒毛伸入胃肠腔内，通过直接感受胃肠腔内容物成分和酸碱度的变化，调节激素的分泌；闭合型细胞数量较少，细胞无微绒毛，且与胃肠腔内容物不直接接触，其分泌活动受到神经和体液调节。

（二）胃肠激素

由消化道黏膜层内的内分泌细胞合成和释放的激素统称为胃肠激素（gastrointestinal

hormone）。胃肠激素可经远距分泌、旁分泌、神经分泌、外分泌、腔分泌和自分泌等方式作用于靶细胞，产生如下主要作用：①调节消化腺分泌和消化管运动；②调节其他激素的分泌；③营养作用，如促胃液素可促进胃黏膜的生长；④影响机体的免疫功能。表 6-2 列出的是主要胃肠激素及其生理作用。

表 6-2 主要胃肠激素及其生理作用

激素	来源	促进分泌的因素	主要生理作用
促胃液素	胃窦、十二指肠和空肠 G 细胞	①蛋白质消化产物 ②促胃液素释放肽 ③扩张胃窦 ④胃窦和小肠上段 pH↑	①直接或通过 ECL 细胞分泌的组胺间接促进胃液（胃酸、胃蛋白酶原）的分泌；②促进胰液（特别是胰酶）、胆汁和小肠液的分泌；③促进胃肠运动和胆囊收缩，使食管下括约肌收缩；④促进胃黏膜的生长
促胰液素	小肠 S 细胞	①盐酸（最强） ②蛋白质分解产物 ③脂肪酸	①刺激胰腺导管上皮细胞分泌大量水分和碳酸氢盐；②抑制胃的运动和胃液分泌，抑制促胃液素的分泌；③促进肝胆汁分泌；④促进胰腺外分泌部的生长
缩胆囊素	小肠 I 细胞	①蛋白质分解产物（最强） ②脂肪酸和单酰甘油 ③盐酸	①主要刺激胰腺腺泡细胞分泌各种消化酶；②使胆囊强烈收缩、奥迪括约肌松弛，胆汁排出；③促进胰腺外分泌部的生长；④降低胃的排空速率
抑胃肽	十二指肠、空肠 K 细胞	肠腔内的葡萄糖、脂肪酸和氨基酸	①胃肠运动↓，胃酸和胃蛋白酶原分泌↓；②胰岛素分泌↑；③对肠隐窝细胞有营养作用
胃动素	十二指肠、空肠 Mo 细胞	迷走神经、盐酸和脂肪	①触发消化间期移行性复合运动（MMC）Ⅲ相的发生；②引起食管下括约肌和空胃的强烈收缩

（三）脑－肠肽

研究发现，促胃液素、缩胆囊素、促胰液素、抑胃肽、胃动素、生长抑素、P 物质和神经降压素等 20 多种肽类物质既存在于消化系统内，也存在于神经系统内。这些在消化系统和神经系统双重分布的肽类物质统称为脑－肠肽（brain-gut peptide）。脑－肠肽既可以通过血液循环发挥全身性作用，也可通过旁分泌、神经分泌和自分泌等形式在局部发挥作用。

第二节 口腔内消化和吞咽

食物进入口腔即可开始消化，包括通过咀嚼进行的机械性消化及通过唾液中的消化酶进行的化学性消化。然后，混合了唾液的食团经吞咽动作通过咽和食管进入胃。

一、唾液及其分泌

唾液腺分大唾液腺和小唾液腺两类，前者有腮腺、下颌下腺和舌下腺各一对，后者分散分布于口腔黏膜内，属黏液腺。唾液腺分泌的唾液经导管排入口腔，对食物进行化学性消化。

（一）唾液的性质、成分和作用

1. 唾液的性质和成分　唾液为无色、无味的低渗液体，pH 为 6.6～7.1。唾液中水分约占 99%，其余为有机物和无机物。有机物主要有唾液淀粉酶、溶菌酶、球蛋白和黏蛋白等，无机物主要有 Na^+、K^+、Ca^{2+} 和 Cl^- 等。唾液腺腺泡的分泌液是等渗液体，其电解质浓度与血浆相似；由于缺乏水孔蛋白，导管上皮相对不透水，当这些分泌液流经导管时，Na^+、Cl^- 被吸收，K^+ 被分泌入管内，最后形成低渗唾液排入口腔。唾液中电解质的组成取决于分泌的速度。在接近最大分泌率时，唾液近似于等渗溶液，其 Na^+、Cl^- 浓度较高，K^+ 浓度较低；而分泌率过低时则相反，其 Na^+、Cl^- 浓度较低，K^+ 的浓度较高。

2. 唾液的作用 唾液的主要生理作用有：①进行化学性消化。唾液淀粉酶的最适 pH 为 6.9，在口腔内可将淀粉水解成麦芽糖。②湿润和溶解食物。唾液与食物混合形成食团并使之容易吞咽，唾液将食物溶解还有助于味觉的产生。③清洁和保护口腔。唾液可清除口腔内残留的食物、中和及稀释有害物质，唾液中的溶菌酶还有杀菌作用。④排泄功能。通过唾液分泌，可排泄进入体内的重金属、氰化物或狂犬病毒等。

（二）唾液的分泌

1. 唾液的基础分泌 安静状态下的唾液分泌称为基础分泌（basic secretion），其分泌速度约为 0.5 mL/min，量少稀薄，主要功能是湿润口腔。

2. 进食时唾液分泌的调节 进食时唾液分泌显著增加，这是通过神经调节（包括条件反射和非条件反射）实现的（图 6-4）。

食物的形状、颜色、气味及进食的环境等因素对唾液分泌的调节属于条件反射。进食时，食物对口咽部感受器的机械、化学和温度的刺激，反射性地引起唾液分泌增加，这属于非条件反射，反射的传入神经为第 V、VII、IX、X 对脑神经。唾液分泌的基本中枢在脑桥的上泌涎核（superior salivatory nucleus）和延髓的下泌涎核（inferior salivatory nucleus），高级中枢位于下丘脑和大脑皮质等处。

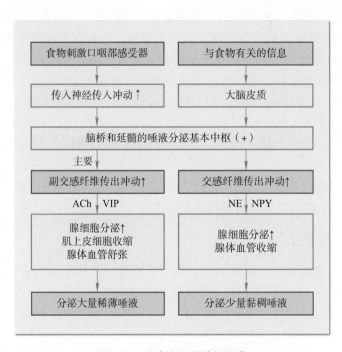

图 6-4 唾液分泌的神经调节

非条件刺激或条件刺激兴奋唾液分泌的基本中枢，传出冲动经第Ⅶ、Ⅸ对脑神经的副交感神经和交感神经抵达唾液腺，以副交感神经为主。副交感神经节后纤维释放乙酰胆碱，主要通过激活 M 受体使腺细胞分泌功能增强和肌上皮细胞收缩，副交感神经节后纤维还可通过释放血管活性肠肽（VIP），使腺体血管舒张、血流量增加，这些效应共同作用，最终刺激唾液腺分泌大量稀薄的唾液。M 受体阻断药如阿托品可抑制唾液分泌，因而有口干的不良反应。交感神经节后纤维释放去甲肾上腺素，通过激活 β 受体使腺细胞分泌唾液增加、激活 α_1 受体使腺体血管收缩；交感神经末梢还可释放神经肽 Y（NPY），使腺体血管收缩、血流量减少；通过上述效应的共同作用，最终，交感神经可刺激唾液腺分泌少量黏稠的唾液。在通常情况下，副交感神经和交感神经对唾液分泌的调节是同时进行的。

二、咀嚼

咀嚼（mastication）是指由咀嚼肌按一定顺序收缩和舒张所组成的节律性动作。咀嚼肌属骨骼肌，包括咬肌、颞肌、翼内肌和翼外肌，受运动神经纤维支配。

咀嚼的主要作用是对食物进行机械性消化，并可促进化学性消化。在咀嚼过程中，来自口腔内感受器、咀嚼肌本体感受器的传入冲动可反射性地引起一系列连续的动作，使上牙列与下牙列以较大的压力相互接触，在舌肌和颊肌的配合下，对食物进行咬切、撕碎和研磨，并使磨碎的食物与唾液进行充分混合，形成食团，以利于吞咽；咀嚼可使食物与唾液淀粉酶充分接触，有助于食物的化学性消化；咀嚼还可使食物对口腔内各种感受器的刺激加强，反射性引起胃、肝、胆囊和胰腺活动增强，为食物进入胃、肠后的消化和吸收做好准备。

三、吞咽和食管下括约肌

（一）吞咽

吞咽（deglutition 或 swallowing）是指口腔内的食团经咽和食管进入胃的过程。根据吞咽时食团经过的解剖部位，可将吞咽分为三个时期：①口腔期：指通过舌的运动，将食团由口腔送至咽的时期。此期是在大脑皮质控制下通过随意运动实现的。②咽期：为食团刺激了咽部的触觉感受器，反射性使食团从咽进入食管上端的时期。该期的一系列反射性动作包括软腭和悬雍垂上举、咽后壁向前突出以封闭鼻咽通道；声带内收、喉头上移并紧贴会厌，以封闭咽与气管的通路；然后呼吸暂停，食管上括约肌舒张，食团由咽进入食管上端。③食管期：为通过蠕动将食团由食管上端经贲门推送入胃的时期。蠕动（peristalsis）是大部分消化道平滑肌共有的运动形式，是一种由平滑肌顺序舒缩形成的向前推进的波形运动。食管蠕动是由食团刺激软腭、咽部和食管等处的感受器所引起的反射性运动，其传出神经是迷走神经。迷走神经末梢通过释放 ACh 引起食团上端的环形肌收缩，通过释放 VIP、NO 引起食管下端的环形肌舒张，从而将食团挤入舒张部分。随着食管蠕动的进行，食团逐渐下移并最终被推送入胃（图 6-5）。

（二）食管下括约肌

虽然食管下端并不存在括约肌，但该处的压力比胃内压高 5 ~ 10 mmHg，可阻止胃内容物逆流入食管，起到了类似生理性括约肌的作用，故称之为食管下括约肌（lower

esophageal sphincter，LES）。食管下端高压区的长度为
3~5 cm。

LES 受神经和体液调节。食管内的食团刺激食管壁的机械感受器，反射性地引起迷走神经抑制性纤维释放 VIP 和 NO，使 LES 舒张，食团入胃。食物入胃后，既可引起迷走神经兴奋性纤维释放 ACh，也可刺激促胃液素、胃动素等胃肠激素的释放，两者均可使 LES 收缩，从而防止胃内容物向食管反流。

迷走神经的节后神经元位于肠神经系统，肠神经系统的肌间神经丛释放 VIP 和 NO 引起 LES 舒张，释放 ACh 引起 LES 收缩。如食管下 2/3 的肌间神经丛中释放 VIP 和 NO 的神经元受损，LES 因失去抑制作用而表现为压力异常增高或不能进行正常的松弛，这是贲门失弛缓症的主要发病机制。如长期胃内压增高、腹内压升高或贲门失弛缓症手术后，LES 结构受损导致静息时 LES 压

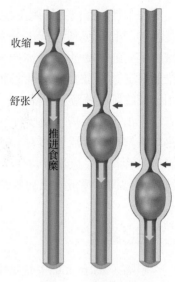

图 6-5　蠕动示意图

力异常降低或自发性频繁松弛，则可能发生胃内容物逆流入食管内，导致胃食管反流病。

第三节　胃内消化

胃（stomach）可分为贲门部、胃底、幽门部和胃体四个部分（图 6-6）。贲门部（cardiac part）为贲门周围的部分，没有明确的界线；胃底（fundus of stomach）指贲门平面以上，向左上方凸向膈穹隆的部分；幽门部（pyloric part）又称胃窦，自胃小弯侧的角切迹向右至幽门；胃体（body of stomach）为胃底和幽门部之间的部分，占胃的大部分。胃的生理功能有：①暂时储存食物；②消化食物，包括通过机械性消化和化学性消化；③将食糜分批排入十二指肠。

一、胃液的分泌

食物在胃中进行的化学性消化是通过胃黏膜固有层中的胃腺分泌的胃液（gastric juice）来实现的。根据分布部位和结构的不同，胃腺可分为贲门腺（cardiac gland）、胃底腺（fundic gland）[曾称泌酸腺（oxyntic gland）]和幽门腺（pyloric gland）：①贲门腺为位于贲门部的黏液腺；②胃底腺分布于胃体和大部分胃底，由壁细胞（parietal cell）、主细胞（chief cell）、颈黏液细胞（neck mucous cell）和内分泌细胞等组成；③幽门腺位于幽门部，分泌碱性黏液。此外，胃黏膜中还有多种内分

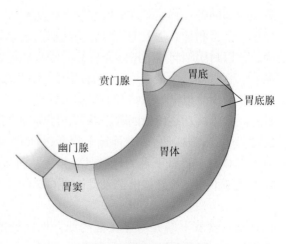

图 6-6　胃的形态和分部

泌细胞，如分泌促胃液素的 G 细胞、分泌生长抑素（somatostatin，SST）的 δ 细胞和分泌组胺的肠嗜铬样细胞（enterochromaffin-like cell，ECL cell）（表 6–3）。

（一）胃液的成分、性质和作用

纯净的胃液是无色液体，pH 为 0.9 ~ 1.5，健康成年人每日的分泌量为 1.5 ~ 2.5 L。胃液的主要成分有盐酸、胃蛋白酶原、内因子、黏液和碳酸氢盐，其余为水和 Na^+、K^+ 等无机物。

1. 盐酸 壁细胞分泌的盐酸也称胃酸（gastric acid）。盐酸以两种形式存在，即呈解离状态的游离酸和与蛋白质结合的结合酸，纯净的胃液中大部分是游离酸；游离

表 6–3 胃黏膜中的外分泌腺和内分泌细胞

胃黏膜	分布	分泌物
外分泌腺		
贲门腺	贲门部	黏液
胃底腺	胃体和约 2/3 胃底	盐酸、内因子、胃蛋白酶原和黏液
幽门腺	幽门部	黏液
内分泌细胞		
G 细胞	胃窦	促胃液素和 ACTH 样物质
δ 细胞	胃底、胃体和胃窦	生长抑素
ECL 细胞	泌酸区	组胺

酸与结合酸在胃液中的总浓度称为胃液总酸度。胃液酸度的临床单位是指中和 100 mL 胃液所需 0.1 mmol/L NaOH 的毫升数，健康成年人空腹胃液的总酸度为 10 ~ 50 临床单位。单位时间内胃腺分泌的盐酸毫摩尔数称为盐酸排出量，盐酸排出量与壁细胞的数目和壁细胞的功能状态直接相关。

基础胃酸分泌是指空腹 6 h 后的胃酸分泌，此时的盐酸排出量平均为 0 ~ 5 mmol/h，呈现明显的昼夜节律性，基础胃酸分泌可能与迷走神经的紧张性活动和少量促胃液素的自发释放有关。在消化期，胃酸的分泌量显著增加，健康人的最大盐酸排出量可达 20 ~ 25 mmol/h。

（1）盐酸的分泌机制 壁细胞的顶端膜向胞质内凹陷，形成的小管称为胞内分泌小管，H^+ 的分泌是通过壁细胞分泌小管膜上的质子泵即 H^+，K^+-ATP 酶实现的。壁细胞胞质中的 H^+ 来自水的解离，质子泵通过分解 ATP，将胞内的 H^+ 逆浓度梯度泵入分泌小管腔，K^+ 则从小管腔进入胞质，经质子泵进行的 H^+ 和 K^+ 的交换是一对一的电中性交换；同时，由于分泌小管膜上的钾通道和氯通道的开放，进入胞内的 K^+ 经钾通道返回分泌小管中，而 Cl^- 先通过基底侧膜上的 Cl^--HCO_3^- 转运体转运入壁细胞内，再通过 Cl^- 通道进入分泌小管内，并与 H^+ 形成盐酸，需要时分泌小管内的盐酸可进入胃腔。留在壁细胞内的 OH^- 在碳酸酐酶（CA）的作用下与 CO_2 结合生成 HCO_3^-，HCO_3^- 通过基底侧膜上的 Cl^--HCO_3^- 转运体转运入血。可见，在消化期，由于胃酸分泌增加，壁细胞胞质内的 HCO_3^- 通过 Cl^--HCO_3^- 转运体进入血液也增加，形成餐后碱潮（图 6–7）。抗溃疡药物奥美拉唑可选择性地抑制 H^+，K^+-

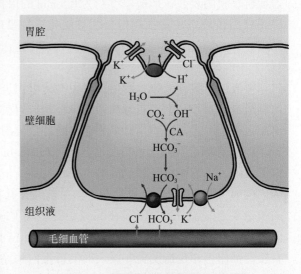

图 6–7 壁细胞分泌盐酸的基本过程

ATP 酶，从而抑制胃酸的分泌。

（2）盐酸的生理作用　①激活胃蛋白酶原，并提供胃蛋白酶所需的酸性环境；②使食物中的蛋白质变性，易于分解；③杀灭部分随食物入胃的细菌；④盐酸进入小肠后，通过刺激促胰液素和缩胆囊素的分泌，从而促进胰液、胆汁和小肠液的分泌；⑤盐酸形成的酸性环境有助于小肠对铁和钙的吸收。盐酸分泌不足可引起腹胀、消化不良等症状；而盐酸分泌过多又可对胃和十二指肠黏膜产生侵蚀作用，这是溃疡病发病的重要原因。

2. 胃蛋白酶原（pepsinogen）　主要来自主细胞的合成和分泌，胃黏膜中的黏液细胞和十二指肠近端腺体也能分泌少量的胃蛋白酶原。无生物活性的胃蛋白酶原进入胃腔后，在盐酸的作用下转变为具有生物活性的胃蛋白酶（pepsin），而胃蛋白酶又可激活胃蛋白酶原。胃蛋白酶的作用是将蛋白质水解为䏡、胨及少量的多肽和氨基酸（图 6-8），其最适 pH 为 1.8 ~ 3.5。如 pH 大于 5.0，胃蛋白酶即完全失活。

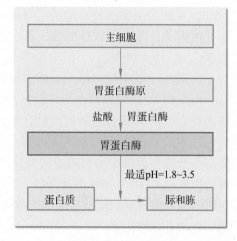

图 6-8　**胃蛋白酶的生成及其作用**

3. 内因子（intrinsic factor）　是一种由壁细胞分泌的糖蛋白，其生物学作用与两个活性部位有关，一个活性部位与进入胃内的维生素 B_{12} 结合成复合物，使维生素 B_{12} 免受小肠内蛋白水解酶的破坏，从而起到保护维生素 B_{12} 的作用；另一个活性部位可与回肠黏膜上皮细胞顶端膜上的特异性受体结合，促进维生素 B_{12} 的吸收。若内因子缺乏（如萎缩性胃炎患者）或体内产生抗内因子抗体，由于维生素 B_{12} 吸收减少，可引起巨幼细胞贫血。

4. 黏液和碳酸氢盐　胃液中的黏液是由胃腺的黏液细胞和胃黏膜表面上皮细胞分泌的，其主要成分为糖蛋白。由于黏液的高黏稠度和形成凝胶的特性，分泌出来的黏液覆盖在胃黏膜的表面，形成厚度约为 0.5 mm 的保护层，此黏液层的作用有：①起润滑作用，防止胃黏膜被坚硬食物损伤；②黏液与胃黏膜内非泌酸细胞分泌的 HCO_3^- 结合，形成胃黏液 – 碳酸氢盐屏障，防止胃内的盐酸、胃蛋白酶损伤胃黏膜。

（二）胃黏膜的自身防御机制

胃液是强酸性液体，胃蛋白酶可对胃组织进行消化，胃黏膜还经常受到各种理化因素的刺激或暴露于药物、有毒物质中，但是，胃黏膜并不会经常受损乃至发生糜烂、溃疡或出血，这是因为胃黏膜具有多种完善的自身防御机制。

1. 胃黏液 – 碳酸氢盐屏障（gastric mucus-bicarbonate barrier）　为由黏液和碳酸氢盐共同形成的、覆盖在胃黏膜表面的抗损伤屏障。正是由于黏液 – 碳酸氢盐屏障的存在，当胃腔内的 H^+ 通过黏液层向胃黏膜方向扩散时，其扩散速率显著减慢，且不断地被向胃腔方向扩散的 HCO_3^- 中和，于是在黏液层就形成了 pH 梯度，靠胃腔一侧黏液的 pH 约为 2.0，而靠近上皮细胞一侧的黏液层的 pH 约为 7.0（图 6-9）。这样，既避免了 H^+ 对胃黏膜的直接侵蚀作用，也能使胃黏膜表面的胃蛋白酶原不能被激活或胃蛋白酶不能发挥其消化作用，从而维持了胃黏膜的完整性。

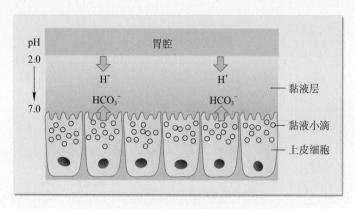

图 6-9 胃黏液 - 碳酸氢盐屏障示意图

2. 胃黏膜屏障（gastric mucosal barrier） 为由胃黏膜上皮细胞的顶端膜及相邻细胞之间的紧密连接构成的、能防止胃腔内的 H^+ 向黏膜内扩散的细胞屏障。由于胃黏膜屏障的存在，即使有少量胃腔内的 H^+ 穿透了胃黏液 - 碳酸氢盐屏障，也很难通过胃黏膜屏障侵入黏膜内。

3. 胃的细胞保护作用 胃黏膜合成、释放前列腺素（如 PGE_2、PGI_2）和表皮生长因子（EGF），这些物质可增加黏膜血流量、促进黏液和碳酸氢盐分泌及抑制胃酸和胃蛋白酶原的分泌，从而维持胃黏膜的完整性，有助于损伤处的修复，并可防止强刺激对胃黏膜的损伤。另外，铃蟾素、生长抑素、神经降压素和降钙素基因相关肽等胃肠激素也具有胃黏膜保护作用。上述物质对胃黏膜的保护作用属于直接细胞保护作用（direct cytoprotection）。而胃内食物、胃酸、胃蛋白酶和反流的胆汁等因素可经常性地刺激胃黏膜，使其持续、少量释放前列腺素和生长抑素等物质，从而有效地防止或减轻强刺激对胃黏膜的损伤，此现象称为适应性细胞保护作用（adaptive cytoprotection）。

综上所述，胃黏膜通过胃黏液 - 碳酸氢盐屏障、胃黏膜屏障和细胞保护作用，防止胃酸和胃蛋白酶对胃黏膜产生侵袭作用。如侵袭作用增强和（或）防御能力减弱，即可导致消化性溃疡。例如，大量饮酒、大量服用阿司匹林或吲哚美辛等药物，通过抑制胃黏膜分泌黏液和 HCO_3^- 及抑制前列腺素的合成，破坏胃黏液 - 碳酸氢盐屏障，并降低细胞保护作用，造成胃黏膜的损伤。米索前列醇（misoprostol）与胃黏膜上皮细胞、壁细胞等基底侧膜上的前列腺素受体结合，通过抑制胃酸和胃蛋白酶原的分泌、促进黏液和碳酸氢盐分泌，增强胃黏膜对损伤因子的抵抗力；通过增加胃黏膜的血流量，促进受损上皮细胞的重建和增殖，因而可用于治疗消化性溃疡。胃内的幽门螺杆菌可借助菌体一侧的鞭毛提供动力穿过黏液层，通过黏附素（adhesin）牢牢地与上皮细胞连接在一起，连在上皮细胞上的幽门螺杆菌可产生活性很高的尿素酶，后者水解尿素产生氨，氨能中和胃酸，因此在菌体周围形成了保护层以抵抗胃酸的杀灭作用；随着幽门螺杆菌在黏液层内的增殖，其释放的毒素可逐渐破坏黏液层，造成胃黏液 - 碳酸氢盐屏障和胃黏膜屏障逐渐被破坏，最终导致消化性溃疡。

（三）胃液分泌的调节

1. 促进胃液分泌的主要内源性物质 有组胺、ACh（迷走神经末梢释放）和促胃液素（图 6-10），以组胺的作用最强。

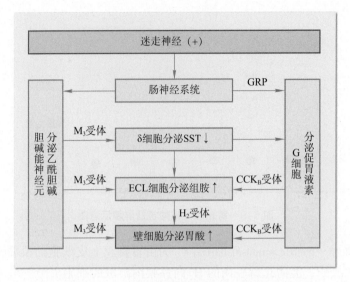

图 6-10　迷走神经对胃酸分泌的刺激作用
SST：生长抑素；GRP：促胃液素释放肽；CCK：缩胆囊素。

（1）组胺　肠嗜铬样细胞（ECL 细胞）分泌的组胺（histamine）以旁分泌的形式作用于邻近的壁细胞，通过激活 H_2 受体，产生极强的促进胃酸分泌作用。H_2 受体拮抗剂西咪替丁（cimetidine）及其类似物通过阻断组胺对壁细胞的作用，减少胃酸的分泌，因此可用于治疗消化性溃疡。

除 H_2 受体外，ECL 细胞的细胞膜上还分布有 M_3 受体、促胃液素 / 缩胆囊素（CCK_B）受体和生长抑素受体，所以迷走神经释放的 ACh 和 G 细胞释放的促胃液素均可促进 ECL 细胞分泌组胺，δ 细胞分泌的生长抑素则相反，可抑制组胺的分泌。

（2）ACh　迷走神经促进胃液分泌的主要途径有：①节后纤维释放 ACh 直接作用于胃腺 M_3 受体，促进壁细胞分泌胃酸、主细胞分泌胃蛋白酶原和黏液细胞分泌黏液；②节后纤维释放 ACh 作用于 ECL 细胞的 M_3 受体，通过引起组胺的释放，间接刺激壁细胞分泌胃酸；③节后纤维释放促胃液素释放肽（gastrin-releasing peptide，GRP；又称铃蟾素）作用于 G 细胞的铃蟾素受体，通过引起促胃液素的释放，间接刺激壁细胞分泌胃酸；④节后纤维释放 ACh 作用于 δ 细胞的 M_3 受体，使生长抑素释放减少，从而促进 ECL 细胞释放组胺及 G 细胞释放促胃液素，引起壁细胞分泌胃酸增加。

（3）促胃液素（gastrin）　由胃窦、十二指肠和空肠黏膜中的 G 细胞分泌。G 细胞为开放型胃肠内分泌细胞，顶端有微绒毛样突起伸入胃腔，直接感受胃腔内的化学性刺激。G 细胞还受迷走神经的支配。促胃液素的主要生理作用和促进分泌的因素见表 6-2。

促胃液素释放后先进入血液循环，然后被运送至胃腺，通过与壁细胞和 ECL 细胞细胞膜上的 CCK_B 受体结合，促进组胺和胃酸的分泌，而组胺又可通过激活 H_2 受体促进壁细胞分泌胃酸。此外，促胃液素的分泌还受到 δ 细胞分泌的生长抑素的抑制。

可见，ACh、组胺和促胃液素分别通过 M_3 受体、H_2 受体和 CCK_B 受体直接刺激壁细胞分泌胃酸（图 6-10）。M_3 受体、H_2 受体和 CCK_B 受体均为 G 蛋白耦联受体，其中 H_2 受体的信号通路为受体 –Gs–AC–cAMP–PKA，M_3 受体和 CCK_B 受体的信号通路同均为受体

-Gq-PLC-IP$_3$-Ca^{2+} 和 DG-PKC。而且，ACh、组胺和促胃液素刺激胃酸分泌的作用还存在协同作用；即三者的联合效应大于各物质单独效应之和。

2. 消化期的胃液分泌　进食引起的胃液分泌称为消化期的胃液分泌。根据食物刺激部位的不同，可人为将消化期胃液的分泌分为头期、胃期和肠期，但实际上这三个时期是几乎同时开始且互相重叠的（图6-11）。

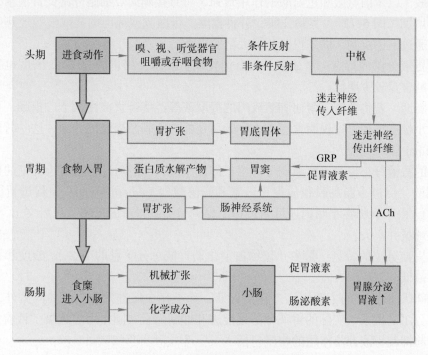

图 6-11　消化期胃液分泌的调节
GRP：促胃液素释放肽；ACh：乙酰胆碱。

（1）头期　食物入胃前，来自头部（眼、耳、鼻、口腔、咽和食管等处）感受器的传入冲动反射性地引起胃液分泌，此过程称为头期（cephalic phase）。头期胃液的分泌可用犬的假饲（sham feeding）实验予以证实，该实验先制备人工胃瘘，即将特制的套管一端置于犬胃上、另一端通至腹壁外，同时切开食管制备食管瘘。实验发现，犬进食后，尽管食物经食管瘘流出体外，并没有入胃，但犬的胃瘘套管流出的胃液量却增加。

头期胃液的分泌是通过神经-体液调节实现的。头期的条件反射是指食物的气味、颜色、声音刺激嗅、视、听觉感受器反射性地引起胃液分泌增加；头期的非条件反射是指咀嚼和吞咽时，由于食物刺激了口、舌、咽和食管等处的机械与化学感受器，反射性地引起胃液分泌的增加。神经调节的反射中枢位于延髓、下丘脑、边缘叶和大脑皮质等处，传出神经为迷走神经。迷走神经支配胃腺和胃窦的 G 细胞，既可直接促进胃液的分泌，也可通过促胃液素间接促进胃液的分泌，其中，以直接作用更为重要（图6-11）。

头期胃液分泌的特点：量较多（约占消化期胃液总分泌量的30%），酸度很高，胃蛋白酶原含量最高。

（2）胃期　食物入胃后，通过对胃壁的机械性和化学性刺激而引起的胃液分泌，此过程称为胃期（gastric phase）。

胃期的胃液分泌是通过神经调节和体液调节实现的，其主要作用途径是：①扩张刺激胃底、胃体的感受器，通过迷走－迷走反射直接或通过促胃液素间接促进胃液的分泌，迷走－迷走反射是指神经冲动经迷走神经传入和迷走神经传出的反射；②扩张刺激胃感受器，通过肠神经系统短反射直接或通过促胃液素间接促进胃液的分泌；③蛋白质消化产物肽和氨基酸（以苯丙氨酸和色氨酸的作用最强）可直接刺激G细胞分泌促胃液素，从而使胃液分泌增加（图6-11）。实验证实，若将食糜、蛋白胨液或肉的提取液等经瘘管直接注入胃，可通过上述机制，促进胃腺分泌大量的胃液。

胃期胃液分泌的特点：量最多（约占消化期胃液总分泌量的60%），酸度也很高，胃蛋白酶原的含量较头期低。

（3）肠期　若将食糜、蛋白胨液或肉的提取液等经瘘管直接注入十二指肠，可引起胃液分泌的小幅度增加，这说明食糜进入小肠后还能继续刺激胃液的分泌，这一时期称为肠期（intestinal phase）。

肠期的胃液分泌机制以体液调节为主，即食糜进入小肠后，通过对小肠壁的机械性和化学性刺激，促进小肠黏膜释放促胃液素和肠泌酸素（entero-oxyntin），促进胃液的分泌（图6-11）。由于食物在小肠内还可通过抑制性调节抑制胃液的分泌（见后文），所以肠期胃液的分泌量并不大。

肠期胃液分泌的特点：量少（仅约占消化期胃液总分泌量的10%），酸度和胃蛋白酶原含量均最低。

3. 抑制胃液分泌的主要因素　在消化期，除了存在促进胃液分泌的因素外，还存在抑制胃液分泌的因素，实际的胃液分泌是促进和抑制因素共同作用的结果。目前，已知的在消化期起抑制胃液分泌作用的物质包括盐酸、脂肪和高张溶液（图6-12）。

（1）盐酸　当胃窦内的pH降至1.2~1.5时，高浓度的胃酸既可直接抑制G细胞分泌促胃液素，也可通过刺激胃黏膜内的δ细胞分泌生长抑素，间接抑制促胃液素的分泌。由于促胃液素分泌的减少，胃液分泌随之减少。

当十二指肠内的pH降到2.5以下时，通过刺激小肠黏膜释放促胰液素和球抑胃素（bulbogastrone），抑制胃酸的分泌。促胰液素对促胃液素引起的胃酸分泌有显著的抑制作用，球抑胃素是一种抑制胃酸分泌的肽类激素，但球抑胃素的化学结构尚未最终确定。

进食可刺激胃酸的分泌，但如胃酸分泌过多又可反过来抑制其分泌，这是典型的负反馈调节机制，可防止胃酸的过度分

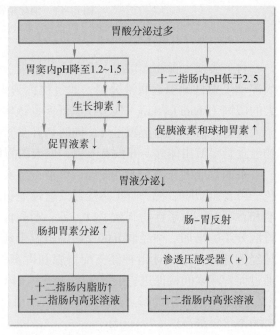

图6-12　盐酸、脂肪和高张溶液抑制胃液分泌的机制

泌。临床上也发现，胃黏膜萎缩的巨幼细胞贫血患者，由于胃酸分泌不足，血浆中促胃液素的浓度比健康人高 2 ~ 30 倍，如往胃内注入一定量的盐酸，患者血浆内的促胃液素浓度随即降低。

（2）脂肪　及其消化产物进入十二指肠后，可刺激小肠黏膜分泌肠抑胃素（enterogastrone），从而抑制胃液的分泌。但肠抑胃素至今尚未被提纯，目前认为，肠抑胃素可能不是一个独立的激素，而是多种具有抑制胃液分泌作用的激素（如促胰液素、缩胆囊素、抑胃肽、神经降压素和胰高血糖素等）的总称。

（3）高张溶液　十二指肠内的高张溶液可激活肠壁内的渗透压感受器，通过肠 – 胃反射抑制胃液的分泌；高张溶液还可通过刺激小肠黏膜分泌肠抑胃素，抑制胃液的分泌。

4. 影响胃液分泌的其他因素　除了上述促进或抑制胃液分泌的主要因素外，胃液的分泌还受缩胆囊素、血管活性肠肽、促胃液素释放肽、缬酪肽（valosin）、生长抑素、表皮生长因子和抑胃肽（gastric inhibitory peptide，GIP）等其他因素的影响（表 6-4）。

表 6-4　影响胃液分泌的其他因素

影响因素	胃液分泌	机制
缩胆囊素	抑制为主	①与促胃液素竞争 CCK_B 受体，抑制胃酸分泌；②经 CCK_A 受体刺激生长抑素的分泌
血管活性肠肽	促进或抑制	①直接刺激壁细胞分泌胃酸；②抑制迷走神经、组胺和促胃液素的作用
促胃液素释放肽	促进	促进 G 细胞分泌促胃液素
缬酪肽	促进基础分泌	不依赖于促胃液素
生长抑素	抑制	抑制 ECL 细胞、G 细胞和壁细胞功能
表皮生长因子	抑制	抑制壁细胞内 cAMP 的生成，从而抑制胃酸的分泌
抑胃肽	抑制	由生长抑素介导

二、胃的运动

根据胃壁的结构和功能特点可将胃分为头区和尾区。头区包括胃底和胃体的上 1/3，运动较弱，其主要功能是暂时储存食物；尾区是指胃体的下 2/3 和胃窦，运动较强，其主要功能是对食物进行机械性消化，并将食糜分批排入十二指肠。胃内食物的机械性消化就是通过胃的运动实现的。

（一）胃的运动形式

消化期胃运动的主要功能是实现对食物的机械性消化，消化间期胃运动的主要功能是清除胃内的残留物。

1. 消化期胃的运动形式　包括容受性舒张、蠕动和紧张性收缩。

（1）容受性舒张　咀嚼和吞咽食物时，食物刺激了咽和食管等处的感受器，反射性地通过迷走神经引起胃头区平滑肌的舒张，这种运动形式称为容受性舒张（receptive relaxation）。胃容受性舒张是通过迷走 – 迷走反射实现的，其传出神经末梢释放的递质是

VIP 和 NO。

　　健康成年人空腹时，胃容量仅约 0.05 L，进食后通过容受性舒张，胃容量可增至 1.5 L，这可使胃在接受了大量食物后胃内压却无显著升高，从而实现其暂时储存食物的功能。

　　（2）蠕动　是胃尾区的主要运动形式。空腹时胃基本上不出现蠕动；食物入胃后约 5 min，蠕动就开始出现。

　　胃的蠕动波是一个从尾区上端开始向幽门方向推进的收缩环，频率约 3 次 /min。蠕动波的强度开始时较弱，在推进过程中逐渐加快加强，约需 1 min 到达幽门，因此，常常一个蠕动波尚在推进过程中，下一个蠕动波已经出现。有的蠕动波在推进过程中即自行消失，不能到达幽门。当蠕动波到达幽门时，如幽门括约肌舒张，一般有 1～2 mL 食糜被排入十二指肠；如幽门括约肌收缩，可将部分食糜反向推回，从而使块状食物在胃内被进一步磨碎（图 6-13）。

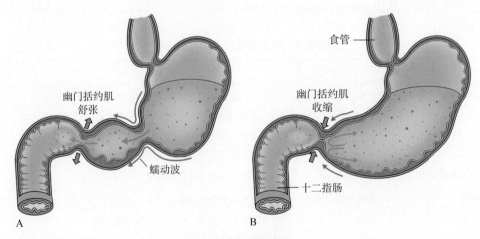

图 6-13　胃的蠕动

A. 幽门括约肌舒张，蠕动波将少量食糜推入十二指肠　B. 幽门括约肌收缩，食糜被反向退回

　　胃的蠕动有如下生理意义：①研磨食物；②促进食物与胃液充分混合，以利于胃液进行化学性消化；③将胃内容物分批排入十二指肠。

　　（3）紧张性收缩　是消化道平滑肌共有的运动形式。胃壁平滑肌的紧张性收缩在空腹时就已经存在，食物入胃后收缩加强。这种运动形式的生理意义有：①使胃保持一定的形状和位置；②使胃腔内保持一定的压力，从而促使胃液渗入食物内部；③协助将食糜推向十二指肠。

　　2. 消化间期胃的运动形式　除了紧张性收缩外，还出现移行性复合运动。移行性复合运动（migrating motor complex，MMC）是指空腹时胃肠呈现以间歇性强力收缩并伴有较长静息期为特征的周期性运动。胃的 MMC 起始于胃体上 1/3，向肠道方向传播，90 min 后可达回肠末端。

　　MMC 的每一周期持续 90～120 min，可分为四个时相：Ⅰ相为静息期；Ⅱ相为少锋电位期；Ⅲ相为强烈收缩期（图 6-14）；Ⅳ相为过渡期，是指从Ⅲ相转入下一周期Ⅰ相的时期，约持续 5 min。Ⅰ～Ⅲ相的平滑肌电活动、胃肠收缩特点及其机制见表 6-5。

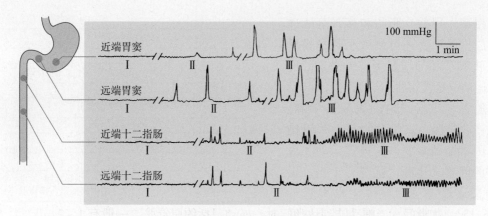

图 6-14 从胃窦和十二指肠记录到的消化间期移行性复合运动的不同时相变化

图中未显示Ⅳ相。

表 6-5　移行性复合运动Ⅰ、Ⅱ、Ⅲ相的比较

时相	平滑肌的电活动	胃肠收缩	持续时间	机制
Ⅰ相	有慢波	无	45 ~ 60 min	NO 释放
Ⅱ相	慢波上出现无规律的锋电位	间断的不规则收缩	30 ~ 45 min	迷走神经兴奋
Ⅲ相	每个慢波上均出现成簇的锋电位	规则的高振幅收缩	5 ~ 10 min	胃动素、饥饿激素的分泌

　　MMC 的生理意义在于使胃肠平滑肌在消化间期保持间歇性的运动，将上次进食后遗留的食物残渣和积聚的黏液等内容物往结肠推送，为下次进食做好准备，并可防止结肠细菌进入小肠。消化间期胃肠 MMC 减弱可引起功能性消化不良和肠道内细菌过度繁殖。

　　（二）胃排空及其控制

　　1. 胃排空（gastric emptying）　为食糜由胃排入十二指肠的过程。胃排空的原动力主要来自胃的蠕动，直接动力是由胃运动形成的胃与十二指肠之间的压力差。一般食物入胃后约 5 min 就开始胃排空。餐后，混合食物完全排空通常需要 4 ~ 6 h。胃内食物量和食糜的理化性质、化学成分等因素均能影响胃排空速度。一般胃排空的速度与胃内食物量的平方根成正比；稀的流体食物、碎小的颗粒食物和等渗溶液分别比稠的固体食物、大块食物和非等渗溶液排空快；三种主要营养物质的排空速度由快到慢依次为糖类食物、蛋白质类食物、脂肪类食物。

　　2. 胃排空的控制　食物入胃后，对胃壁的机械性、化学性刺激可引起迷走-迷走反射和肠神经系统局部反射，并刺激促胃液素的分泌，从而使胃运动特别是蠕动加强，胃内压升高并超过十二指肠内压，如幽门括约肌开放，少量食糜即被排入十二指肠。促胃液素除了加强胃运动外，还能增强幽门括约肌的收缩，后者可延缓胃排空，有利于胃内食糜的进一步消化。

　　食糜进入十二指肠后，盐酸、脂肪、高张溶液和机械扩张刺激作用于十二指肠壁上的多种感受器，反射性地抑制胃的运动，使胃排空暂停，该反射称为肠-胃反射（entero-gastric reflex）。肠-胃反射对胃酸刺激特别敏感，当胃内食糜被排入小肠并使小肠内的 pH 降至 3.5 ~ 4.0 时，即可诱发该反射，从而延缓胃酸排入十二指肠，使小肠黏膜免受胃酸的侵袭。胃酸、脂肪和高张溶液进入十二指肠后，还可刺激小肠黏膜释放促胰液素和抑胃肽等胃肠激素，抑制胃运动，延缓胃排空。

随着十二指肠内的胃酸被中和、消化产物被吸收，抑制胃运动和胃排空的因素渐渐减弱，促进胃运动和胃排空的因素又逐渐占优势，于是，胃运动又逐渐增强，胃排空再次进行（图6-15）。如此反复，使胃排空速度与小肠的消化、吸收速度相适应。可见，胃排空不是连续进行的，而是分批、间断进行的。

（三）呕吐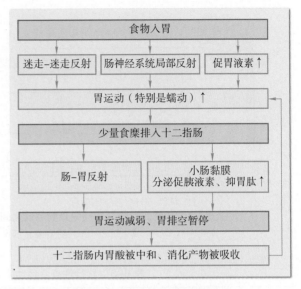

图 6-15　胃排空及其控制机制

第四节　小肠内消化

小肠内消化是整个消化过程中最重要的阶段。食糜进入小肠后，通过胰液、胆汁和小肠液的化学性消化及小肠平滑肌的机械性消化，蛋白质、脂肪和糖类被彻底分解为可被吸收的小分子物质。

一、胰液的分泌

胰腺实质由外分泌部和内分泌部组成。外分泌部属消化腺，包括导管和腺泡。导管上皮细胞可分泌水、碳酸氢盐等无机物，腺泡细胞分泌多种消化酶。胰腺分泌的胰液经导管排入十二指肠。内分泌部是指散在分布于各外分泌部之间的胰岛，分泌的激素参与对机体物质代谢的调节。

（一）胰液的成分、性质和作用

胰液是由胰腺的腺泡细胞和导管上皮细胞分泌的无色透明的碱性液体，pH 为 7.8～8.4，胰液渗透压与血浆渗透压相等，健康成年人每日的分泌量为 1～2 L。胰液中含有无机物和有机物，无机物包括水、碳酸氢盐、K^+、Na^+、Cl^-、Ca^{2+} 等，有机物主要是多种消化酶。如胰液的分泌速度加快，HCO_3^- 的浓度随之增加，Cl^- 的浓度随之降低，而 Na^+、K^+、Ca^{2+} 浓度变化不大。

1. 碳酸氢盐　胰液中碳酸氢盐的含量很高，其主要作用有：①中和进入十二指肠的胃酸，使肠黏膜免受强酸的侵蚀；②为小肠内多种消化酶提供适宜的 pH 环境。

2. 消化酶　腺泡细胞可分泌胰淀粉酶、胰脂肪酶（pancreatic lipase）、胰蛋白酶原和糜蛋白酶原等多种消化酶。

（1）胰淀粉酶（pancreatic amylase）　是一种 α- 淀粉酶，分泌时就有活性，可将淀粉水解为麦芽糖和糊精。胰淀粉酶对生淀粉和熟淀粉的水解效率都很高，其最适 pH

为 6.7 ~ 7.0。

（2）脂类水解酶　胰脂肪酶是以活性型分泌的。在存在辅脂酶（colipase）的条件下，胰脂肪酶可将三酰甘油水解为脂肪酸、单酰甘油和甘油，其最适 pH 为 7.5 ~ 8.5。胰腺分泌的辅脂酶与胆盐微胶粒亲和力较高，当胰脂肪酶、辅脂酶和胆盐形成复合物后，辅脂酶起到 "锚" 的作用，使该复合物牢固地附着在脂滴表面，防止胆盐将胰脂肪酶从脂肪表面清除下来，胰脂肪酶即可发挥其分解脂肪的作用。此外，胰液中还含有胆固醇酯酶和磷脂酶 A_2，可分别对胆固醇酯和卵磷脂进行水解。

（3）蛋白质水解酶　胰液中的蛋白质水解酶有胰蛋白酶原（trypsinogen）、糜蛋白酶原（chymotrypsinogen）、羧基肽酶原（procarboxypeptidase）和少量的弹性蛋白酶原（proelastase），以胰蛋白酶原含量最高。这些蛋白水解酶均是以无活性的酶原形式进行分泌，需要激活后才能发挥其作用。其中，小肠液中的肠激酶、酸和组织液可激活胰蛋白酶原，生成有活性的胰蛋白酶（trypsin）。胰蛋白酶一方面对胰蛋白酶原有自身激活作用，这大大加速了胰蛋白酶原的激活；另一方面，胰蛋白酶还可进一步激活糜蛋白酶原、羧基肽酶原和弹性蛋白酶原，分别生成有活性的糜蛋白酶（chymotrypsin）、羧基肽酶（carboxypeptidase）和弹性蛋白酶（elastase），这是一个典型的酶促级联放大系统，可加速蛋白质在肠道内的消化。胰液中各种酶原的提前激活是急性胰腺炎发病的主要始动因素，但在生理状态下，胰腺不会发生自我消化，其主要原因有：①蛋白质水解酶是以无活性的酶原形式进行分泌的；②胰腺可分泌胰蛋白酶抑制物（如 α_1- 抗胰蛋白酶、α_2- 巨球蛋白等），即使有少量胰蛋白酶被异常激活，胰蛋白酶抑制物可使之不能有效地发挥作用，但如超过 10% 的胰蛋白酶原已被激活，该抑制机制即失效。

胰蛋白酶和糜蛋白酶单独作用时，可将蛋白质水解为䏈和胨；两者共同作用时，则可将蛋白质分解为小分子多肽和氨基酸（图 6-16）；糜蛋白酶还有较强的凝乳作用。羧基肽酶可将多肽分解为氨基酸；弹性蛋白酶也能使多肽进一步分解。此外，胰液中以活性型分泌的 RNA 酶和 DNA 酶可将相应的核酸水解为单核苷酸。

由于胰液中含有水解三种主要营养物质的消化酶，因而在所有消化液中，胰液的消化力最强、消化酶最全面。如胰液分泌障碍，即使其他消化腺的分泌都正常，食物中的脂肪和蛋白质仍不能完全消化，从而也影响其吸收，但糖的消化和吸收一般不受影响。

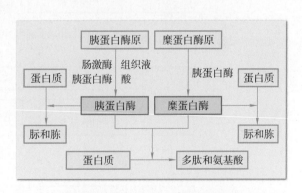

图 6-16　胰蛋白酶原和糜蛋白酶原的激活及其作用

（二）消化期胰液分泌的调节

1. 促进胰液分泌的主要因素　消化期促进胰液分泌的主要因素有促胰液素、缩胆囊素和迷走神经的兴奋。此外，G 细胞分泌的促胃液素对胰液分泌的影响与缩胆囊素相似，而小肠分泌的血管活性肠肽的作用与促胰液素相似。

（1）促胰液素　引起促胰液素（secretin）分泌的最强刺激物是胃酸。当酸性食糜由胃进入小肠并使小肠内容物的 pH 低于 4.5 ~ 5.0，即可刺激十二指肠与空肠黏膜内的 S 细胞分泌促胰液素，促进胰液的分泌。但是，迷走神经兴奋不能刺激促胰液素的释放，糖类对促胰液素的释放几乎没有作用。

（2）缩胆囊素（cholecystokinin，CCK） 也称促胰酶素（pancreozymin，PZ），其主要作用是促进胰酶分泌和胆囊收缩，其中促进胰酶分泌的作用强于迷走神经。引起缩胆囊素分泌的最强刺激物是蛋白质分解产物。当食糜进入小肠时，蛋白质分解产物等化学因素刺激十二指肠和空肠上段黏膜内的 I 细胞分泌缩胆囊素，从而使胰液分泌增加。

（3）迷走神经 末梢释放的乙酰胆碱可直接刺激胰液的分泌，或通过刺激促胃液素的释放，间接促进胰液的分泌。属交感神经的内脏大神经对胰液的分泌影响不大。

上述诸因素中，促胰液素主要作用于胰腺的导管上皮细胞，促进水和碳酸氢盐的分泌，使胰液分泌量大大增加，但胰液中酶的含量很低；缩胆囊素、迷走神经末梢释放的乙酰胆碱和促胃液素主要作用于胰腺的腺泡细胞，促进胰酶的分泌，但水和碳酸氢盐的分泌量较少。促胰液素和缩胆囊素的来源、促进分泌的因素及其主要生理作用见表 6-2。

胰液的分泌通常是多种刺激因素共同作用的结果，而不是各因素的单独作用。促胰液素和缩胆囊素、促胰液素和迷走神经均存在协同作用，这种协同机制对消化期胰液的大量分泌具有重要的生理意义。

2. 消化期胰液分泌的分期 食物是刺激胰液分泌的自然因素。胰液在非消化期很少或几乎不分泌。进食引起的胰液分泌称为消化期的胰液分泌，与消化期胃液分泌一样，根据食物刺激部位的不同，也可将消化期胰液的分泌分为头期、胃期和肠期（图 6-17）。

（1）头期 胰液分泌是通过神经调节实现的，反射的传出神经是迷走神经。迷走神经兴奋，末梢释放 ACh 可直接刺激胰液的分泌，或通过促胃液素间接促进胰液的分泌。头

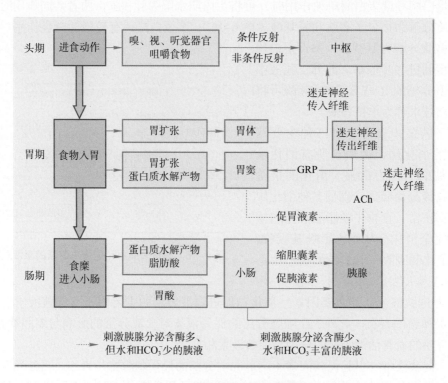

图 6-17 消化期胰液分泌的调节

期胰液分泌的特点是水和碳酸氢盐含量很少，而酶的含量很丰富。头期胰液的分泌量占消化期胰液分泌总量的 20% 左右。

（2）胃期 胰液分泌是通过神经调节和体液调节实现的。食物入胃后，食物对胃的机械性扩张和食物的消化产物通过迷走 – 迷走反射和促胃液素的释放，促进胰液的分泌。此期胰液分泌的特点与头期相同，即水和碳酸氢盐含量很少，而酶的含量很丰富。胃期胰液的分泌量占消化期胰液分泌总量的 5% ~ 10%。

（3）肠期 是消化期胰液分泌的最重要时期。肠期胰液分泌是通过体液调节和神经调节实现的，以体液调节为主。食糜进入小肠，刺激小肠黏膜分泌促胰液素和缩胆囊素，从而使胰液（包括水、碳酸氢盐和胰酶等）的分泌量大幅度增加，此为肠期胰液分泌的体液调节。消化产物刺激小肠黏膜，通过迷走 – 迷走反射促进胰液的分泌，此为肠期胰液分泌的神经调节。由于促胰液素和缩胆囊素、促胰液素和迷走神经存在协同作用，此期胰液的分泌量约占消化期胰液分泌总量的 70%。

头期和胃期胰液的主要分泌特点是胰酶的含量很丰富，但由于水的分泌量较少，只有少量胰酶被排入十二指肠。当食糜被排入小肠后，由于促胰液素分泌的增加，水的分泌量大增，加上缩胆囊素具有很强的促胰酶分泌的作用，从而使大量胰酶被排入十二指肠，对肠内容物进行化学性消化。

二、胆汁的分泌和排放

胆汁（bile）是由肝细胞分泌的。在消化期，胆汁经肝管、胆总管直接排入十二指肠；在消化间期，肝细胞分泌的胆汁经胆囊管进入胆囊储存，进食时再由胆囊排入十二指肠。

（一）胆汁的性质、成分和作用

1. 胆汁的性质和成分 胆汁是一种味苦的较黏稠有色液体，成年人每日分泌量为 0.8 ~ 1.0 L。从肝细胞初分泌的胆汁称肝胆汁（hepatic bile）。肝胆汁澄清透明，呈现金黄色，pH 约为 7.4，固体成分含量较少。肝胆汁进入胆囊后，胆囊壁上皮细胞吸收其中的水和无机盐等成分，并分泌黏液掺入胆汁，使肝胆汁浓缩成为胆囊胆汁（gallbladder bile）。胆囊胆汁呈暗褐色或棕绿色，由于碳酸氢盐在胆囊内被吸收，pH 约为 6.8。

胆汁的成分可分为有机物和无机物，前者包括胆盐、胆固醇、卵磷脂和胆色素等，后者包括水、碳酸氢盐、K^+、Na^+、Cl^-、Ca^{2+} 等。胆汁是体内唯一不含消化酶的消化液，胆汁的各种成分中，与消化和吸收有关的最重要成分是胆盐。胆盐（bile salt）为胆汁酸盐的简称，是胆汁酸与甘氨酸或牛磺酸结合形成的钠盐或钾盐。肝合成的胆固醇约有 50% 转化为胆汁酸，还有 50% 随胆汁排入十二指肠。胆色素（bile pigment）是血红蛋白的分解产物，由胆红素和胆绿素组成，两者的含量比例与浓度决定胆汁的颜色。

胆盐、胆固醇和卵磷脂保持一定的比例是维持胆固醇呈溶解状态的必要条件，当胆固醇分泌过多或胆盐、卵磷脂合成减少时，胆固醇容易沉积而形成胆固醇结石。胆汁中的胆红素大部分以可溶于水的结合形式（即双葡萄糖醛酸胆红素）存在，以不溶于水的游离型形式存在的只有约 1%。如游离型胆红素增多，游离型胆红素与 Ca^{2+} 结合生成胆红素钙沉淀，这是胆红素结石形成的其中一种机制。

2. 胆汁的生理作用

（1）促进脂肪的消化 胆汁中的胆盐、胆固醇和卵磷脂作为乳化剂，通过降低脂肪的表面张力，将脂肪裂解成直径为 3 ~ 10 μm 的脂肪微滴，从而增加胰脂肪酶的作用面积，促进脂肪的化学性消化。

（2）促进脂肪和脂溶性维生素的吸收　胆盐和卵磷脂均为双嗜性分子，在肠腔内达到一定浓度即可聚合成有亲水外壳和疏水核心的微胶粒（micelle），肠腔中的胆固醇、不溶于水的脂肪分解产物（如长链脂肪酸及其构成的单酰甘油、胆固醇等）及脂溶性维生素（维生素 A、D、E、K）等物质可渗入到微胶粒中，形成混合微胶粒（mixed micelle）（图 6-18）。混合微胶粒是一种水溶性复合物，易于通过小肠黏膜表面的不流动水层（unstirred water layer，又称静水层）到达吸收表面，从而促进脂肪分解产物和脂溶性维生素的吸收。

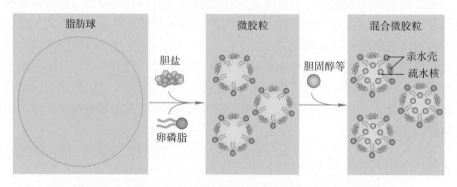

图 6-18　胆盐的乳化脂肪作用及微胶粒和混合微胶粒的形成

（3）利胆作用　随胆汁排入十二指肠内的大部分胆盐在回肠末端被吸收入血，并经门静脉运回肝，然后作为胆汁的成分再次被排入十二指肠，循环往复，这种现象称为胆盐的肠肝循环（enterohepatic circulation of bile salt）。每次餐后胆盐的肠肝循环可进行 2 ~ 3 次；每循环一次胆盐约损失 5%。通过肠肝循环返回肝的胆盐具有很强的刺激肝胆汁分泌的作用，这称为胆盐的利胆作用。

虽然胆汁中不含消化酶，但由于胆汁可促进脂肪的消化和吸收，胆汁分泌不足或缺乏可引起小肠对脂类物质的消化、吸收障碍，患者可出现厌油腻、食欲不振、消化不良、恶心、呕吐和脂肪泻等症状。

（二）胆汁分泌和排放的调节

肝内的胆小管逐渐汇合成肝左管和肝右管，两管出肝门后汇合成肝总管下行，肝总管与胆囊管汇合，共同形成胆总管后再与胰管汇合，开口于十二指肠大乳头。在开口周围有肝胰壶腹括约肌即奥迪括约肌（Oddi sphincter）包绕。在消化间期，奥迪括约肌保持收缩状态，而胆囊扩张，肝细胞分泌的胆汁进入胆囊储存并浓缩。进食后，胆囊收缩、奥迪括约肌舒张，胆囊内的胆汁或肝胆汁排入十二指肠。

引起胆汁分泌和排放的自然刺激物是消化道内的食物，其中，高蛋白质食物对胆汁分泌和排放的刺激作用最强，高脂肪或混合食物次之，糖类食物的作用最弱。胆汁的分泌和排放的调节包括体液调节和神经调节，以前者为主（图 6-19）。

1. 体液调节　缩胆囊素、促胰液素、促胃液素和胆盐均有一定程度促进胆汁分泌和排放的作用。

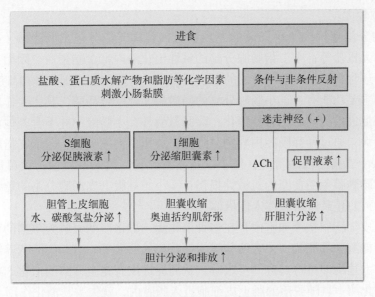

图 6-19 消化期胆汁分泌和排放的调节

（1）缩胆囊素 在胆管、胆囊和奥迪括约肌上均分布有缩胆囊素受体。在胃肠激素中，缩胆囊素的收缩胆囊作用最强，其主要生理作用是促进胆汁的排放，对胆汁分泌的促进作用较弱。在消化期，小肠内的蛋白质分解产物、脂肪及其分解产物及盐酸刺激小肠黏膜中的 I 细胞分泌缩胆囊素，缩胆囊素经过血液循环作用于胆囊和奥迪括约肌，引起胆囊强烈收缩、奥迪括约肌舒张，胆汁大量排出。

（2）促胰液素 主要作用于胆管系统，促进胆管上皮细胞分泌大量的水和碳酸氢盐；但对胆盐的分泌无影响。

（3）促胃液素 化学结构与缩胆囊素相似，可通过血液循环直接作用于肝细胞和胆囊，促进肝胆汁分泌并引起胆囊收缩；促胃液素还可刺激胃酸的分泌，而进入小肠的胃酸通过刺激促胰液素的分泌，间接地促进胆汁的分泌。

（4）胆盐 通过肠肝循环，返回肝的胆盐可刺激肝胆汁的分泌，但对胆囊的运动影响不大。

2. 神经调节 进食动作或食物对胃、小肠的刺激可反射性引起迷走神经兴奋。迷走神经末梢释放乙酰胆碱可直接刺激肝胆汁的分泌和引起胆囊收缩；迷走神经末梢还可通过释放促胃液素释放肽刺激促胃液素的分泌，后者可直接或间接地促进胆汁的分泌和排放。但总的来说，迷走神经刺激胆汁分泌和引起胆囊收缩的作用相对较弱。

三、小肠液的分泌

小肠壁内分布有小肠腺（small intestinal gland）和十二指肠腺（duodenal gland）。小肠腺又称利伯屈恩隐窝（crypt of Lieberkuhn），分布于全部小肠的黏膜层内；十二指肠腺又称布伦纳腺（Brunner's gland），分布在十二指肠的黏膜下层。这些腺体的分泌物即为小肠液。

（一）小肠液的性质、成分和作用

小肠液是一种等渗溶液，pH 为 7.6～8.0，呈弱碱性。健康成年人的每日分泌量为 1～

3 L，变化范围较大。

小肠腺的分泌液构成了小肠液的主要部分，其主要成分包括肠激酶（enterokinase）、黏蛋白、水和无机盐等；十二指肠腺分泌的碱性消化液内富含黏蛋白，因而黏度很高。此外，小肠液中还含有肠上皮细胞分泌的免疫球蛋白、脱落的上皮细胞和白细胞。

小肠液的主要功能有：①小肠腺分泌的肠激酶又称肠致活酶，其主要作用是激活胰蛋白酶原，从而促进蛋白质的化学性消化；除肠激酶外，小肠液中并不含其他消化酶；②小肠液的分泌量大，通过稀释肠腔内容物，降低渗透压，促进吸收；③十二指肠腺的分泌液既可中和进入十二指肠内的胃酸，使十二指肠黏膜免受胃酸的侵蚀；又可通过其润滑作用，使十二指肠黏膜免受食糜的机械性损伤；④小肠黏膜上皮细胞分泌的免疫球蛋白起免疫屏障作用，可防止某些病原体入侵机体。

在小肠上皮细胞刷状缘和胞内存在多种消化酶，如将双糖分解为单糖的蔗糖酶、麦芽糖酶、异麦芽糖酶和乳糖酶，将寡肽分解为氨基酸的肽酶等。当相应的营养物质被吸收入上皮细胞时，上述酶即可将其进一步水解，从而促进没有完全分解的消化产物的消化与吸收，但这些消化酶一旦随脱落的肠上皮细胞进入肠腔内，就失去其消化作用。

（二）小肠液分泌的调节

1. 神经调节　食糜对小肠黏膜的局部机械性和化学性刺激，通过肠神经系统，反射性地促进小肠液的分泌，这是调节小肠液分泌的最重要机制。小肠黏膜对局部的扩张刺激最为敏感，小肠内的食糜量越多，小肠液的分泌量就越大。自主神经系统对小肠液的分泌影响不显著。

2. 体液调节　促胃液素、促胰液素、缩胆囊素和血管活性肠肽等胃肠激素均能促进小肠液的分泌。

四、小肠的运动

通过小肠平滑肌的运动，对肠内容物进行研磨，使食糜与小肠内的消化液进行充分混合并与小肠黏膜进行广泛接触，从而促进小肠的消化和吸收。

（一）小肠的运动形式

1. 消化期小肠的运动形式　消化期小肠的运动形式包括分节运动、蠕动和紧张性收缩。

（1）分节运动（segmentation）　是一种由食糜诱发的，以环形肌为主，节律性收缩与舒张相交替的运动。分节运动是小肠特有的运动形式，表现为在食糜所在的一段肠管上，环行肌在许多点同时收缩，将食糜分割成许多节段；随后，原来收缩处舒张，而原来舒张处收缩，将原先的节段又分为两半，相邻的两半合在一起形成一个新的节段。如此反复进行，使食糜得以不断地分开，又不断地混合（图6-20）。

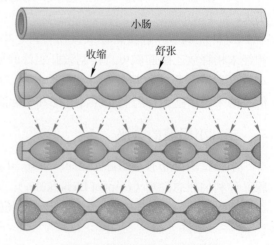

图6-20　小肠分节运动模式图

分节运动具有重要的生理意义：①使食糜与消化液充分混合，有利于化学性消化的进行；②使食糜与小肠黏膜紧密接触且不断更换接触部位，还通过挤压肠壁促进血液和淋巴的流动，从而促进小肠的吸收；③从十二指肠开始至回肠末端，分节运动的频率逐渐降低，例如人空肠近端的分节运动频率为 11 次 /min，到回肠末端降至 8 次 /min，这种自上而下的频率梯度对食糜具有一定的推进作用。

（2）蠕动 是一种由环形肌和纵行肌共同参与的推进食糜的运动，其意义在于将食糜推送至一个新的节段后再开始分节运动。蠕动可发生在小肠的任何部位，其推进速率为 0.5～2.0 cm/s，通常每个蠕动波将食糜向前推送 3～5 cm 后即自行消失。将食糜从胃的幽门部推进到回盲瓣处需要 3～5 h。

小肠还有一种进行速率很快（2～25 cm/s）、传播较远的蠕动，称为蠕动冲（peristaltic rush），蠕动冲可能是进食时的吞咽动作或食糜进入十二指肠后引起的反射性活动，可在几分钟内将食糜从小肠始端一直推送到小肠末端甚至大肠。小肠黏膜受到强烈刺激（如泻药）时也可出现蠕动冲，这有助于解除小肠所受到的过强刺激。在回肠末端有时还可出现一种逆向进行的蠕动，称为逆蠕动（antiperistalsis），这种运动方式可延长食糜在小肠内的停留时间、使其得以被充分消化和吸收。

（3）紧张性收缩 空腹时即存在，进食后加强。小肠紧张性收缩的生理意义：①使小肠保持一定的形状和位置；②使小肠腔内保持一定的基础压力，促进消化液渗入食糜内部，并使食糜与小肠黏膜紧密接触，促进消化和吸收；③紧张性收缩是小肠进行其他各种运动的基础，并影响小肠内容物的推进速度；紧张性收缩加强，肠内容物的推进速度加快，反之则减慢。

2. 消化间期小肠的运动形式 与胃一样，在消化间期小肠也存在移行性复合运动（MMC），这种运动起源于胃或小肠上端并向肠管远端移行。当一个 MMC 到达回盲部时，新的 MMC 又在十二指肠产生。

（二）小肠运动的调节

1. 神经调节 食糜对小肠黏膜的局部机械性和化学性刺激，通过肠神经系统，反射性引起小肠运动加强。这种局部反射是小肠运动的最重要调节机制。在整体情况下，自主神经系统也参与对小肠运动的调节，一般副交感神经兴奋可加强小肠运动，而交感神经兴奋则抑制小肠运动。

2. 体液调节 促胃液素、5- 羟色胺、脑啡肽和 P 物质可加强小肠运动；促胰液素、生长抑素和肾上腺素可抑制小肠运动。

（三）回盲括约肌的功能

在与盲肠交界处的回肠末端，其环行肌显著加厚，称为回盲括约肌（ileocecal sphincter）。在平时，回盲括约肌保持轻度而持续的收缩状态。食物入胃后，经胃 - 回肠反射引起回肠的蠕动，当蠕动波抵达距回盲括约肌数厘米处时，回盲括约肌舒张，约有 4 mL 的食物残渣被排入大肠。而排入大肠的食物残渣对盲肠和结肠的机械扩张刺激又可通过肠神经系统，反射性引起回盲括约肌收缩。可见，回盲括约肌的功能有：①防止回肠内容物过快地进入大肠，从而延长食糜在小肠内停留的时间，有利于小肠内容物的消化和吸收；②阻止大肠内容物向回肠反流。

五、肝的生理功能 🅔

第五节　大肠的功能

大肠分为盲肠、阑尾、结肠、直肠和肛管，其主要功能是吸收食物残渣中的水、无机盐和结肠内微生物产生的维生素，形成并暂时储存粪便。

一、大肠液的分泌

大肠液是由大肠黏膜上皮的杯状细胞及固有层内的大肠腺分泌的，富含黏液和碳酸氢盐，pH 为 8.3～8.4。其中，黏液的主要作用是润滑粪便，保护肠黏膜使其免受机械损伤；碳酸氢盐可中和细菌产生的酸性代谢产物。虽然大肠液可能含有少量的二肽酶和淀粉酶，但这些酶的消化作用不大。

目前，发现大肠液的分泌只受神经调节。刺激大肠液分泌的主要因素是食物残渣对肠壁的机械刺激。此外，刺激副交感神经可促进大肠液的分泌，而刺激交感神经则可抑制正在进行着的分泌。

二、大肠的运动与排便

（一）大肠的运动形式

大肠的运动形式包括袋状往返运动、分节或多袋推进运动及蠕动。与小肠相比，大肠的运动少而慢，对刺激的敏感性较低，这些特点与大肠的暂时储存粪便的功能相适应。

1. 袋状往返运动（haustral shuttling）　又称混合运动，它的产生与空腹时环形肌的不规律收缩有关。袋状往返运动可使结肠袋中的内容物向前、向后做短距离的位移，但并不向前推进，这可使肠内容物和肠黏膜充分接触，有利于水和无机盐的吸收（图 6-21）。

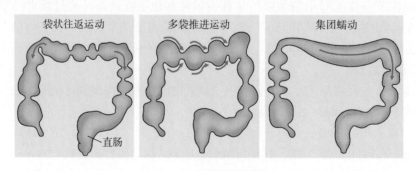

图 6-21　大肠的运动形式

2. 分节或多袋推进运动　餐后或副交感神经兴奋时，通过大肠环形肌的规律性收缩，将肠内容物推向下一肠段的运动形式称为分节或多袋推进运动。其中，一个结肠袋收缩引起的推进运动称为分节推进运动；一段结肠上由多个结肠袋同时收缩引起的推进运动称为多袋推进运动（图 6-21）。

3. 蠕动　大肠的蠕动表现为稳定向前推进的收缩波，其传播速度一般很慢，可将肠内容物向前推进。胃内食糜进入十二指肠并刺激肠黏膜，通过肠神经系统引起十二指肠－结肠反射（duodenum-colon reflex），从而诱发一种进行快且行程远的集团蠕动（mass peristalsis）（图 6–21）。集团蠕动一般可将一部分肠内容物从横结肠迅速推送至降结肠或乙状结肠，多发生在进食后特别是早餐后 1 h 之内。

（二）排便反射

食物残渣在结肠内一般停留 10 余小时，在此期间，结肠黏膜吸收食物残渣中的水、无机盐和维生素，剩余部分经过细菌的发酵和腐败作用后，与脱落的肠黏膜上皮细胞和大量的细菌共同形成了粪便（feces），暂时储存在结肠内。

健康人平时直肠内没有粪便。如肠蠕动将粪便推入直肠，粪便刺激直肠壁内的感受器，传入冲动经盆神经和腹下神经传至脊髓腰、骶段初级排便中枢，并上传到大脑皮质引起便意，大脑皮质通过控制脊髓初级排便中枢的活动，抑制或允许排便反射（defecation reflex）的进行。如条件许可，脊髓腰、骶段初级排便中枢兴奋，神经冲动经盆神经传出，末梢释放 ACh 作用于 M 受体，引起降结肠、乙状结肠和直肠收缩、肛门内括约肌舒张，同时阴部神经传出冲动减少，肛门外括约肌舒张，粪便排出（图 6–22）。另外，在排便过程中，腹肌和膈肌的收缩活动通过增大腹内压，促进排便活动。

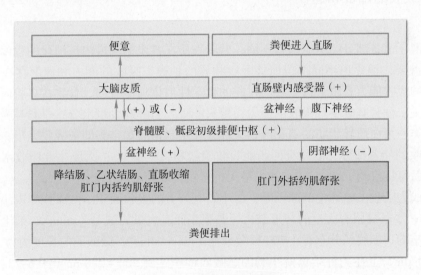

图 6–22　排便反射示意图

由于大脑皮质可主动抑制排便反射的进行。如对便意经常予以抑制，直肠壁对粪便压力刺激的敏感性逐渐降低，加上粪便在大肠内停留时间过久，导致水分吸收过多而变得干硬，因此容易引起排便困难，这是临床上便秘的常见原因。

腰部脊髓完全横断的患者在脊髓休克期内，由于反射活动不能进行，会发生大便潴留。在脊髓休克恢复后，因为腰部脊髓完全横断，失去了与高位中枢的联系，大脑皮质不能控制脊髓初级排便中枢的活动，当直肠内稍有粪便的充盈即可引起排便活动，发生大便失禁。

（三）大肠内细菌的活动

大肠内的细菌主要来自食物和空气，大多为大肠埃希菌、葡萄球菌等，因大肠内的

pH 和温度很适合这些细菌的生长、繁殖，所以细菌的数量很大，但是，正常情况下它们并不致病，当机体处于衰弱状态或抵抗力下降时，某些细菌可作为病原侵犯身体的其他部位并致病，造成内源性感染。据估计，粪便中的细菌占粪便固体重量的 20%~30%。

大肠内细菌的生理功能有：①对食物残渣进行发酵和腐败。细菌内含有的酶可分解食物残渣。其中，对糖和脂肪的分解称为发酵，糖类的发酵产物有乳酸、乙酸和 CO_2 等，脂肪的发酵产物有脂肪酸、甘油和胆碱等。对蛋白质的分解称为腐败，其产物有胨、氨基酸、NH_3、H_2S 和吲哚等。大肠可吸收少量的发酵或腐败的产物，但经肝解毒后，对人体无不良影响。②大肠内的细菌能利用肠内较简单的物质合成 B 族维生素和维生素 K，这些维生素可被机体吸收和利用。

第六节　吸　收

在食物被充分消化的基础上，消化道可吸收水、无机盐、单糖、氨基酸、脂肪酸、单酰甘油、胆固醇和维生素等营养物质，以维持人体的正常生命活动。

一、吸收的部位和途径

（一）吸收的部位

由于消化道各部分的组织结构不同，营养物质在各段消化道内被消化的程度和停留的时间存在差异，消化道不同部位所能吸收物质的种类、吸收的能力和速度存在很大的不同。口腔的吸收能力有限，这主要与口腔的化学性消化功能较弱、食物在口腔内的停留时间较短有关；食管基本不具吸收的能力；胃只能吸收乙醇和少量水分；小肠是吸收的主要部位，糖类、蛋白质和脂肪的消化产物大部分在十二指肠和空肠即被吸收完毕，从而使回肠成为吸收的储备部分，但只有回肠能吸收胆盐和维生素 B_{12}；大肠主要吸收水分和无机盐类，最后每日仅约 150 mL 的水和少量无机盐随粪便排出。

小肠成为吸收主要部位的原因是：①小肠有广大的吸收面积。健康成年人小肠的长度为 4~5 m，小肠黏膜有大量的环形皱褶，黏膜表面有大量的绒毛（villus），绒毛上每个柱状上皮细胞的顶端膜约分布有 1 700 根微绒毛（microvillus），微绒毛的长度约为 1 µm、直径约为 0.1 µm，上述三种结构使小肠的总吸收面积达到 200~250 m² （图 6–23）；②小肠壁绒毛内有丰富的毛细血管和毛细淋巴管，且消化期绒毛通过产生节律性的伸缩和摆动，加速血液和淋巴的流动，从而促进吸收；③食物在小肠内的停留时间长达 3~8 h；④食物在小肠内已经消化成可被吸收的小分子物质。

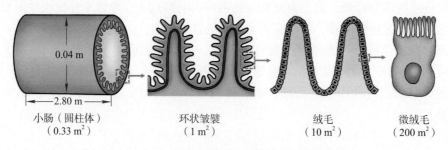

图 6–23　小肠黏膜增大表面积的方式示意图

（二）吸收的途径

营养物质通过消化道黏膜进入血液和淋巴的途径有两条，一条为跨细胞途径（transcellular pathway），是指被吸收的物质通过绒毛柱状上皮细胞的顶端膜进入胞内，再通过基底侧膜经细胞间液进入血液或淋巴的途径；另一条为细胞旁途径（paracellular pathway），是指物质通过上皮细胞间的紧密连接进入细胞间隙，然后再被转运至血液或淋巴的途径。营养物质通过细胞膜的方式有被动转运（如单纯扩散、易化扩散和渗透）、主动转运（如原发性主动转运和继发性主动转运）及入胞和出胞等。

二、小肠内主要营养物质的吸收

健康成年人的小肠每日可吸收数百克糖、$50 \sim 100$ g 氨基酸、100 g 或更多的脂肪、$7 \sim 8$ L 水和 $50 \sim 100$ g 无机盐等物质，实际上，小肠的吸收能力远大于这些数值，即有很大的功能储备。

（一）水的吸收

成年人每日水的摄入量约为 1.5 L、消化液的分泌总量为 $6 \sim 8$ L，但每日随粪便排出的水量只有约 0.15 L，可见整个消化道每日吸收的水量可超过 8 L。由于小肠上皮细胞的细胞膜和细胞间的紧密连接对水的通透性均很大，小肠内的溶质特别是 NaCl 被吸收后产生的渗透压梯度使水经细胞旁途径和跨细胞途径被吸收。在十二指肠和空肠上部，水的分泌量与水的吸收量相接近，肠腔内的液体量变化不大；回肠则不同，由于水的吸收量大于水的分泌量，肠内液体量显著减少。

（二）无机盐的吸收

小肠吸收的无机盐主要包括 Na^+、K^+、Ca^{2+}、Fe^{2+}、Cl^- 和 HCO_3^- 等。通常单价碱性盐类（如 Na^+、NH_4^+）的吸收速度很快，多价碱性盐类（如 Ca^{2+}）的吸收速度很慢。

1. 钠的吸收　健康成年人的肠道每日可吸收 $25 \sim 35$ g Na^+，其中，小肠内的 Na^+ 主要通过跨细胞途径以主动转运的方式被吸收。小肠黏膜上皮细胞基底侧膜中钠泵的活动使胞内保持低 Na^+ 状态，于是，肠腔中的 Na^+ 借助膜上的 Na^+-葡萄糖同向转运体、Na^+-氨基酸同向转运体、Na^+-H^+ 交换体和 Na^+-K^+-$2Cl^-$ 同向转运体进入胞内，再经基底侧膜上的钠泵转运至细胞间隙后吸收入血（图 6-24）。

2. Cl^- 的吸收　小肠对 Cl^- 的吸收可经细胞旁途径进行。由于 Na^+ 的主动吸收，细胞间隙的电位较肠腔内为正，肠腔内的 Cl^- 顺电位差经细胞旁途径扩散入细胞间隙，而后被吸收入血。

小肠对 Cl^- 的吸收还可经跨细胞途径进行。上皮细胞顶端膜上的 Na^+-K^+-$2Cl^-$ 同向转运体和 Cl^--HCO_3^- 交换体将 Cl^- 转运入胞内，Cl^- 再经基底侧膜上的 Cl^- 通道扩散入组织间隙，然后被吸收入血（图 6-24）。

3. HCO_3^- 的吸收　大量的 HCO_3^- 随胰液和胆汁排入十二指肠，这些 HCO_3^- 大部分在十二指肠和空肠被吸收。HCO_3^- 的吸收形式是 CO_2，即小肠上皮细胞顶端膜上的 Na^+-H^+ 交换体，在吸收 Na^+ 的同时将 H^+ 分泌入肠腔内，后者与肠腔内的 HCO_3^- 结合形成碳酸，碳酸再分解为水和 CO_2，水留在肠道内，而 CO_2 可扩散入血。

4. 铁的吸收　健康成年人每日铁的吸收量约为 1 mg，吸收部位主要在十二指肠和空肠上段。食物中的铁以非血红素铁和血红素铁两种存在形式。非血红素铁包括高铁（Fe^{3+}）

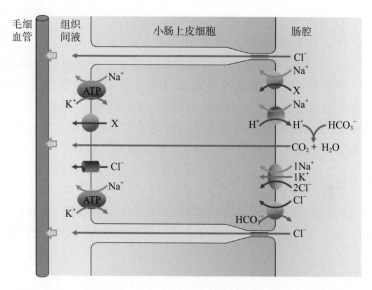

图 6-24　小肠对 Na^+、Cl^-、HCO_3^-、葡萄糖和氨基酸的吸收机制
X：葡萄糖或氨基酸。

和亚铁（Fe^{2+}），在 pH > 3 时 Fe^{3+} 不溶于水，在 pH 高达 8 时 Fe^{2+} 可溶解。肠腔中的非血红素铁主要为 Fe^{3+}，Fe^{3+} 可被表达于十二指肠上皮细胞顶端膜上的肠细胞色素 b（duodenal cytochrome b，Dcytb）还原为 Fe^{2+}，而肠上皮细胞顶端膜上的二价金属离子转运体 1（divalent metal-ion transporter 1，DMT1）可将 Fe^{2+} 转运至胞内。血红素铁为可溶性二价铁，来源于肌红蛋白和血红蛋白，血红素通过顶端膜的转运方式尚不清楚，当血红素进入胞内后，在血红素加氧酶（heme oxygenase，HO）的作用下释放出游离 Fe^{2+}。

　　在肠上皮细胞内，胞内蛋白木比耳铁蛋白（mobilferrin）与 Fe^{2+} 结合并将其运至基底侧膜附近进行释放。Fe^{2+} 被基底侧膜中的膜铁转运蛋白 1（ferroportin 1，FP1）转运到组织间液后，再被膜中的膜铁转运辅助蛋白（hephaestin，Hp）氧化为 Fe^{3+}，然后进入血液以与血浆转铁蛋白结合的形式进行运输（图 6-25），与转铁蛋白结合的非血红素铁最终沉积在身体的所有组织中，特别是在肝和网状内皮系统。铁蛋白是肝、脾和骨髓内储存铁的主要储存形式，在胞内，Fe^{3+} 与脱铁铁蛋白（apoferritin）结合形成铁蛋白；有少量的铁以血铁黄素蛋白（hemosiderin）的不溶形式进行储存。

　　食物中的铁大部分为 Fe^{3+}，维生素 C 可将 Fe^{3+} 还原成 Fe^{2+}，促进铁的吸收。胃酸造成的酸性环境使铁易于溶解，从而促进铁的吸收，故胃大部或全部切除的患者可出现缺铁性贫血。小肠对铁的吸收量与机体对铁的需要量有关，DMT1 和 FP1 的表达水平在缺铁时显著上调，铁负荷增多时则显著下调。所以，孕妇、儿童等铁需要量大的个体，其铁的吸收量也大。

　　5. 钙的吸收　钙的主要吸收部位在小肠，其中十二指肠和空肠为最有效的吸收部位。钙的吸收形式为水溶状态下的钙盐（如氯化钙、葡萄糖酸钙溶液），但食物中的钙大多以难溶的钙盐形式存在，这部分钙只有转变为游离钙后才能被吸收。通常，食物中的钙只有 20% ~ 30% 被肠道吸收，40 岁之后，钙吸收率以平均每 10 年减少 5% ~ 10% 的速度下降，所以老年人常因钙吸收不足而患骨质疏松症。

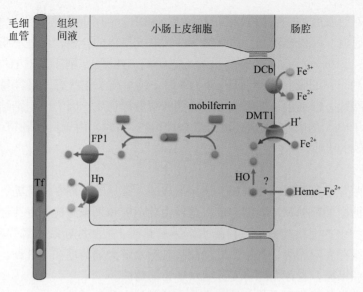

图 6-25 小肠对铁的吸收机制

小肠中大多数 Ca^{2+} 的吸收是通过细胞旁途径实现的，这是一种被动的、不受调节的转运机制，小肠各段均可进行，但以空肠和回肠为主。在十二指肠，Ca^{2+} 的吸收还可通过跨细胞途径进行，其吸收机制为：肠腔内的 Ca^{2+} 通过顶端膜上的钙通道向肠上皮细胞内扩散，然后迅速与胞质中的钙结合蛋白（calcium-binding protein，CaBP；或 calbindin）结合，以维持胞质的低钙状态；在基底侧膜处，与钙结合蛋白分离的 Ca^{2+} 经钙泵或 Na^+-Ca^{2+} 交换体转运入血（图 6-26）。

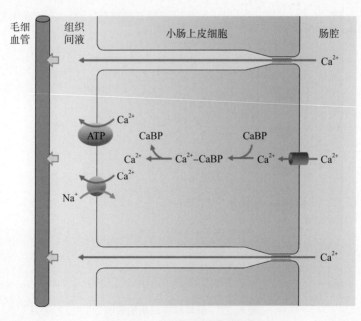

图 6-26 小肠对钙的吸收机制

影响小肠对钙吸收的主要因素有：① $1,25-(OH)_2-D_3$ 是影响钙吸收的决定性因素，可通过增加钙通道、钙结合蛋白、钙泵和 Na^+-Ca^{2+} 交换体的合成，促进小肠黏膜经跨细胞途径吸收 Ca^{2+}；②机体对 Ca^{2+} 的需要量大（如孕妇、儿童），则小肠对 Ca^{2+} 的吸收量多；③酸性环境有利于钙的吸收，特别是 pH 为 3 时，钙呈离子化状态，最容易被吸收；④植物成分中的植酸盐、纤维素、糖醛酸、藻酸钠和草酸等物质，因为可与钙结合成不溶性钙盐，因此不利于 Ca^{2+} 的吸收；⑤食物中磷酸盐含量过高时，由于可在肠道内生成磷酸钙，从而抑制钙、磷的吸收。

（三）糖的吸收

双糖是由两分子单糖以糖苷键相互连接形成的。常见的双糖中以乳糖、蔗糖和麦芽糖最为重要，乳糖由葡萄糖和半乳糖组成，蔗糖由葡萄糖和果糖组成，麦芽糖由两个葡萄糖分子组成。食物中的淀粉被唾液淀粉酶水解为麦芽糖、被胰淀粉酶水解为麦芽糖和糊精。在小肠的刷状缘存在双糖酶，其中，乳糖酶将乳糖水解为葡萄糖和半乳糖，蔗糖酶将蔗糖水解为葡萄糖和果糖，麦芽糖酶将麦芽糖水解为葡萄糖。

在小肠，糖类的吸收形式是单糖。食物中的单糖主要是己糖（如半乳糖、葡萄糖、果糖和甘露糖），其次为戊糖（如核糖、脱氧核糖、木糖和阿拉伯糖）。小肠对单糖的吸收速率由快到慢依次为半乳糖、葡萄糖、果糖、甘露糖、戊糖。

半乳糖和葡萄糖通过与 Na^+ 耦联进行的继发性主动转运被转运入肠上皮细胞内；果糖则通过小肠上皮细胞顶端膜的非 Na^+ 依赖性转运体转运入胞内，属不耗能的被动转运。进入胞内的这些单糖分子通过经载体易化扩散的方式进入组织间液，随后入血（图 6-27）。

（四）蛋白质的吸收

在胃中，胃蛋白酶可将食物中的蛋白质分解为际、胨、少量多肽和氨基酸；胰蛋白酶和糜蛋白酶可共同将蛋白质水解为小分子多肽和氨基酸；羧基肽酶作用于多肽末端的肽

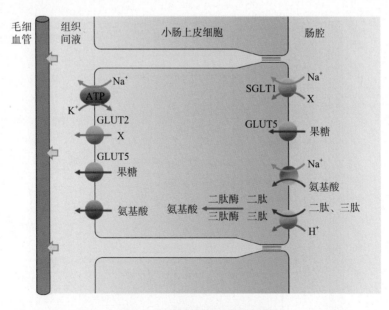

图 6-27 糖类和蛋白质的吸收

X：葡萄糖或半乳糖。

键，释放出含有自由羧基的氨基酸；存在于小肠刷状缘的肽酶可将寡肽进一步分解为氨基酸。经加热处理过的蛋白质因发生变性而容易被消化，在十二指肠和空肠上段就被迅速吸收；而未被加热处理的蛋白质因难于消化，需要到回肠后才能基本被吸收。

蛋白质的吸收形式是氨基酸和寡肽，这些消化产物通过上皮细胞顶端膜的方式均为继发性主动转运，其中，肠腔内的氨基酸经 Na^+– 氨基酸同向转运体转运入胞内，而寡肽经 H^+– 肽同向转运体转运入胞内后，被寡肽酶水解为氨基酸。肠上皮细胞内的氨基酸再以经载体易化扩散的方式进入组织间液，而后进入血液被机体利用（图 6–27）。

在小肠黏膜刷状缘和基底侧膜上存在多种转运氨基酸的载体，这些载体可分别对不同的氨基酸进行转运。一般来说，中性氨基酸的转运速率比酸性或碱性氨基酸快。

（五）脂肪的吸收

在存在辅脂酶的条件下，胰液中的胰脂肪酶将三酰甘油水解为脂肪酸、单酰甘油等产物。在小肠内，长链脂肪酸及其构成的单酰甘油很快与胆盐形成混合微胶粒，通过上皮细胞表面的不流动水层到达上皮细胞表面，然后，长链脂肪酸和单酰甘油从混合微胶粒中释出，以扩散的方式通过上皮细胞顶端膜进入胞内；胆盐则返回肠腔，在回肠被吸收，进入胆盐的肠 – 肝循环。在上皮细胞内质网中，长链脂肪酸及其构成的单酰甘油重新合成三酰甘油，并与载脂蛋白（apolipoprotein）结合成乳糜微粒（chylomicron），后者进入高尔基体中被细胞膜结构包裹形成囊泡，在基底侧膜，囊泡以出胞的方式将乳糜微粒释放至组织间隙，而后被绒毛内的乳糜管吸收。由于短链和中链脂肪酸的水溶性比长链脂肪酸高，短链和中链脂肪酸及其构成的单酰甘油进入上皮细胞后，大部分不被内质网转化为三酰甘油，而是直接向绒毛的毛细血管内扩散，从而被吸收。

可见，长链脂肪酸及其构成的单酰甘油主要经淋巴途径吸收；而短、中链脂肪酸及其构成的单酰甘油主要经血液途径被吸收。由于动、植物油中长链脂肪酸较多，所以脂肪的吸收以淋巴途径为主（图 6–28）。

（六）胆固醇的吸收

肠道内的胆固醇主要来自食物和胆汁，有游离胆固醇和胆固醇酯两种存在形式，一般认为，胆固醇酯需被胆固醇酯酶水解为游离胆固醇和脂肪酸后才能被吸收。

游离胆固醇的吸收机制与长链脂肪酸及其构成的单酰甘油相似，即游离胆固醇与胆盐形成混合微胶粒后通过不流动水层到达上皮细胞表面，混合微胶粒释出的胆固醇以单纯扩散或经膜蛋白介导的方式进入上皮细胞内后，通过酯化生成胆固醇酯，后者再与载脂蛋白结合形成乳糜微粒，然后以出胞的方式释放至组织间隙，经淋巴途径被吸收（图 6–28）。

血浆胆固醇浓度与心血管疾病的发病风险密切相关，抑制小肠对胆固醇的吸收是控制血浆胆固醇浓度的主要途径。影响小肠对胆固醇吸收的因素有：①食物中胆固醇的含量越高，胆固醇的吸收就越多，但其吸收量是有限度的；②脂肪及其消化产物可促进胆固醇的吸收；③胆盐通过与胆固醇形成混合微胶粒，促进胆固醇的吸收；④植物固醇通过竞争性抑制的方式抑制胆固醇掺入微胶粒中，因而可抑制胆固醇的吸收；⑤肠黏膜载脂蛋白的含量高可促进胆固醇的吸收。

（七）维生素的吸收

水溶性维生素的吸收机制包括继发性主动转运（一般为与 Na^+ 同向转运）、被动扩散和受体介导入胞等方式。脂溶性维生素的吸收机制与脂类消化产物相同，大部分脂溶性维

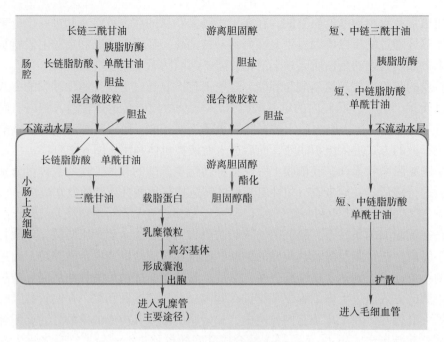

图 6-28　脂类的吸收机制

生素经淋巴途径被吸收，有小部分可被吸收入血液（表 6-6）。

食物中的多数维生素 B_{12} 是以结合形式存在的。当含维生素 B_{12} 的食物入胃后，胃内的强酸性环境和胃蛋白酶的消化作用可将与蛋白质结合的维生素 B_{12} 释放出来，并与 R 蛋白（R protein）或壁细胞分泌的内因子结合。存在于唾液与胃液中的 R 蛋白与维生素 B_{12} 的亲和力比内因子高，故胃内的多数维生素 B_{12} 是与 R 蛋白结合的。R 蛋白 – 维生素 B_{12} 复合物进入小肠后，胰蛋白酶在其连接处进行降解，释放出的维生素 B_{12} 随即与内因子结合，形成内因子 – 维生素 B_{12} 复合物，由于该复合物可高度抵抗胰蛋白酶的消化作用，所以可随肠内容物逐渐下行至回肠末端，在与上皮细胞顶端膜上的特异性受体结合后，可能经受体介导入胞的方式进入胞内，然后，维生素 B_{12} 与内因子分离，转而与转钴胺素 II（transcobalamin II）结合，最终通过基底侧膜被吸收入血。

表 6-6　部分维生素的吸收

维生素	吸收部位	转运机制
水溶性维生素		
维生素 C	回肠	与 Na^+ 同向转运
维生素 B_1	空肠	与 Na^+ 同向转运
维生素 B_2	空肠	与 Na^+ 同向转运
维生素 B_6	空肠和回肠	被动扩散
维生素 B_{12}	回肠末端	受体介导入胞
脂溶性维生素		
维生素 A	空肠和回肠	被动扩散
维生素 D	空肠和回肠	被动扩散
维生素 E	空肠和回肠	被动扩散
维生素 K	空肠和回肠	被动扩散

数字课程学习……

💻教学 PPT　　📝自测题　　🖨复习思考题

第七章
能量代谢与体温

新陈代谢包括合成代谢和分解代谢，其中，机体在分解体内营养物质的同时可释放能量。体内的糖、脂肪和蛋白质等能源物质在物质代谢过程中所释放的化学能除了用于机体各种功能活动外，更多的是转化为热能以维持正常体温。

第一节 能 量 代 谢

机体在物质代谢过程中所伴随着的能量的释放、转移、储存和利用称为能量代谢（energy metabolism）。

一、机体能量的来源和利用

（一）能量的来源

1. 机体可利用的能量形式　生物氧化是机体获得能量的主要方式，机体能利用的能量来自营养物质分子结构中所蕴藏的化学能。糖、脂肪和蛋白质在体内被氧化分解时，分子结构中的碳氢键断裂可释放出化学能，但这些化学能需要转移到腺苷三磷酸（adenosine triphosphate，ATP）的高能磷酸键中才能被机体直接利用。ATP通过氧化磷酸化和底物水平磷酸化生成，约有90%的ATP是在线粒体中生成的。ATP既是体内能量储存的重要形式，也是直接的供能物质。当机体需要能量时，通过将ATP水解为腺苷二磷酸（adenosine diphosphate，ADP）和磷酸，释放出能量；而当营养物质氧化分解时，其释放的能量使ADP磷酸化，重新生成ATP。

在需能较多的骨骼肌、心肌和脑组织中，磷酸肌酸（creatine phosphate，CP）也是一种高能键能量的储存形式。ATP过剩时，在肌酸激酶（creatine kinase，CK）的催化下，ATP的高能磷酸键转给肌酸后生成CP；当ATP消耗速度超过ATP生成速度并造成ATP不足时，在CK的催化下，CP的高能磷酸键转移给ADP生成ATP，以满足组织器官的需要（图7-1）。虽然体内CP的储存量远高于ATP，但由于CP不能直接为细胞活动提供能量，在体内只起到ATP储存库的作用。此外，ATP还可通过高能磷酸键的转移，生成尿苷三磷酸（uridine triphosphate，UTP）、胞苷三磷酸（cytidine triphosphate，CTP）和鸟苷三磷酸（GTP），这些物质是合成糖原、磷脂和蛋白质过程中能量的直接来源。

2. 物质代谢过程中能量的转换

（1）糖　体内糖的主要功能就是供给能量，通常人体所需能量的50%～70%是由食物中的糖提供的，但体内作为能源的糖的储存量仅约占体重的0.3%。葡萄糖供能的方式

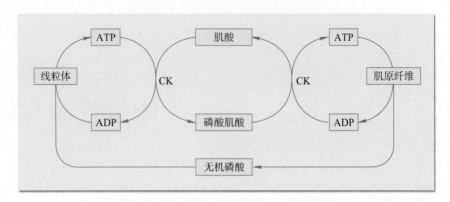

图 7-1　体内能量的利用和储存的主要形式

包括有氧氧化和无氧氧化，生理状态下糖的分解代谢以有氧氧化为主。有氧氧化是指在氧供应充足时葡萄糖可彻底氧化为 H_2O 和 CO_2、并释放出大量能量的反应过程，1 mol 葡萄糖完全氧化分解可净得 30 或 32 mol ATP。无氧氧化是指在缺氧时葡萄糖通过糖酵解生成丙酮酸进而还原为乳酸的过程，由于糖的无氧氧化的产物主要是乳酸，所以释放的能量较少，1 mol 葡萄糖通过糖酵解只能净得 2 mol ATP，但这是机体缺氧时唯一不需氧的供能途径。成熟红细胞缺乏线粒体，所需能量几乎完全依赖糖的无氧氧化；脑组织所需能量主要来自葡萄糖的有氧氧化，因此对缺氧特别敏感，缺氧或低血糖可引起脑功能障碍，出现头晕、抽搐甚至昏迷。

摄入体内的糖类除了供能外，大部分转变为三酰甘油，只有小部分用于合成糖原（glycogen）。主要储存在肝和骨骼肌的糖原是糖在体内的储存形式，但肝糖原与肌糖原具有不同的生理意义。肝糖原是血糖的重要来源，在维持血糖浓度的相对稳定上起着重要的作用。当血糖浓度过低时，肝糖原分解生成的葡糖-6-磷酸大部分分解为葡萄糖并释放入血；而当血糖浓度过高时，肝则利用葡萄糖合成肝糖原。肌糖原主要为骨骼肌活动提供急需的能量，即当骨骼肌活动时，ATP 被消耗，由于骨骼肌中无葡糖-6-磷酸酶，肌糖原分解生成的葡糖-6-磷酸只能进入糖酵解途径，不能对血糖进行补充；而当骨骼肌处于静息状态时，较高的 ATP 和葡糖-6-磷酸水平则有利于肌糖原的合成。由于肝糖原的储存量有限，空腹或饥饿时，肝通过糖异生将乳酸、甘油和生糖氨基酸等非糖化合物转变为葡萄糖，维持血糖浓度的相对稳定，故即使禁食 1~2 d，机体的供能方式仍可以糖的有氧氧化为主。

运动一旦开始，骨骼肌的需氧量就增加，但由于呼吸和循环功能不能立刻相应加强，导致在运动的开始阶段机体的需氧量高于供氧量。如机体做剧烈运动，即使机体的摄氧能力达到极限，其供氧量仍远远达不到需氧量的水平。这种运动中的供氧不足，被称为氧亏（oxygen deficit），此时机体所需的 ATP 可来源于葡萄糖的无氧氧化和储存在磷酸肌酸中的高能键。运动结束后的最初几分钟内，肌肉活动已经停止，但耗氧量仍高于运动前的水平，这种运动后恢复期额外的氧耗称为氧债（oxygen debt）。人们曾认为，氧债是用于偿还运动过程中的氧亏，但实际上氧债总是远大于氧亏，这说明运动后出现的过量氧耗并不是完全用于偿还运动中的氧亏，故氧债的概念现已不再使用，而被运动后过量氧耗（excess post-exercise oxygen consumption，EPOC）所代替，EPOC 的产生可能与运动引起的体温升高、胞内外离子分布的变化、体内积累 CO_2 所致的呼吸运动加强、血中肾上腺髓质激素浓度的升高及代谢水平的变化等有关。

（2）脂肪　体内脂肪的主要功能就是储存和供给能量。脂肪是体内能源物质储存的最主要形式，机体储存的脂肪量约占体重的 20%，远超糖的储存量。脂肪也是一种供能物质，1 g 脂肪与 1 g 糖在体内氧化时，前者释放的能量为后者的 2 倍多，通常人体所消耗的能量有 30% ~ 50% 是由脂肪提供的。据估计，健康成年人体内储存的脂肪所能提供的能量可供机体使用 30 d 之久，但机体缺氧时脂肪不能供能。

当摄入的能源物质所提供的能量超过机体的需要时，脂肪合成量增加；而当摄入的能源物质所提供的能量不能满足机体的需要时，机体可动员储存脂肪进行氧化供能，以弥补糖供能的不足。在禁食、饥饿和交感神经兴奋时，通过体液因素作用于白色脂肪细胞细胞膜上的受体，促使脂肪在脂肪酶的作用下分解为甘油和脂肪酸。甘油主要在肝进行磷酸化和脱氢，转变为葡萄糖或进入糖代谢途径进行分解供能；脂肪酸主要在心、肝和骨骼肌等组织内进行氧化分解，最终生成大量的 ATP。在糖供应不足时，脂肪酸代谢的中间产物酮体是脑组织的主要能源物质。

（3）蛋白质　由氨基酸组成，体内的氨基酸主要来源于小肠吸收和组织蛋白质的降解，这些氨基酸大部分用于合成蛋白质（如细胞的成分、神经递质、酶和激素等）。通常，机体不靠蛋白质供能，但在极度饥饿或极度消耗等情况下，机体通过降解蛋白质释放氨基酸并使之转变为葡萄糖或酮体，葡萄糖可参与对血糖水平的维持，酮体则参与供能。

在氨基酸的代谢过程中，氨基酸的氮除了用于合成各种含氮化合物外，大部分被肝用于合成尿素，尿素是人体氨基酸代谢的终产物，肝中合成的尿素绝大部分被肾清除，意味着蛋白质在体内不能被完全氧化。

（二）能量的利用

能源物质在体内氧化分解过程中所释放的能量 50% 左右直接转变为热能，5% 的能量未能利用，其余部分以化学能的形式转移并储存于 ATP、CP 等高能化合物中。ATP 作为直接的供能物质，可用于机体的合成代谢及肌肉的舒缩活动、生物电的产生与传导、物质的吸收及腺体的分泌等各种生理活动。除了骨骼肌的收缩活动可完成一定量的机械外功外，其他的化学能最终也转变为热能（图 7-2）。热能是能量的最低级形式，热能产生后主要向体外散发，参与正常体温的维持。

（三）能量平衡

能量平衡（energy balance）是指机体在一定时间内摄入的能量与消耗的能量基本相等。达到能量平衡的个体，其体重可基本保持稳定。能量的正平衡是指机体摄入的能量多于消耗的能量。如果机体摄入的能量除了用于生长发育外还是超过消耗的能量，则表现为机体脂肪量的增加，出现肥胖。能量的负平衡是指机体摄入的能量低于消耗的能量，此时，机体需动员储备能量，因此表现为体重减轻。

临床上可将身体质量指数（body mass index，BMI）和腰围作为判断肥胖程度的简易指标。BMI（kg/m^2）= 体重（kg）/ 身高的平方值（m^2），我国成年人，24 ≤ BMI < 28 为超重，BMI ≥ 28 为肥胖。腰围主要反映腹部脂肪的分布情况，成年男性与女性的腰围应分别小于 85 cm、80 cm。肥胖与心血管疾病、糖尿病、代谢综合征、猝死和癌症等疾病密切相关。

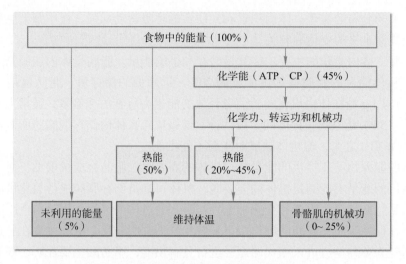

图 7-2　体内能量的来源、转移、储存和利用

所以，在日常生活中，人们应采用健康的饮食结构并养成良好的生活习惯，以避免肥胖的发生。

二、能量代谢的测定

机体在单位时间内所消耗的能量称为能量代谢率（energy metabolism rate）。机体消耗的能量来自食物所蕴藏的化学能，但是目前还无法直接测定单位时间内机体所消耗的能源物质实际产生的能量。根据能量守恒定律，机体在单位时间内所消耗的化学能等于机体在单位时间内往外散发的热能和所做机械外功之和。因此，只要测出机体在单位时间内的散热量和所完成的机械外功，即可得到机体的能量代谢率。测定机体能量代谢率的方法有两种，为直接测热法和间接测热法。

（一）直接测热法

直接测热法（direct calorimetry）是利用特定的装置直接测量整个机体在单位时间内的散热量的方法。让受试者进入一间特殊的隔热室，通过测定单位时间内流经隔热室的水量及水温的变化，计算出水所吸收的热量，该热量就是机体在单位时间内的散热量。若测量时机体处于安静状态下且不做机械外功，则该散热量就相当于能量代谢率；如受试者在运动或劳动时测得的散热量，要加上肌肉收缩所做的机械外功才是能量代谢率。

虽然直接测热法的测定原理简单，所得的结果准确，但由于测定装置庞大且复杂，操作繁琐，这些缺点限制了其临床应用，现一般用于肥胖症和内分泌障碍等疾病的研究。

（二）间接测热法

间接测热法（indirect calorimetry）是利用定比定律，根据测得的受试者在安静状态下单位时间内的尿液含氮量、机体的 CO_2 产生量和耗氧量，分别计算出蛋白质、糖、脂肪的氧化产热量，进而得到该段时间内整个机体产热量的方法。

定比定律的基本内容是：在一般化学反应中，反应物的量与生成物的量之间呈一定的比例关系；无论化学反应在体内还是体外进行，只要化学反应相同，该定比关系不变。例如，1 mol 葡萄糖氧化时需要消耗 6 mol O_2，可生成 6 mol CO_2 和 6 mol H_2O，并释放一定的能量。由于各种营养物质的分子组成不同，反应物与生成物之间的定比关系也不同。间接测热法即利用这种定比关系，推算出单位时间内糖、脂肪和蛋白质的消耗量，并以此计算出机体的总产热量。

1. 间接测热法的相关概念

（1）食物的热价　1 g 食物氧化时所释放出的热量称为该食物的热价（thermal equivalent of food）。食物的热价分为物理热价（physical thermal equivalent）和生物热价（biological thermal equivalent），前者是指食物在体外氧化燃烧时所释放的热量，后者是指食物在体内氧化分解时所释放的热量。由于蛋白质在体内不能被完全氧化，故其物理热价大于生物热价（表 7-1）。

（2）食物的氧热价　某营养物质氧化时，每消耗 1 L O_2 所能产生的热量称为该物质的氧热价（thermal equivalent of oxygen）。糖、脂肪和蛋白质由于分子组成不同，氧化分解时需 O_2 量不同，所以氧热价也各不相同（表 7-1）。在间接测热法的测算过程中，氧热价是一个重要的概念，根据机体在单位时间内的耗氧量和氧热价即可计算出能量代谢率。

表 7-1　糖、脂肪和蛋白质氧化时的热价、氧热价和呼吸商

营养物质	物理热价 （kJ/g）	生物热价 （kJ/g）	氧热价 （kJ/L）	CO_2 产生量 （L/g）	耗 O_2 量 （L/g）	RQ （CO_2/O_2）
糖	17.2	17.2	21.1	0.83	0.83	1.00
脂肪	39.8	39.8	19.6	1.43	2.02	0.71
蛋白质	23.4	18.0	18.9	0.76	0.95	0.80

（3）呼吸商　机体通过呼吸，摄入 O_2 并排出 CO_2。机体在一定时间内呼出的 CO_2 量与吸入的 O_2 量的比值称为呼吸商（respiratory quotient，RQ）。同样，各营养物质在氧化过程中的 CO_2 产生量与耗 O_2 量的比值即为各相应物质的呼吸商（表 7-1）。计算呼吸商时，CO_2 产生量与耗 O_2 量可用摩尔数（mol）或容积数（mL 或 L）来计算，这是因为在同一气压和温度的条件下，摩尔数相同的不同气体，其容积也相同。所以，呼吸商的计算公式为：

$$RQ = \frac{CO_2\,产生量（mol）}{耗\,O_2\,量（mol）} = \frac{CO_2\,产生量（ml）}{耗\,O_2\,量（ml）} \quad\quad (7-1)$$

显然，根据各营养物质氧化的化学反应式即可计算出糖、脂肪和蛋白质的呼吸商。例如，糖氧化的化学反应式为：$C_6H_{12}O_2 + 6O_2 \longrightarrow 6CO_2 + 6H_2O$，所以，糖的呼吸商 = 6 mol CO_2/6 mol O_2 = 1.0。三酰甘油氧化的化学反应式为：$C_{57}H_{104}O_6 + 80O_2 \longrightarrow 57CO_2 + 52H_2O$，三酰甘油的呼吸商 = 57 mol CO_2/80 mol O_2 = 0.71。蛋白质在体内不能被完全氧化，其呼吸商较难测定，根据蛋白质分子中的碳和氢被氧化时的 CO_2 产生量与耗 O_2 量，间接推算出其 RQ 为 0.80。机体摄取混合膳食时，呼吸商约为 0.85。

由于人们日常吃的是由糖、脂肪和蛋白质混合而成的膳食，所以，呼吸商常变动于 0.71～1.00。机体的呼吸商一般可反映在某一段时间内体内能量的主要来源及各种营养物质氧化的大致比例。如某人的呼吸商接近于 1.0，说明其消耗的能量主要来自糖的氧化；在糖尿病患者，因葡萄糖的利用障碍，机体所需能量主要来自脂肪，其呼吸商接近于

0.71；在极度饥饿的情况下，机体的能量主要来自蛋白质的分解，此时，其呼吸商接近于0.80；是也存在例外的情况。例如，由于脂肪的分子组成中氧的含量较少，当营养物质摄入过多使体内部分糖转化为脂肪时，体内氧就有剩余，这些剩余的氧也可参与氧化反应，从而减少了机体吸入的 O_2 量，导致呼吸商变大，甚至超过 1.0；剧烈运动时，因需氧量高于供氧量，糖的无氧氧化加强，乳酸生成增加，乳酸入血后与体内缓冲系统的碳酸氢盐发生反应，生成大量的 CO_2，乳酸和高二氧化碳血症通过化学感受器反射引起肺通气量增大，CO_2 排出量增加，机体的呼吸商变大。

糖和脂肪氧化时的 CO_2 产生量和耗氧量的比值称为非蛋白呼吸商（non-protein respiratory quotient，NPRQ），进食混合膳食的受试者在基础状态下的非蛋白呼吸商为 0.82。生理状态下机体不靠蛋白质供能，假如不考虑蛋白质代谢，机体的呼吸商即为非蛋白呼吸商。表 7-2 列出了不同非蛋白呼吸商所对应的糖和脂肪的氧化百分比及其氧热价。

表 7-2　非蛋白呼吸商和氧热价

非蛋白呼吸商	氧化的糖（%）	氧化的脂肪（%）	氧热价（kJ/L）	非蛋白呼吸商	氧化的糖（%）	氧化的脂肪（%）	氧热价（kJ/L）
0.707	0.00	100.00	19.62	0.86	54.10	45.90	20.41
0.71	1.10	98.90	19.64	0.87	57.50	42.50	20.46
0.72	4.75	95.20	19.69	0.88	60.80	39.20	20.51
0.73	8.40	91.60	19.74	0.89	64.20	35.80	20.56
0.74	12.00	88.00	19.79	0.90	67.50	32.50	20.61
0.75	15.60	84.40	19.84	0.91	70.80	29.20	20.67
0.76	19.20	80.80	19.89	0.92	74.10	25.90	20.71
0.77	22.80	77.20	19.95	0.93	77.40	22.60	20.77
0.78	26.30	73.70	19.99	0.94	80.70	19.30	20.82
0.79	29.00	70.10	20.05	0.95	84.00	16.00	20.87
0.80	33.40	66.60	20.10	0.96	87.20	12.80	20.93
0.81	36.90	63.10	20.15	0.97	90.40	9.58	20.98
0.82	40.30	59.70	20.20	0.98	93.60	6.37	21.03
0.83	43.80	56.20	20.26	0.99	96.80	3.18	21.08
0.84	47.20	52.80	20.31	1.00	100.00	0.00	21.13
0.85	50.70	49.30	20.36				

2. 间接测热法的测定步骤

（1）计算蛋白质的氧化产热量　由于尿液中的氮物质主要是蛋白质的分解产物，因此可以通过测定尿氮的量来估算体内被氧化的蛋白质的量，进而计算出其产热量、耗氧量和 CO_2 产生量。

体内被氧化的蛋白质中氮的平均含量约为 16%，即每 100 g 蛋白质中含氮 16 g，因这些氮全部随尿液排出（粪便中的氮排出量忽略不计），因此，1 g 尿氮相当于氧化分解

6.25 g 蛋白质。假设体内蛋白质的氧化量为 P（g），则：

$$体内蛋白质的氧化量 P（g）= 测得的尿氮量（g）× 6.25 \tag{7-2}$$

$$蛋白质的氧化产热量 = P（g）× 蛋白质的生物热价（kJ/g） \tag{7-3}$$

从表 7-1 可知，氧化 1 g 蛋白质需 O_2 0.95 L，产生 CO_2 0.76 L。所以：

$$氧化 P（g）蛋白质的耗氧量（L）= 0.95P \tag{7-4}$$

$$氧化 P（g）蛋白质的 CO_2 产生量（L）= 0.76P \tag{7-5}$$

（2）计算糖和脂肪的氧化产热量　假设机体在单位时间内的总耗氧量为 O，总 CO_2 产生量为 C，则糖和脂肪氧化时的耗氧量为 O–0.95P，糖和脂肪氧化时的 CO_2 产生量为 C–0.76P。由此可计算出糖和脂肪氧化时的呼吸商为非蛋白呼吸商，即：

$$非蛋白呼吸商 =（C-0.76P）/（O-0.95P） \tag{7-6}$$

根据非蛋白呼吸商的值查表 7-2 就可得到相应的氧热价，从而计算出糖和脂肪的氧化产热量，即：

$$糖和脂肪的氧化产热量 = 糖和脂肪氧化时的耗氧量 × 氧热价 \tag{7-7}$$

（3）计算总产热量　机体单位时间内的总产热量为蛋白质的氧化产热量与糖和脂肪的氧化产热量之和，此即机体的能量代谢率。

3. 临床应用的简化方法　由于蛋白质不是生理状态下机体的主要供能物质，如不考虑蛋白质代谢部分，则可采用以下两种简化方法。实际上，用简化方法测得的数值与上述经典测算方法所得数值非常接近。

（1）根据测得的受试者的耗氧量和 CO_2 产生量计算呼吸商，将该呼吸商视作非蛋白呼吸商，查表即可得到相对应的氧热价，则：

$$机体每小时的总产热量（kJ/h）= 氧热价（kJ/L）× 耗氧量（L/h） \tag{7-8}$$

（2）因在基础状态下进食混合膳食的非蛋白呼吸商为 0.82，查表得到该非蛋白呼吸商相对应的氧热价为 20.20 kJ/L。所以只要测定受试者单位时间内（如每小时）的耗氧量，根据下式即可计算出产热量：

$$机体每小时的总产热量（kJ/h）= 20.20（kJ/L）× 耗氧量（L/h） \tag{7-9}$$

4. 耗氧量与 CO_2 产生量的测定方法

（1）开放式测定法　是指让受试者在呼吸空气的情况下对耗氧量和 CO_2 产生量进行测定，又称气体分析法。开放式测定法的基本原理是通过收集受试者一定时间内的呼出气，根据呼出气量、吸入气和呼出气中 O_2 和 CO_2 的容积百分比的差值，算出该段时间内的耗氧量和 CO_2 产生量。

（2）闭合式测定法　是指用肺量计测定耗氧量和 CO_2 产生量的方法，因整个装置是密闭的，故得名。该方法是让受试者通过呼吸活瓣吸入肺量计中的 O_2，呼出的 CO_2 则被肺量计中的吸收剂吸收。随着呼吸的进行，容器中的 O_2 逐渐减少，描笔记录的曲线逐渐下降。根据一定时间内（通常为 6 min）描笔的总下降高度计算耗氧量，根据测定前后 CO_2 吸收剂的重量差计算 CO_2 产生量。

三、影响能量代谢率的主要因素

（一）肌肉活动

肌肉活动对能量代谢的影响最为显著，任何轻微的活动都可显著提高能量代谢率。人体在运动或劳动时，体内营养物质的氧化分解加强，耗氧量显著增加，机体的产热量也随之增加。肌肉的活动强度越强，机体的耗氧量就越多，产热量也就越大（表7-3），因此，可将能量代谢率作为评估劳动强度的指标。

表7-3 机体不同状态下的能量代谢率（体重为70 kg的男性受试者）

机体的状态	产热量 / (kJ·min⁻¹)	机体的状态	产热量 / (kJ·min⁻¹)
睡眠	5.0	举重	34.3
静坐	7.1	篮球运动	36.0
站立	7.5	手球运动	46.1
步行	20.9	摔跤	54.8
自行车运动	20.9	跑步	58.6
网球运动	29.7	自由泳	83.7

注：步行速度为 5.6 km/h；自行车运动速度为 11.3 km/h；跑步速度为 12.1 km/h；自由泳速度为 4.8 km/h。

（二）精神活动

一般的精神活动对能量代谢率影响不大，只有当人处于精神紧张状态（如烦恼、恐惧或情绪激动）时，由于随之出现的无意识的肌紧张及刺激代谢的激素（如肾上腺素和甲状腺激素）分泌增多等原因，产热量可以显著增加。虽然脑组织的血流量大、代谢水平高，但在不同精神活动状态下，脑组织本身的能量代谢率变化不大。

（三）食物的特殊动力作用

进食后机体即使处于安静状态下，其产热量也要比进食前额外有所增加的现象称为食物的特殊动力作用（specific dynamic action of food），又称食物热效应（thermogenesis of food），表现为进食后1 h左右产热量开始增加，2~3 h增至最大，以后逐渐降低，可持续7~8 h。但是，这种额外增加的热量只能用于维持体温。食物的特殊动力作用的大小与食物的成分有关，摄入蛋白质、糖、脂肪和混合性食物分别能使机体额外消耗摄入能量的30%、6%、4%和10%，可见，蛋白质类食物的特殊动力作用最强。食物的特殊动力作用的产生机制尚不清楚，可能与肝处理氨基酸或合成糖原等有关。临床上在计算禁食患者所需摄入的能量时，应注意加上这些额外消耗的热量，并予以相应补充。

（四）环境温度

裸体或穿薄衣的人在安静状态下，环境温度为20~30℃时的能量代谢率最为稳定；当环境温度低于20℃时，由于寒冷刺激反射性地引起肌肉紧张度增强甚至出现战栗，能量代谢率增加；当环境温度升至30℃以上时，由于体内化学反应速度加快、出汗增加和呼吸、循环功能增强，能量代谢率也会增加。

四、基础代谢

（一）基础状态和基础代谢率

人在清晨、清醒和排除影响能量代谢率的主要因素后的状态称为基础状态，此时，机体的能量消耗主要用于维持心搏、呼吸、体温和肠蠕动等最基本的生命活动。机体在基础状态下的能量代谢水平称为基础代谢（basal metabolism）。机体在基础状态下单位时间内所消耗的能量称为基础代谢率（basal metabolic rate，BMR）。

测定基础代谢率时，要求受试者静卧以排除肌肉活动的影响，精神安定以排除精神活动的影响，空腹 12～14 h 以排除食物的特殊动力作用，室温为 20℃～25℃以排除环境温度的影响。需要注意的是机体在基础状态下的能量消耗量并不是最低的，能量消耗量最低出现在熟睡且不做梦时。

不同身材的个体，其能量代谢率可有较大的差异。研究表明，能量代谢率与体表面积成正比，与体重不成比例关系，而且，在健康人群中，无论身材如何，不同个体的单位时间内每平方米体表面积的产热量非常接近。所以，为排除身材大小对产热量的影响，基础代谢率的测定值常用 kJ/（m² · h）来表示。实际上，不同个体单位时间内每平方米体表面积的心输出量或肾小球滤过率也非常接近。

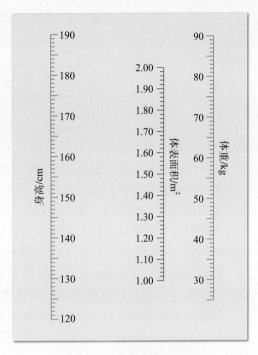

图 7-3　体表面积测算图

人体的体表面积可通过 Stevenson 公式计算得到，即将受试者的身高和体重代入下式就可计算出其体表面积。

$$体表面积（m^2）=0.006\ 1 × 身高（cm）+ 0.012\ 8 × 体重（kg）- 0.152\ 9 \qquad （7-10）$$

对中国人来说，Stevenson 公式的计算值略小于实测值。人体的体表面积还可通过体表面积测算图直接测得，即在相应标线上分别标出受试者的身高和体重的对应点，将这两点连一条直线，该直线与处于中间的体表面积标线的交点的数值即为该受试者的体表面积（图 7-3）。

（二）基础代谢率的简化测定法

1. 基础代谢率的测定值　人体在基础状态下的非蛋白呼吸商为 0.82，该值对应的氧热价为 20.20 kJ/L。所以只要测得受试者每小时的耗氧量（VO_2）和体表面积，根据下式即可得到基础代谢率（BMR）的测定值，即：

$$BMR\left[kJ/（m^2 · h）\right]=\frac{20.20（kJ/L）× VO_2（L/h）}{体表面积（m^2）} \qquad （7-11）$$

2. 基础代谢率的相对值　临床上一般采用相对值即实测值超过正常平均值的百分数来评价受试者基础代谢率的高低，即：

$$BMR\ 相对值 = \frac{实测值 - 正常平均值}{正常平均值} × 100\% \qquad （7-12）$$

生理状态下基础代谢率受年龄和性别的影响。年龄越大，基础代谢率越低；男性的基础代谢率高于相同年龄段的女性。但对同一个体来说，其基础代谢率相当稳定。中国人各年龄段的男性和女性的基础代谢率的正常平均值见表 7-4。

表7-4　中国人基础代谢率的正常平均值　　　　　　　　　单位：kJ/（m² · h）

年龄（岁）	11～15	16～17	18～19	20～30	31～40	41～50	51以上
男性	195.5	193.4	166.2	157.8	158.6	154.0	149.0
女性	172.5	181.7	154.0	146.5	146.9	142.4	138.6

（三）测定基础代谢率的临床意义

一般来说，基础代谢率的相对值在 ±15% 以内属正常。如果相对值超过20%，则可能是病理性的。甲状腺功能低下患者的基础代谢率可比正常值低20%～40%；甲状腺功能亢进患者的基础代谢率可比正常值高25%～80%。病理性的基础代谢率降低还可见于肾上腺皮质功能低下、肾病综合征、病理性饥饿和腺垂体功能减退等患者，病理性的基础代谢率升高还可见于糖尿病、红细胞增多症、白血病和恶性肿瘤等患者。人体发热也可使基础代谢率升高，一般体温每升高1℃，基础代谢率可增加13%左右。

基础代谢率的测定曾经主要用于甲状腺疾病的辅助诊断，由于目前临床上可对血液中的甲状腺激素水平进行直接测定，故在甲状腺疾病的诊断上基础代谢率已基本不用。此外，测定基础代谢率还可用于指导肥胖症患者调整食物摄入量和运动强度，以达到减轻体重的目的。

第二节　体　温

体温可随环境温度的变化而改变的动物称为变温动物（poikilothermic animal），如两栖类和爬行类动物。通过体温调节机制，在环境温度发生变化时仍能保持体温相对恒定的动物称为恒温动物（homeothermic animal），如哺乳类和鸟类动物。人属于恒温动物，体内具有完善的自主性和行为性体温调节机制，从而可将体温维持在一定范围内，这是人体进行正常生命活动的必要条件，体温与脉搏、血压和呼吸一起被称为生命的四大体征。

一、体温及其生理性波动

（一）体表温度和体核温度

通常可将人体分为体壳和体核两部分。体壳是指机体表层组织，如皮肤、皮下和肌肉；体核则是指机体深部组织如心、肺、脑和腹腔内脏等。由于人体各部位的散热条件和代谢水平的不同，各处的温度并非完全一致。

1. 体表温度　体壳部分的温度称为体表温度或体壳温度（shell temperature），其中最外层皮肤的温度称为皮肤温度（skin temperature）。

不同部位的体表温度存在较大的差异。如环境温度为23℃时，额部、躯干部、手部和足部的体表温度分别为33～34℃、32℃、30℃和27℃。在炎热的环境中这种差异变小；而在寒冷的环境中，差异变大。体表温度尤其是皮肤温度易受环境温度和衣着情况等因素的影响。例如，在寒冷的环境中，由于皮肤血管收缩，血流量减少，皮肤温度显著降低；炎热环境则相反，皮肤温度可显著升高。可见，皮肤温度的变化在一定程度上可反映外周血管的舒缩功能，因此临床上可用皮肤温度作为诊断周围血管疾病的指标。

2. 体核温度（core temperature）　是指体核部分的温度。体核温度比体表温度高，且比较稳定，各部位之间的差异也较小。例如，肝的代谢水平高，其温度达 38℃；其次是脑，接近 38℃；肾、胰腺和十二指肠的温度稍低；直肠温度更低，约为37.5℃。由于体核各器官可与循环血液进行热量交换，可使深部器官的温度趋于一致，因此体核血液的温度可代表体核各内脏器官温度的平均值。

体壳和体核的范围可随环境温度的变化而改变。在寒冷的环境中，体壳部分血管收缩，体壳的范围扩大，体核的范围相对缩小，甚至只包括头部与胸腹内脏，且体壳和体核之间的温度差增大；在炎热的环境中则相反，体核的范围相对扩大，甚至可扩至四肢，且体壳和体核之间的温度差减小（图 7-4）。

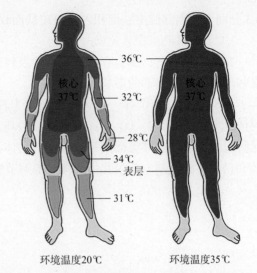

图 7-4　寒冷和炎热环境下的体表温度和体核温度

医学上的体温（body temperature）是指机体体核部分的平均温度。但是，体核温度不易测得，临床上一般用腋窝、口腔或直肠等处的温度来代表体温（表 7-5）。在实验研究或临床工作中有时需测定鼓膜温度或食管温度。鼓膜温度接近于下丘脑温度，可作为反映脑组织温度或体温的指标；食管中央部分的温度接近于右心房内的温度，比直肠温度低约0.3℃，可作为反映体温的指标。

表 7-5　体温的测量及其正常值

部位	正常值	温度计放置部位	所需时间
直肠温度	36.9 ~ 37.9℃	插入直肠 6 cm*	5 min
口腔温度	36.7 ~ 37.7℃	含于舌下	5 min
腋窝温度	36.0 ~ 37.4℃	紧闭的腋窝顶部	5 ~ 10 min

注：* 为测幼儿体温时，温度计插入直肠 3 ~ 4 cm。

3. 平均体温（mean body temperature，T_{MB}） 是指机体各部分体温的平均值。平均体温的计算公式为：

$$T_{MB} = \alpha \cdot T_{core} + (1-\alpha) \cdot T_{MS} \tag{7-13}$$

上式中的 α 为体核部分在机体全部组织中所占的比例，（$1-\alpha$）为体壳部分所占的比例，T_{core} 为体核温度，T_{MS} 为平均皮肤温度。α 值的大小主要取决于环境温度，适宜环境温度下的 α 值约为 0.67，炎热的环境中可高达 0.8 ~ 0.9，而寒冷的环境中可低至 0.64。

因不同部位的皮肤温度差异较大，所以需通过测定多个部位的皮肤温度，并按所测部位的皮肤面积占全身皮肤面积的比例计算出皮肤温度加权平均值。例如平均皮肤温度可根据下式计算得到，即：

$$T_{MS} = 0.2 (T_{小腿} + T_{大腿}) + 0.3 (T_{胸} + T_{上臂}) \tag{7-14}$$

上式中的 $T_{小腿}$、$T_{大腿}$、$T_{胸}$、$T_{上臂}$ 分别为小腿、大腿、胸部与上臂的皮肤温度；0.2、

0.3 分别为所测部位皮肤面积占全身皮肤面积的比例。

（二）体温的生理性波动

在生理状态下，体温存在昼夜节律及性别和年龄的差异，并受到运动、精神因素、进食和环境温度等因素的影响。

1. 体温的昼夜节律　人体体温表现为日周期性波动，表现为每天清晨 2：00~6：00 时体温最低，午后 1：00~6：00 时体温最高，但每日的波动幅度一般不超过 1℃（图 7-5）。这种以日为单位的体温的周期性波动称为体温的昼夜节律或日节律，受下丘脑的视交叉上核和松果体的控制。新生儿由于体温的调节机制尚不完善，无该生理现象。

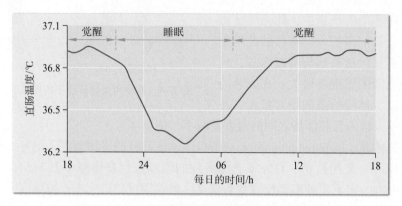

图 7-5　健康女性卵泡期体核温度的日周期性变动

体温值为 8 名育龄期女性受试者的直肠体温平均值。

2. 体温的性别差异　通常，成年女性的体温平均比男性高 0.3℃。育龄期女性的基础体温还存在月周期性波动。基础体温（basal body temperature）是指基础状态下的体温，一般在早晨起床前的觉醒状态下进行测定。女性的基础体温曲线表现为卵泡期（包括月经期和增生期）体温较低，排卵日体温最低，排卵后体温回升 0.3~0.6℃，且整个黄体期均维持在较高水平，到下一个卵泡期体温又降低并维持在低水平（图 7-6）。女性基础体温的月周期性变化可能与孕激素的作用有关，即在黄体期，由于孕激素浓度的升高，孕激素作用于下丘脑体温调节中枢，通过提高体温的调定点水平引起体温的升高。临床上可通过每日测定基础体温以了解育龄期妇女有无排卵。

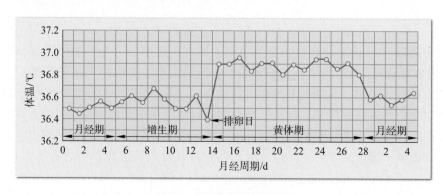

图 7-6　女性基础体温曲线

3. 体温的年龄差异　随着年龄的增大，基础代谢率逐渐降低，体温也随之降低。新生儿特别是早产儿，由于调节体温的相关结构发育还不完善，体温的调节能力差，其体温容易受环境温度的影响。

4. 运动的影响　运动可使机体产热量增加，体温升高，临床上测体温时应让受试者安静一段时间后再行测定，测小儿体温时应防止发生哭闹。

5. 其他因素　精神紧张、情绪激动、环境温度升高和进食等因素均可提高机体的能量代谢率，使体温升高。麻醉则易致体温降低，术中应注意麻醉患者的保温护理。

二、机体的产热与散热

体温调节中枢通过使人体的产热（heat production）量和散热（heat loss）量保持动态平衡，从而维持体温的相对稳定。

（一）产热

1. 主要产热器官　机体的热能归根到底来源于体内三大营养物质的分解代谢，器官的代谢水平高，其产热量就大，反之则产热量小。机体安静时的主要产热器官是内脏，其产热量约占总产热量的 56%，其中肝是产热量最大的内脏器官。当机体在运动或劳动时，主要产热器官是骨骼肌，其产热量约占当时总产热量的 73%（表 7-6），剧烈运动时甚至可达总产热量的 90%。

表 7-6　产热器官在不同状态下的产热量

产热器官	安静时的产热量（总产热量 %）	运动或劳动时的产热量（总产热量 %）
内脏	56	22
骨骼肌	18	73
脑	16	3
其他	10	2

2. 产热方式　机体的产热方式包括基础代谢产热、食物的特殊动力作用产热、骨骼肌运动产热、战栗产热和非战栗产热等。其中，战栗和非战栗产热是机体在寒冷环境中的主要产热方式。

（1）战栗产热　战栗是指骨骼肌的伸肌和屈肌同时发生节律为 9～11 次/min 的不随意性收缩，此时，骨骼肌基本上不做机械外功，产生的能量几乎全部转化为热能并往外散发，以维持体热平衡。机体在寒冷环境中通过战栗来增加产热量的现象称为战栗产热（shivering thermogenesis）。通常，寒冷刺激首先引起机体出现战栗前肌紧张（pre-shivering tone），使产热量有所增加；如在此基础上出现战栗，产热量随即大幅度增加。

（2）非战栗产热（non-shivering thermogenesis）　也称代谢性产热（metabolic heat production），是指机体在寒冷环境中通过提高组织代谢率来增加产热量的现象。在寒冷环境中，交感神经的兴奋及刺激代谢激素（如甲状腺激素、肾上腺素等）的分泌增加等因素均可提高组织代谢率，加强非战栗产热。

非战栗产热作用最强的组织是褐色脂肪组织（brown adipose tissue），其细胞中含有大量线粒体和较小的脂肪颗粒，细胞周围有丰富的毛细血管。如交感神经兴奋，末梢释放的去甲肾上腺素经细胞膜上的 β_3 受体介导，引起褐色脂肪细胞内的三酰甘油分解。由于线粒体内膜上存在解耦联蛋白（uncoupling protein，UCP），生成的脂肪酸在线粒体中氧化但无 ATP 的合成，脂肪酸分解产生的能量只能转化为热能。在成年人，褐色脂肪组织含量很少，仅约占脂肪组织的 1%；新生儿或婴儿体内的褐色脂肪组织量较多，主要分布在肩胛骨间、胸骨背面和颈部大血管周围等处。因为新生儿不能发生战栗，在寒冷的环境中，非战栗产热显得对其尤为重要。

3. 产热的调节　在寒冷环境中，健康成年人主要通过神经调节和体液调节的机制，对战栗产热和非战栗产热进行调节，以增加机体的产热量，维持体热平衡（图 7-7）。

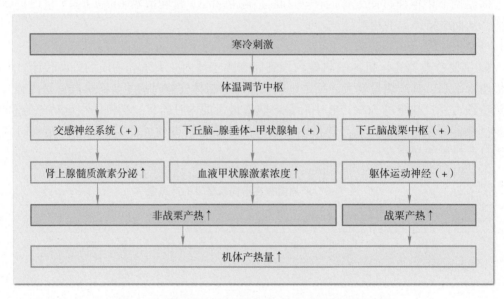

图 7-7　健康成年人在寒冷环境中对产热活动的调节

（1）神经调节　寒冷刺激作用于温度感受器，经传入通路兴奋下丘脑后部的战栗中枢，传出冲动经脊髓前角运动神经元作用于骨骼肌并引起战栗，从而增加机体的产热量。在新生儿，寒冷刺激引起的交感神经兴奋可促进褐色脂肪组织的非战栗产热。

（2）体液调节　寒冷刺激可促进下丘脑促垂体区神经元释放促甲状腺激素释放激素，从而提高血液中甲状腺激素的水平；寒冷刺激还可通过兴奋交感神经，促进肾上腺髓质释放肾上腺素和去甲肾上腺素。甲状腺激素和肾上腺髓质激素均可提高组织代谢率，加强非战栗产热。此外，生长激素和雄激素也具有促进非战栗产热的作用。

（二）散热

人体的散热器官包括皮肤、呼吸道、泌尿道和消化道等，其中约 85% 的体热通过皮肤进行散发，所以皮肤是主要的散热器官。

1. 散热方式　包括辐射、传导、对流和蒸发散热。安静时，如外界环境温度低于皮肤温度，体热通过辐射、传导、对流和蒸发散热等方式向外界散发，以辐射散热的散热量最大；如外界环境温度接近或超过皮肤温度，蒸发散热成为唯一的散热方式（表 7-7）。

（1）辐射散热（radiative heat dissipation）　是指机体以热射线的形式将热量传给外界

表 7-7　人体在不同室温条件下的散热方式（安静、不着衣）

室温（℃）	总散热量 [J/（m²·s）]	辐射散热 （总散热量%）	传导和对流散热 （总散热量%）	蒸发散热 （总散热量%）
20	63	61	26	13
30	38	46	27	27
36	43	0	0	100

较冷物体的一种散热方式。这种散热方式无需介质即可直接将热能传给另一物体。辐射散热量的多少主要取决于皮肤与外界环境之间的温度差。若皮肤温度高于外界环境温度，则两者之间的温度差与辐射散热量正相关；若皮肤温度低于外界环境温度，机体反而可吸收外界物体的热量。辐射散热量还与有效散热面积正相关，有效散热面积越大，散热量越多。

（2）传导散热（conductive heat dissipation）　是指机体的热量直接传给与之接触的较冷物体的一种散热方式。传导散热量的多少取决于皮肤与接触物体之间的温度差、接触面积和接触物体的导热性能等，温度差越大、接触面积越大或接触物体的导热性能越好，则机体的散热量越多。体内脂肪组织的导热性能较差，所以肥胖者体核部分的热量不易传向体表进行散热；水的导热性能较好，临床上常用冰袋、冰帽对高热患者进行降温。

（3）对流散热（convective heat dissipation）　是指通过气体流动进行热量交换的散热方式。与体表接触的较冷空气接受机体的热量后，因温度升高、体积膨胀而上升，邻近较冷空气接着移来补充，体表又与新移来的较冷空气进行热量交换，待温度升高后又上升离去。可见，对流散热是通过气体的流动不断带走机体热量的一种散热方式，是传导散热的一种特殊形式。对流散热量的多少取决于皮肤与其所接触空气之间的温度差、有效散热面积和风速。一般来说，温度差、有效散热面积或风速越大，机体的散热量就越多。例如，风扇降温就是通过加强对流散热实现的。

（4）蒸发散热（evaporative heat dissipation）　是指体内的水分在皮肤和黏膜表面汽化时带走大量热量的一种散热方式。常温下每蒸发 1 g 水可带走 2.43 kJ 的热量，可见蒸发是非常有效的散热方式。蒸发可分为不感蒸发和出汗两种形式。

1）不感蒸发（insensible evaporation）：是指体内的水分直接透出皮肤、黏膜（主要是呼吸道黏膜）表面，在未聚成明显水滴以前就被汽化的散热方式，其中，皮肤表面的水分蒸发又称为不显汗（insensible perspiration）。不感蒸发不为人所察觉，且与汗腺活动无关。外界环境温度低于 30℃ 时，人体 24 h 的不感蒸发量为 1 000 mL 左右，其中通过不显汗蒸发的水量为 600 ~ 800 mL，通过呼吸道黏膜蒸发的水量为 200 ~ 400 mL。当外界环境温度升高、运动或发热时，不感蒸发量增加。婴幼儿不感蒸发的速率高于成年人，在缺水时更易发生严重脱水。临床上给患者补液时，应加上不感蒸发丢失的体液量。

2）出汗（sweating）：又称可感蒸发（sensible evaporation），是指汗腺分泌的汗液在蒸发表面上以明显汗滴形式进行蒸发的散热方式。需要指出的是汗液只有在汽化时才有散热作用，如被擦掉则不能起到散热的目的。出汗受环境温度、风速、空气湿度和机体活动的影响。一般来说，环境温度高，出汗速度快；风速大，汗液汽化快，散热增多；空气湿度大，因汗液不易蒸发，导致体热难以散发，反射性地引起出汗量增加；人在运动时，由于产热量大增，即使环境温度较低，也可出现出汗。

人在安静状态下，当环境温度达 30℃ 左右时便开始出汗。汗液的成分中，水分约占 99%，其余为固体成分。固体成分中大部分为 NaCl，还有少量的乳酸、尿素和 KCl 等。刚从汗腺分泌出来的汗液是等渗溶液，由于这些液体流经导管时 Na^+、Cl^- 被重吸收，最后排出的是低渗溶液。因此，大量出汗可引起血浆晶体渗透压升高，导致高渗性脱水。如出汗速度加快，NaCl 不能被充分重吸收，机体在丢失水的同时也丢失了部分 NaCl，所以在短时间内大量出汗后，应该同时补充水分和 NaCl，防止发生水、电解质平衡紊乱。

人体皮肤上分布有小汗腺和大汗腺。小汗腺分布于全身皮肤，其中，躯干皮肤的小汗腺分布密度低、但分泌能力最强，小汗腺参与机体体温的调节；大汗腺分布于腋窝、阴部等处，开口于毛根附近，与体温调节无关。

由温热性刺激和精神因素引起的汗腺分泌分别称为温热性出汗（thermal sweating）和精神性出汗（mental sweating）（表 7-8），温热性出汗和精神性出汗常同时出现，难以截然分开。此外，辛辣食物刺激口腔内痛觉神经末梢，反射性地引起头颈部出汗称为味觉性出汗（gustatory sweating）。

表 7-8　温热性出汗和精神性出汗的比较

出汗方式	温热性出汗	精神性出汗
适宜刺激	温热刺激	精神紧张或情绪激动
中枢	下丘脑体温调节中枢	大脑皮质运动区
传出神经	交感胆碱能纤维	交感肾上腺素能纤维
递质和受体	ACh 和 M 受体	NE 和 α_1 受体
效应器	小汗腺	掌心、足底和前额等处的汗腺
意义	维持体温的相对稳定	应激反应的表现

2. 散热的调节　机体通过调节皮肤血流量，影响辐射、传导和对流散热；通过调节小汗腺的分泌活动，影响蒸发散热。

（1）皮肤血流量　皮肤与外界环境或接触物体之间的温度差可影响辐射、传导和对流散热。体内产生的热量被血液吸收，然后输送到体表，皮肤血流量是传递到体表体热量的主要决定因素。分布到皮肤的动脉穿透由皮下脂肪形成的隔热层，在真皮层内形成微动脉网，再经毛细血管网延续为丰富的静脉丛；皮下还有大量的动静脉吻合（图 7-8）。这些结构特点使皮肤血流量的变化范围为 400～2 500 mL/min，从而对机体的散

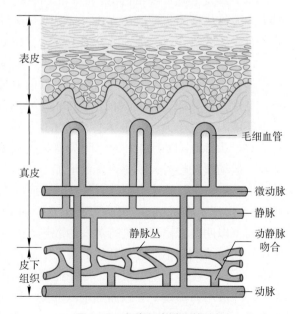

图 7-8　皮肤血液循环的结构

热量进行有效的调节。

皮肤血流量受交感神经的调控。在炎热的环境中，交感神经紧张性降低，皮肤小动脉舒张、动静脉短路大量开放，引起皮肤血流量增加，血液将体内的热量带到体表，使皮肤温度升高，从而增强辐射、传导和对流散热（图7-9）。机体处于寒冷环境中则相反，由于交感神经紧张性增强，皮肤小动脉收缩，动静脉短路关闭，皮肤血流量减少，皮肤温度因而降低，通过辐射、传导和对流散热的散热量减少。

此外，在人体四肢深部，由于动脉与静脉相伴行，从四肢远端回流的温度较低的静脉血与来自体核部分的温度较高的动脉血之间形成一个热量的逆流交换系统，表现为静脉血不断从动脉血中摄取热量并将其带回到机体深部，从而使静脉血在远离四肢远端的过程中温度逐渐升高、动脉血在流向四肢远端的过程中温度逐渐降低，这种热量的逆流交换作用可使皮肤温度相对降低，从而减少机体热量的散发，有利于机体在寒冷的环境中维持体温的相对稳定。

（2）出汗 温热刺激作用于温度感受器，反射性地通过下丘脑体温调节中枢引起交感胆碱能纤维兴奋，末梢释放的ACh与汗腺的M受体结合，使小汗腺分泌汗液增加，从而加强蒸发散热，使体温保持相对稳定（图7-9）。

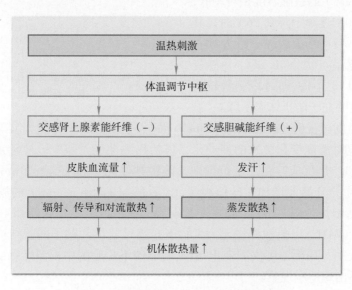

图7-9 炎热环境中人体对散热活动的调节

三、体温调节

人体体温调节的基本方式包括自主性体温调节和行为性体温调节。自主性体温调节是机体体温调节的基础，而行为性体温调节是对自主性体温调节功能的补充。

（一）自主性体温调节

在体温调节中枢的控制下，机体通过调节战栗和非战栗产热、皮肤血流量和出汗，维持产热和散热的动态平衡，使体温保持相对稳定，这种调节方式称为自主性体温调节（automatic thermoregulation）。

自主性体温调节主要是通过负反馈控制系统实现的。当寒冷信息传至体温调节中枢，反射性地引起机体的产热量增加、散热量减少，防止出现体温过低；当温热信息传至体温调节中枢，反射性地引起产热量减少、散热量增加，防止出现体温过高。机体通过这种调节机制，将体温维持在正常范围内。此外，机体还可通过前馈控制系统，对体温可能出现的变化提早进行纠正，以防止体温出现较大幅度的波动。

1. 温度感受器　　根据分布部位的不同可将温度感受器（thermoreceptor）分为外周温度感受器和中枢温度感受器。

（1）外周温度感受器（peripheral thermoreceptor）　为分布在人体皮肤、黏膜和内脏中的对温度变化敏感的游离神经末梢，包括冷感受器和热感受器。热感受器（warm receptor）的敏感温度较高，当局部皮肤温度从 32℃逐渐升高到 45℃时，热感受器传入纤维的放电频率逐渐增加；冷感受器（cold receptor）的敏感温度相对较低，当局部温度从 40℃逐渐下降到 26℃时，其传入纤维的放电频率逐渐增加（图 7-10）。皮肤温度感受器呈点状分布，冷、热感受器之比为（5~11）：1，即对冷刺激较为敏感，其功能主要在于防止体温下降。

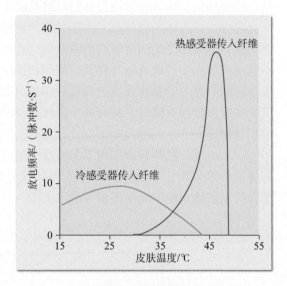

图 7-10　外周温度感受器在不同温度条件下的传入纤维放电活动

（2）中枢温度感受器（central thermoreceptor）　是指分布于脊髓、脑干网状结构及下丘脑等中枢部位对温度变化敏感的神经元，包括热敏神经元和冷敏神经元，分别调节机体的散热反应和产热反应。在一定范围内，热敏神经元（warm-sensitive neuron）的放电频率随局部温度的升高而增加；冷敏神经元（cold-sensitive neuron）的放电频率则随局部温度的降低而增加（图 7-11）。动物实验发现，视前区-下丘脑前部（preoptic anterior hypothalamus，PO/AH）以热敏神经元为主；下丘脑弓状核和脑干网状结构则以冷敏神经元为主。实验表明，局部温度仅需变化 0.1℃就能使下丘脑的中枢温度感受器的放电频率发生改变，且不出现适应现象。

2. 体温调节中枢　　广泛存在于从脊髓到大脑皮质的各级水平。实验证明，PO/AH 是体温调节的基本中枢。一方面，中枢和外周温度的变化均可引起 PO/AH 的中枢温度感受器放电频率的改变，表明该处是中枢和外周温度信息的会聚部位；另一方面，致热原（pyrogen）、5-羟色胺、去甲肾上腺素和一些肽类物质能直接作用于 PO/AH 而引起体温调节反应。总之，PO/AH 是体温调节中枢整合机构的中心部位，外周温度感受器及中枢温度感受器的传入信息通过该处的整合，再经多方输出（如引起战栗、出汗、血管舒缩和激素分泌等），以维持体温的相对稳定。

3. 体温的调定点学说（set point theory）　可用于解释在不同环境温度下人体体温保持相对稳定的机制。目前认为，PO/AH 中的热敏神经元和冷敏神经元的温度敏感特性决定了体温调定点的水平，即在 PO/AH 中，热敏神经元的放电频率随下丘脑温度的升高而增加，

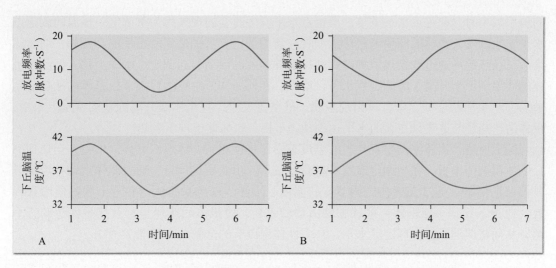

图 7-11 下丘脑中枢温度敏感神经元在不同局部温度情况下的放电活动
A. 温度先降低后升高　B. 温度先升高后降低

冷敏神经元的放电频率随下丘脑温度的升高而降低，两条反应曲线的交点所对应的下丘脑温度值就是体温调定点水平（图 7-12）。

在生理状态下，调定点水平为 37℃，体温调节中枢就按照该预设的温度进行调节活动。如体温与调定点水平一致，表明机体的产热量与散热量达到动态平衡；如体温偏离调定点水平，则在体温调节中枢的控制下，通过改变机体的产热和散热活动，使体温恢复至调定点水平。热敏神经元反应曲线的斜率减小和（或）冷敏神经元反应曲线的斜率增大，调定点水平上移；反之，当热敏神经元反应曲线的斜率增大和（或）冷敏神经元反应曲线

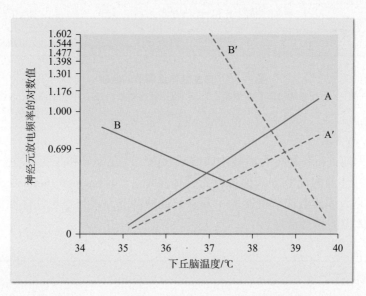

图 7-12 PO/AH 中枢温度敏感神经元的单位放电频率对局部脑温变化的半对数曲线
A 和 A′：热敏神经元；B 和 B′：冷敏神经元；
实线：正常情况下的神经元放电；虚线：致热源作用下的神经元放电。

的斜率减小时，调定点水平下移。调定点水平发生改变的现象称为重调定。体温的调定点水平发生改变，机体的产热与散热活动将在新的调定点水平达到动态平衡。例如，细菌感染后，致热源可通过改变热敏神经元和冷敏神经元的活动引起调定点水平上移，但此时机体的体温却低于升高了的调定点水平，所以，在体温调节中枢的控制下，机体的散热活动减弱而产热活动增强，患者可出现恶寒、战栗等反应，直至体温升高到新的调定点水平，机体的产热量与散热量在新的水平达到动态平衡，机体便出现了发热。

综上所述，当体温发生变化时，温度感受器将检测到的体温信息传入中枢并会聚到下丘脑体温调节中枢，在与调定点水平进行比较后，由此发出信息，通过躯体运动神经调节骨骼肌的活动，通过交感神经调节皮肤温度、出汗、褐色脂肪代谢和肾上腺髓质激素释放，通过下丘脑 – 腺垂体 – 甲状腺轴活动的改变，使机体的产热量和散热量保持动态平衡，从而将体温维持在调定点水平。自主性体温调节的全貌总结在图 7–13。

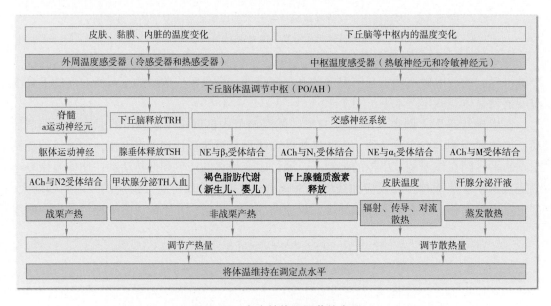

图 7–13 自主性体温调节的全貌

ACh：乙酰胆碱；TRH：促甲状腺激素释放激素；TSH：促甲状腺激素；TH：甲状腺激素；NE：去甲肾上腺素。

（二）行为性体温调节

机体有意识地进行各种行为活动（如增减衣物、改变姿势和改变环境温度等）以维持正常体温，这种体温的调节方式称为行为性体温调节（behavioral thermoregulation）。行为性体温调节也是人体体温调节机制的一部分，这种调节方式与自主性体温调节相互补充，共同维持人体体温的相对稳定。

数字课程学习……

📺 教学 PPT   📝 自测题   🖨 复习思考题

第八章
尿的生成与排出

　　尿液是在肾的肾单位和集合管生成的，尿液生成后经输尿管输送至膀胱并暂时储存，当膀胱内的尿液达到一定量后，在大脑皮质的控制下，通过排尿反射，将尿液经尿道排出体外。作为人体最重要的排泄器官，肾通过尿液的生成和排出，排出体内的代谢终产物和机体不需要或过剩的物质，从而参与水、电解质和酸碱平衡的维持，使细胞外液的理化性质和化学成分保持相对稳定。此外，肾还是一个内分泌器官，可分泌肾素、红细胞生成素、钙三醇、激肽和前列腺素等生物活性物质。

　　尿液的生成过程包括三个环节，即肾小球滤过、肾小管和集合管的重吸收及肾小管和集合管的分泌与排泄。

第一节　肾的功能解剖与肾血流量

　　肾（kidney）是实质性器官，表面有被膜包被。肾实质由浅至深分为肾皮质（renal cortex）和肾髓质（renal medulla），肾髓质内有 10 ~ 18 个肾锥体，肾锥体突入肾小盏的顶部称为肾乳头，生成的尿液经肾乳头的小孔排入肾小盏，再经肾大盏、肾盂和输尿管进入膀胱。

一、肾的基本结构

（一）肾单位与集合管

　　1. 肾单位　是肾的结构和功能的基本单位，人每个肾中有（1.0 ~ 1.2）× 10^6 个肾单位。虽然肾单位不能再生，且 40 岁以后功能性肾单位的数量平均每 10 年约减少 10%，但剩余的功能性肾单位足以完成机体的泌尿功能。

　　肾单位（nephron）的起始部称为肾小体，由肾小球（glomerulus）和肾小囊（renal capsule）构成。肾小球是由入球小动脉分支构成的毛细血管网，这些毛细血管最后汇合成一条出球小动脉离开肾小体。肾小囊包括脏层和壁层，脏层覆盖在毛细血管网的外侧，壁层在肾小体的最外侧，两层之间的间隙称为肾小囊腔（capsular space），又称鲍曼腔（Bowman space）。与肾小囊相延续的为肾小管，肾小管由近端小管（proximal tubule）、髓袢细段和远端小管（distal tubule）构成，近端小管包括近曲小管（proximal convoluted tubule）和髓袢降支粗段（thick descending limb of Henle loop），髓袢细段包括髓袢降支细段（thin descending limb of Henle loop）和髓袢升支细段（thin ascending limb of Henle loop），远端小管包括髓袢升支粗段（thick ascending limb of Henle loop）和远曲小管（distal convoluted tubule）。根据超微结构的不同，近端小管可分为三段：S1 段包括近曲小管起始部和近曲小管的前 2/3；S2 段包括近曲小管的后 1/3 和髓袢降支粗段的起始部；S3 段位于靠近髓质的皮质部，是指髓袢降支粗段的余下部分，该段最易发生缺氧损伤。经肾小球滤过生成的原尿进入肾小管后称为小管液（tubular fluid），小管液依次流经近曲小管、髓袢降支粗段、髓袢降支细段、髓袢升支细段、髓袢升支粗段和远曲小管，最终流入集合管（图 8-1）。在小管液流经肾小管和集合管的过程中，大部分水和溶质被重吸收，同时增加了由肾小管上皮细胞分泌的物质。

2. 集合管（collecting duct）　不属于肾单位。根据所处位置不同，可分为皮

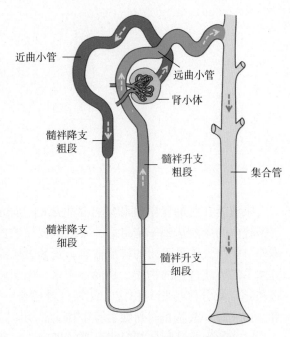

图 8-1　肾单位和集合管示意图

质部集合管、外髓部集合管和内髓部集合管。每条集合管可收集多个肾单位的小管液，小管液离开集合管后即为终尿（final urine）。集合管是体液因素调控尿液生成的重要部位，是尿液浓缩的主要部位。

（二）皮质肾单位和近髓肾单位

根据肾小体在肾皮质中所处的位置不同，可将肾单位分为皮质肾单位（cortical nephron）和近髓肾单位（juxtamedullary nephron）（图 8-2），这两种肾单位的结构和功能特点的比较见表 8-1。

表 8-1　皮质肾单位和近髓肾单位的比较

比较项目	皮质肾单位	近髓肾单位
肾小体的分布部位	中、外皮质层	内皮质层
数量	占肾单位总数的 85% ~ 90%	占肾单位总数的 10% ~ 15%
肾小球体积	小	大
入球小动脉与出球小动脉口径之比	2∶1	1∶1
髓袢	短，最多只达外髓部	长，可深入至内髓部
出球小动脉分支	形成管周毛细血管网	形成 U 形直小血管和管周毛细血管网
肾素分泌	有	几乎无
主要功能	滤过、重吸收和分泌	浓缩尿液

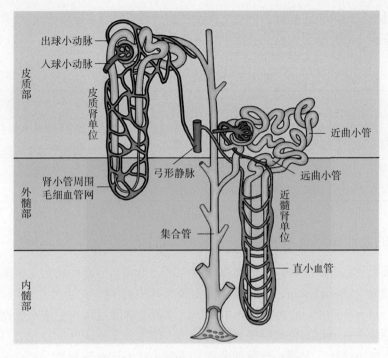

图 8-2　皮质肾单位和近髓肾单位示意图

二、球旁器

球旁器（juxtaglomerular apparatus）主要分布于皮质肾单位，包括球旁细胞（juxtaglomerular cell）、致密斑（macula densa）和球外系膜细胞（extraglomerular mesangial cell）（图 8-3）。其中，球旁细胞也称颗粒细胞（granular cell），属内分泌细胞，在形态学

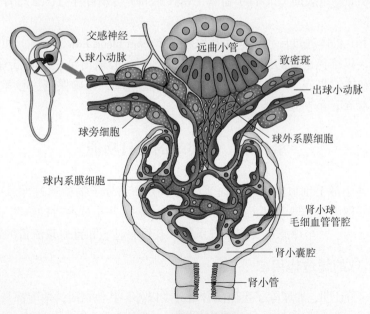

图 8-3　球旁器示意图

上，这些细胞和致密斑非常靠近，两者之间除了有不连续的基膜间隔外，还有突起相互嵌入。球旁器各部分的分布部位及其功能见表 8-2。

表 8-2　球旁器及其主要功能

球旁器	分布部位	主要功能
球旁细胞	位于入球小动脉中膜内的一群特殊分化的平滑肌细胞	合成、储存和释放肾素
致密斑	位于远曲小管起始部的高柱状上皮细胞	感受小管液中 NaCl 负荷的变化，引起管球反馈
球外系膜细胞	位于入球小动脉、出球小动脉和致密斑之间的一群细胞	吞噬与收缩等

三、肾的血液循环及其特点

肾的血液循环具有以下特点：①血供非常丰富，但血流分布不均匀。健康成年人安静时肾血流量约为 1 200 mL/min，远超其代谢需要，其中约 94% 的血液供应肾皮质，约 5% 供应外髓部，只有不到 1% 的血液供应内髓部。②肾动脉经过两次毛细血管网分支才汇成静脉。腹主动脉垂直分出的肾动脉经肾门入肾后，依次分支形成叶间动脉、弓形动脉、小叶间动脉和入球小动脉，入球小动脉的分支形成肾小球毛细血管网后，汇合成出球小动脉离开肾小体，继而再次形成管周毛细血管网缠绕于肾小管和集合管的周围，然后该毛细血管网汇合成小叶间静脉，最后依次经弓形静脉、叶间静脉和肾静脉离开肾。③皮质肾单位由于入球小动脉粗而出球小动脉细，故肾小球毛细血管血压较高，这有利于肾小球的滤过。④由于原尿的生成，管周毛细血管网的血压较低、血浆胶体渗透压较高，这有利于肾小管和集合管的重吸收。⑤近髓肾单位的出球小动脉的分支除了形成管周毛细血管网外，还可形成直小动脉直行深入髓质，然后反折上行延续为直小静脉汇入弓形静脉。髓质内由直小动脉和直小静脉组成的 U 形直小血管（vasa recta）与髓袢伴行，参与肾髓质组织间液高渗梯度的维持。

生理状态下，机体通过自身调节使肾血流量（renal blood flow，RBF）和肾小球滤过率保持相对稳定，以维持正常的尿液生成。在大量失血、心输出量显著降低等紧急情况下，通过神经调节和体液调节，减少肾血流量和肾小球滤过率，以确保脑、心等重要器官的血液供应（详见本章第五节）。

第二节　肾小球的滤过功能

血液流经肾小球毛细血管网时，血浆中的水分和小分子物质通过滤过膜滤入肾小囊生成原尿的过程称为肾小球滤过（glomerular filtration）。肾小球滤过的结构基础是滤过膜，动力是有效滤过压。肾小球滤过受到滤过系数、有效滤过压和肾血浆流量的影响。

一、肾小球的滤过作用

微穿刺法实验证明，原尿除了蛋白质含量甚少以外，其他物质的浓度都与血浆非常接近（表 8-3）。可见，肾小球滤过是一种超滤过过程，原尿就是血浆的超滤液（ultrafiltrate）。

表 8-3 血浆、原尿和终尿成分的比较   单位：g/L

成分	血浆	原尿	终尿
水	900	980	960
蛋白质	70～90	0.30	微量
葡萄糖	1.00	1.00	极微量
Na^+	3.30	3.30	3.50
K^+	0.20	0.20	1.50
Cl^-	3.70	3.70	6.00
$H_2PO_4^-$、HPO_4^{2-}	0.04	0.04	1.50
尿素	0.30	0.30	18.00
尿酸	0.04	0.04	0.50
肌酐	0.01	0.01	1.00
氨	0.001	0.001	0.40

（一）肾小球滤过率与滤过分数

1. 肾小球滤过率（glomerular filtration rate，GFR） 是指单位时间内两肾生成的超滤液量（即原尿量）。体表面积为 1.73 m^2 的个体，其肾小球滤过率为 125 mL/min 左右，即两肾每昼夜从肾小球滤出的血浆总量高达约 180 L。与机体的产热量一样，生理状态下，不同身材个体的每平方米体表面积的肾小球滤过率非常接近。

2. 滤过分数（filtration fraction，FF） 是指肾小球滤过率和肾血浆流量（renal plasma flow，RPF）的比值。健康成年人安静时，如肾小球滤过率为 125 mL/min，肾血浆流量为 660 mL/min，则滤过分数为：（125/660）×100%≈19%。这表明，流经肾的血浆约有 1/5 滤到肾小囊腔中，生成原尿；其余没有滤过的约 4/5 血浆通过出球小动脉流出肾小球，再进入肾小管和集合管周围的毛细血管网。

（二）滤过膜及其通透性

1. 滤过膜的构成 肾小球毛细血管内的血浆滤入肾小囊所经过的结构称为滤过膜（filtration membrane）。滤过膜由三层结构构成（图 8-4）：①毛细血管内皮细胞层。这一层厚 30～50 nm。内皮细胞之间的小孔称为窗孔，其直径为 70～90 nm，可阻止血细胞通过，但水和小分子溶质可自由通过；内皮细胞还含有带负电荷的唾液酸蛋白等成分。②基膜层。为由水合凝胶构成的微纤维网结构，厚度约 300 nm，膜上有直径为 2～8 nm 的网孔，且含有带负电荷的Ⅳ型胶原蛋白、层粘连蛋白和蛋白多糖等。③肾小囊上皮细胞层。这种细胞的足突相互交错形成裂隙，裂隙上有一层裂隙膜，裂隙膜的主要蛋白成分是带负电荷的裂隙素（nephrin），膜上还分布有直径为 4～11 nm 的小孔（表 8-4）。

球内系膜（intraglomerular mesangium）也称血管系膜，位于肾小球毛细血管袢之间，由球内系膜细胞（intraglomerular mesangial cell）和系膜基质组成。目前认为，球内系膜细胞为特化的平滑肌细胞，其形态不规则，细长的突起可伸至血管球内皮与基膜之间，或经内皮细胞之间伸入毛细血管腔内。这种细胞胞质内有丰富的粗面内质网等细胞器，能合成基膜和系膜基质的成分，还可吞噬和降解沉积在基膜上的免疫复合物，并参与基膜的更新

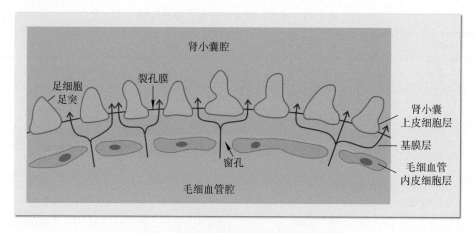

图 8-4 滤过膜结构与肾小球滤过示意图

表 8-4 滤过膜的构成及其屏障作用

滤过膜	机械屏障（直径）	电学屏障
毛细血管内皮细胞层	窗孔（70~90 nm）	唾液酸蛋白
基膜层	网孔（2~8 nm）	Ⅳ型胶原、层粘连蛋白和蛋白多糖
肾小囊上皮细胞层	小孔（4~11 nm）	裂隙素

和修复。系膜细胞分布有很多体液因子的受体，许多体液因子通过作用于这些受体，收缩或舒张球内系膜细胞，调节滤过膜面积和有效通透系数。系膜基质填充在系膜细胞之间，富含Ⅳ型胶原蛋白，呈疏松网状，对毛细血管起支持作用并有利于液体及大分子物质滤过。基质内还含有丰富的蛋白聚糖，其侧链带有高密度的负电荷，能选择性地滤过带正电荷的血浆物质。此外，球内系膜中还有少量吞噬细胞，可吞噬经内皮细胞转运至基质的较大蛋白质分子。

2. 滤过膜的通透性 滤过膜对滤过物质起着机械屏障和电学屏障的作用，分别表现为对滤过物质分子大小的选择性和所带电荷的选择性（图 8-5）。①对滤过物质分子大小的选择性，这种机械屏障的结构基础是滤过膜三层结构中均存在着大小不等的小孔。用中性右旋糖酐进行的实验证实，有效分子半径小于 1.8 nm 的中性右旋糖酐可自由滤过；有效分子半径在 1.8~4.2 nm 范围内的中性右旋糖酐，随着有效分子半径的逐渐增大，滤过量逐渐减少；有效分子半径大于 4.2 nm 则不能通过滤过膜。物质有效分子半径的大小取决于相对分子质量和分子的三维空间结构。②对滤过物质电荷的选择性，该电学屏障的存在与滤过膜结构中存在带负电荷物质有关。用右旋糖酐进行的实验也证实，如果有效分子半径相同，则带负电荷的右旋糖酐不易通过滤过膜，而带正电荷的右旋糖酐容易通过滤过膜。

可见，容易通过滤过膜的是小分子、带正电荷的物质。血浆蛋白相对分子质量大，且带负电荷，所以很难通过滤过膜进入肾小囊内，故原尿中蛋白质含量极低，这是原尿与血浆成分的主要区别。在病理情况下，如滤过膜上带负电荷的糖蛋白减少或消失致使滤过膜的电学屏障受损，蛋白质滤过增多，一旦血浆蛋白滤过量超过肾小管的重吸收能力，患者

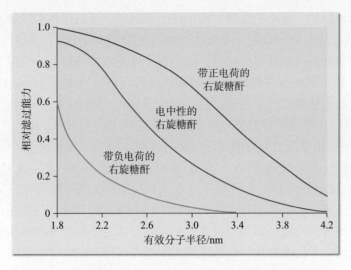

图 8-5　右旋糖酐的分子半径和所带电荷对其滤过能力的影响
相对滤过能力：1.0 表示可自由滤过，0 表示不能滤过。

即可出现蛋白尿（proteinuria）。

（三）有效滤过压

肾小球滤过的动力是有效滤过压。有效滤过压是指滤过膜两侧的流体静压差与胶体渗透压差的代数和（图 8-6）。生理状态下肾小囊内的原尿中蛋白质浓度极低，由其形成的胶体渗透压可忽略不计，所以有效滤过压的计算公式可简化为：

$$有效滤过压 = 肾小球毛细血管血压 - （血浆胶体渗透压 + 肾小囊内压） \qquad (8-1)$$

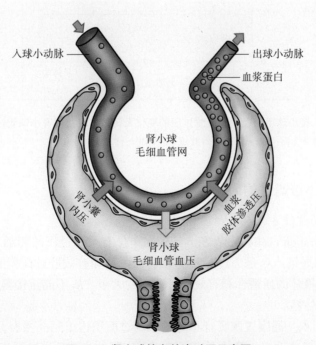

图 8-6　肾小球的有效滤过压示意图

由于皮质肾单位的入球小动脉粗，而出球小动脉细，从入球端到出球端肾小球毛细血管血压几乎相等，约为 45 mmHg。血液由入球小动脉流向出球小动脉时，由于不断生成超滤液，而血浆中的蛋白质却很少滤过，因而肾小球毛细血管血液中血浆蛋白浓度逐渐升高，血浆胶体渗透压可由入球端的 25 mmHg 逐渐升高到出球端的 35 mmHg。肾小囊内压约为 10 mmHg。将上述数据代入有效滤过压的计算公式，得出：

$$入球端的有效滤过压 = 45 - (25 + 10) = 10 \text{ mmHg}$$
$$出球端的有效滤过压 = 45 - (35 + 10) = 0 \text{ mmHg}$$

血液流经肾小球毛细血管时，当有效滤过压降到零即达到滤过平衡（filtration equilibrium）时，滤过便停止了（图 8-7）。正常情况下，滤过平衡发生在毛细血管出球端之前，即只有从入球端到刚达滤过平衡处的肾小球毛细血管才有滤过作用，靠近出球端的一段毛细血管并不进行滤过。如果肾血浆流量增大，滤过平衡点往出球端移动，这可使具有滤过作用的毛细血管长度加长，有效滤过面积增大，肾小球滤过率增加。

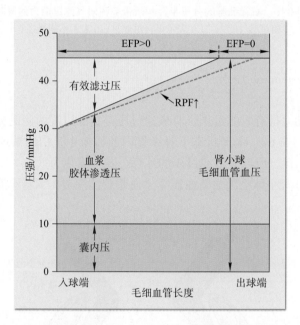

图 8-7 肾小球毛细血管有效滤过压的变化及肾血浆流量对肾小球滤过的影响

EFP：有效滤过压；RPF：肾血浆流量。

二、影响肾小球滤过的因素

（一）滤过膜的滤过系数

滤过系数（filtration coefficient，K_f）是指在单位有效滤过压的驱动下，单位时间内通过滤过膜生成的原尿量。K_f 是滤过膜的有效通透系数和有效滤过面积的乘积，即 K_f 的大小取决于滤过膜对液体的通透性和有效滤过面积的大小。K_f 不能直接测得，但可以用公式 $K_f = GFR/EFP$ 进行估算。

1. 有效滤过面积 健康人两肾肾小球的总滤过面积达 1.5 m² 左右，但在生理状态下，由于靠近出球端的部分毛细血管并不进行滤过，实际的滤过面积要低于 1.5 m²，而不参与滤过的那部分毛细血管成为滤过膜的面积储备。急性肾小球肾炎患者，由于肾小球毛细血管管腔变窄或完全阻塞，具滤过功能的肾小球数量减少，因此有效滤过面积减小，引起 K_f 下降，肾小球滤过率降低，出现少尿甚至无尿。

2. 滤过膜的通透性　滤过膜的机械屏障和（或）电学屏障受损，可导致蛋白尿的发生。慢性不受控制的高血压可导致肾小球毛细血管基膜厚度增加，K_f 减小，肾小球滤过率降低。

虽然 K_f 增大引起肾小球滤过率增加，K_f 减小引起肾小球滤过率减少，但在生理状态下，K_f 并不是影响 GFR 的主要因素。此外，血管紧张素 Ⅱ、去甲肾上腺素、VP、内皮素、TXA_2 和腺苷等缩血管物质可使球内系膜细胞收缩，减小滤过膜面积和有效通透系数，而心房钠尿肽、PGI_2、PGE_2、多巴胺和 NO 则通过舒张球内系膜细胞，使滤过膜面积和有效通透系数增大。

（二）有效滤过压

1. 肾小球毛细血管血压　生理状态下，肾小球毛细血管血压是调节肾小球滤过率的主要因素，而肾小球毛细血管血压的高低受动脉血压、入球小动脉阻力和出球小动脉阻力等因素的影响。

由于存在肾血流量的自身调节机制，当动脉血压在 70～180 mmHg 范围发生变动时，肾血流量可保持相对稳定，肾小球毛细血管血压和肾小球滤过率因而变化不大。但如动脉血压超出自身调节范围，肾小球毛细血管血压可随动脉血压的变化而发生改变。例如急性失血使动脉血压降至 70 mmHg 以下时，由于肾血流量的减少，肾小球毛细血管血压降低，可使有效滤过压降低，肾小球滤过率减少；如动脉血压降至 50 mmHg 以下，肾小球滤过率甚至可降至零，导致无尿的发生。

肾小球毛细血管血压的高低还取决于入球小动脉与出球小动脉阻力的比值。如入球小动脉收缩，入球小动脉与出球小动脉阻力的比值增大，则出现肾小球毛细血管血压降低、肾血流量减少，从而导致肾小球滤过率减少；反之，若入球小动脉舒张，则出现肾小球毛细血管血压升高、肾血流量增大和肾小球滤过率增加（图 8-8A）。出球小动脉阻力的改变对肾小球滤过率的影响较为复杂。出球小动脉收缩，入球小动脉与出球小动脉阻力的比值减小，这可引起肾小球毛细血管血压升高而肾血流量减少，前者可使肾小球滤过率增大，后者则使肾小球滤过率减少，肾小球滤过率的最终变化取决于出球小动脉的收缩程度，即出球小动脉轻度收缩可致肾小球滤过率增加，而如出球小动脉收缩过强，则肾小球滤过率减少。出球小动脉舒张则相反，肾小球滤过率可表现为增大或减少，其最终变化取决于出球小动脉的舒张程度（图 8-8B）。例如，急性失血或剧烈运动致交感神经强烈兴奋，或静脉输入去甲肾上腺素，这些因素均可使入球小动脉收缩比出球小动脉收缩更显著，由于入球小动脉与出球小动脉阻力的比值增大，肾小球毛细血管血压降低，肾血流量减少，肾小球滤过率减少。由于出球小动脉 AT_1 受体的分布密度高于入球小动脉，故出球小动脉对血管紧张素 Ⅱ 的敏感性高于入球小动脉，循环血液中的血管紧张素 Ⅱ 主要通过引起出球小动脉收缩，使肾小球毛细血管血压升高、而肾血流量减少，肾小球滤过率则表现为轻度增加、变化不大或减少，其最终变化取决于由血液中血管紧张素 Ⅱ 浓度所决定的出球小动脉的收缩程度。

2. 血浆胶体渗透压　是阻止肾小球滤过的因素，生理状态下变化不大。临床上如给

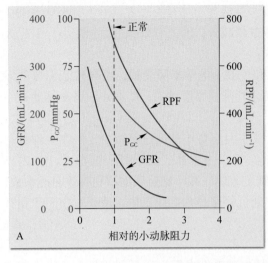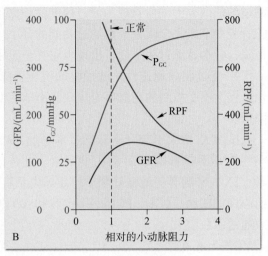

图 8-8　入球小动脉或出球小动脉阻力变化对 P_{GC}、GFR 和 RBF 的影响

A. 入球小动脉收缩　B. 出球小动脉收缩

P_{GC}：肾小球毛细血管血压；GFR：肾小球滤过率；RPF：肾血浆流量。

患者经静脉快速输入生理盐水，由于血浆蛋白被稀释，血浆胶体渗透压的一过性降低可使有效滤过压升高，肾小球滤过率增大。

慢性肝病或肾病综合征患者，虽然血浆蛋白浓度显著降低，但肾小球滤过率不是增大，而是减少。这是因为血浆蛋白浓度的降低使水、钠进入组织间隙增多，有效循环血量减少，后者通过神经和体液调节机制使肾小球滤过率减少。

3. 囊内压　生理状态下囊内压变化不大。如尿路结石和肿瘤压迫致输尿管阻塞，或者药物在肾小管内结晶析出，这时，由于小管液或终尿不能排出，造成逆行性压力升高，最终导致囊内压升高，有效滤过压降低，肾小球滤过率减少。

（三）肾血浆流量

肾血浆流量的改变通过改变滤过平衡点的位置影响肾小球滤过率。如肾血浆流量增加，血液在毛细血管内流动时血浆胶体渗透压上升速度减慢，滤过平衡点靠近出球端，这可使具滤过作用的毛细血管段加长，肾小球滤过率增加。而如肾血浆流量减少，毛细血管内血浆胶体渗透压上升速度加快，具滤过作用的毛细血管段缩短，肾小球滤过率减少。剧烈运动、缺氧和休克等生理或病理情况下，由于交感神经强烈兴奋，入球小动脉收缩更显著，导致肾血浆流量减少，具滤过作用的毛细血管段缩短，肾小球滤过率降低。

第三节　肾小管和集合管的重吸收与分泌功能

经肾小球滤过生成的原尿进入肾小管和集合管后即为小管液。小管液中的溶质和水通过上皮细胞进入管周毛细血管内的过程称为肾小管和集合管的重吸收。在小管液中的水和溶质被重吸收的同时，肾小管和集合管上皮细胞还可将胞内产生的或血液中的某些物质排入小管液，该过程称为肾小管和集合管的分泌（secretion）。本节主要讨论肾小管和集合管的重吸收与分泌功能。

一、肾小管和集合管物质转运的方式与重吸收的途径

（一）肾小管和集合管物质转运的方式

原尿流经肾小管和集合管时，小管液中的全部葡萄糖和氨基酸及大部分的水、Na^+、K^+、Cl^-、Ca^{2+} 和 HCO_3^- 等溶质被重吸收，而 H^+、K^+、NH_3 和 NH_4^+ 等则被分泌入小管液。近端小管是重吸收的主要部位。重吸收或分泌的物质通过肾小管和集合管上皮细胞顶端膜或基底侧膜的方式包括被动转运和主动转运。

1. 被动转运 是一种无需消耗 ATP 的跨膜物质转运方式，转运是顺着电位梯度和（或）浓度梯度，或依靠渗透压梯度进行的。例如，NH_3 等脂溶性物质的跨膜转运方式是单纯扩散；离子与小分子物质的被动转运方式是易化扩散；小管液中的水主要经膜上的水孔蛋白（AQP）被重吸收。在水分子通过渗透进行重吸收时，K^+、Cl^-、Ca^{2+} 等溶质可随水分子一起被重吸收，这种转运方式称为溶剂拖曳。

2. 主动转运 是指溶质逆电 – 化学梯度进行的跨膜转运。主动转运是一种需要直接或间接消耗 ATP 的转运方式，包括原发性主动转运和继发性主动转运。原发性主动转运主要通过膜上的钠泵、钙泵和质子泵等实现；继发性主动转运涉及 Na^+– 葡萄糖同向转运体、Na^+– 氨基酸同向转运体、Na^+-K^+-$2Cl^-$ 同向转运体、Na^+-H^+ 交换体等转运机制。此外，肾小管上皮细胞通过胞饮的方式重吸收小管液中的少量蛋白质，这也属于主动转运过程。

（二）肾小管和集合管重吸收的途径

肾小管和集合管对各种物质的重吸收途径包括跨细胞途径和细胞旁途径。跨细胞途径是指小管液内的物质先通过顶端膜进入上皮细胞内，再经细胞的基底侧膜转移出细胞，进入组织间隙和毛细血管内的过程；细胞旁途径则是指小管液中的物质通过紧密连接进入细胞间隙，然后再进入管周毛细血管内的过程（图 8-9）。

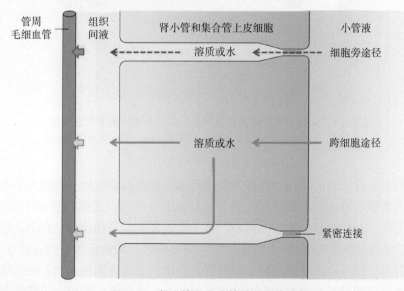

图 8-9 肾小管和集合管的重吸收途径

二、肾小管和集合管的重吸收与分泌功能

（一）Na⁺、Cl⁻和水的重吸收

健康成年人每天经肾小球滤过的水约有 180 L，滤过的 Na^+ 和 Cl^- 分别约为 588 g 和 680 g。当小管液流经肾小管和集合管时，约有 99% 的 Na^+、Cl^- 和水被重吸收，经终尿排出的量仅约为滤过量的 1%，这对维持细胞外液 Na^+、Cl^- 浓度和渗透压的相对稳定起着重要的作用。

1. 近端小管　是重吸收的主要部位，可重吸收小管液中 65%～70% 的 Na^+、Cl^- 和水。在近端小管，水是随 Na^+、Cl^- 等溶质的重吸收而被重吸收，因此，小管液的渗透压与血浆相同，意味着重吸收的水与溶质组成的溶液也是等渗溶液，这种水与溶质按一定比例进行重吸收的重吸收方式称为等渗性重吸收。

（1）近端小管前半段　Na^+ 经跨细胞途径被重吸收；水可经跨细胞途径或细胞旁途径被重吸收，以前者为主；Cl^- 的重吸收途径为细胞旁途径（图 8-10）。该段肾小管重吸收的关键步骤是基底侧膜上的钠泵活动。

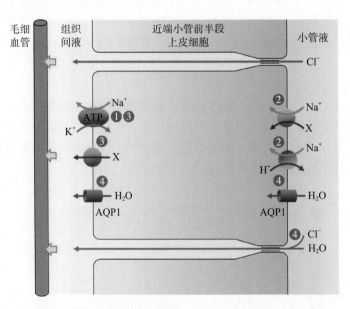

图 8-10　近端小管前半段对对 Na^+、Cl^-、葡萄糖和水的重吸收

X：葡萄糖、氨基酸或磷酸盐；AQP1：水孔蛋白 1；①～④为转运步骤。

肾小管相邻上皮细胞之间的间隙称为细胞间隙，细胞间隙靠近管腔侧为紧密连接，上皮细胞的基底侧膜和细胞间隙的底部与管外毛细血管相邻接。近端小管前半段重吸收 Na^+ 的机制是：①由于基底侧膜中钠泵的活动，肾小管上皮细胞的胞质保持低 Na^+ 状态；②小管液中的 Na^+ 通过顶端膜的 Na^+–葡萄糖、Na^+–氨基酸等同向转运体，或者通过 Na^+–H^+ 交换体顺着钠泵维持的 Na^+ 浓度差而被主动转运入胞内；③进入胞内的 Na^+ 被基底侧膜上的钠泵泵出，葡萄糖和氨基酸等物质则以易化扩散的方式通过基底侧膜，这些重吸收的物质进入肾小管周围组织间液，最后被重吸收入血。

在近端小管上皮细胞顶端膜和基底侧膜上均分布有大量的水孔蛋白 1（aquaporin 1，AQP1）。由于小管液中溶质被重吸收，肾小管上皮细胞周围组织间液的渗透压随之升高，水主要依靠渗透压梯度经顶端膜和基底侧膜中的 AQP1 而被重吸收；还有小部分水通过细胞间的紧密连接经细胞旁途径被重吸收。

近端小管前半段主要通过细胞旁途径重吸收 Cl^-。刚进入近端小管的小管液和血液之间不存在 Cl^- 浓度梯度，但由于 Na^+ 的主动重吸收使肾小管内外形成了电位差（管内为 -3 mV），在该电位差的作用下，Cl^- 经细胞旁途径被重吸收；此外，在近端小管前半段，通过溶剂拖曳也可重吸收一部分 Cl^-。

（2）近端小管后半段 肾小管重吸收 Na^+、Cl^- 的途径包括跨细胞途径和细胞旁途径；水主要经跨细胞途径被重吸收（图 8-11）。

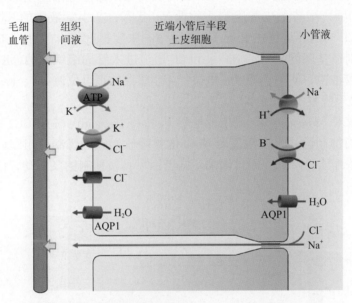

图 8-11 近端小管后半段对 Na^+、Cl^- 和水的重吸收
B^-：甲酸根、草酸根、HCO_3^- 或 OH^-。

近端小管后半段顶端膜中的 Na^+–H^+ 交换体和 Cl^-–HCO_3^- 交换体将 Na^+、Cl^- 主动转运至胞内，然后，Na^+ 被基底侧膜中的钠泵泵出而被重吸收，Cl^- 通过基底侧膜中的 K^+–Cl^- 同向转运体或 Cl^- 通道重吸收入血。溶质重吸收形成的渗透压梯度促使小管液中的水通过顶端膜和基底侧膜上的 AQP1 而被重吸收。

近端小管后半段还可通过细胞旁途径重吸收 Cl^- 和 Na^+。由于近端小管 S2 和 S3 段对 HCO_3^- 的重吸收优先于对 Cl^- 的重吸收，可使小管液 Cl^- 浓度升高，加上该处肾小管可对水进行重吸收，从而使小管液的 Cl^- 浓度进一步升高，Cl^- 即可顺浓度梯度经细胞旁途径被重吸收，而 Cl^- 的重吸收可使管腔内产生正电位，后者驱动 Na^+ 经细胞旁途径被进一步重吸收。

2. 髓袢细段 小管液约 15% 的水在髓袢降支细段被重吸收。由于髓袢降支细段上皮细胞钠泵活性很低，且对 Na^+ 的通透性很低，故 Na^+ 的重吸收量很少；但该段肾小管上皮细胞的顶端膜和基底侧膜中 AQP1 的分布密度很高，因而对水的通透性大，只要肾小管内、外之间存在渗透压梯度，水即可被重吸收，从而使流向内髓部方向的降支细段小管液的渗透压越来越高。髓袢升支细段则相反，对水缺乏通透性，而对 Na^+ 有通透性；当小管液流向皮质方向时，由于 Na^+ 顺浓度梯度经细胞旁途径向髓质组织间液扩散，小管液的渗透压越来越低。

3. 远端小管和集合管

（1）髓袢升支粗段　对水无通透性，但可重吸收 Na^+ 和 Cl^-。小管液约 25% 的 Na^+ 和 Cl^- 在髓袢升支细段和升支粗段被重吸收。

髓袢升支粗段上皮细胞顶端膜中分布有 II 型 Na^+-K^+-$2Cl^-$ 同向转运体（Na^+-K^+-$2Cl^-$ cotransporter type 2，NKCC2），这种转运体对 Na^+、K^+、Cl^- 的转运比例为 1:1:2，为电中性转运。髓袢升支粗段重吸收 Na^+ 和 Cl^- 的机制是：①上皮细胞基底侧膜中的钠泵将 Na^+ 泵向组织间液，维持上皮细胞胞质的低 Na^+ 状态；②小管液中的 Na^+、K^+、Cl^- 在顶端膜 Na^+-K^+-$2Cl^-$ 同向转运体的介导下，顺着 Na^+ 浓度梯度将 Na^+、K^+、Cl^- 转运入胞内；③ Na^+、Cl^- 分别经基底侧膜中的 Na^+ 泵和 Cl^- 通道进入管周组织间液，K^+ 经顶端膜中的 K^+ 通道返回小管液中，使小管液呈正电位；④小管液的正电位使 Na^+、K^+、Ca^{2+} 等阳离子经细胞旁途径被重吸收（图 8-12）。

利尿药呋塞米（furosemide）或依他尼酸（ethacrynic acid）与 NKCC2 结合后可抑制其转运功能，从而抑制髓袢升支粗段对 NaCl 的重吸收，影响肾髓质组织间液渗透压梯度的建立，使尿浓缩能力降低，尿量增加。哇巴因可直接抑制钠泵活动，使 Na^+、Cl^- 重吸收减少。

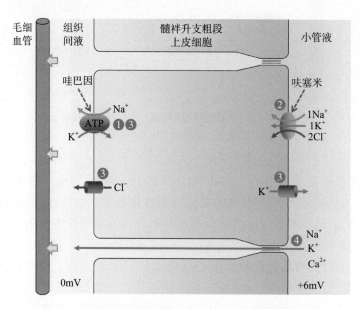

图 8-12　髓袢升支粗段的 Na^+：$2Cl^-$：K^+ 同向转运模式
①～④为转运步骤。

（2）远曲小管和集合管　约重吸收小管液 8% 的 Na^+ 和 Cl^-、8%～17% 的水。对水的重吸收量主要受 VP 的调节，对 Na^+ 的重吸收量主要受醛固酮的调节。

1）远曲小管始段：对水的通透性很低，但可主动重吸收 NaCl。远曲小管始段重吸收 Na^+ 和 Cl^- 的机制是：①基底侧膜中的钠泵维持上皮细胞胞质的低 Na^+ 状态；②小管液中的 Na^+ 和 Cl^- 经顶端膜中的 Na^+–Cl^- 同向转运体（Na^+–Cl^- cotransporter，NCC）介导被主动转运至胞内；③ Na^+ 经由 Na^+ 泵、Cl^- 通过基底侧膜中的 Cl^- 通道重吸收入血（图 8–13）。噻嗪类利尿药可抑制顶端膜中的 NCC，减少 Na^+、Cl^- 的重吸收，产生利尿作用。

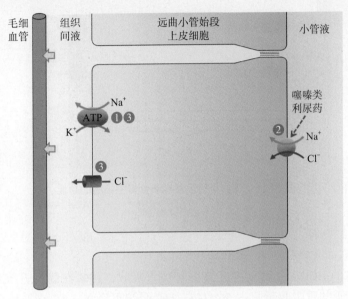

图 8–13　远曲小管始段对 Na^+、Cl^- 的重吸收
①~③为转运步骤。

2）远曲小管后段和集合管：无论是细胞形态还是通透性均很相似，其上皮细胞可分为两种类型，即主细胞（principal cell）和闰细胞（intercalated cell）。主细胞的主要功能是重吸收水、Na^+ 和 Cl^-，并将 K^+ 分泌入小管液（图 8–14），闰细胞的主要功能是分泌 H^+。

主细胞重吸收 Na^+、分泌 K^+ 的过程为：①基底侧膜中的钠泵使胞质保持低 Na^+ 状态；②小管液中的 Na^+ 顺电 – 化学梯度经顶端膜中的上皮钠通道（epithelial sodium channel，ENaC）进入主细胞内，再经基底侧膜中的钠泵转运至管周组织间液而被重吸收；③ Na^+ 的重吸收导致管腔出现负电位，这可驱动胞质中的 K^+ 通过顶端膜的钾通道分泌入小管液。远曲小管后段和集合管通过以下两种机制实现对 Cl^- 的重吸收（图 8–14，图 8–16）：①主细胞重吸收 Na^+ 产生的管腔负电位促进 Cl^- 经细胞旁途径被重吸收；②B 型闰细胞顶端膜 Cl^-–HCO_3^- 交换体将 Cl^- 运至胞内，再经基底侧膜上的 Cl^- 通道被重吸收。阿米洛利（amiloride）和氨苯蝶啶（triamterene）可抑制远曲小管后段和集合管主细胞顶端膜中的 ENaC，减少 Na^+、Cl^- 的重吸收，产生利尿效应。

主细胞顶端膜和胞质中的囊泡膜上分布有水孔蛋白 2（AQP2），基底侧膜分布有水孔蛋白 3（AQP3）和水孔蛋白 4（AQP4）。与近端小管不同，远曲小管后段和集合管重吸收 Na^+ 增加并不意味着对水的重吸收量一定会随之增加，这是因为顶端膜中 AQP2 的分布密度是决定该处重吸收水量的主要因素，而顶端膜 AQP2 的分布密度受 VP 的调节。

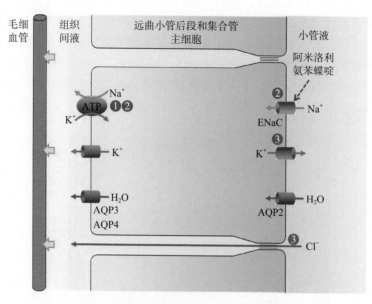

图 8-14 远曲小管后段和集合管主细胞的功能

①～③为转运步骤。

（二）HCO_3^-的重吸收和H^+的分泌

肾小球滤过的HCO_3^-约80%在近端小管被重吸收，15%在髓袢升支粗段被重吸收，远曲小管和集合管的重吸收量只占5%左右。H^+分泌可经Na^+-H^+交换体和质子泵（包括H^+-ATP酶和H^+，K^+-ATP酶）实现，但各段肾小管和集合管分泌H^+的方式有所不同。肾通过分泌H^+，实现排酸保碱作用、促进氨的分泌和酸化尿液等功能。

1. 近端小管、髓袢升支粗段和远曲小管始段　血浆中的HCO_3^-是以$NaHCO_3$的形式存在的，肾小球滤过的$NaHCO_3$在肾小管内解离为Na^+和HCO_3^-。近端小管、髓袢升支粗段和远曲小管始段上皮细胞主要通过顶端膜中的Na^+-H^+交换体分泌H^+，还有少量的H^+经H^+-ATP酶进行分泌。不易通过顶端膜的小管液中的HCO_3^-可与上皮细胞分泌的H^+结合生成H_2CO_3，后者在顶端膜中的碳酸酐酶（CA）的催化下，迅速分解为CO_2和H_2O。CO_2是高度脂溶性物质，能迅速通过顶端膜进入胞内，在碳酸酐酶的催化下，与H_2O结合生成H_2CO_3，进而解离为H^+和HCO_3^-。H^+可被Na^+-H^+交换体或H^+-ATP酶分泌到小管液中，以前者为主；HCO_3^-通过基底侧膜的方式有两种，在近端小管前半段，HCO_3^-与其他离子（如Na^+）以同向转运的方式进入组织间隙，而在近端小管后半段、髓袢升支粗段和远曲小管始段则为Cl^--HCO_3^-反向转运（图8-15）。

可见，肾小管上皮细胞每分泌一个H^+，同时可重吸收一个HCO_3^-。近端小管、髓袢升支粗段和远曲小管始段重吸收HCO_3^-是以CO_2形式进行的，由于CO_2能迅速通过顶端膜，故HCO_3^-的重吸收优先于Cl^-的重吸收。近端小管分泌的H^+可被小管液中的HCO_3^-、NH_3和HPO_4^{2-}中和，虽然H^+的分泌量较大，但小管液中H^+的浓度只增加3～4倍。

乙酰唑胺（acetazolamide）可通过抑制碳酸酐酶的活性，减少Na^+和HCO_3^-的重吸收，从而增加水的排出量，但由于其利尿效应较弱，现临床上很少作为利尿药使用。

2. 远曲小管后段和集合管　其中的闰细胞可分为A型、B型和非A非B型三种，远

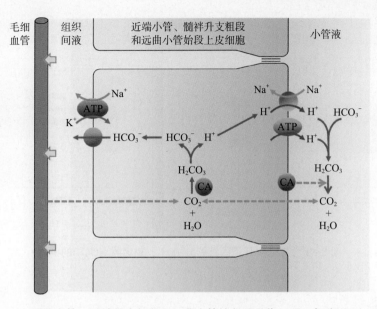

图 8-15　近端小管、髓袢升支粗段和远曲小管始段重吸收 HCO_3^- 与分泌 H^+ 示意图

曲小管后段的闰细胞有 A 型和非 A 非 B 型，皮质部集合管的闰细胞类型为 A 型和 B 型，正常情况下外髓部和内髓部集合管的闰细胞只有 A 型（表 8-5）。

表 8-5　闰细胞的类型及其主要功能

类型	分布	主要功能
A 型闰细胞	远曲小管后段、集合管	分泌 H^+（H^+-ATP 酶、H^+, K^+-ATP 酶）、NH_3；重吸收 K^+ 和 HCO_3^-
B 型闰细胞	皮质部集合管	分泌 H^+（H^+, K^+-ATP 酶）；分泌、重吸收 HCO_3^-（Cl^--HCO_3^- 交换体、彭德莱素）；重吸收 Cl^-
非 A 非 B 型闰细胞	远曲小管后段	分泌 H^+（H^+-ATP 酶）、NH_3 和 HCO_3^-（Cl^--HCO_3^- 交换体）

　　远曲小管后段和集合管中的 A 型和 B 型闰细胞参与对 HCO_3^- 的重吸收。A 型和 B 型闰细胞基底侧膜中分布有 Cl^--HCO_3^- 交换体，胞内生成的 HCO_3^- 经 Cl^--HCO_3^- 交换体重吸收入血，各种闰细胞均可通过质子泵主动分泌 H^+。A 型闰细胞的顶端膜中分布有两种质子泵，即 H^+-ATP 酶和 H^+, K^+-ATP 酶；B 型和非 A 非 B 型闰细胞的顶端膜中分别分布有 H^+, K^+-ATP 酶和 H^+-ATP 酶。闰细胞内生成的 H^+ 分别由上述质子泵泵至小管液中（图 8-16）。虽然闰细胞分泌的 H^+ 量较少，但可使小管液的 H^+ 浓度升高约 900 倍。进入小管液的 H^+ 除了与小管液中的 HCO_3^- 结合生成 H_2CO_3 外，还可与 HPO_4^{2-} 结合形成 $H_2PO_4^-$，或与上皮细胞分泌的 NH_3 结合形成 NH_4^+，而 $H_2PO_4^-$ 和 NH_4^+ 都不易透过顶端膜进入胞内，只能留在小管液中最后随尿液排出。H^+ 分泌受下列因素的影响：①小管液的 pH。小管液 pH 降低可抑制 H^+ 分泌，反之则促进 H^+ 分泌。②机体酸碱平衡的改变。如发生酸中毒，肾小管上皮细胞内碳酸酐酶活性增强，H^+ 生成和分泌量均增加。

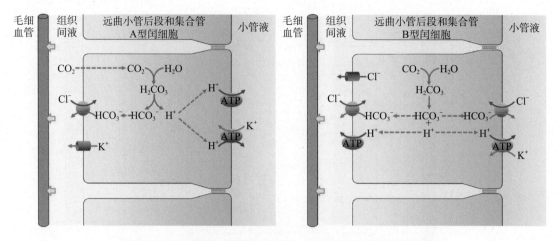

图 8-16　A 型和 B 型闰细胞分泌 H^+、重吸收 HCO_3^- 的机制

（三）NH_3 和 NH_4^+ 的分泌

近端小管将上皮细胞生成的 NH_3 和 NH_4^+ 分泌入小管液中，进入小管液中的 NH_3 与 H^+ 结合生成 NH_4^+。当小管液流经髓袢升支粗段时，大部分 NH_4^+ 被重吸收至组织间液。在髓质组织间液，NH_4^+ 与 $NH_3 + H^+$ 之间处于一定的平衡状态。由于 NH_3 是脂溶性物质，NH_3 通过集合管上皮细胞分泌入小管液后，与质子泵分泌的 H^+ 结合生成 NH_4^+，由于顶端膜对 NH_4^+ 缺乏通透性，生成的 NH_4^+ 最后随尿液排出（图 8-17）。

1. 近端小管　其上皮细胞中的 NH_4^+ 和 NH_3 主要来源于谷氨酰胺（glutamine）。一分子谷氨酰胺在谷氨酰胺酶、谷氨酸脱氢酶等的作用下生成两个 NH_4^+ 和两个 HCO_3^-。在近端小管上皮细胞内，NH_4^+ 与 NH_3+H^+ 处于动态平衡。NH_3 是脂溶性物质，可直接向小管液中扩散，并与分泌的 H^+ 结合生成 NH_4^+；NH_4^+ 可代替 H^+ 由顶端膜的 Na^+-H^+ 交换体分泌入小管液，HCO_3^- 则经基底侧膜的 Na^+-HCO_3^- 交换体重吸收。可见，近端小管上皮细胞每代谢一分子谷氨酰胺，有两个 NH_4^+ 被分泌入小管液，同时重吸收两个 HCO_3^-（图 8-18）。

2. 髓袢升支粗段　当含有 NH_4^+ 的小管液流经髓袢升支粗段时，NH_4^+ 代替 K^+ 由顶端膜中的 Na^+-K^+-$2Cl^-$ 同向转运体将其转运入上皮细胞内。在上皮细胞内，NH_4^+ 与 $NH_3 + H^+$ 之间保持动态平衡，其中

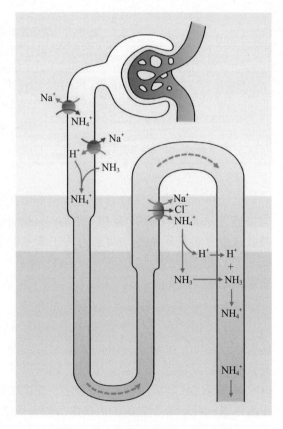

图 8-17　肾 NH_3 和 NH_4^+ 的分泌

NH_3 直接向管周组织间液扩散，NH_4^+ 取代 H^+ 经基底侧膜中的 Na^+–H^+ 交换体运至组织间液（图 8-19）。

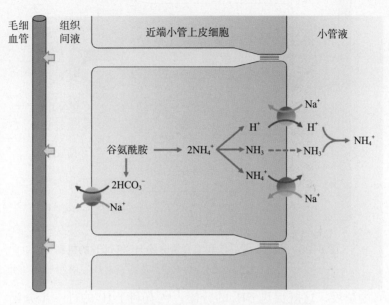

图 8-18　近端小管分泌 NH_3 和 NH_4^+ 的机制

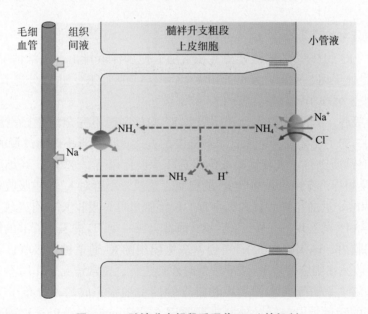

图 8-19　髓袢升支粗段重吸收 NH_4^+ 的机制

3. 远曲小管后段和集合管　其 A 型闰细胞的细胞膜对 NH_3 高度通透，对 NH_4^+ 通透性较低。组织间隙内的 NH_3 通过基底侧膜和顶端膜直接向小管液中扩散，并与质子泵分泌的 H^+ 结合成 NH_4^+，最后随尿液排出。闰细胞每分泌一个 NH_3，同时可将一个 HCO_3^- 重吸收回血（图 8-20）。

NH_3 的分泌与 H^+ 分泌密切相关。小管液中 H^+ 与 NH_3 结合生成 NH_4^+，从而降低小管

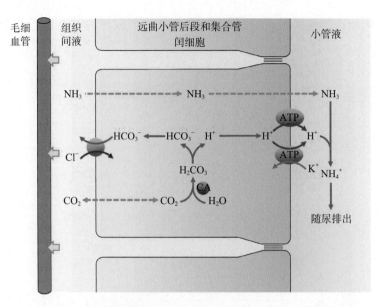

图 8-20 远曲小管后段和集合管分泌 H^+ 和 NH_3 的机制

液中 H^+ 与 NH_3 的浓度，这既促进 NH_3 的分泌，也有利于 H^+ 的进一步分泌。同时，NH_3 的分泌也促进 HCO_3^- 的生成和重吸收。可见，肾可通过泌氨活动参与对机体酸碱平衡的调节。

（四）K^+ 的重吸收与分泌

机体摄入的 K^+ 约 90% 随尿液排出，10% 随粪便和汗液排出。正常情况下机体 K^+ 的摄入量和排出量处于动态平衡。肾小管和集合管既能重吸收 K^+，也能分泌 K^+。终尿 K^+ 的排泄量主要取决于远曲小管和集合管的 K^+ 分泌量。

1. K^+ 的重吸收 肾小管和集合管重吸收 K^+ 的机制尚不完全清楚。一般认为，近端小管是重吸收 K^+ 的主要部位，可通过溶剂拖曳的方式重吸收肾小球滤过量的 65% ~ 70%，即在近端小管对溶质进行重吸收后形成的渗透压梯度作用下，水和 K^+ 经细胞旁途径被重吸收。前已述及髓袢升支粗段重吸收 K^+ 的机制，这段肾小管对 K^+ 的重吸收量占肾小球滤过量的 25% ~ 30%。远曲小管后段和集合管的闰细胞也可重吸收 K^+，有人认为这是通过顶端膜的 H^+，K^+-ATP 酶实现的，H^+，K^+-ATP 酶在分泌一个 H^+ 进入小管液的同时可交换一个 K^+ 进入闰细胞内，进入胞内的 K^+ 再经基底侧膜中的 K^+ 通道被重吸收；一般认为，这部分 K^+ 的重吸收只在细胞外液 K^+ 浓度较低时才会进行，正常情况下作用不大。

2. K^+ 的分泌 是由远曲小管后段和集合管的主细胞完成的，分布于主细胞顶端膜的参与分泌 K^+ 的转运蛋白包括肾外髓质钾通道（renal outer medullary K^+ channel，ROMK 通道）、大电导钙激活钾通道（big conductance Ca^{2+} activated K^+ channel，BK 通道）和 K^+-Cl^- 同向转运体（图 8-21）。远曲小管后段和集合管主细胞分泌的 K^+ 是终尿中 K^+ 的主要来源。

（1）K^+ 的分泌机制 分泌 K^+ 是主细胞的重要功能。小管液中的 Na^+ 顺电 – 化学梯度经上皮钠通道（ENaC）扩散入胞内后，管腔内出现负电位，这为 K^+ 的分泌提供了电位梯度，而基底侧膜上钠泵所维持的胞内高 K^+ 状态可为 K^+ 的分泌提供浓度梯度，两者共同驱

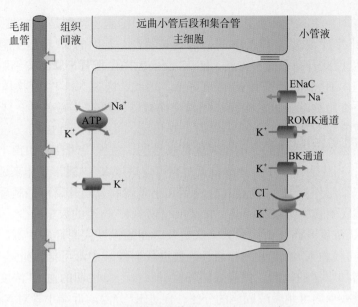

图 8-21　主细胞重吸收 Na^+、分泌 K^+ 示意图

动 K^+ 经顶端膜的 ROMK 通道分泌入小管液。BK 通道可在高 K^+ 排泄时开放，与 ROMK 通道共同分泌 K^+。有少量的 K^+ 还通过 K^+-Cl^- 同向转运的方式进行分泌。此外，上皮细胞内尚有小部分 K^+ 可经基底侧膜的 K^+ 通道进入管周组织间液。

（2）影响 K^+ 分泌的主要因素　凡能影响钠泵活动，或影响 ENaC、K^+ 通道通透性，或影响 K^+ 分泌驱动力的因素均可影响 K^+ 的分泌。

1）流至远曲小管后段和集合管的小管液成分和流量的改变：①小管液流量。K^+ 分泌入小管液后，由于小管液 K^+ 浓度升高，顶端膜两侧的 K^+ 浓度差降低，K^+ 分泌的驱动力减小。而如小管液流量增加，可将分泌至小管液中的 K^+ 迅速带走，小管液的 K^+ 浓度因而不至于显著升高，这有利于 K^+ 的持续分泌。流量引起的 K^+ 分泌增加部分是由 BK 通道介导的，在正常或低 K^+ 排泄时 BK 通道是关闭的，小管液流量增大可引起顶端膜中 BK 通道开放并增加其数量，这样，顶端膜的 K^+ 电导增大，K^+ 分泌量增加。因此，临床上如需大量使用袢利尿药（loop diuretics）呋塞米或依他尼酸时，应注意适当补钾，防止低血钾症的发生。②小管液中 Na^+ 的浓度。噻嗪类利尿药抑制远曲小管始段上皮细胞顶端膜上的 Na^+-Cl^- 同向转运，这可致流至 K^+ 分泌处即远曲小管后段和集合管的小管液的 Na^+ 浓度升高，而小管液的 Na^+ 浓度升高可促进 Na^+ 经 ENaC 重吸收，使管腔内负电位负值增大，从而促进 K^+ 的分泌。可见，噻嗪类利尿药是一种排钾利尿药。③小管液的 Cl^- 浓度。浓度降低可加强顶端膜 K^+-Cl^- 同向转运，促进 K^+ 的分泌。

2）主细胞顶端膜内、外两侧的电位差：阿米洛利或氨苯蝶啶抑制主细胞顶端膜中的 ENaC，使 Na^+ 的重吸收减少，管内电位升高，K^+ 因而分泌减少，有助于升高血 K^+ 浓度，故阿米洛利和氨苯蝶啶属于保钾利尿药。

3）血液成分的改变：①血钾浓度。浓度升高一方面可通过刺激醛固酮的释放来促进 K^+ 的分泌；另一方面，当血 K^+ 浓度升高时，管周组织间液的 K^+ 浓度也随之升高，经基底侧膜离开主细胞的 K^+ 减少，主细胞胞质的 K^+ 浓度升高，也可促进 K^+ 的分泌；②血液酸碱度。酸中毒即血浆 pH 低于正常时，一方面由于细胞（特别是骨骼肌细胞）存在 H^+/K^+ 交换，即胞外的 H^+ 浓度较高，H^+ 进入胞内被缓冲，胞内的 K^+ 转运至胞外以维持电荷平衡，血 K^+ 浓度因此升高；另一方面，H^+/K^+ 交换也发生在肾小管上皮细胞，这可引起肾小管上皮细胞胞内 H^+ 浓度升高和 K^+ 浓度降低，因此，通过 Na^+-H^+ 交换体实现的 H^+-Na^+ 交换加强，而主细胞顶端膜上的 K^+/Na^+ 通道交换减弱，即 K^+ 分泌减少。上述两者共同引起高钾血症。碱中毒（血浆 pH 高于正常时）则相反，可引起低钾血症。

代谢性酸中毒对 K^+ 排泄的影响是时间依赖性的，急性代谢性酸中毒（小于 24 h）可抑制 K^+ 的分泌，当代谢性酸中毒持续数天时则可促进尿 K^+ 排泄。具体来说，发生急性代谢性酸中毒时，细胞外液 H^+ 浓度在几分钟到几小时内的急剧升高可抑制远曲小管后段和集合管主细胞基底侧膜中钠泵的活动，并使顶端膜中 K^+ 通道的数量减少，从而抑制 K^+ 的分泌，引起血 K^+ 浓度升高。而持续数天或更长时间的慢性代谢性酸中毒，由于细胞存在 H^+/K^+ 交换，这可使血 K^+ 浓度升高；而且，慢性代谢性酸中毒可抑制近端小管对 NaCl 和水的重吸收，增加水盐的排泄，使有效循环血量减少。急性期的血 K^+ 浓度升高和慢性期的有效循环血量减少均可刺激醛固酮的分泌，促进 K^+ 分泌。近端小管对 NaCl 和水的重吸收减少还可增加 K^+ 分泌处的小管液流量，从而促进 K^+ 的分泌，而且该效应可超过酸中毒对钠泵的抑制作用。总之，急性或慢性代谢性酸中毒均可使胞外 K^+ 浓度升高，但急性期减少 K^+ 的分泌和排泄，而慢性期则增加 K^+ 的分泌和排泄，其中，醛固酮是逆转酸中毒对 K^+ 分泌影响的关键因素（图 8-22）。过去一直认为 H^+ 和 K^+ 的分泌呈竞争的关系，即酸中毒时，由于上皮细胞内 H^+ 增加、K^+ 减少，造成 H^+-Na^+ 交换加强、K^+/Na^+ 通道交换减弱，从而引起血 K^+ 浓度升高；碱中毒则相反，可使血 K^+ 浓度降低。所以，碱中毒常伴有低钾血症，而酸中毒常伴有高钾血症。最近的研究发现，H^+ 和 K^+ 的分泌呈平行而非竞争关系，因此对传统的理论提出了质疑。

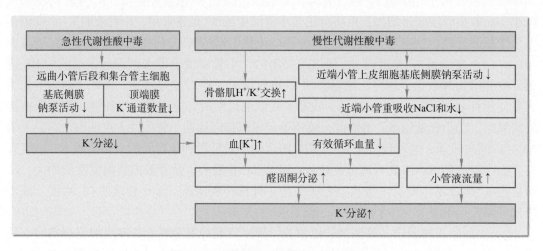

图 8-22　代谢性酸中毒对 K^+ 分泌的影响

（五）葡萄糖的重吸收

正常情况下，肾小管和集合管中具有重吸收葡萄糖能力的仅限于近端小管，肾小球滤过的葡萄糖约 90% 在近端小管 S1 段被重吸收，其余约 10% 的葡萄糖在 S3 段被重吸收。

因肾小球滤过的葡萄糖在近端小管几乎全部被重吸收，所以终尿中的葡萄糖浓度接近于零。

近端小管S1段上皮细胞顶端膜中的Na^+–葡萄糖同向转运体2（sodium-glucose cotransporter 2，SGLT2）是一种高转运能力、低亲和力的同向转运体，这种转运体以1:1的比率将小管液中的Na^+与葡萄糖一起转运入上皮细胞内；进入细胞的葡萄糖再经基底侧膜中的葡萄糖转运蛋白2（glucose transporter 2，GLUT2）以易化扩散的方式进入管周组织间液，然后被重吸收入血。在近端小管的S3段，小管液葡萄糖的浓度较低，上皮细胞顶端膜中的Na^+–葡萄糖同向转运体1（SGLT1）是一种高亲和力、低转运能力的同向转运体，这种转运体以2:1的比率将小管液中的Na^+与葡萄糖一起转运入上皮细胞内，再经基底侧膜中的葡萄糖转运蛋白1（GLUT1）以易化扩散的方式转运入管周组织间液而被重吸收。作为治疗糖尿病的新型药物，SGLT2抑制剂如卡格列净（canagliflozin）、达格列净（dapagliflozin）和恩格列净（empagliflozin）就是通过抑制近端小管S1段对葡萄糖的重吸收，促进尿糖排泄，从而起到降低血糖的作用（图8–23）。

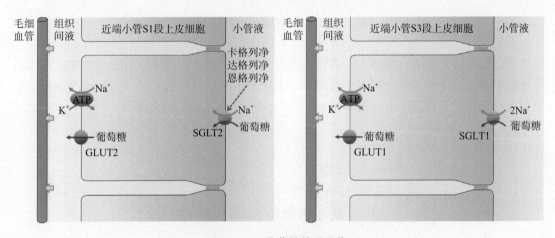

图 8-23　葡萄糖的重吸收
SGLT1：Na^+–葡萄糖同向转运体1；SGLT2：Na^+–葡萄糖同向转运体2；
GLUT1：葡萄糖转运蛋白1；GLUT2：葡萄糖转运蛋白2。

不同肾单位对葡萄糖的重吸收能力存在差异。如血糖浓度低于180 mg/dL，小管液中的葡萄糖可被全部重吸收，尿液中不含葡萄糖；当血糖浓度达肾糖阈即180 mg/dL时，部分肾单位的近端小管对葡萄糖的重吸收达到极限，小管液中的葡萄糖不能被全部重吸收，尿液中开始出现葡萄糖。通常将尿液中刚开始出现葡萄糖时的血糖浓度称为肾糖阈（renal threshold for glucose），肾糖阈因人而异，一般为180 mg/dL（或9.99 mmol/L）。当血糖浓度在180~300 mg/dL范围变化时，随着血糖浓度的升高，重吸收量达到极限的肾单位数量逐渐增加，尿液中葡萄糖的排泄率也逐渐增加；当血糖浓度升至300 mg/dL或更高时，所有肾单位对葡萄糖的重吸收均达到极限，此时，随着血糖浓度的升高，葡萄糖滤过率与尿糖排泄率之差保持不变，该差值就是葡萄糖的最大转运速率（maximal rate of transport of glucose）。健康成年人（体表面积为1.73 m^2）两肾的葡萄糖最大转运速率，男性为375 mg/min，女性为300 mg/min（图8–24）。肾对葡萄糖的转运速率极限值可能与转运葡萄糖的

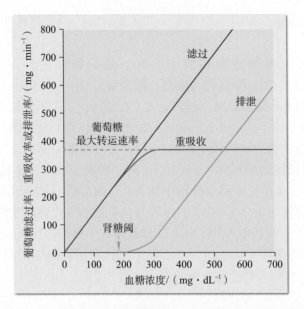

图 8-24　血糖浓度与葡萄糖的滤过、重吸收和排泄的关系

载体蛋白数量有限有关。健康人的血糖浓度总是低于肾糖阈，即使在餐后也是如此；然而糖尿病患者，由于胰岛素绝对或相对缺乏，血糖浓度超过肾糖阈，这可使滤过的葡萄糖不能被全部重吸收，尿液中出现葡萄糖。

（六）Ca^{2+} 的重吸收

（七）尿素的重吸收和分泌

（八）其他物质的重吸收和分泌

第四节　尿液的浓缩和稀释

尿液的浓缩或稀释是指相对于血浆渗透压而言，是表示尿液渗透压高低的一种方法。如尿液渗透压高于血浆渗透压，该尿液称为高渗尿（hyperosmotic urine），表示尿液被浓缩；如尿液渗透压低于血浆渗透压，该尿液则称为低渗尿（hypoosmotic urine），表示尿液被稀释。机体缺水时，尿液的渗透压可高达 1 200 mOsm/（kg·H_2O）；当体水过剩时，尿液的渗透压可低至 50 mOsm/（kg·H_2O）。可见在生理状态下，尿液的渗透压可发生很大幅度的波动，说明肾有强大的浓缩或稀释尿液的能力。肾通过浓缩或稀释尿液，将血浆渗透压维持在 300 mOsm/（kg·H_2O）左右的正常水平。

健康成年人每天尿量为 1.0 ~ 2.0 L。24 h 尿量超过 2.5 L 的现象称为多尿（polyuria）；24 h 尿量少于 0.4 L 的现象称为少尿（oliguria）；24 h 尿量少于 0.1 L 的现象称为无尿（anuria）。

一、尿液浓缩和稀释的条件

尿液渗透压的高低主要取决于远曲小管后段和集合管对水的重吸收量，而远曲小管后段和集合管对水的重吸收量取决于两个因素：一是远曲小管后段和集合管对水通透性的大小，该因素受 VP 的调控；二是髓质组织间液存在渗透压梯度，而且在同一平面，髓质组织间液的渗透压要高于小管液渗透压。研究表明，肾皮质部组织间液是等渗的，而髓质组织间液与血浆的渗透压之比从外髓部至内髓部逐渐升高，即在肾髓质部存在明确的渗透压梯度，保证了集合管从皮质部至内髓部均具有重吸收水的能力（图 8-25）。

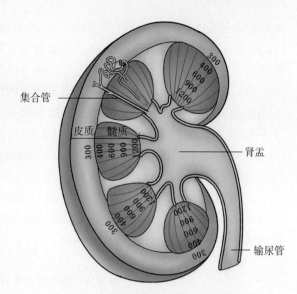

图 8-25 **肾髓质渗透压梯度示意图**
图中的数字表示该处组织间液的渗透压，
单位为 mOsm/（kg·H₂O）。

机体缺水时，在 VP 的作用下，集合管对水的通透性较大，当低渗或等渗的远曲小管小管液流经集合管时，由于髓质组织间液渗透压高于小管液渗透压，水不断被重吸收，小管液中的溶质浓度逐渐升高，小管液不断被浓缩，最终排出高渗尿。体内水过剩时，由于 VP 分泌减少，集合管对水的通透性较低，虽然髓质组织间液的渗透压高于同一平面的集合管小管液渗透压，集合管对水重吸收仍会减少，加上 NaCl 等溶质被继续重吸收，故尿液稀释，排出低渗尿。

二、尿液浓缩和稀释的原理

（一）肾髓质组织间液高渗梯度的建立

1. 逆流倍增和逆流交换 在一个 U 形管道内，升支与降支管道中间的隔膜可选择性地将升支的溶质泵入降支，但隔膜对水的通透性很低。当液体在该管道内流动时，降支管道内的液体由于溶质的不断进入，溶质浓度自上而下逐渐增加，而升支管道内液体的溶质浓度则自下而上逐渐降低。这种由于逆流使 U 形管内溶质浓度自上而下成倍增加的现象称为逆流倍增（countercurrent multiplication）（图 8-26）。通过微穿刺和微导管法对缺水动物肾不同部位的小管液或血液的渗透压进行测定，发现近端小管前 2/3 的小管液是等渗的，远曲小管的小管液为低渗或等渗的，髓袢折返处的小管液及其邻近的直小血管折返处的血浆均是高渗的，这些部位的小管液或

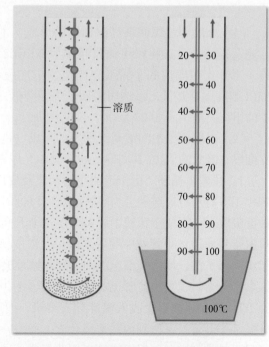

图 8-26 **逆流倍增（左）和逆流交换（右）**
右图中的数字为水温，单位为℃。

血浆的渗透压与同一水平集合管内的小管液渗透压非常接近，可见，髓袢具有逆流倍增器（countercurrent multiplier）的功能，而集合管在髓质中与髓袢升支并行且相互靠近，是尿液浓缩的主要部位。

在一个 U 形管道内，如升支与降支管道内的液体可以进行热交换，流入降支内水进入热源前就可获得来自升支的热量，故水温自上而下逐渐升高；在升支中流动的水，由于不断地将热量传导给降支，水温自下而上逐渐降低（图 8-26）。通过这种逆流交换（countercurrent exchange）作用，水在流经热源时所带走的热量就较少，这有助于减少热源的热量损失。直小血管的升支与降支起着逆流交换器的作用。

2. 肾髓质组织间液高渗梯度的形成　目前一般用逆流倍增模型来解释肾髓质高渗梯度的形成机制，该学说认为，髓质高渗梯度的形成与各段肾小管和集合管对水、Na^+ 和尿素的通透性不同有密切关系（表 8-6）。

表 8-6　各段肾小管和集合管对水、Na^+ 和尿素的通透性

节段	水	Na^+	尿素
髓袢降支细段	易通透	不易通透	中等通透
髓袢升支细段	不易通透	易通透	不易通透
髓袢升支粗段	不易通透	主动重吸收	不易通透
远曲小管始段	不易通透	主动重吸收	不易通透
远曲小管后段和集合管	有 VP 时易通透	主动重吸收	远曲小管后段、皮质部和外髓部集合管不易通透，内髓部集合管易通透

（1）外髓部组织间液高渗梯度的形成　主要依赖髓袢升支粗段对 NaCl 的重吸收。前已述及，髓袢升支粗段可通过顶端膜 NKCC2 主动重吸收 Na^+ 和 Cl^-，但对水和尿素不通透，当升支粗段内的小管液在向皮质方向流动时，由于 NaCl 不断被重吸收，小管液的 NaCl 浓度逐渐降低，渗透压因而也逐渐降低，外髓部组织间液则因 NaCl 的重吸收称为高渗的组织间液（图 8-27）。

（2）内髓部组织间液高渗梯度的形成　是由从内髓部集合管重吸收的尿素和从髓袢升支细段重吸收的 NaCl 共同导致的，其中，尿素和 NaCl 的作用约各占 50%（图 8-27）。

1）尿素再循环：由于远曲小管后段及皮质部和外髓部集合管对尿素不通透，而在 VP 的作用下对水有通透性。当小管液流经该处时，小管液中的水不断被重吸收，而尿素不能被重吸收，从而使小管液中尿素浓度逐渐升高。一旦小管液进入内髓部集合管，由于该处对尿素易通透，小管液中的尿素即可顺浓度梯度通过上皮细胞膜上的 UT-A1 和 UT-A3 向组织间液扩散，使内髓部组织间液尿素浓度升高，渗透压也随之升高。因髓袢降支细段对尿素中等通透，直小血管也对尿素具通透性，所以从内髓部集合管扩散到组织间液的尿素经 UT-A2 介导被重吸收入髓袢升支细段，而后依次流过升支粗段、远曲小管、皮质部和外髓部集合管，又回到内髓部集合管。而后，如管内外存在尿素浓度梯度，小管液中的尿素又可扩散到内髓部组织间液，由此形成了尿素再循环，直至达到动态平衡。另外，髓质组织间液中的尿素还可通过直小血管升支的窗孔进入血液，在血液流向外髓部的过程中，

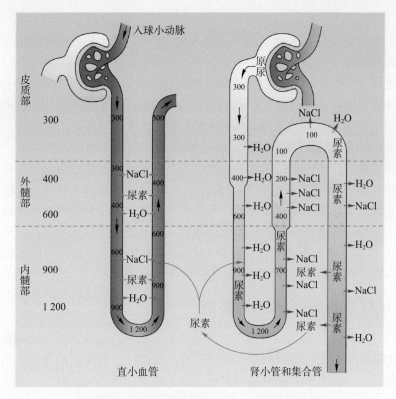

图 8-27 肾髓质高渗梯度的形成和维持示意图

图中的数字表示该处的渗透压，单位为 mOsm/（kg·H_2O）。

再扩散到尿素浓度较低的组织间液，然后通过直小血管降支内皮细胞膜中的 UT-B 返回血液。可见，尿素再循环可使内髓部组织间液保持一定的尿素浓度，使之渗透压升高并形成渗透压梯度，当然，多余的尿素可经尿液排出或被血流带走。

2）髓袢升支细段对 NaCl 的重吸收：髓袢降支与升支具有逆流倍增器的功能，使内髓部组织间液形成高渗梯度。①髓袢降支细段重吸收水。髓袢降支细段对 Na^+ 不通透，对水易通透。当等渗的小管液流经髓袢降支细段时，在髓质组织间液高渗梯度的作用下，水不断地被"抽吸"出来，小管液中的 NaCl 浓度愈来愈高，渗透压随之不断升高，在髓袢折返处小管液的渗透压达最高。②髓袢升支细段重吸收 NaCl。当高渗的小管液绕过髓袢顶端折返并流入升支细段时，由于升支细段对 Na^+ 易通透，对水不通透，而管内外又存在 NaCl 的浓度差，NaCl 即可顺浓度梯度经细胞旁途径被动扩散至内髓部组织间液，从而进一步提高内髓部组织间液的渗透压。

从髓质组织间液渗透压梯度形成的全过程来看，髓袢升支粗段对 NaCl 的重吸收是最重要的起始动力，而尿素再循环则促使整个渗透压梯度的形成。通过髓袢逆流倍增作用形成的髓质组织间液的高渗梯度正是流经远曲小管后段和集合管小管液形成浓缩尿的基础。

（二）肾髓质组织间液高渗梯度的保持

肾髓质组织间液的高渗浓度形成后，需依赖直小血管的逆流交换作用保持相对稳定状态。这种逆流交换作用的关键在于直小血管的管壁对水和溶质高度通透，且降支与升支无明显差异。

由于直小血管降支任一平面的组织间液 NaCl 和尿素浓度及渗透压均比直小血管内的血浆高，因此当血液流入直小血管降支时，周围组织间液中的 NaCl 和尿素顺浓度梯度不断向直小血管降支中扩散，血管内的水则依渗透压梯度通过血管壁进入组织间液。因此，降支血管中的溶质浓度逐渐升高，在直小血管的折返处，血浆的渗透压达最高。在直小血管升支，任一平面血管内的血浆 NaCl 和尿素浓度及渗透压均高于组织间液，当直小血管升支的血液从髓质深部返回外髓部时，NaCl 和尿素又逐渐扩散回组织间液，并且可以再进入降支；通过渗透作用，组织间液中的水则不断进入直小血管升支。

这样，NaCl 和尿素可不断地在直小血管降支与升支之间循环进出，这相当于一个逆流交换过程，加上尿素在髓袢和集合管之间的再循环，从而使肾髓质组织间液中的溶质不至于被血流大量带走；此外，由于从组织间液进入直小血管升支的水量超过降支失去的水量，当直小血管升支离开外髓部时，可将组织间液中多余的水及时带回体循环。显而易见，上述两方面作用均有利于维持肾髓质组织间液的高渗梯度。

三、影响尿液浓缩或稀释的因素

前已述及，在肾髓质组织间液存在高渗梯度的前提下，尿液浓缩还是稀释主要取决于由 VP 所决定的远曲小管后段和集合管管壁对的水通透性，所以影响肾髓质组织间液渗透压梯度形成和维持的因素及影响管壁对水通透性的因素均能影响尿液的浓缩或稀释。

（一）影响肾髓质高渗梯度形成的因素

1. 髓袢的长度与结构完整性　肾髓质高渗梯度的形成依赖髓袢的逆流倍增作用。髓袢长，逆流倍增效率高，则从皮质部至内髓部的渗透压梯度大，尿浓缩效率高；髓袢短则相反。与成年人相比，婴幼儿的髓袢较短，故尿浓缩效率低，尿量较多。如因髓质钙化、萎缩或纤维化造成髓袢功能受损，髓袢的逆流倍增效应减弱或消失，这可导致尿浓缩能力降低。

2. 影响外髓部高渗梯度形成的因素　由于髓袢升支粗段对 NaCl 的主动重吸收是形成髓质渗透压梯度的原动力，呋塞米、依他尼酸可抑制髓袢升支粗段对 NaCl 的重吸收，从而影响髓质高渗梯度的形成，使集合管的尿浓缩能力降低，排出大量的稀释尿。

3. 影响内髓部高渗梯度形成的因素　尿素主要参与肾内髓部组织间液高渗梯度的形成。如发生营养不良或长期蛋白质摄入不足，由于体内尿素生成减少，内髓部高渗梯度的形成受损，尿浓缩能力降低。

（二）影响肾髓质高渗梯度维持的因素

直小血管保持适当的血流速度有利于 Na$^+$ 和尿素在直小血管升、降支中循环。如直小血管血流速度过快，血流可从肾髓质带走较多的 NaCl 和尿素；而直小血管血流速度过慢，肾小管和集合管重吸收的水又不能被及时带走。上述这两种情况均导致肾髓质高渗梯度难以维持，使尿浓缩能力降低。

（三）影响远曲小管后段和集合管对水通透性的因素

受 VP 调控的远曲小管后段和集合管对水的通透性是决定尿液发生浓缩还是稀释的主要条件。在尿崩症（diabetes insipidus）患者，由于缺乏 VP 或肾小管、集合管缺乏 VP 受体，其远曲小管和集合管对水的通透性很低，水的重吸收很少，因此每天可排出大量的低渗尿。

第五节 肾泌尿功能的调节

尿液的生成过程包括肾小球滤过、肾小管和集合管的重吸收和分泌，上述过程均受到神经和体液因素的调节。在生理状态下，肾通过肾血流量的自身调节和球－管平衡等机制，使肾小球滤过率和终尿生成量保持相对稳定。

一、神经调节

肾交感神经起自脊髓的胸 12 至腰 2 节段，其节前纤维进入腹腔神经节及主动脉肾神经节并换元后，发出节后纤维分布于肾的血管、球旁细胞和肾小管。生理状态下肾交感神经的作用不明显，而在急性失血、脑缺血等情况下，肾交感神经的强烈兴奋可使肾血流量显著减少，但这种作用一般只持续数分钟到数小时。一般认为，肾不受副交感神经支配。

肾交感神经兴奋，节后纤维通过释放去甲肾上腺素激活 α 受体或 β 受体，主要产生以下三方面的作用：①激活肾血管平滑肌中的 α 受体，使肾血管收缩，同时入球小动脉收缩比出球小动脉更显著，故肾血流量减少，肾小球毛细血管血压降低，肾小球滤过率降低。②激活球旁细胞的 β 受体，刺激肾素的释放，后者使循环血液中的血管紧张素 Ⅱ 和醛固酮浓度升高，从而促进肾小管和集合管对水、钠的重吸收。③通过激活肾小管上皮细胞的 α_1 受体，主要促进近端小管对水、钠的重吸收（图 8-28）。

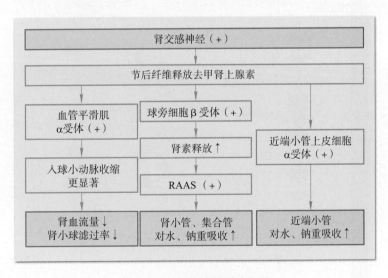

图 8-28 肾交感神经的作用
RAAS：肾素－血管紧张素－醛固酮系统。

肾交感神经的活动受到多种反射的调控。例如，当急性大失血导致动脉血压大幅度降低时，由于动脉压力感受器反射减弱、化学感受器反射和脑缺血反应加强，肾交感神经兴奋，从而使肾血流量和肾小球滤过率减少，肾小管和集合管对水、钠的重吸收增加，保证脑、心等重要器官的血液供应。

二、体液调节

（一）血管升压素

1. 合成、储存与释放　血管升压素（VP）在下丘脑视上核和室旁核（前者为主）的大细胞神经元的胞体内合成后包裹在囊泡内，而后通过下丘脑－垂体束的轴浆运输运至神经垂体进行储存。如视上核和室旁核内的大细胞神经元兴奋，神经冲动传至轴突末梢并触发 VP 的释放，VP 经血液运输至肾后发挥其生理效应。

2. 生理作用　VP 的主要肾效应是提高远曲小管后段和集合管对水的通透性，促进水的重吸收，其作用机制如下：VP 与远曲小管后段和集合管主细胞基底侧膜上的 V_2 受体结合，通过 Gs 激活膜内的腺苷酸环化酶，增加 cAMP 的生成，后者激活蛋白激酶 A（PKA），使位于顶端膜附近的含有 AQP2 的小泡镶嵌在顶端膜上，增大顶端膜上 AQP2 的分布密度，从而使其对水的通透性增大，促进小管液中的水进入主细胞内并随即经基底侧膜的 AQP3 和 AQP4 进入细胞间隙而被重吸收（图 8-29）。如 VP 的作用持续数小时至数天，通过增加 AQP2 基因的转录和蛋白的合成，促进水的重吸收。此外，VP 还可使球内系膜细胞收缩，肾小球毛细血管滤过系数降低，从而降低肾小球滤过率，使尿量进一步减少。

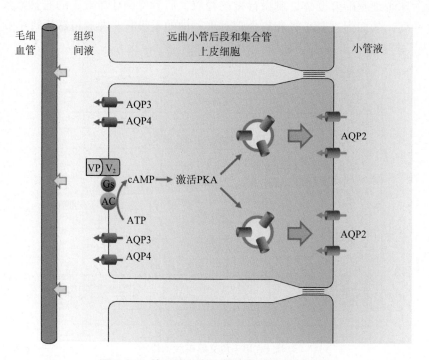

图 8-29　抗利尿激素的肾效应及其作用机制

3. 分泌的调节　VP 的分泌主要受血浆晶体渗透压、循环血量和动脉血压等因素的调节，然而 VP 的分泌对血浆渗透压的变化远比血容量或动脉血压变化敏感。

（1）血浆晶体渗透压　是调节 VP 分泌的最敏感因素。脑内渗透压感受器（osmoreceptor）是指脑室周围器（circumventricular organ）中对细胞外液渗透压变化敏感的神经元，其中，第三脑室前部的终板血管器（organum vasculosum of the lamina terminalis，OVLT）和穹隆下器（subfornical organ，SFO）内均存在感受渗透压变化的渗透压感受性神经元，这些神经元的轴突支配下丘脑视上核和室旁核内的大细胞神经元，调节 VP 的分泌。如血浆晶体渗透压升高，渗透压感受性神经元因胞内水分丢失而发生皱缩，信息传至下丘脑大细胞神经元，使构成下丘脑－垂体束的大细胞神经元轴突上的动作电位发放频率增加，从而刺激 VP 的释放。相反，血浆晶体渗透压的降低引起渗透压感受性神经元肿胀，大细胞神经元轴突上的动作电位发放频率降低，从而抑制 VP 的释放。

在生理状态下，刺激 VP 释放的最重要的因素是"有效"血浆晶体渗透压的变化。血浆晶体渗透压升高刺激 VP 释放的主要机制就是渗透压感受性神经元的脱水，但是，这些神经元对血浆晶体渗透压升高的反应取决于溶质的性质。一般来说，不容易进入渗透压感受性神经元的溶质对 VP 释放的刺激作用较强，而容易通过细胞膜的则作用较弱，所以渗透压感受器对 Na^+、Cl^- 形成的血浆渗透压变化最为敏感，对葡萄糖、尿素的敏感性较低，蔗糖和甘露醇也是刺激 VP 释放的较强刺激剂。

人体实验证实，渗透压感受器对血浆渗透压的变化十分敏感。正常情况下，刺激 VP 分泌的渗透压阈值为 280 mOsm/（kg·H_2O），血浆渗透压若高于该值，渗透压每升高 1%，血浆 VP 浓度可升高约 1 pg/mL；低于该值则 VP 分泌接近甚至完全停止（图 8-30A）。

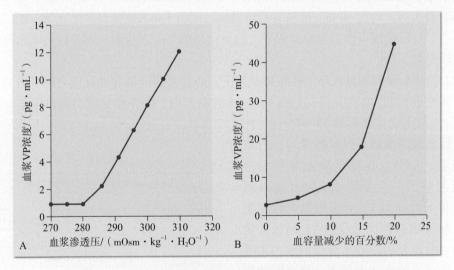

图 8-30　血浆渗透压和血容量的变化与血浆 VP 水平之间的关系
A. 健康成年人　B. 正常大鼠

大量出汗、严重腹泻、呕吐或高热等患者，血浆渗透压超过 280 mOsm/（kg·H_2O）即可刺激脑渗透压感受器，使 VP 释放增加，从而促进远曲小管后段和集合管对水的重吸收，引起尿液浓缩，尿量减少（图 8-31）。渗透压感受器兴奋还可通过抑制肾交感神经的活动和引起渴觉，促进 Na^+ 的重吸收并增加饮水量，这也有助于血浆渗透压朝正常方向恢复。

大量饮清水则相反，由于消化道对摄入水的吸收，血液被稀释，血浆晶体渗透压降低，对脑渗透压感受器的刺激作用减弱，从而引起 VP 释放减少甚至停止，远曲小管后

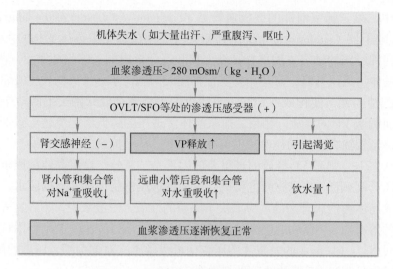

图 8-31　血浆渗透压与抗利尿激素的分泌
OVLT：终板血管器；SFO：穹隆下器。

段和集合管对水的通透性降低，尿液稀释，尿量增加，将体内多余的水排出。这种因大量饮用清水引起的尿量增多的现象，称为水利尿（water diuresis）。健康成年人一次饮用1 000 mL 清水后，约过 30 min 尿量就开始增加，到第 1 h 末尿量可达最高值，随后尿量减少，2～3 h 后尿量即可恢复至原初水平。如果饮用的是生理盐水，则排尿量不出现饮清水后那样的变化。

（2）循环血量和动脉血压　在生理状态下，心容量感受器和动脉压力感受器的传入冲动可紧张性地抑制 VP 的分泌；但在 VP 分泌的调节中，循环血量或动脉血压至少要比正常值低 5% 以上时才能刺激 VP 的分泌（图 8-30B）。

循环血量减少致心容量感受器反射减弱，或者，动脉血压降低致动脉压力感受器反射减弱，两者均可反射性地减弱或解除传入冲动对 VP 分泌的紧张性抑制作用，使大细胞神经元分泌 VP 增加，从而促进远曲小管后段和集合管对水的重吸收，有助于有效循环血量或动脉血压的恢复（图 8-32）。此外，动脉血压的降低还可刺激肾素的释放，使循环血液中血管紧张素 Ⅱ 水平升高，由此提高渗透压感受器对血浆渗透压变化的敏感性，促进 VP 的释放。

（3）其他因素　疼痛、应激刺激、恶心、窒息、低血糖、巴比妥类药物、烟碱和吗啡等因素均可促进 VP 的分泌，乙醇、心房尿钠肽和皮质醇则可抑制 VP 的分泌。

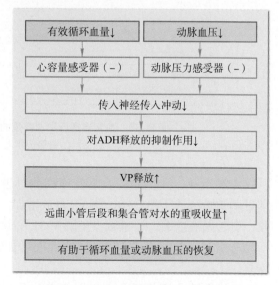

图 8-32　循环血量和动脉血压对抗利尿激素分泌的调节

（二）肾素－血管紧张素－醛固酮系统

肾素－血管紧张素系统生成的血管紧张素Ⅱ（AngⅡ）和血管紧张素Ⅲ（AngⅢ）均具有促进肾上腺皮质球状带合成、分泌醛固酮（aldosterone）的功能，故称之为肾素－血管紧张素－醛固酮系统（RAAS）。

1. 肾素分泌的调节　球旁细胞分泌的肾素通过增加AngⅡ、AngⅢ和醛固酮的生成，影响肾小球滤过、肾小管和集合管的重吸收与分泌等功能。调节肾素分泌的机制包括自身调节、神经调节和体液调节。

（1）自身调节　肾素分泌的自身调节是在肾内完成的，参与该调节机制的肾内感受器包括入球小动脉的牵张感受器和致密斑。当有效循环血量减少、动脉血压降低时，由于入球小动脉血压降低、血流量减少，管壁受到的牵张刺激减弱，可刺激球旁细胞肾素的分泌；同时，由于肾小球滤过率的降低，流经致密斑的小管液中NaCl浓度降低，经管球反馈促进肾素的分泌（图8-33）。

（2）神经调节　球旁细胞受肾交感神经的支配。急性大失血患者，有效循环血量的减少和动脉血压的降低可引起心容量感受器反射和动脉压力感受器反射均减弱，肾交感神经兴奋，肾素分泌增加（图8-33）。

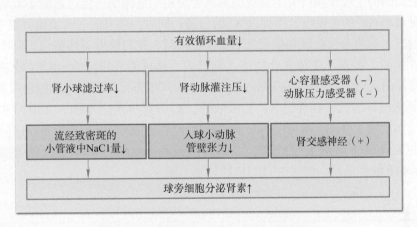

图8-33　肾素分泌的自身调节和神经调节

（3）体液调节　肾内合成的PGE_2和PGI_2及肾上腺髓质分泌的肾上腺素和去甲肾上腺素均能刺激肾素的分泌。而AngⅡ、VP、心房钠尿肽、内皮素和NO等体液因子则可抑制肾素的分泌。

2. 血管紧张素Ⅱ的肾效应　AngⅡ通过对肾的直接作用和刺激醛固酮分泌的间接作用，减少水、Na^+的排泄，维持循环血量并参与对动脉血压的长期调控。具体来说，AngⅡ对尿液生成主要产生以下几个方面的影响。

（1）影响肾小球滤过率　AngⅡ对肾小球滤过率的影响很复杂。① AngⅡ使球内系膜细胞收缩，滤过系数减小，肾小球滤过率降低。② AngⅡ使肾血管平滑肌收缩，可引起肾血流量减少，肾灌注压降低，肾小球滤过率减少。③ AngⅡ可使入球小动脉和出球小动脉均收缩，但出球小动脉对AngⅡ的敏感性比入球小动脉高。低浓度AngⅡ主要引起出球小动脉收缩，使肾小球毛细血管血压升高，但由于肾血流量减少，肾小球滤过率仅轻度升高或变化不大；如 Ang Ⅱ 浓度较高，入球小动脉也出现显著收缩，此时，肾小球毛细血管血压降低，肾血流量减少，肾小球滤过率减少。肾血管性高血压患者，由于肾动脉狭窄，肾灌注压显著降低、肾血流量显著减少，可刺激狭窄侧肾球旁器肾素的分泌，而使 Ang Ⅱ 生成增加，Ang Ⅱ 通过引起出球小动脉收缩，有助于防止肾小球毛细血管血压和肾小球滤过率的严重降低；但如果给患者使用 ACE 抑制剂或 AT_1 受体拮抗剂，由于 Ang Ⅱ 生成减少或作用减弱，出球小动脉舒张，可引起肾小球毛细血管血压和肾小球滤过率显著降低，有时甚至可以引起急性肾衰竭。

（2）促进近端小管对 Na^+ 的重吸收　生理浓度的 Ang Ⅱ 即可作用于近端小管上皮细胞膜上的 AT_1 受体，加强 Na^+-H^+ 交换和钠泵的活动，从而促进近端小管对 Na^+ 的重吸收。

（3）促进醛固酮的合成和释放　Ang Ⅱ 是肾上腺分泌醛固酮的强烈刺激物之一，Ang Ⅱ 作用于肾上腺皮质球状带细胞，促进醛固酮的合成和释放。

（4）经神经系统影响尿液生成　Ang Ⅱ 作用于中枢神经系统，引起 VP 分泌增加、交感神经活动加强，还可引起渴觉和饮水行为。Ang Ⅱ 作用于交感神经末梢，通过 AT_1 受体使去甲肾上腺素释放增加，肾交感神经的肾效应加强。

3. 醛固酮的生理作用及其分泌的调节

（1）醛固酮的生理作用　肾上腺皮质球状带分泌的醛固酮可促进远曲小管后段和集合管主细胞对水和 Na^+ 的重吸收，并促进 K^+ 的分泌；同时，还可促进闰细胞分泌 H^+。

醛固酮进入远曲小管后段和集合管上皮细胞内后，先与胞质受体结合，形成激素 - 受体复合物，然后，激素 - 受体复合物进入胞核内，通过调节特异性 mRNA 转录，合成多种醛固酮诱导的蛋白（aldosterone induced protein），产生下列作用：①增加顶端膜 ENaC 的数量，并使钠电导增大，在促进 Na^+ 重吸收后，K^+ 分泌也随之增加。②增加基底侧膜上钠泵的数量和活性，将进入胞内的 Na^+ 及时转运至管周组织间液而被重吸收，同时通过维持胞内的高 K^+ 状态，促进 K^+ 的分泌。③增大主细胞顶端膜的 K^+ 电导，并可加强闰细胞顶端膜 H^+-ATP 酶的活动，促进 K^+ 和 H^+ 的分泌（图 8-34）。

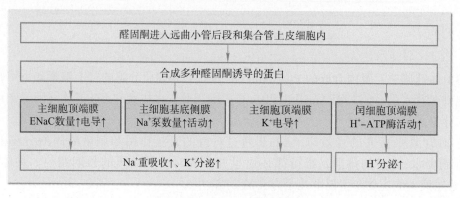

图 8-34　醛固酮的作用机制

（2）醛固酮分泌的调节　醛固酮的分泌主要受 RAAS 及血钾、血钠浓度的调节：①血管紧张素Ⅱ和血管紧张素Ⅲ。Ang Ⅱ 和 Ang Ⅲ 均能促进醛固酮的合成和分泌，虽然该作用 Ang Ⅲ 比 Ang Ⅱ 强，但因血中 Ang Ⅲ 的浓度较低，故以 Ang Ⅱ 的作用为主。②血 K^+ 和血

Na$^+$浓度。血 K$^+$浓度升高或血 Na$^+$浓度降低均可直接刺激肾上腺皮质球状带分泌醛固酮，但肾上腺皮质球状带对血 K$^+$浓度升高非常敏感，血 K$^+$浓度仅需升高 0.5～1.0 mmol/L 即可刺激醛固酮的分泌，而血 Na$^+$浓度要降低很多才能引起同样的反应。

（三）心房钠尿肽

心房钠尿肽（ANP）除了具有心血管效应外，还有强大的利尿、利钠作用（图 8-35），具体表现在：① ANP 使球内系膜细胞舒张、滤过系数增大，ANP 还可通过舒张入球小动脉使肾小球毛细血管血压升高、肾血流量增加，上述这些因素均可使肾小球滤过率增加；② ANP 使远曲小管后段和集合管主细胞顶端膜 Na$^+$通道关闭，从而抑制肾对 Na$^+$、水的重吸收；③抑制肾素分泌，使 Ang Ⅱ、Ang Ⅲ 和醛固酮的生成与分泌减少，从而促进肾排水、排 Na$^+$；④抑制神经垂体释放 VP，使远曲小管后段和集合管对水的重吸收量减少。

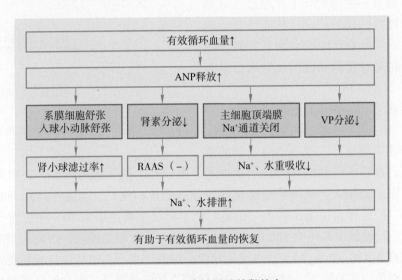

图 8-35　心房钠尿肽的肾效应

（四）其他体液因素

肾上腺髓质释放的去甲肾上腺素和肾上腺素，循环血液中的 VP 和血管紧张素Ⅱ，以及内皮细胞分泌的内皮素等，均可引起血管收缩、肾血流量减少。肾内生成的 PGE$_2$ 和 PGI$_2$ 可对抗去甲肾上腺素和 Ang Ⅱ 的缩血管作用，使肾血流量增加，PGE$_2$ 和 PGI$_2$ 还可抑制近端小管和髓袢升支粗段对 Na$^+$的重吸收，并可产生抗 VP 的作用，这些效应均可促进水、Na$^+$的排出。肾内生成的缓激肽可舒张肾的小动脉，增加肾血流量和肾小球滤过率；缓激肽也能抑制集合管上皮细胞对水、Na$^+$的重吸收。肾入球小动脉内皮细胞生成的一氧化氮可使入球小动脉舒张，肾小球毛细血管血压升高，故肾小球滤过率增加。腺苷则引起入球小动脉收缩，肾血流量减少。

三、自身调节

尿液的生成除了受到上述神经和体液调节外，肾本身也可对肾小球滤过功能及肾小管和集合管的重吸收功能进行自身调节。

（一）肾小球滤过功能的自身调节

动脉血压在 70～180 mmHg 范围发生变化时，肾可通过自身调节维持肾血流量和肾小球滤过率的相对稳定，但肾小球滤过功能的自身调节机制目前尚不完全清楚，一般用肌源性学说和管球反馈学说来解释。

1. 肌源性学说　离体肾灌注实验发现，当肾动脉灌注压在 70～180 mmHg 范围发生变动时，肾血流量可保持相对恒定，因这种现象与神经和体液因素无关，故称之为肾血流量的自身调节。生理状态下肾通过自身调节保持肾血流量的相对稳定，从而使肾小球滤过率不会因动脉血压的波动而产生较大幅度的变化，这对肾排泄功能的正常进行具有重要的意义（图 8-36）。

肌源性学说（myogenic theory）认为，当动脉血压在 70～180 mmHg 范围发生变化时，如肾动脉灌注压增高，入球小动脉受到的牵

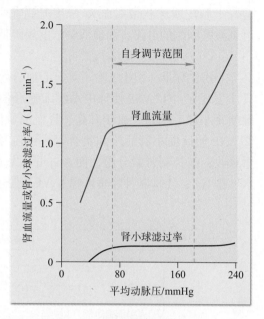

图 8-36　肾血流量的自身调节

张刺激增强，血管平滑肌的肌源性活动加强，胞外 Ca^{2+} 进入胞内增加，表现为入球小动脉收缩，血流阻力增大，从而肾血流量保持相对稳定；反之，当灌注压降低时，入球小动脉舒张，也能使肾血流量保持相对稳定。由于肾动脉灌注压为 70 mmHg 时入球小动脉舒张达极限，肾动脉灌注压为 180 mmHg 时入球小动脉收缩达极限，因此，当灌注压低于 70 mmHg 或高于 180 mmHg 时，肾血流量和肾小球滤过率不再继续保持相对稳定，而是与动脉血压正相关。实验证实，肾血流量的自身调节可被罂粟碱、水合氯醛或氰化钠等麻痹血管平滑肌的药物所取消，这是支持肌源性学说的一个有力证据。

2. 管球反馈学说　小管液流量的变化影响肾小球滤过率的现象称为肾小管肾小球反馈，简称为管球反馈（tubuloglomerular feedback，TGF）。管球反馈的确切机制仍未完全清楚，可能与局部的肾素－血管紧张素系统、腺苷等因素有关。

当动脉血压在 70～180 mmHg 的自身调节范围降低时，由于肾小球毛细血管血压降低、肾小球滤过率减少，髓袢处小管液的流速减慢，这可导致髓袢升支对 NaCl 的重吸收增多，从而引起位于远曲小管起始部的致密斑处小管液的 NaCl 浓度降低和流量减少，致密斑感受到这些信息并经旁分泌作用将信息反馈至肾小球，产生两方面的效应，一方面可引起入球小动脉舒张；另一方面通过促进肾素的分泌，使 AngⅡ 生成增加，由于出球小动脉对 AngⅡ 的敏感性较入球小动脉高，AngⅡ 生成增加可致出球小动脉收缩。入球小动脉舒张和出球小动脉收缩可引起肾小球毛细血管血压升高，肾小球滤过率增加。当动脉血压升高致肾小球滤过率增加时则发生相反变化（图 8-37）。显然，通过上述的调节机制，肾小球滤过率可保持相对稳定。实验证实，即使动脉血压在自身调节范围内发生较大幅度的波动，在管球反馈的两个机制的共同作用下，肾小球滤过率也仅有几个百分点的变动。

摄入高蛋白食物或糖尿病患者出现严重高血糖时，只要肾小球功能未受损，肾血流量

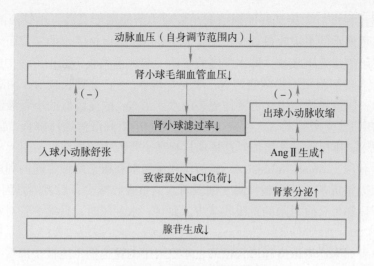

图 8-37　管球反馈及其机制

和肾小球滤过率均可明显增加，其机制可能也与管球反馈有关。近端小管通过 Na^+– 氨基酸和 Na^+– 葡萄糖同向转运实现对氨基酸和葡萄糖的重吸收。摄入高蛋白食物或糖尿病患者出现严重高血糖，由于近端小管 Na^+– 氨基酸、Na^+– 葡萄糖同向转运加强，近端小管对 Na^+、Cl^- 重吸收增加，使致密斑处小管液的 NaCl 浓度降低，该信息反馈至肾小球，使入球小动脉舒张、出球小动脉收缩，肾血流量和肾小球滤过率增加。

（二）肾小管和集合管重吸收功能的自身调节

近端小管的重吸收率与肾小球滤过率之间有相对固定的关系，这种关系可被小管液中溶质浓度升高所打破。

1. 球 – 管平衡　无论肾小球滤过率或增或减，近端小管的重吸收率（每分钟重吸收滤液的 mL 数）始终占肾小球滤过率的 65%～70%，这种现象称为肾小球 – 肾小管平衡（glomerulo-tubular balance），简称球管平衡。

球 – 管平衡的存在与对 Na^+ 的小管定比重吸收（constant fraction tubular reabsorption）有关，即近端小管对 Na^+ 的重吸收量一般为其滤过量的 65%～70%，因此对小管液的重吸收率常为肾小球滤过率的 65%～70%。如保持肾血流量不变，而肾小球滤过率增加，由于原尿生成量的增加但血浆蛋白基本不能滤出，造成经出球小动脉流出并进入近端小管周围毛细血管网的血量减少，且血浆蛋白浓度相对升高，从而引起该处管周毛细血管血压降低，血浆胶体渗透压升高，可促进管周组织间液进入毛细血管，使管周组织间隙静水压降低，近端小管对 Na^+、水的重吸收量增加，从而使近端小管的重吸收率达到肾小球滤过率的 65%～70%。反之，如肾小球滤过率减少，近端小管对 Na^+、水的重吸收量也相应地降低，使近端小管的重吸收率仍能维持在肾小球滤过率的 65%～70%。

球 – 管平衡的生理意义在于使尿量和尿钠排出量保持相对稳定，不会因为肾小球滤过率的增减而出现大幅度的波动。球 – 管平衡在某些情况下可被打破，如小管液中溶质浓度升高时，虽然此时肾小球滤过率可保持不变，但近端小管重吸收率减少，球 – 管失平衡，导致渗透性利尿的发生。

2. 小管液中溶质的浓度　肾小管和集合管对水重吸收的动力来自溶质重吸收形成的

管内、外渗透压梯度。如果某些原因引起小管液中溶质浓度升高，小管液的渗透压也会随之升高，这可使水的重吸收量减少，小管液中的 Na^+ 浓度也因水的潴留而降低。近端小管的重吸收属于等渗性重吸收，即水伴随着溶质一起被重吸收，如小管液中的 Na^+ 浓度降低，近端小管上皮细胞顶端膜两侧的 Na^+ 浓度差减小，Na^+ 重吸收减少，而滞留在小管液中的 Na^+ 增加，通过渗透作用又可留住更多的水。当 Na^+ 浓度较低的小管液流经髓袢升支粗段时，经 NKCC2 重吸收的 Na^+ 量减少可使肾髓质组织间液渗透压降低，尿浓缩能力下降，尿量和尿 Na^+ 排出量显著增加。这种通过提高小管液中溶质浓度而引起尿量增多的现象称为渗透性利尿（osmotic diuresis）。渗透性利尿和水利尿是两种不同的利尿方式，前者尿量增多的原因是近端小管和髓袢降支细段对水的重吸收减少，后者则是因为由 VP 决定的远曲小管后段和集合管对水的重吸收减少。而且，水利尿时，近端小管对水的重吸收是正常的。

糖尿病患者如果血糖浓度超过肾糖阈，小管液中的葡萄糖不能被全部重吸收，从而引起小管液中溶质的浓度和渗透压的升高，妨碍了水的重吸收，发生渗透性利尿，患者因此可出现多尿的症状。血液中的甘露醇和山梨醇通过肾时容易滤过但不易被重吸收，静脉输入甘露醇或山梨醇后，同样可通过提高小管液中溶质的浓度产生渗透性利尿的效应。

第六节　清　除　率

一、清除率的概念和计算方法

假设 X 物质在血浆中的浓度为 P_X（mg/100 mL），则 CmL 血浆中所含该物质的量为 $P_X \times C$（mg）。若 CmL 血浆中所含的 X 物质在 1 min 内全部经由尿液排出，收集 1 min 排出的尿液，测出尿液中 X 物质的浓度为 U_X（mg/100 mL），尿量为 V（mL/min），则每分钟经尿液排出的该物质的量为 $U_X \times V$。即：

$$P_X \times C = U_X \times V \tag{8-2}$$

所以：

$$C（清除率）= \frac{U_X \times V}{P_X}（mL/min）\tag{8-3}$$

C 就是该物质的清除率。可见，清除率（clearance）是指每分钟两肾能将多少毫升血浆中所含的某物质完全清除出去，这个被清除了某物质的血浆毫升数就是该物质的清除率。也就是说，清除率只是一个相当量，即每分钟经尿液排出的某物质的量相当于多少毫升血浆中所含有的该物质的量，而实际上肾不可能仅清除血浆中所含的某物质，可能仅清除这部分血浆中的一部分物质。

二、测定清除率的理论意义

在肾生理研究中，通过测定清除率可推算肾小球滤过率、肾血浆流量、肾血流量和滤过分数，并可了解肾小管和集合管对不同物质的转运功能。

（一）测定肾小球滤过率

1. 菊粉清除率　菊粉（inulin）也称菊糖，在肾小球能自由滤过，在肾小管和集合管不被重吸收和分泌。

假设肾小球滤过率为 GFR mL/min，血浆菊粉浓度为 P_{In} mg/100 mL，由于菊粉能自由滤过，故原尿中的菊粉浓度与血浆相同，也为 P_{In} mg/100 mL，则每分钟菊粉滤过量为 $GFR \times P_{In}$。如尿液中菊粉浓度为 U_{In} mg/100 mL，尿量为 V mL/min，则每分钟菊粉的终尿排出量为 $U_{In} \times V$。

因为菊粉滤过后，在肾小管和集合管不被重吸收和分泌，所以每分钟菊粉的肾小球滤过量等于每分钟菊粉的终尿排出量，即：

$$GFR \times P_{In} = U_{In} \times V \tag{8-4}$$

即：

$$GFR = \frac{U_{In} \times V}{P_{In}} \tag{8-5}$$

因此，只要给受试者静脉滴注一定量的菊粉以保持血浆浓度恒定，然后分别测得单位时间内的尿量 V、尿液中菊粉浓度 U_{In} 和血浆中菊粉浓度 P_{In}，即可推算出肾小球滤过率。健康成年人的菊粉清除率即肾小球滤过率为 125 mL/min。

2. 内生肌酐清除率　虽然菊粉清除率是测定肾小球滤过率的最准确方法，但由于试验操作繁多复杂，临床上常用较为简便的内生肌酐清除率试验。

内生肌酐（endogenous creatinine）是指体内组织代谢所产生的肌酐。因肌酐在肾小球能自由滤过，在肾小管和集合管很少被重吸收或分泌，故内生肌酐清除率比较接近肾小球滤过率。由于肉类食物中含有肌酐，剧烈运动时骨骼肌可产生肌酐，故测定前要求受试者素食 3 d，以免从食物中摄入过多的外来肌酐，同时避免剧烈运动。从第 4 d 清晨起收集 24 h 的尿液，测定尿液中的肌酐浓度和尿量，抽取少量静脉血并测定血浆中的肌酐浓度。根据公式就可计算出内生肌酐清除率：

$$内生肌酐清除率（mL/min）= \frac{尿肌酐浓度（\mu mol/L）\times 尿量（mL/min）}{血浆肌酐浓度（\mu mol/L）} \tag{8-6}$$

由于测定方法上的问题，实际测得的内生肌酐清除率一般偏低。我国健康成年人的内生肌酐清除率为 80 ~ 120 mL/min。

（二）测定肾血流量

如果静脉滴注碘锐特（diodrast）或对氨基马尿酸（para-aminohippuric acid，PAH）的钠盐，并将其血浆浓度维持在 1 ~ 3 mg/100 mL 的较低水平。碘锐特或 PAH 钠盐流经肾一次就几乎全部被肾清除出去，因此肾静脉中的浓度将接近于零。

假设肾血浆流量为 RPF mL/min，血浆中碘锐特或 PAH 钠盐的浓度为 P_X mg/100 mL，则每分钟流经肾的碘锐特或 PAH 钠盐的量为 $RPF \times P_X$；如尿量为 V mL/min，尿液中碘锐特或 PAH 钠盐的浓度为 U_X mg/100 mL，则每分钟该物质的终尿排出量为 $U_X \times V$。

由于碘锐特或 PAH 钠盐流经肾一次就几乎全部被肾清除出去，故每分钟流经肾的碘锐特或 PAH 钠盐的量等于每分钟该物质的终尿排出量，即：

$$RPF \times P_X = U_X \times V \tag{8-7}$$

也即：

$$RPF = \frac{U_X \times V}{P_X} \tag{8-8}$$

来自肾动脉的血液除了供应肾单位外，还有小部分供应肾单位以外的肾组织，因此通过上述方法测得的 RPF 实际上是每分钟流经全部肾单位的血浆量。如要准确测定两肾的全部血浆流量，必须准确测定肾动脉血血浆中的碘锐特或 PAH 钠盐的提取率（extraction ratio，E_{PAH}）。以 PAH 钠盐为例，如测得 PAH 钠盐的清除率（C_{PAH}）为 594 mL/min，E_{PAH} 为 90%（即肾动脉血浆中的 PAH 钠盐流经肾一次，有 90% 被肾清除），则全肾血浆流量可用公式计算：

$$RPF = C_{PAH} \div E_{PAH} = 594 \text{ mL/min} \div 0.9 = 660 \text{ mL/min}$$

如受试者的血细胞比容为 45%，GFR 为 125 mL/min，根据下列公式即可计算出其肾血流量（RBF）和滤过分数（FF），即：

$$RBF = RPF \div （1- 血细胞比容）= 660 \text{ mL/min} \div （1-45\%）= 1\,200 \text{ mL/min}$$

$$FF = GFR \div RPF = 125 \text{ mL/min} \div 660 \text{ mL/min} = 19\%$$

（三）推测肾小管和集合管的功能

如果某物质在肾小球能自由滤过，通过将该物质的清除率与菊粉清除率进行比较，可以推测肾小管和集合管对该物质的处理情况。前已述及，菊粉清除率为 125 mL/min。如某物质的清除率大于 125 mL/min，表示肾小管和集合管对该物质有小管净分泌（net tubular secretion）作用；而如某物质的清除率小于 125 mL/min，则表示肾小管和集合管对该物质有小管净重吸收（net tubular reabsorption）作用。但如果某物质不能在肾小球自由滤过，上述的推测就会不准确。

（四）测定自由水清除率

自由水（free water）也称无溶质水（solute-free water）。自由水清除率（free water clearance，C_{H_2O}）是指在浓缩尿液的过程中远曲小管后段和集合管每分钟从小管液中重吸收的纯水（即无溶质水）量，或者是指在稀释尿液的过程中被肾排泄的纯水量。也就是说，单位时间内必须从尿液中除去或加入多少毫升的纯水才能使尿液的渗透压与血浆渗透压相等，这个纯水的毫升数即为自由水清除率。

C_{H_2O} 是用清除率的概念定量测定肾排水或产生自由水能力的一个指标，可用于评估肾稀释或浓缩尿液的能力。例如在水利尿时，血浆渗透压下降，肾排出大量的低渗尿，此时自由水清除率就表示血浆中有一定量的纯水被肾排到等渗尿中，才使尿液稀释和血浆渗透压回升。当缺水时，血浆渗透压升高，肾排出少量的高渗尿，此时的自由水清除率就表示肾少排出一定量的纯水，这部分纯水保留在血浆中，才使尿液浓缩和血浆渗透压回降。

计算 C_{H_2O} 必须先测算肾对血浆全部溶质的清除率即渗透单位清除率（osmolar clearance，C_{osm}）。如血浆渗透压为 P_{osm}，尿液渗透压为 U_{osm}，尿量为 V，则 C_{osm} 的计算公式为：

$$C_{osm} = \frac{U_{osm} \times V}{P_{osm}} \tag{8-9}$$

由于单位时间内生成的尿量 V 等于 C_{osm} 与 C_{H_2O} 之和，则：

$$C_{H_2O} = V - C_{osm} \tag{8-10}$$

显而易见，如排泄等渗尿，由于 $U_{osm} = P_{osm}$，故 $C_{H_2O} = 0$，表示此时没有无溶质水被排泄或无自由水被清除，肾不能浓缩或稀释尿液（表 8-7）。这种情况可以发生在使用呋塞米、依他尼酸等袢利尿药进行治疗期间，因髓袢升支粗段对 NaCl 的重吸收被抑制，该部位没有自由水产生，如果没有自由水生成，就没有被排泄。因此，用袢利尿药治疗的患者在大量饮清水时肾稀释尿液的能力受损。同样，由于袢利尿药也影响肾髓质组织间液高渗梯度的形成，因此在机体缺水时浓缩尿液的能力也受损。

自由水清除率为正值，表示肾排出大量低渗尿，此时自由水清除率的变化可反映 VP 对远曲小管后段和集合管重吸收水的影响，对尿崩症有诊断意义（表 8-7）。例如当 VP 水平低或 VP 无效时，由于远曲小管后段和集合管对水缺乏通透性，在髓袢升支粗段和远曲小管初段产生的自由水随尿液排出。在缺乏 VP 或大量饮清水的情况下，C_{H_2O} 可高达 14.3 mL/min。

自由水清除率为负值，表示肾排出的是高渗尿，肾有浓缩尿液的能力（表 8-7）。这种情况见于 VP 水平较高时，在髓袢升支粗段和远曲小管始段产生的自由水被远曲小管后段和集合管重吸收。当 VP 发挥其最大抗利尿效应时，C_{H_2O} 可降至 –1.3 mL/min。在生理学中，负的 C_{H_2O} 数值可称之为自由水重吸收量（free water reabsorption）。

表 8-7　自由水清除率及其意义

自由水清除率	V 与 C_{osm} 的关系	U_{osm} 与 P_{osm} 的关系	意义
$C_{H_2O} = 0$	$V = C_{osm}$	$U_{osm} = P_{osm}$	尿液无浓缩或稀释，排出等渗尿
$C_{H_2O} > 0$	$V > C_{osm}$	$U_{osm} < P_{osm}$	尿液稀释，排出低渗尿
$C_{H_2O} < 0$	$V < C_{osm}$	$U_{osm} > P_{osm}$	尿液浓缩，排出高渗尿

第七节　尿 的 排 放

肾连续不断生成的尿液经输尿管的蠕动被送入膀胱，膀胱具有暂时储存尿液的功能。当膀胱内的尿液达到一定量时即可诱发排尿反射，排尿反射是一个正反馈过程，但受意识的控制。

一、膀胱与尿道的神经支配

膀胱壁中的平滑肌也称膀胱逼尿肌（detrusor of bladder），包括内纵行、中环形、外纵行三层结构。膀胱的最下部称为膀胱颈，与尿道相连。在尿道内口处，中层环形平滑肌增厚为尿道内括约肌（internal sphincter），该括约肌平时处于紧张状态，且不受意识控制，可防止膀胱内尿液外流。由横纹肌形成的尿道外括约肌（external sphincter）则受意识控制。

膀胱逼尿肌和尿道内括约肌受交感神经和副交感神经的双重支配。起自脊髓腰段的交感神经经腹下神经分布于膀胱逼尿肌和尿道内括约肌；起自脊髓第 2～4 骶段的副交感神经的节前纤维经盆神经在膀胱壁内换元后，发出节后纤维分布于膀胱逼尿肌和尿道内括约肌。尿道外括约肌受阴部神经支配，阴部神经属于躯体运动神经，该神经兴奋时可使尿道外括约肌收缩，抑制时使尿道外括约肌松弛。膀胱和尿道的神经支配及其作用见表 8-8。

表 8-8　膀胱和尿道的神经支配及其作用

神经	传入纤维	传出纤维
盆神经	传导膀胱充胀感	末梢释放 ACh 激活 M 受体，引起膀胱逼尿肌收缩、尿道内括约肌舒张，促进排尿
腹下神经	传导膀胱痛觉	末梢释放 NE，激活 β_2 受体引起膀胱逼尿肌松弛、激活 α_1 受体引起尿道内括约肌收缩，阻止排尿
阴部神经	传导尿道感觉	末梢释放 ACh 激活 N_2 受体，引起尿道外括约肌收缩，阻止排尿。该神经的活动受意识和反射控制

二、排尿反射

排尿是膀胱排空的过程，一般健康成年人的膀胱容量为 350～500 mL，其最大容量约为 800 mL。由于膀胱的伸展性大，当膀胱内尿量达到 300～400 mL 或更高时，膀胱内压力才随着尿量的增加而迅速升高。

排尿反射（micturition reflex）是一种反射性的排尿活动，属于脊髓反射，但脑的高级中枢可控制其反射过程。当膀胱内尿量达 400～500 mL 或更多时，由于膀胱内压的升高，膀胱壁的牵张感受器兴奋，传入冲动通过盆神经传至脊髓骶段的排尿反射初级中枢后，冲动继续上传到大脑皮质，引起尿意并产生对排尿反射初级中枢的易化或抑制作用，以控制排尿。如排尿反射初级中枢反射性地引起盆神经兴奋和阴部神经抑制，前者引起膀胱逼尿肌收缩、尿道内括约肌松弛，后者引起尿道外括约肌松弛，从而使尿液经尿道排出体外。在尿液流经后尿道时还可刺激尿道感受器，反射性地加强排尿反射初级中枢的活动，使排尿活动一再加强，直至膀胱内尿液排净（图 8-38）。显然，这是一个正反馈过程。此外，在排尿过程中，膈肌和腹肌的收缩可以通过升高腹内压促进排尿。

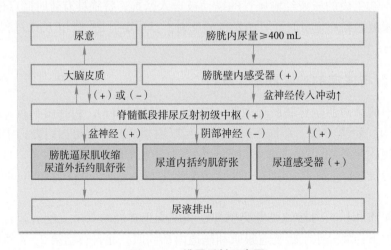

图 8-38　排尿反射示意图

三、排尿异常

排尿反射反射弧的任何一个环节受损，或者排尿反射初级中枢失去高位中枢的调控，均可导致排尿异常（paruria），表现为尿潴留、尿失禁等现象。

尿潴留（urine retention）是指膀胱中尿液充盈过多而不能排出的现象，导致尿潴留的常见原因是脊髓损伤使排尿反射初级中枢的活动发生障碍，但盆神经受损、尿路受阻也能造成尿潴留。尿潴留引起膀胱过度充盈引起尿液从尿道溢出的现象称为充溢性尿失禁（overflow urinary incontinence），可见于脊髓突然离断后的脊髓休克期。但是，当脊髓休克恢复后，因排尿反射的反射弧是完整的，而初级中枢失去了高位中枢的控制，此时可出现尿失禁（urinary incontinence），即只要膀胱内尿量增加到一定程度即可诱发排尿反射。婴幼儿由于大脑皮质发育尚不完善，高级中枢对排尿反射初级中枢的控制能力较弱，所以其排尿次数多，且易发生夜间遗尿现象。

数字课程学习……

🖳 教学 PPT　　　　📝 自测题　　　　🖨 复习思考题

第九章
特殊感觉器官的功能

感觉（sensation）是客观事物的个别属性在脑中的主观反映，是机体适应环境变化的重要功能活动。机体各种感觉的产生均是特定的感受器或感觉器官、传入通路和大脑皮质共同作用的结果，即机体内、外环境的变化作用于感受器或感觉器官，产生的神经冲动经特定的传入通路传入中枢，最终投射至大脑皮质特定感觉中枢，经中枢有关结构编码加工后形成主观感觉。本章重点讨论视觉器官、听觉器官和前庭器官的生理功能。

第一节　感　觉　概　述

一、感受器和感觉器官

感受器（sensory receptor）是指分布于体表或组织内部的，专门感受机体内环境或外环境变化的结构或装置。感受器具有多种结构形式。简单的感受器就是游离神经末梢，如温度觉和痛觉感受器；有的感受器是包绕有结缔组织被膜样结构的神经末梢，如环层小体和肌梭；还有的感受器是高度分化的感受细胞，如视网膜中的视杆细胞和视锥细胞及耳蜗螺旋器中的毛细胞。感受器有多种分类方法。根据感受器的分布部位不同可将其分为内感受器和外感受器。内感受器（interoceptor）是指存在于内脏和内部器官中的感受器，如动脉压力感受器及内脏中的痛觉感受器；外感受器（exteroceptor）是指可感受机体外环境变化的感受器，如视觉感受器、听觉感受器和触–压觉感受器。根据接受刺激的性质不同，感受器又可分为化学感受器（如嗅觉和味觉感受器、颈动脉体和主动脉体化学感受器）、光感受器（如视杆细胞、视锥细胞）、温度感受器（如冷感受器和热感受器）和机械感受器（如环层小体、肌梭、腱器官、听觉和前庭器官中的毛细胞、动脉压力感受器）等。

对特殊化了的除具有感受细胞外还有非神经性附属结构的感受装置称为感觉器官（sense organ）。人和高等动物分布于头部的视觉器官、听觉器官、前庭器官、嗅觉器官和味觉器官称为特殊感觉器官（special sense organ）。

二、感受器的一般生理特性

（一）感受器的适宜刺激

一种感受器通常只对某种能量形式的刺激最敏感，该刺激称为感受器的适宜刺激（adequate stimulus）。例如，一定波长范围内的电磁波可成为视网膜感光细胞的适宜刺激，一定频率范围内的机械振动可成为听觉毛细胞的适宜刺激。适宜刺激作用于相应感受器能否引起反应取决于其刺激强度和刺激持续时间能否达到感受器的感觉阈值。引起感受器产生反应所需的最小刺激强度、最短作用时间分别称为强度阈值和时间阈值。对于触觉等感受器来说，刺激要引起反应还必须达到面积阈值，面积阈值是指引起感受器产生反应所需的最小面积，刺激强度强则面积阈值小，而刺激强度小则面积阈值大。适宜刺激并不是感受器唯一能接受的刺激，一些非适宜刺激有时也可引起感受器反应，但是所需的刺激强度常比适宜刺激大得多，即适宜刺激引起感受器产生反应所需的强度最小，极小的刺激强度即可引起感受器产生反应。

（二）感受器的换能作用

虽然各种感受器适宜刺激的能量形式各不相同，但当其作用于感受器时，首先引起感觉神经末梢或特殊分化了的感受细胞产生某种形式的过渡性电变化，然后使相应的传入神经纤维产生动作电位并传向中枢，形成各种主观感觉或产生应答反应。感受器将刺激能量转变为相应传入神经纤维上动作电位的过程称为感受器换能作用（transduction of receptor）。感受器换能过程中产生的过渡性电变化称为感受器电位（receptor potential）。凡是能引起动作电位产生的电位称为发生器电位（generator potential）。显然，对于神经末梢感受器来说，发生器电位就是感受器电位，只要这种局部电位使膜去极化达到阈电位，即可直接触发传入神经纤维产生动作电位（图 9-1）；而对于特殊分化的感受细胞（如感光细胞、听觉毛细胞）来说，刺激使其产生感受器电位后，通过改变递质的释放量，引起与之有突触联系的传入神经末梢产生发生器电位，后者以电紧张形式在神经纤维上扩布，如达阈电位即可引起动作电位（图 9-2）。

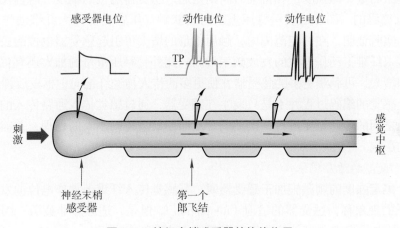

图 9-1 神经末梢感受器的换能作用

感受器电位或发生器电位在性质上均属于局部电位，即没有"全或无"现象，只能在膜上进行电紧张性扩布，无不应期，有总和现象。感受器电位一般是去极化型的，但也有超极化型的（如视网膜的感光细胞），细胞膜上的 G 蛋白耦联受体或通道蛋白参与了感受器电位的产生。例如，视杆细胞的感受器电位的产生由 G 蛋白耦联受体介导，听觉毛细胞的感受器电位则由机械门控通道介导。

（三）感受器的编码功能

虽然各种感受器的适宜刺激各不相同，但通过相应的传入神经传向中枢的信号均为

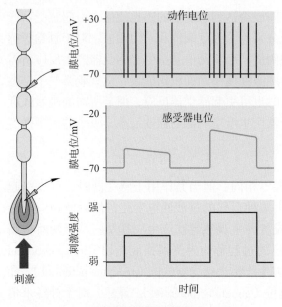

图 9-2 不同触压重量与单根传入纤维上
动作电位的发放频率

动作电位，即这些动作电位的序列和组合包含了环境变化的信息。动作电位携带的信息通过特定的感觉传导通路并经多次换元传送至皮质感觉区，引起各种不同的感觉。感受器将刺激所包含的环境变化的信息转移到动作电位的序列和组合之中，这一过程称为感受器的编码（coding）功能。

感受器对外界刺激的属性（如刺激的类型、部位、强度和持续时间等）进行编码的机制尚不十分清楚。目前一般认为，不同种类感受器具有不同的适宜刺激，这是感受器对刺激类型进行识别的基础。感受器对刺激部位的编码是通过感觉单位实现的。一个感觉轴突及其所有的外周分支称为感觉单位（sensory unit），一个感觉单位的感觉轴突末梢所分布的空间范围称为该感觉单位的感受野（receptive field）。若适宜刺激作用于某感受野并引起相应的感觉单位兴奋，感觉系统根据传入冲动的来源即可识别刺激部位。在同一感觉类型中，刺激的量（即强度）和持续时间则是通过感受器电位的幅度、时程及感受器的激活数量进行编码的。图 9-2 表示触压重量与皮肤触-压感受器传入纤维动作电位发放频率的关系，实验证明，在一定范围内，触压重量的增大可引起感受器电位的去极化幅度增大，单根传入纤维上动作电位的发放频率增高；此外，触压重量的加大还有可能引起皮肤的变形面积增大，可刺激更多的感受器并使更多的传入神经纤维向中枢发放神经冲动。

实际上感觉的编码过程并不是只发生在感受器，通过感觉传入通路传入的信息每通过一次神经元之间的传递就要进行一次编码，从而使信息得到不断的处理，并能随时接受其他信息源的影响。

（四）感受器的适应现象

当一个恒定强度的刺激施加于感受器时，其感觉传入纤维上动作电位的发放频率随时间出现降低的现象称为感受器的适应（adaptation）。但是，适应并非疲劳，因为感受器产生适应后如再加大刺激强度，往往又可引起传入冲动频率增高。

适应是所有感受器的共同功能特点。根据适应出现的快慢可将感受器分为快适应感受器和慢适应感受器两类（图 9-3）。皮肤的触觉感受器（如环层小体、迈斯纳小体）属于快适应感受器，这类感受器受到刺激时，只在刺激开始后的短时间内有传入冲动发放，以后虽然刺激仍然存在，但传入冲动频率可降至零。快适应感受器适于传递快速变化的信息，有利于感受器与中枢再接受新事物的刺激。肌梭、动脉压力感受器、梅克尔盘、鲁菲尼小体和痛觉感受器等属于慢适应感受器，当这些感受器受到一个恒定强度刺激的持续作用时，一般只是在刺激开始以后不久出现传入冲动频率的下降，但以后可以较长时间维持在降低后的水平，直至刺激撤除为止。慢适应感受器有利于机体对姿势、血压等功能进行

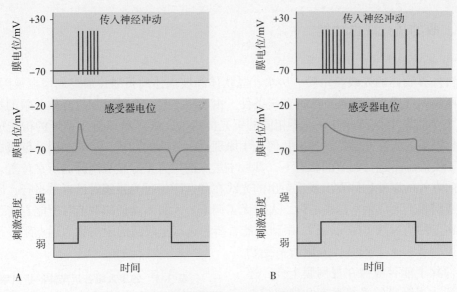

图 9-3　快适应感受器和慢适应感受器的生物电特点
A. 快适应感受器　B. 慢适应感受器

长期的监测，对可能出现的波动随时进行调整；或者持续向中枢发放伤害性刺激的信息，以达到报警和保护的目的。

　　感受器的适应可发生在信息转换的不同阶段，如刺激引起发生器电位的产生阶段、发生器电位触发动作电位的产生阶段、感受细胞与感觉传入纤维之间的突触传递过程等；此外，有的感受器出现的适应现象与感受末梢的附属结构有关，如环层小体的环层结构就与其适应的快速出现有关，由于环层结构具有一定的弹性，因而对施加的压力具有一定的缓冲作用，由此出现适应现象，而人为剥除环层结构后，再以同样强度的压力直接作用于裸露的神经末梢上，虽然仍可引起动作电位的发放，但变得不易适应。与感受器适应机制相比较，感觉适应的产生机制可能更为复杂，感觉传导途径和感觉中枢的某些功能改变均可能参与机体感觉适应的产生。

三、感觉通路中的信息编码和处理 🄔

第二节　视觉器官的功能

　　通过眼接受外界环境中一定波长范围内的电磁波刺激，传入信息经中枢有关结构的编码、加工及分析后而获得的主观感觉称为视觉（vision）。眼是视觉的外周感觉器官，由折光系统和感光系统两部分组成，前者包括角膜、房水、晶状体和玻璃体，后者包括视网膜和与其相连的视神经纤维。人眼的适宜刺激是波长为 380～760 nm 的电磁波（即可见光）。人脑通过接受来自视网膜的传入信息，分辨出视网膜像的不同亮度和色泽，从而看清视野内物体的轮廓、形状、颜色、大小、远近和表面细节等情况。据估计，在人脑获得的全部外界信息中，70%～80% 来自视觉，可见眼是人体最重要的感觉器官。

一、眼的折光成像功能

（一）眼的折光系统及其光学特性

来自外界物体的光线经角膜、房水、晶状体和玻璃体的折射，最终成像在视网膜上，这是视网膜内的感光细胞被刺激的前提条件。由于眼不是一个单球面折光体，眼的折光系统是由多个曲率半径和折射率均不相同的折光体组成，要了解该折光系统的折光成像情况，可根据眼的实际光学特性并按几何光学原理进行复杂的计算，结果表明，健康成年人的眼处于安静即不进行调节的状态下，其后主焦点的位置正好是视网膜的所在位置。由于位于眼前方 6 m 以外物体发出或反射出的光线在到达眼的折光系统时已近乎平行，因而都可以在视网膜上形成基本清晰的像，人眼无需调节。人眼不做任何调节时所能看清楚物体的最远物点称为远点（far point），眼睛所能看清的远点至眼睛的距离称为远点距，正常眼的远点距为无穷大。但是，人眼看清楚物体的条件除了能否成像在视网膜上外，还取决于到达视网膜的光线强度和视网膜上像的大小。如果到达视网膜的光线强度过弱，不足以刺激感光细胞，或者物像过小，超过感光细胞的分辨力，即使物像落在视网膜上也不能形成清晰的视觉。另外，由于角膜的折射率较空气高得多，而组成眼折光系统的各折光体的曲率半径、折射率又较接近（表9-1），所以，最主要的光折射发生在角膜前表面。

表 9-1　健康人眼各折光体的折射率

折光体	折射率
空气	1.00
角膜	1.38
房水	1.33
晶状体	1.40
玻璃体	1.34

眼折光系统的总折光能力可用屈光度（diopter，D）表示，屈光度的数值等于该折光体主焦距（单位为 m）的倒数。例如某透镜的主焦距为 0.1 m，其屈光度为 1/0.1 即 10D。通常规定，凸透镜的屈光度为正值，凹透镜的屈光度为负值。人眼在非调节状态下的总折光能力约为 59 D。

虽然根据眼折光系统各折光体的光学参数并按照厚透镜成像法可对人眼的实际成像情况进行作图或计算，但是测算过程繁琐，因此，有人根据眼的实际光学特性设计了一个简单、等效的光学系统，即简化眼（reduced eye）模型。常用的一种简化眼模型是设想眼球由一个前后径为 20 mm 的单球面折光体构成，该折光体的折射率为 1.333，入射光线只在由空气进入球形界面时折射一次，该球形界面的曲率半径为 5 mm，即节点在球形界面后方 5 mm 的位置，后主焦点在该折光体的后极即球形界面后方 20 mm，相当于人眼视网膜的位置（图9-4）。由于该模型的光学参数和其他特性和健康人眼等值，故看远物时，来自 6 m 以外物体近似平行的光线进入眼内，眼不用调节即可在视网膜上形成一个清晰、倒立的实像。

利用简化眼模型很容易计算出距眼不同距离、不同大小的物体在视网膜上所成像的大小。因任何光线通过节点后的方向不变，故图 9-4 中，$\triangle AnB$ 和 $\triangle anb$ 是一对具有对顶角的相似三角形，即只要知道物体的大小、物体至节点的距离、节点至视网膜的距离，根据相似三角形原理就可算出视网膜上物像的大小。

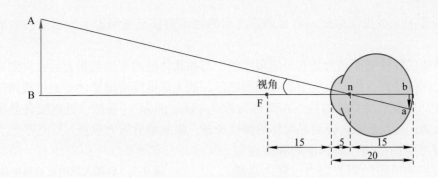

图 9-4 简化眼及其成像情况（单位：mm）

F：前焦点；n：节点；AB：物体大小；ab：物像大小。

（二）眼的近反射

健康人眼看远物时，眼无需调节就可成像于视网膜上。而在看近物（即 6 米以内物体）时，由于进入眼内的光线呈辐散状，这样，通过眼折光系统所生成的物像落在视网膜之后，只能形成一个模糊的视觉像，需要经过调节才能在视网膜形成清晰的物像。眼视近物时发生的一系列调节称为眼的近反射（near reflex），包括两眼球晶状体变凸、瞳孔缩小和视轴会聚，其中最主要的是晶状体变凸。

1. 晶状体变凸 是一个反射性活动，通过调节睫状肌的舒缩活动实现，该反射称为视调节反射（accommodation reflex）。悬韧带一端牵拉晶状体囊，另一端抵止在睫状体上。人眼在安静、不进行调节时，悬韧带对晶状体牵拉较紧，晶状体呈扁平状，其折光力相对较弱。视近物时，当近物的物像落在视网膜之后，所形成的模糊视觉像信息到达视区皮质后，视区皮质随即发出下行冲动经皮质–中脑束依次到达中脑的正中核和动眼神经副核，由后者发出的副交感神经节前纤维在睫状神经节换元后，再发出纤维抵达睫状肌，通过释放乙酰胆碱作用于 M 受体使睫状肌中的环行肌收缩，悬韧带松弛，晶状体依其固有的弹性向前、向后凸出（以向前凸出更为显著）（图 9-5），从而引起眼折光系统的折光能力增

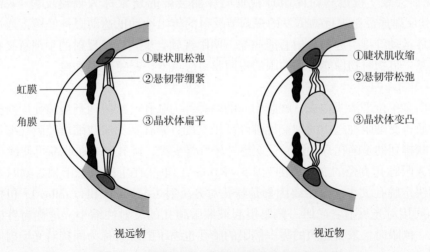

图 9-5 眼视远物和视近物时晶状体形态的改变

强，使辐散的光线提前聚焦，将视网膜之后的物像前移至视网膜上，形成一个清晰的视觉像。

晶状体的弹性变形能力是有一定限度的，当晶状体的曲率达到最大后，再缩短被视物体与眼之间的距离，物像只能落在视网膜之后，就无法继续看清物体。通过视调节反射使晶状体变凸所能看清物体的最近距离称为近点（near point）。显然，近点反映晶状体的最大调节能力，近点愈近，说明晶状体的弹性愈好，眼的调节能力愈强，反之亦然。

随着年龄的增加，晶状体的弹性逐渐降低，视近物时眼的调节能力也随之逐渐降低，原先为正视眼的人其近点逐渐变远（表 9-2），造成视近物时出现视物模糊的现象，这种现象称为老视（presbyopia）。老视眼看远物时与健康人一样，无需用透镜进行矫正；但是，视近物则不同，由于近点变远，需用适当焦度的凸透镜进行矫正。

表 9-2 健康人眼的近点与年龄

年龄 /y	近点 /cm
10	7
20	9
30	12
40	22
50	40
60	85
70	100

2. 瞳孔缩小 视近物时反射性地引起双眼瞳孔缩小的现象称为瞳孔近反射（near reflex of the pupil）或瞳孔调节反射（pupillary accommodation reflex）。其反射过程与上述的视调节反射相似，即视近物诱发的视调节反射可使副交感神经节后纤维兴奋，其末梢释放的乙酰胆碱作用于瞳孔括约肌上的 M 受体并使之发生收缩，瞳孔缩小。

因角膜边缘部对周边光线的折射比近轴光线强，如近轴光线入眼后正好成像于视网膜上，则角膜边缘部的光线经折射后，只能成像于视网膜之前，形成球面像差。另外，由于角膜边缘部对波长较短的紫光折射力强，但对波长较长的红光折射力弱，如红光成像于视网膜上，则紫光成像于视网膜之前，由此形成色像差。人眼视近物时反射性引起瞳孔括约肌收缩，瞳孔缩小，以此阻挡角膜边缘部的光线进入眼睛，这可减小眼折光系统的球面像差和色像差，使视网膜上的物像更为清晰。

3. 视轴会聚 视近物时两眼球视轴向鼻侧会聚的现象称为辐辏反射（convergence reflex）。其反射途径是视近物诱发的视调节反射的传出冲动抵达动眼神经核，通过动眼神经中的躯体运动纤维引起两眼内直肌收缩，两眼视轴会聚。辐辏反射的生理意义在于保证两眼注视某一近物时物像能落在两眼的视网膜对应点上，避免出现复视。

（三）瞳孔和瞳孔对光反射

虹膜由多单位平滑肌构成，虹膜中间的圆孔称为瞳孔。虹膜内环绕瞳孔周缘排列的是瞳孔括约肌，受动眼神经中的副交感神经纤维支配，瞳孔括约肌收缩可使瞳孔缩小；虹膜内呈放射状排列的是瞳孔开大肌，受交感神经纤维支配，瞳孔开大肌收缩可使瞳孔散大。

健康人眼瞳孔直径的变动范围为 1.5 ~ 8.0 mm，虽然在生理状态下视近物时两眼瞳孔缩小，但决定瞳孔大小的最主要因素是瞳孔对光反射（pupillary light reflex），包括直接对光反射和间接对光反射。光照一侧眼引起被照眼瞳孔的反射性缩小，这称为直接对光反射；光照一侧眼时，未受光照的另一侧眼的瞳孔也缩小的现象称为间接对光反射或互感性对光反射（consensual light reflex）。可见，瞳孔对光反射是双侧性的。通过该反射，瞳孔在强光照射时缩小，这可防止视网膜因光量过强受到损害；瞳孔在暗处散大，这可增大进入眼内的光量，有利于眼在暗处视物。

瞳孔对光反射的感受器就是视网膜中的感光细胞，光照视网膜后，传入冲动经视神经进入中枢并在中脑顶盖前区换元，然后抵达两侧的动眼神经核，后者发出的副交感神经纤维通过释放乙酰胆碱作用于 M 受体，使瞳孔括约肌收缩、瞳孔缩小。可见，瞳孔对光反射的中枢在中脑，临床上常通过检查该反射，协助判断中枢神经系统的病变部位、全身麻醉深度及病情的垂危程度等。

乙酰胆碱作用于 M 受体可引起睫状肌中的环形肌和瞳孔括约肌均发生收缩。托吡卡胺和后马托品均为 M 受体拮抗剂。用托吡卡胺或后马托品滴眼液点眼，由于阻断了副交感神经末梢释放的乙酰胆碱的上述作用，既可引起瞳孔散大，也可引起睫状肌麻痹，前者有利于临床眼科检查的进行，后者则引起晶状体变凸能力下降、视物模糊。

（四）眼的折光能力异常

无论是看远物或物距不小于近点的近物，只要能在视网膜上形成清晰的物像，这样的眼就称为正视眼（emmetropia）。如果来自 6 m 以外物体的光线不能聚焦于未发生调节眼的视网膜上，这称为屈光不正（ametropia）或非正视眼。屈光不正包括近视、远视和散光。

1. 近视（myopia）　为来自远物的平行光线经眼折光系统后聚焦在视网膜之前的现象。近视的发生与眼球的前后径过长或折光系统的折光能力过强（如角膜或晶状体曲率过大）有关，前者称为轴性近视，后者称为屈光性近视。近视的临床表现包括视近物时眼不用调节或仅需轻度调节即可成像在视网膜上，表现为近点移近；视远物时，由于物像在视网膜之前，故视物模糊，表现为远点变近但位于视网膜之前。

近视可用合适的凹透镜进行矫正。如近视戴合适的凹透镜进行视物，视远物时眼无需调节，因为凹透镜可使光线发散，进入眼折光系统后聚焦在视网膜上，而视近物时则需通过调节，增强晶状体的折光能力，使物像成于视网膜上（图 9-6）。

2. 远视（hyperopia）　为来自远物的平行光线经眼折光系统后聚焦在视网膜之后的现象。远视的发生与眼球的前后径过短或折光系统的折光能力过弱有关。远视眼的近点比正视眼远，而远点位于眼后，为虚焦点。如果远视度数较低，患者视远物时可使用调节进行代

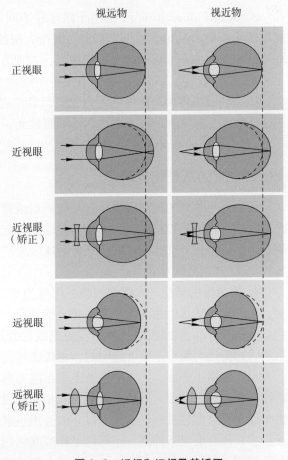

图 9-6　近视和远视及其矫正

偿，即通过调节使眼的折光能力增强，将光线聚焦在视网膜上，从而获得清晰视力；但是，视近物时，可能通过进一步调节能成像于视网膜上，或者即使进行眼调节，物像仍然成于视网膜之后，只能形成模糊的物像。如果远视度数太高，特别是眼调节能力降低（一般是指年龄超过 40 岁）的患者，即使视远物也无法使用调节来代偿，表现为视远不清、视近更不清。

轻度远视（< +3.00D）如无症状则不需矫正，中度远视（+3.00D ~ +5.00D）或中年以上远视者应戴合适的凸透镜进行矫正，高度远视（> +5.00D）者除了需戴合适的凸透镜外，有时还需进行视近矫正。虽然远视和老视均可用凸透镜进行矫正，但两者的机制完全不同（表 9-3，图 9-6）。

表 9-3 老视和远视的区别

比较项目	老视	远视
发病机制	晶状体弹性减退，一般在 40 岁左右出现	眼球前后径过短或折光力过弱，往往出生后即已存在
临床表现	无需进行眼调节即可使视远力正常，但近视力明显降低	通过眼调节可使视远力正常，但近视力明显降低，或即使通过眼调节也表现为视远不清、视近更不清。
矫正	视远无需矫正，视近需戴凸透镜矫正	需戴凸透镜矫正，高度远视有时还需进行视近矫正

3. **散光（astigmatism）** 指由于眼球在不同子午线上折光力不同，平行光线经过眼折光系统后不能形成焦点的折光状态。健康人眼的角膜和晶状体表面各经线的曲率均相等，如不同经线的曲率不相等即可引起散光，表现为视网膜上物像变形，患者视物不清。临床上将眼球最大折光力和最小折光力主子午线相互垂直的散光称为规则散光，可用柱镜矫正，因为柱镜可将两条焦线的距离变短，最终成为一个焦点；而最大折光力和最小折光力主子午线不相互垂直的散光则称为不规则散光，可试用硬性角膜接触镜矫正。

（五）房水和眼内压

二、眼的感光换能功能

来自外界物体的光线经眼折光系统折射成像于视网膜上后，视网膜中的光感受器通过换能作用，将外界光刺激所包含的视觉信息转变成为电信号，并在视网膜内进行初步的处理，最后以视神经动作电位的形式传向视区皮质，最终形成主观意识上的像。

（一）视网膜的结构与功能

1. **视网膜的结构** 人眼视网膜的厚度为 0.1 ~ 0.5 mm，按其主要功能细胞可简化为四层，由外向内依次为色素上皮层、感光细胞层、双极细胞层和节细胞层，后三层统称为神经层（图 9-7）。视网膜的这种结构使光线在到达感光细胞前先要通过节细胞层和双极细胞层，因为这些细胞是高度透明的，光线通过它们时并无失真变形。

（1）色素上皮层 其内的色素上皮细胞对感光细胞起营养和保护作用。色素上皮细胞的胞质内含有大量粗大的黑色素颗粒。如视网膜受到强光照射，色素上皮细胞顶部可伸出大量伪足样突起包被视杆细胞外段，通过黑色素颗粒吸收过量的光能，防止感光细胞被强光损害；而在弱光条件下，这些伪足样突起缩回到胞体，暴露出视杆细胞外段，这有利于视杆细胞接受弱光的刺激。此外，色素上皮细胞还为视网膜外层提供合成感光色素所需的维生素 A 等营养物质，吞噬并消化感光细胞脱落的外段膜盘和一些代谢产物。

（2）感光细胞层　其内含有的感受光刺激的感觉神经元称为感光细胞（photoreceptor cell）或视细胞（visual cell），在形态学上，这些感光细胞大致可分为外段、内段和突触终末三个部分。外段的胞质较少，大部分空间被平行层叠的膜盘（membranous disc）所占据，膜盘是一种以脂质双分子层为基架、其中镶嵌着视色素（visual pigment）的膜性扁平囊状物，这些视色素是产生视觉的物质基础（图9-8）。

根据外段的形状和感光性质的不同，感光细胞可分为视杆细胞（rod cell）和视锥细胞（cone cell）两种。视杆细胞主要分布在视网膜的周边部，其外段呈长杆状，内含数百甚至上千个膜盘，膜盘上的视色素称为视紫红质（rhodopsin），每个膜盘上约镶嵌有 100 万个视紫红质分子。视锥细胞的外段呈短圆锥状，主要分布在视网膜的中央部，在黄斑中央凹的中心甚至只有视锥细胞而无视杆细胞。一般认为，这种感光细胞膜盘上的视色素有三种，统称为视锥色素，但每个视锥细胞只含有这三种视锥色素中的一种，根据膜盘上的

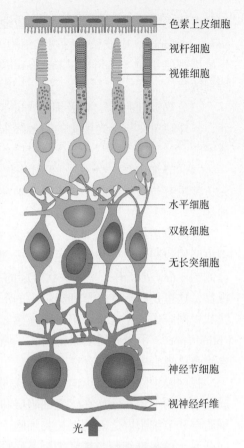

图 9-7　中央凹以外的视网膜的主要细胞层次及其联系

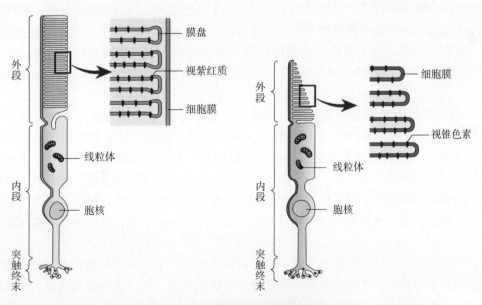

图 9-8　视杆细胞和视锥细胞模式图

A. 视杆细胞　B. 视锥细胞

视色素的类型不同，视锥细胞可相应地分为长波长敏感视锥细胞（long wavelength sensitive cone，L-Cone）、中波长敏感视锥细胞（middle wavelength sensitive cone，M-Cone）和短波长敏感视锥细胞（short wavelength sensitive cone，S-Cone）三种，分别对红、绿、蓝色光特别敏感。

（3）双极细胞层　双极细胞（bipolar cell）是连接感光细胞和神经节细胞的中间神经元，其外端树突与感光细胞的突触终末形成化学性突触，内端树突与神经节细胞的树突形成突触。

（4）节细胞层　分布于该层的神经节细胞（ganglion cell）为具有长轴突的多极神经元，其树突与双极细胞形成突触，轴突聚合成一整束后在后极穿透视网膜和眼球壁构成视神经。

视网膜后极正对视轴的、直径为 1～3 mm 的浅黄色区域称为黄斑，其中央有一称为中央凹的浅凹，该处分布有色素上皮细胞和视锥系统，无视杆系统。在黄斑中央凹中心的鼻侧约 3 mm 处，有一呈乳头状隆起的、直径约为 1.5 mm 的圆盘状结构称为视神经乳头或视盘，这里是所有神经节细胞轴突的汇集之处，并无感光细胞的分布，因此落于该处的光线或视网膜像的组成部分不可能被感知，在视野上呈现为固有的暗区，故该处又称为盲点（blind spot）。由于人是双眼视物，一侧眼视野中的盲点可以被对侧眼补偿，所以并不能觉察到自己视野中盲点的存在。

视网膜中除了进行纵向信息传递的感光细胞、双极细胞和神经节细胞外，还存在进行横向联系的细胞，例如在感光细胞层和双极细胞层之间的水平细胞（horizontal cell），双极细胞层和节细胞层之间的无长突细胞（amacrine cell）（图 9-7）。水平细胞的突起较长，横向联系于各视锥细胞与视杆细胞基底部之间；无长突细胞的轴突与各神经节细胞的树突相联系。此外，在视网膜中还存在一种起传递反馈信息作用的网间细胞，其胞体位于双极细胞层和节细胞层之间，突起伸到感光细胞层和双极细胞层之间，网间细胞可能与视觉成像的对比度控制有关。可见，视网膜的主要部分属于神经结构，与神经组织一样，视网膜各级细胞之间通过化学性突触或电突触进行复杂的联系，视觉信息经感光细胞换能变成电信号后，再在视网膜复杂的神经元网络中经历某种处理和改变。当视神经纤维的动作电位作为视网膜的最终输出信号传向中枢时，这些动作电位已经成为经过初步加工和处理的信息。

2. 视网膜的两种感光换能系统　视觉的二元理论认为，在人和大多数脊椎动物的视网膜中存在视杆系统和视锥系统两种感光换能系统。视杆系统又称为暗视觉（scotopic vision）系统，由视杆细胞和与之相联系的双极细胞、神经节细胞等成分组成，该系统光敏感度高，司暗光觉，无色觉，分辨力低，主要分布在视网膜的周边部。视锥系统也称明视觉（photopic vision）系统，由视锥细胞和与之相联系的双极细胞、神经节细胞等成分组成，该系统的特点是光敏感度低，司昼光觉，有色觉，分辨力高，主要分布在视网膜的中央部。

证明视网膜中存在两种感光换能系统的主要依据有：①人眼视觉的特点与视网膜中感光细胞的分布相对应。人眼视网膜中央凹处只有视锥细胞，越往视网膜周边部，视杆细胞越多、而视锥细胞越少（图 9-9）。这与中央凹处在亮光处分辨力高，在暗处光敏感性差及视网膜周边部能感受弱光的刺激，但分辨力低的视觉特点相一致。②视杆系统和视锥系

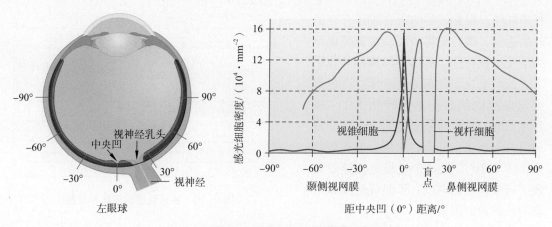

图 9-9　两种感光细胞在左眼视网膜上的分布

统的形态学特点与视觉二元理论相一致。视杆系统有较高的聚合程度，即多个视杆细胞与一个双极细胞发生联系，多个双极细胞与一个神经节细胞发生联系，显然该系统具有较强的总和多个弱刺激的能力，实现司暗光觉的功能，但分辨力较低。视锥系统则不然，其聚合程度较小，在中央凹处甚至是单线式联系，即一个视锥细胞只与一个双极细胞发生联系，而该双极细胞也只与一个神经节细胞发生联系，这与其具有较高的精细分辨能力的特点相一致，但视锥系统总和弱光刺激的能力较差。③动物视网膜中感光细胞的类型与其生活习性相一致。如鸡、鸽、松鼠等只在白昼活动的动物，其视网膜中的感光细胞以视锥细胞为主；而猫头鹰、猫等主要在夜间活动的动物，视网膜中只有视杆细胞。④视杆细胞外段只存在视紫红质一种视色素，而视锥细胞的外段存在分别对红、绿、蓝色光特别敏感的三种视锥色素，这与视杆系统视物无色觉、视锥系统有色觉的事实相一致。

（二）视杆细胞的感光换能机制

1. 视紫红质的光化学反应　视紫红质是存在于视杆细胞外段的视色素，在暗处呈紫红色，光照时褪色直至变白。实验证明，视紫红质对光谱不同部分的吸收曲线与弱光条件下人眼所感到的光谱亮度曲线基本一致，这说明人眼的暗视觉与视杆细胞中视紫红质的光化学反应直接相关。

视紫红质由一分子视蛋白（opsin）和一分子视黄醛（retinal）组成。视蛋白属 G 蛋白耦联受体，是一种七次跨膜受体；视黄醛是视紫红质的生色基团，也是视紫红质中吸收光的部分。

光照可使视杆细胞内视紫红质中的视蛋白和 11- 顺型视黄醛的构型和构象发生改变，视紫红质在极短的时间内开始分解，生成含全反型视黄醛的变视紫红质 Ⅱ（metarhodopsin Ⅱ），后者随之解离，生成全反型视黄醛和视蛋白。变视紫红质 Ⅱ 也称为活化的视紫红质，可引发视杆细胞产生感受器电位。据测算，视紫红质只需吸收一个光量子即可使视黄醛分子从 11- 顺型变成全反型，导致视紫红质分解为视蛋白和全反型视黄醛，并引起感受器电位。

在暗处，视紫红质的再合成需要异构酶的参与，由于异构酶存在于色素上皮细胞内，视杆细胞释放的全反型视黄醛被色素上皮细胞摄取后，在异构酶的作用下通过耗能将之异构化为 11- 顺型视黄醛，后者重新返回视杆细胞内，作为视蛋白的辅基并与之结合生成视紫红质。视紫红质的再合成还存在另外的途径，即首先将全反型视黄醛还原为全反型视黄醇，然后在异构酶的作用下，这些全反型视黄醇或者储存在色素上皮细胞内的维生素 A 转化为 11-顺型视黄醇，后者再被氧化为 11-顺型视黄醛并与视蛋白结合，生成新的视紫红质（图 9-10），但这个过程进行速度较慢，需要较长的时间，不是促进视紫红质合成的即时因素。

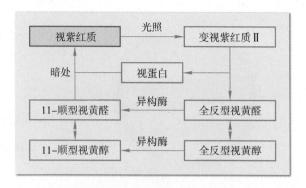

图 9-10　视紫红质的光化学反应

实际上，人在暗处视物时，视紫红质既有分解，也有合成，但视紫红质的合成量超过其分解量，因此视网膜中视紫红质的分子数量多，对弱光刺激敏感；而在亮处，视紫红质的分解增强，合成过程甚弱，使视杆细胞几乎失去了感受光刺激的能力，此时主要由视锥细胞感光产生视觉。

维生素 A 存在于视杆细胞的胞质和视网膜的色素上皮层中，视黄醛是维生素 A 的活性形式，在需要的时候，这些维生素 A 可以转变为新的视黄醛；相反，当视网膜中视黄醛过多时，就会转化为维生素 A，从而减少视网膜中视紫红质分子的数量。视紫红质在分解和再合成过程中会消耗掉一部分视黄醛，这需要依赖血浆中的维生素 A 来进行补充，如果机体维生素 A 长期摄入不足，势必会造成视紫红质合成减少，在暗处的视力下降，出现夜盲症（nyctalopia）。

2. 视杆细胞的静息电位和感受器电位　与视杆细胞生物电产生有关的离子通道主要有两种：一种是分布于外段膜中的 cGMP 门控通道，该通道开放后对 Na^+ 通透性大，对 Ca^{2+} 有较小的通透性；另一种通道是位于内段膜的非门控 K^+ 通道，参与静息电位的形成。

视杆细胞的静息电位是指无光照时存在于视杆细胞膜内、外两侧的电位差。静息电位的产生主要与 K^+ 经内段膜上的非门控 K^+ 通道外流并达到平衡有关。由于无光照时外段胞质内的 cGMP 浓度高，外段膜上有较多的 cGMP 门控通道处于开放状态，Na^+ 内流形成的暗电流（dark current）可抵消一部分 K^+ 外流形成的跨膜电位，从而使静息电位仅有 $-40 \sim -30\ mV$，远远低于 K^+ 平衡电位（图 9-11）。

视杆细胞的感受器电位是指视杆细胞在接受光照时记录到的超极化型的膜电位。光照视网膜，生成的变视紫红质 II 可激活视盘膜中的转导蛋白（G_t）。转导蛋白是一种 G 蛋白，可激活 cGMP 磷酸二酯酶，使胞质中的 cGMP 分解，生成没有活性的 5'-GMP。由于胞质中的 cGMP 浓度降低，外段膜上 cGMP 门控通道开放数量减少，暗电流减弱或消失，膜电位更接近于 K^+ 平衡电位，产生超极化型感受器电位（图 9-12）。上述级联反应很快因变视紫红质 II 羧基端的磷酸化而终止。视杆细胞外段膜产生的感受器电位以电紧张扩布的方式传至突触终末，通过影响谷氨酸等神经递质的释放，并经双极细胞的信息传递，最终诱发神经节细胞产生动作电位并传向视觉中枢。

外段膜中的 cGMP 门控通道对 Ca^{2+} 有较小的通透性。如视网膜受到持续光照，由于 cGMP 门控通道开放数量少，Ca^{2+} 内流减少，但 Ca^{2+} 仍被主动外排，胞质 Ca^{2+} 浓度因此降低，一方面这可增强鸟苷酸环化酶的活性，促进 cGMP 生成，从而防止光照期间 cGMP 门

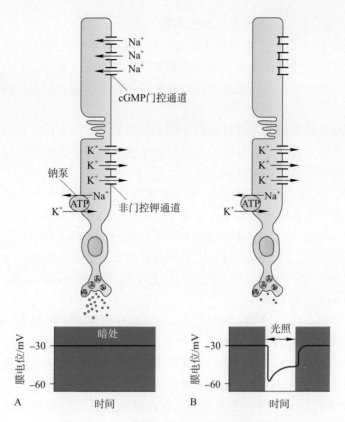

图 9-11 视杆细胞的静息电位和感受器电位

A. 在暗处，视杆细胞的暗电流与静息电位 B. 光照时，暗电流消失，视杆细胞产生超极化型的感受器电位

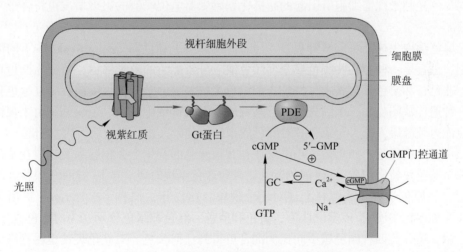

图 9-12 视杆细胞感受器电位的产生机制

控通道关闭过多；另一方面，胞质 Ca^{2+} 浓度的降低通过加速变视紫红质 II 的失活、增强 cGMP 与 cGMP 门控通道的亲和力等机制，对抗 cGMP 门控通道的关闭。可见，通过上述机制，视杆细胞可对持续的光照产生适应，从而保证其能在较大的光照范围内均能对光刺激作出反应。

（三）视锥细胞的感光换能机制与颜色视觉

1. 视锥细胞的换能　人眼视网膜中含有三种与色觉有关的视锥细胞，相应地视锥色素也有三种。视锥细胞的视锥色素也由视黄醛和视蛋白构成，其中的生色基团与视紫红质一样，为 11- 顺型视黄醛，但因视蛋白的氨基酸序列各不相同，因而三种视锥细胞具有不同的光谱敏感性。

视锥细胞的感光换能机制与视杆细胞相似，当光量子作用于视锥细胞外段时也能记录到超极化型的感受器电位。感受器电位通过影响突触末梢神经递质的释放，使相应的神经节细胞产生动作电位并传向视觉中枢。

2. 颜色视觉　光线是一种电磁波，本身并无颜色，但不同波长的可见光光线作用于视网膜的视锥系统后可在脑内产生颜色视觉（color vision，简称色觉）。色觉是一种主观感觉，是一种复杂的物理 – 心理现象。健康人眼可辨别约 150 种不同的颜色，每种颜色均与一定波长的光线相对应，两种或两种以上不同波长的光线混合后也能产生不同的色觉。关于视锥系统色觉的形成机制，目前一般用三原色学说（trichromatic theory）和对立色理论（opponent-color theory）来解释。

（1）三原色学说　19 世纪初，杨（T. Young）和亥姆霍兹（H. Helmholtz）提出了三原色学说，该学说设想在视网膜中存在着三种视锥细胞或相应的三种视锥色素，分别对红、绿、蓝的光线特别敏感。当某一波长的光线作用于视网膜时，可对各种视锥细胞或视锥色素起不同程度的刺激作用，在中枢就引起相应的色觉。

虽然在显微镜下并未发现各类视锥细胞存在结构差别，迄今为止也未分离出视锥色素，但三原色学说还是被许多实验所证实。例如实验发现，单个视锥细胞的光谱吸收曲线的吸收峰值分别出现在 564 nm、534 nm、420 nm 处，相当于红、绿、蓝三色光的波长。用不同单色光刺激视锥细胞所引起的超极化型感受器电位峰值的出现情况也符合于三原色学说。

三原色学说大体上可以解释色盲（color blindness）和色弱（color weakness）的可能发病机制。色盲是一种对某些颜色或全部颜色缺乏分辨能力的色觉障碍，可分为红色盲、绿色盲、蓝色盲和全色盲，其中，红色盲和绿色盲较多见，常不加区分地称为红绿色盲。色盲是一种遗传缺陷疾病，多因先天缺乏某种或全部视锥细胞所致。色弱则是由于视锥细胞的反应能力较健康人低，导致患者对颜色的识别较健康人差，常由后天因素引起。

（2）对立色理论　如将蓝色小纸块放在其他颜色的背景上，很容易发现放在黄色背景上的那个蓝色块特别"蓝"，而黄色背景比未放蓝色纸块时更"黄"，这种现象称为颜色对比，但是三原色学说无法解释上述对比色现象。1892 年，黑林（E. Hering）提出了对色理论（又称四色学说），该学说认为，黄色和蓝色、红色和绿色分别互为对比色或互补色，将红、绿、黄、蓝四种颜色按不同比例混合可得到任何颜色。对立色理论也得到许多实验的支持，如金鱼的有些水平细胞在黄光照射时产生最大的去极化型反应，蓝光照射时出现最大的超极化型反应；而另一些水平细胞则在红光照射时产生最大的去极化型反应，绿光照射时出现最大的超极化型反应。可见，对比色在同一水平细胞上可引起两种相反的反应，该现象也存在于视网膜中的神经节细胞和外侧膝状体等处的神经元。

事实上，颜色视觉的编码十分复杂，目前的学说并不能解释所有的色觉现象，一般认为，三原色学说是视锥细胞一级的颜色编码机制，而对立色理论可用于解释视网膜水平细胞及其以后的各级神经元对颜色的编码机制。

（四）视网膜的信息处理

在视网膜中，感光细胞、双极细胞和神经节细胞分别是视觉通路的第一级、第二级和第三级神经元，这些神经元构成了视觉信息传递的直接通路，而水平细胞和无长突细胞则起到调制感光细胞与双极细胞、双极细胞和神经节细胞之间突触传递的作用。

1. 视网膜神经细胞的反应特征 视觉系统神经元的感受野是指能改变其活动的视网膜光照区域。根据感受野中心区对光的反应形式，神经元可分为给光 – 中心细胞（ON-center cell）和撤光 – 中心细胞（OFF-center cell）。

（1）感光细胞 其光反应是产生等级性的超极化型感受器电位，其感受野大致呈圆形，直径较小。感光细胞的突触终末释放的递质是谷氨酸。光照视网膜引起感光细胞超极化，可导致其突触终末谷氨酸的释放量减少。

（2）双极细胞 除视网膜中央凹外，视杆系统中的一个双极细胞一般接受 15～45 个视杆细胞的输入，视锥系统中的一个双极细胞一般接受 5～20 个视锥细胞的输入。这些双极细胞属谷氨酸能神经元，对光的反应为等级性的去极化或超极化。

双极细胞的感受野为中心 – 周围相拮抗的同心圆构型，对中心光点和光环呈现明显不同的反应。根据中心区对光的反应形式不同，双极细胞可分为给光 – 中心双极细胞和撤光 – 中心双极细胞。对给光 – 中心双极细胞来说，小光点照射感受野的中心区引起持续的去极化，而光环照射（中心区无光照）引起细胞超极化，这种双极细胞的细胞膜分布有抑制性的促代谢型谷氨酸受体。撤光 – 中心双极细胞则相反，小光点照射中心区引起持续的超极化，光环照射感受野的周围区引起去极化（图 9-13），这种双极细胞的细胞膜分布有兴奋性的促离子型谷氨酸受体。双极细胞感受野的这些特征有助于双极细胞对视网膜上的小片区域的明暗对比图像产生反应，传递具有暗周围的小光点或小暗点亮周围的信息，从而开始对视网膜上的图像信息进行分析。

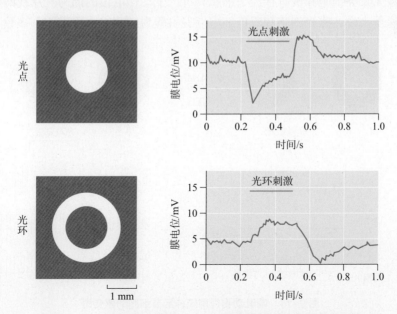

图 9-13 金鱼视网膜的撤光 – 中心双极细胞感受野的反应特性

（3）水平细胞　属抑制性中间神经元，可与感光细胞和双极细胞形成突触联系。由于水平细胞与大量感光细胞形成交互性突触，这种结构特点使水平细胞既能接受来自感光细胞的兴奋性输入，又可通过释放 γ- 氨基丁酸对感光细胞进行侧向抑制，后者与中心 – 周围相拮抗的同心圆感受野形成有关。由于水平细胞之间存在电突触，故其感受野很大。水平细胞对闪光刺激的反应为等级性的去极化或超极化，这与水平细胞的类型或闪光的波长有关。

（4）无长突细胞　多数属于抑制性中间神经元，含有 γ- 氨基丁酸或甘氨酸等抑制性递质；少数无长突细胞含有多巴胺或乙酰胆碱等递质。某些无长突细胞接受双极细胞的输入后，又经突触影响双极细胞或神经节细胞的活动。绝大多数无长突细胞的感受野不存在中心 – 周围相拮抗的同心圆构型，对闪光刺激的反应总是呈现瞬变的等级性的去极化型反应，即给光时膜出现去极化并随即迅速自行恢复至静息电位水平，光熄灭时也可出现一个瞬变的去极化反应。只有少数无长突细胞可产生动作电位。

（5）神经节细胞　与双极细胞一样，多数神经节细胞的感受野也是中心 – 周围相拮抗的同心圆构型。神经节细胞可分为给光 – 中心神经节细胞和撤光 – 中心神经节细胞，而且这两种神经节细胞分别接受给光 – 中心双极细胞和撤光 – 中心双极细胞的输入信息。

当给光 – 中心神经节细胞感受野的中心区接受小光点照射时，神经节细胞轴突的动作电位发放频率升高，如光点完全覆盖中心区可产生最强的反应；用光点照射感受野的周围区则使神经节细胞轴突的放电频率降低，如用光环覆盖整个周围区可产生最强的抑制效应。撤光 – 中心神经节细胞则相反，光照感受野中心区时放电减少或停止，光照周围区时放电频率升高。如果同时光照感受野的中心区和周围区，则神经节细胞感受野中心区的效应占优势（图 9–14）。

2. 视网膜神经元之间的信息传递　综上所述，光照视网膜，感光细胞只能产生超极化反应，双极细胞和水平细胞可产生去极化或超极化反应，无长突细胞多数产生去极化反应，只有少数无长突细胞和所有神经节细胞具有产生动作电位的能力。从视网膜中神经元所含的神经递质来说，感光细胞和双极细胞以谷氨酸为递质，水平细胞和多数无长突细胞

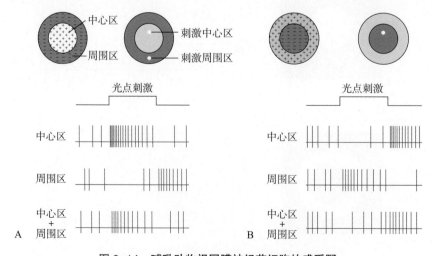

图 9–14　哺乳动物视网膜神经节细胞的感受野
A. 给光 – 中心神经节细胞　B. 撤光 – 中心神经节细胞

含有 γ- 氨基丁酸等抑制性递质。视网膜中神经元之间的信息传递大多是通过化学性突触完成的，但也有电突触的参与。视网膜神经元之间的信息传递的大致过程如下：感光细胞对光刺激产生超极化型的感受器电位，导致其突触末梢释放谷氨酸减少，引起双极细胞有的产生去极化、有的产生超极化反应，而双极细胞的电活动变化可使相应神经节细胞轴突的放电频率升高或降低。在信息的纵向传递过程中又受到水平细胞和无长突细胞的调制。视觉信息经视网膜内复杂的细胞网络进行传递后，最后由神经节细胞的轴突以动作电位的形式传向中枢并引起视觉。

三、视觉传入通路和皮质代表区 📧

四、与视觉有关的若干生理现象

（一）视力

视力（visual acuity）又称视敏度，是指眼辨别物体微细结构的能力，一般以能分辨两点之间的最小距离作为衡量标准。视力不能用所能看清物体的大小来表示，因为物像的大小除了与物体大小有关外，也与物体与眼之间的距离有关，健康人的视力只能用眼所能看清的最小视网膜像的大小来表示。被看物体的两点与眼折光系统的节点所连成的两线之间的夹角称为视角（visual angle）。视角大小与视网膜上物像的大小成正比，而视力与视角成反比。所以，眼所能分辨的视网膜上两点的距离越短，这两点所形成的视角就越小，视力就越好。分辨力的感受器理论认为，人眼能分辨两点的条件是受刺激的两个视锥细胞中间至少有一个未受刺激的视锥细胞。健康人眼的视力约为 1 分视角，对应的视网膜上两点之间的距离为 4.5 μm，而中央凹中心处的视锥细胞的直径仅为 1.0 ~ 1.5 μm，两个视锥细胞的间距为 0.5 μm，因此，健康人眼一定能分辨 1 分视角所对应的视网膜上的两点。

视力的视网膜决定因素包括视锥细胞的直径、视锥细胞的分布密度和视锥系统的会聚程度。视网膜黄斑区由于视锥细胞的直径小、视锥细胞的分布密度高、视锥系统的会聚程度低，故该处的分辨力最高，视力最好。视力一般是指视网膜中央凹在亮光条件下的分辨力。

临床上常用的视力记录法是小数记录法和 5 分记录法，前者是以视角（分）的倒数表示视力，后者以 5 分减去视角（分）的对数值表示视力，显然，小数记录法的 1.0 相当于 5 分记录法的 5.0。

（二）暗适应和明适应

1. 暗适应　较长时间处于明亮环境中的人如突然进入暗处，必须经过一定时间后才能逐渐恢复在暗处的视力、看清暗处的物体，这种现象称为暗适应（dark adaptation）。

暗适应的过程就是眼对光的敏感度逐渐提高从而使视觉阈逐渐降低的过程。在亮处，由于视紫红质的分解强于合成，视杆细胞中的视紫红质的量较少，对光的敏感性较低。如突然进入暗处，在最初的 5 ~ 8 min，主要由于视锥细胞视色素的合成量增加，视觉阈出现第一次明显下降，但暗适应后视锥细胞的视觉阈仍相对较高，并不能提供有效的适应暗环境的视觉。随后，视杆细胞合成大量的视紫红质，使入眼的光量子碰到视色素的机会增多，视网膜对光刺激的敏感性进一步提高，造成视觉阈出现更大幅度的第二次下降。至进入暗处后 25 ~ 30 min，视觉阈降至最低点并稳定于该水平，产生暗适应（图 9-15）。可见，暗适应的最主要机制是视紫红质的合成量增加。

2. 明适应　与暗适应相反，较长时间处于暗处的人如突然进入明亮处，最初因感到一片耀眼的光亮而不能视物，要稍待片刻才能恢复视觉，这个过程称为明适应（light adaptation）。明适应在 15 ~ 60 s 即可完成。

明适应是视紫红质大量分解所致。由于视杆细胞在暗处积蓄了大量的视紫红质，如突然进入明亮处，这些视紫红质迅速大量分解，导致因产生耀眼的光亮而不能视物，只有待视紫红质大量分解后，视锥系统才能在亮处视物，恢复视觉。

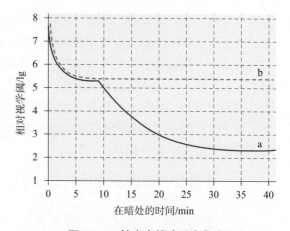

图 9-15　健康人的暗适应曲线

a：用白光刺激全眼测得的暗适应曲线；b：用红光刺激中央凹测得的视锥系统的暗适应曲线。

（三）视野

单眼固定注视正前方一点不动时该眼所能看到的范围称为视野（visual field）。单眼固定注视正前方一点时，物像落在视网膜中央凹处，连接这两点的假想线称为视轴（optic axis）。视野的最大界限通常用该眼所能看到的最大范围与视轴之间所形成的夹角大小来表示。

在同一光照条件下，视野的大小与目标物的颜色有关。用白色目标物测得的视野最大，蓝色、黄色、红色目标物的视野依次减小，绿色目标物的视野最小（图 9-16）。此外，视野的大小还与视线的遮蔽情况有关，如健康人由于鼻和额对视线的阻挡，颞侧视野较鼻侧视野大，下方视野较上方大。临床医生检查视野的目的在于了解视网膜的普遍感光能力，并借以发现视网膜、视神经或视觉传导通路的病变。

（四）双眼视觉和立体视觉

双眼视觉（binocular vision）是指视皮质对来自两眼视网膜的视觉信号进行分析并综合成一个完整的、具有立体感的视觉的现象。部分哺乳类动物的两眼长在头的两侧，视物时左、右眼的视野不重叠，称为单眼视觉（monocular vision）。人的双眼长在面部前方，双眼视野约为 180°，中间的 120° 为双眼所共有，所以视物时两眼视野大部分重叠，属于双眼视觉。

双眼视物时，虽然来自物体同一部分的光线可在两眼的视网膜上成像，但由于物像落在两眼的视网膜对应点（corresponding retinal points）上，故只产生一个视觉像。两眼黄斑中央凹互为视网

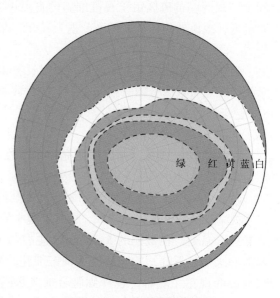

图 9-16　人右眼的颜色视野

膜对应点，黄斑部以外的视网膜对应点则是双眼相对于黄斑中心位置同侧（如右眼颞侧和左眼鼻侧，左眼颞侧和右眼鼻侧）距黄斑中央凹等距的两点（图9-17）。在眼外肌瘫痪或眼内肿瘤压迫等病理情况下，由于物像并未落在两眼的视网膜对应点上，两眼视物时可产生互相重叠的两个物体的主观感觉，此即复视（diplopia）。而视近物时通过辐辏反射使两眼球视轴向鼻侧会聚，物像落在两眼的视网膜对应点上，从而有效地防止了复视的产生。

与单眼视觉相比，双眼视觉有两眼大部分视野的叠加作用，因此具有提高视觉敏感度、扩大视野、消除单眼的生理盲点和产生三维的立体视觉等优点。立体视觉（stereoscopic vision）是指视觉系统对三维空间的知觉。双眼视物虽然只产生一个视觉像，但左眼看到物体的左侧面多一些，右眼看到物体的右

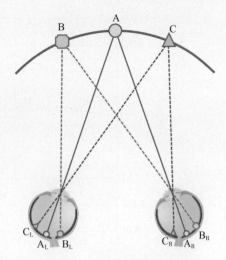

图9-17 两眼的视网膜对应点
A_R 与 A_L、B_R 与 B_L、C_R 与 C_L 互为视网膜对应点。

侧面多一些，这使两眼视网膜上的物像并不完全一致，这些视觉信息经视觉的高级中枢处理后，就可产生良好的立体视觉，这有助于准确地确定外物的方位、判断被视物体的厚度和确立自身在外界环境中的方位等。倘若双眼视觉存在缺陷，将引起复视、弱视、斜视、立体视觉丧失、视觉空间弯曲和视疲劳等。虽然双眼视觉在深度感知中起着重要作用，但深度感知也有许多单眼的成分，如物体的相对大小、物体表面的阴影和个人的经验等。

（五）视后像和融合现象 🄴

第三节 听觉器官的功能

耳是听觉的外周感受器官，由外耳、中耳和内耳迷路中的耳蜗组成。声源振动引起空气产生的疏密波经外耳道、鼓膜和听骨链的传递，引起耳蜗基底膜的振动，然后再通过耳蜗螺旋器中的毛细胞的感音换能作用，将声波振动的能量转变为听神经纤维上的动作电位并传送至听皮质，产生听觉。听觉对于机体认识自然、适应环境和进行社会交往均起着十分重要的作用。

声压是指单位面积介质所承受的声波压力，单位是达因/厘米²（dyn/cm^2）。人耳的适宜刺激是声压为 0.000 2 ~ 1 000 dyn/cm^2、频率为 20 ~ 20 000 Hz 的声波。一般来说，声音响度与声波的振幅有关，音调高低与声波的振动频率有关。每一频率的声波必须达到一定强度才能被感知，这个刚能引起听觉的声压称为听阈（hearing threshold）。随着声波声压在听阈以上继续增加，听觉的感受也随之相应增强。当声压增加到一定数值时，除了引起听觉外，还能引起鼓膜产生痛觉，这个刚能引起鼓膜产生痛觉的声压称为最大可听阈（maximal hearing threshold）。显然，每一频率的声波均存在听阈与最大可听阈，如用线连接所有频率声波的听阈与最大可听阈，该连线所包含的范围称为听域（hearing span）（图9-18）。人耳听阈最低处即最敏感的声波频率一般为 1 000 ~ 3 000 Hz；日常语言频率较此稍低，为 300 ~ 3 000 Hz，强度中等。

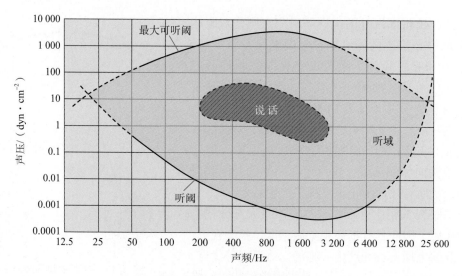

图 9-18　人耳的正常听域图

分贝（decibel，dB）的概念常用于表示听觉敏感度的丧失程度。取听力正常者对某一频率声波的听阈均值为 E_0，而某患者对该频率声波听阈的实测值为 E，根据以下公式即可计算出该患者对此频率声波的听觉敏感度丧失的分贝数，即：

$$声波相对强度的分贝数 = 10 \times \lg（E/E_0）\qquad（9-1）$$

显然，如果患者对某频率声波的听阈是正常值的 1 000 倍（即 E = 1 000 E_0），则该患者对这一频率声波的听觉敏感性丧失了 30 dB。临床上听力损失 26 dB 以上者即可诊断为耳聋。

一、外耳和中耳的功能

（一）外耳的功能

外耳（external ear）由耳郭和外耳道组成。耳郭的凸面向后，凹面朝向前外，故从前方和侧方来的声音可直接进入外耳道，而后方来的声音因耳郭的遮挡，音感较弱。人可根据头部转动时两耳声音强度的轻微变化，判断声源的所在位置。

外耳道（external acoustic meatus）是声波的传导通路。根据物理学的原理，一端封闭的圆柱形管道可对波长为其管长 4 倍的声波产生最大的共振作用。成年人的外耳道长约 2.5 cm，其实际的最佳共振频率为 3 800 Hz。据测定，当频率为 3 000 Hz 的声波从外耳道口传到鼓膜附近时，由于外耳道的共振作用，强度可增强 15 dB。

（二）中耳的功能

中耳由鼓膜、听骨链、中耳小肌肉、咽鼓管和鼓室等结构组成。中耳的主要功能是实现声阻抗匹配，将从外耳传来的声波高效率、少失真地传向内耳。

1. 鼓膜和听骨链的功能　鼓膜为一椭圆形半透明薄膜，厚度约 0.1 mm，面积为 50 ~ 90 mm^2，外形呈漏斗型，中心向鼓室侧凹陷，为锤骨柄末端附着处。鼓膜具有较好的频率响应和较小的失真度，在声波传导过程中可起到类似电话机受话器中振膜的作用，将振动能量传递给锤骨柄。听骨链由锤骨、砧骨和镫骨组成，锤骨柄附着于鼓膜，砧骨居中，镫骨底与前庭窗膜相接。三块听小骨依次连接，形成一个以锤骨柄为长臂、砧骨长脚为短臂的杠杆，长、短臂的角度固定，杠杆的支点恰好处于整个听骨链的重心，因此在振动能量的传递过程中惰性最小而效率最高。如鼓膜振动使锤骨柄内移，则砧骨长脚和镫骨也做与锤骨柄同方向的内移。

声波通过鼓膜、听骨链作用于前庭窗膜时，其声压增大而振幅稍减小，此即中耳的增压效应。与这种增压效应产生有关的机制有：①鼓膜和前庭窗膜的面积存在差别。鼓膜的实际有效振动面积约为 55 mm²，而前庭窗膜的面积只有 3.2 mm²，假如不考虑极少量的机械摩擦损耗，且声波经听骨链传递时总压力保持不变，则声波经镫骨底作用于前庭窗膜上的压强约为声波作用于鼓膜上压强的 17.2 倍（即 55÷3.2≈17.2）；②听骨链的杠杆作用。因为此杠杆的长臂和短臂之比约为 1.3∶1，声波通过听骨链的传导，短臂一

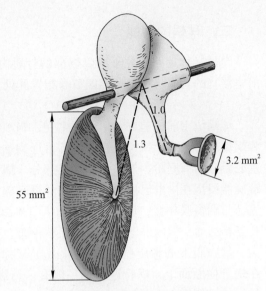

图 9-19　中耳增压效应的产生机制

侧的压力将增大为原来的 1.3 倍（图 9-19）。可见，在声波的传导过程中，整个中耳的增压效应为 22.4 倍（即 17.2×1.3），同时，振幅约可减小 1/4。

在声波的传播过程中，振动能量引起介质分子位移时所遇到的抵抗称为声阻抗（acoustic impedance）。声波在到达鼓膜前以空气为振动介质；由鼓膜经听骨链到达前庭窗膜的过程中，其振动介质变为固相的生物组织。由于空气与生物组织的声阻抗不同，当振动在这些介质之间传递时能量衰减可达 99% 或更多。但由于声波经中耳传递时发生了增压效应，基本补偿了由于声阻抗不同所造成的能量耗损。

2. 中耳小肌肉的功能 🔗

3. 咽鼓管的功能 🔗

（三）声波传入内耳的途径

声波传入内耳的途径包括气传导和骨传导，健康人以气传导为主。

1. 气传导（air conduction）　是指声波依次经外耳、鼓膜、听骨链和前庭窗膜传入耳蜗前庭阶的过程，为引起正常听觉的声波传导途径。虽然声波也可经鼓膜、鼓室空气和圆窗膜传入耳蜗的鼓阶，对前一途径的传声效果起抵消作用，但由于其传声效果很差，在正常情况下该消减作用甚至可忽略不计，只在经前庭窗的正常气传导发生障碍或中断（如鼓膜大穿孔、听骨链运动障碍）时发挥一定的作用。例如，发生鼓膜大穿孔后，外界声波可通过上述两个途径传入耳蜗，导致传声效果相互消减而使听阈提高，甚至发生耳聋。

2. 骨传导（bone conduction）　是指声波经颅骨传入内耳耳蜗的过程。在生理状态下，骨传导的传音效能极低，在正常听觉的引起上作用极小。

传导性聋（conductive deafness）是指外耳和（或）中耳病变引起的听力减退现象，患者的气传导受损，但骨传导正常或相对增强。感音神经性聋（sensorineural deafness）是指耳螺旋器、听神经或听皮质病变引起的听力减退现象，患者的气传导和骨传导均受损。临床上可通过音叉试验确定患者的气传导和骨传导是否正常，并以此来判断听觉异常的产生原因。

二、耳蜗的功能

内耳又称迷路，位于颞骨岩部的骨质内，由耳蜗（cochlea）和前庭器官两部分组成，前庭器官的功能将在本章第四节介绍，此处先介绍耳蜗的感音换能功能。

（一）耳蜗的结构

耳蜗位于前庭前方，形似蜗牛壳，蜗顶朝向前外侧，蜗底朝向内耳道底。耳蜗由蜗轴和蜗螺旋管组成，蜗螺旋管围绕圆锥形蜗轴约两圈半。蜗螺旋管被斜行的前庭膜和横行的基底膜分为前庭阶、鼓阶和蜗管三部分。蜗管为一条充满内淋巴的膜性盲管，基底膜上的螺旋器浸浴在内淋巴里；前庭阶在耳蜗底部与前庭窗膜相接，内充满外淋巴；鼓阶在耳蜗底部与圆窗膜相接，也充满外淋巴（图 9-20）。前庭阶和鼓阶中的外淋巴在耳蜗顶部借蜗孔互相交通，但内淋巴和外淋巴互不相通。

基底膜上的螺旋器（spiral organ）又称科蒂器（Corti organ），起听觉感受器的作用。在蜗管横断面上，蜗管近蜗轴一侧有一行纵向排列的内毛细胞（inner hair cell），在蜗管的靠外一侧有 3~5 行纵向排列的外毛细胞（outer hair cell）。毛细胞的顶部与蜗管中的内淋巴相接触，而毛细胞的周围和底部则与鼓阶外淋巴相接触。每个毛细胞的顶部表面都有 50~140 条阶梯状排列的纤毛。在胚胎期，这些听毛细胞与前庭器官的毛细胞一样，具有动纤毛（kinocilium）和静纤毛（stereocilium），一个毛细胞只有一条粗而长的动纤毛，位于毛细胞顶部的外侧缘，其余均为静纤毛；出生后动纤毛退化为中心粒和基体，毛细胞顶部只剩静纤毛。盖膜（tectorial membrane）为覆盖在螺旋器上方的一片胶质膜，其内侧连蜗轴，外侧游离在内淋巴中，盖膜与静纤毛之间的横向剪切运动是毛细胞产生感音换能作

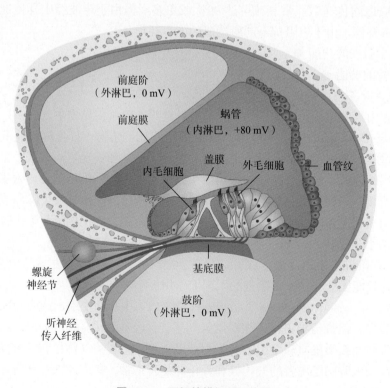

图 9-20 耳蜗管横切面示意图

用的基础。毛细胞的底部与螺旋神经节双极神经元的周围突形成突触联系，这些双极神经元的中枢突穿出蜗轴，形成听神经。由于 90%~95% 的听神经纤维接受经内毛细胞传来的听觉信息，故一般认为，内毛细胞起到听觉感受器的作用，可将声波刺激转变为听神经上的动作电位（表 9-4）。

表 9-4 内毛细胞和外毛细胞的比较

比较项目	内毛细胞	外毛细胞
行数	1 行	3~5 行
一个毛细胞的静纤毛数量	50~60 条	120~140 条
纤毛排列方式	U 形	W 形
一侧耳蜗的毛细胞数量	3 500	16 000
听神经纤维的分布比例	90%~95%	5%~10%
主要功能	听觉感受器	耳蜗放大器

人的基底膜长约 31 mm。从耳蜗底部到顶部，基底膜的宽度从 0.04 mm 逐渐加宽至 0.5 mm，负载在上面的螺旋器的重量随之逐渐增加，而基底膜的劲度（stiffness）则逐渐减小，因此，基底膜的不同部位具有不同的共振频率，即从耳蜗底部到顶部，基底膜的共振频率逐渐降低，这导致高频声波的最大振幅出现部位靠近前庭窗的基底膜上，而中频和低频声波的最大振幅分别出现在基底膜中部和顶部（图 9-21）。

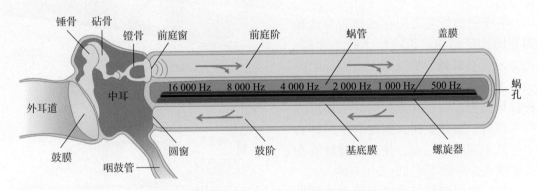

图 9-21 声波传入耳蜗的正常途径及不同频率声波的最大振幅出现的部位

（二）耳蜗的感音换能功能

耳蜗的感音换能功能是指耳蜗可将来自外界声波的机械振动能量转变为听神经纤维上的动作电位，感音换能过程的关键步骤就是耳蜗基底膜的振动使听毛细胞产生去极化或超极化型的感受器电位。

1. 基底膜的振动和行波学说 声波通过外耳和中耳的传导作用于前庭窗膜并使之发生振动。由于淋巴液的不可压缩性，当前庭窗膜向内移位时，可引起前庭膜和基底膜下移，推动鼓阶外淋巴压迫圆窗膜并使之外移；而当前庭窗膜向外移位时，整个耳蜗内的膜性结构和淋巴液又做反方向移动，如此反复，引起基底膜出现交替性的上下振动。可以看出，在正常气传导的过程中，圆窗膜实际上起着缓冲耳蜗内压力变化的作用，是耳蜗内结构发生振动的必要条件。

行波学说（travelling wave theory）认为基底膜的振动是以行波的方式进行的，其基本内容有：①声波传入耳蜗首先引起靠近前庭窗膜处的基底膜振动，再以行波的形式沿基底膜向耳蜗顶部方向传播，犹如抖动一条一端固定的绸带时所看到的从抖动处传出并沿绸带进行传送或行进的波动；②不同频率声波引起的基底膜振动，其行波传播的距离和最大振幅出现的部位不同。由于基底膜不同部位具有不同的共振频率，声波频率愈低，行波传播愈远，最大行波振幅出现的部位愈靠近耳蜗顶部，而且在行波最大振幅出现后，行波很快消失，不再传播；相反，高频率声波引起的基底膜振动局限于前庭窗膜附近。动物实验和临床观察都已证实，耳蜗底部受损主要影响高频听力，耳蜗顶部受损主要影响低频听力。

不同频率的声波引起不同形式的基底膜振动，这是耳蜗区分不同声波频率的基础。由于每一声波频率在基底膜上都对应有一特定的行波传播范围和最大振幅出现区域，神经冲动经相应的听神经纤维传至听觉中枢的不同部位，从而产生不同音调的感觉。

2. 毛细胞感受器电位的产生　外毛细胞的较长的纤毛埋植于盖膜的胶状质中；内毛细胞的纤毛不与盖膜接触，游离于蜗管内淋巴中。因为盖膜和基底膜与蜗轴的连接点不在同一个水平，故两者的振动轴不一致。当行波引起基底膜向上或向下位移时，盖膜与基底膜之间有一个横向的剪切运动，导致与盖膜接触的外毛细胞的纤毛受到一个剪切力的作用而弯曲，内毛细胞的纤毛则可因内淋巴的流动而发生弯曲（图 9-22）。纤毛的机械性弯曲是毛细胞产生感受器电位的关键因素。

毛细胞的纤毛之间存在称为顶连和侧连的铰链结构。顶连位于纤毛顶部，此处分布有机械门控通道，当短纤毛向长纤毛侧弯曲时，可能通过顶连处的这种机械力引起通道开放；而纤毛向反方向弯曲时，通道关闭。侧连的作用是将全部纤毛连接在一起，使这些静纤毛在基底膜发生振动时可同时发生弯曲。

毛细胞的机械门控通道属非选择性阳离子通道，开放后对 K^+ 通透性较大。由于纤毛浸浴在蜗管的内淋巴中，而内淋巴的离子成分与胞质相似，即 K^+ 浓度较高，而且，相对鼓阶外淋巴来说内淋巴为正电位，故机械门控通道开放时，内淋巴中的 K^+ 即可依靠电 - 化学驱动力向毛细胞内扩散，引起毛细胞去极化，而毛细胞的去极化又可激活基底侧膜上的钾通道，引起 K^+ 外流，膜复极化（图 9-23）。

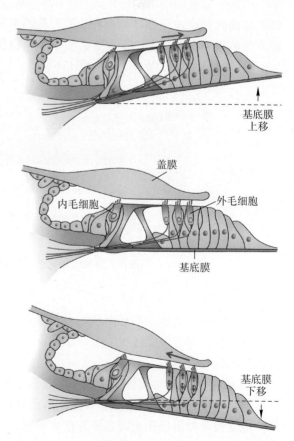

基底膜
上移

盖膜

内毛细胞

外毛细胞

基底膜

基底膜
下移

图 9-22　基底膜的振动引起毛细胞纤毛弯曲示意图

虽然内毛细胞与外毛细胞具有相似的感受器电位的产生机制，但在耳蜗的感音换能过程中，这两种细胞有着不同的生理功能。

在耳蜗的感音换能过程中，内毛细胞起听觉感受器的作用。当声波传入内耳耳蜗并引起基底膜发生振动时，基底膜上移，内毛细胞顶部短纤毛向长纤毛侧弯曲，机械门控通道开放数量增加，而随之发生的 K^+ 内流量增加可引起内毛细胞产生去极化型的感受器电位，后者通过激活基底侧膜的电压门控钙通道，引起 Ca^{2+} 内流，从而触发较多神经递质（一般认为是谷氨酸）的释放，神经递质使突触后膜即听神经末梢产生去极化型的发生器电位，由此使听神经传入纤维上动作电位的发放频率增高；基底膜下移则发生相反的变化过程，最终使听神经传入纤维上动作电位的发放频率降低（图 9-24）。听觉中枢正是依赖听神经传入纤维上动作电位的

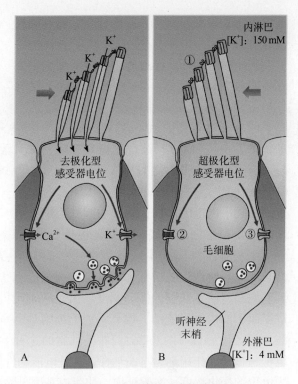

图 9-23 毛细胞的感音换能机制

A. 基底膜上移，短纤毛向长纤毛侧弯曲 B. 基底膜下移，长纤毛向短纤毛侧弯曲

①：机械门控通道；②：电压门控钙通道；③：钾通道。

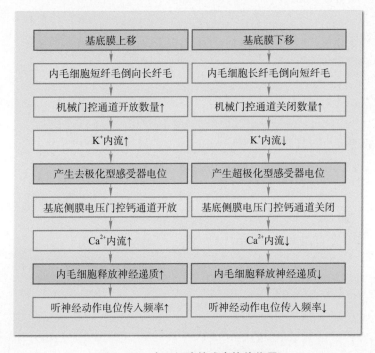

图 9-24 内毛细胞的感音换能作用

来源和发放频率的变化，对声音响度和音调进行辨别。

在耳蜗的感音换能过程中，外毛细胞主要起耳蜗放大器的作用。快蛋白（prestin）又称急拍蛋白，为存在于哺乳动物外毛细胞细胞膜中的一种马达蛋白质（motor protein），在静息状态下快蛋白与 Cl^- 结合。当基底膜上移引起外毛细胞产生去极化型的感受器电位后，与 Cl^- 分离的快蛋白因构象改变而压缩，由此减少其在膜平面上的面积，进而引起外毛细胞胞体的缩短；反之，基底膜下移，快蛋白展开，外毛细胞胞体伸长（图 9-25）。外毛细胞胞体伸长或缩短所产生的机械力通过支持细胞传递到基底膜，使基底膜的振动幅度增大，从而促进盖膜下的内淋巴流动，提高了内毛细胞对声波刺激的敏感性（图 9-26）。外毛细胞的这种

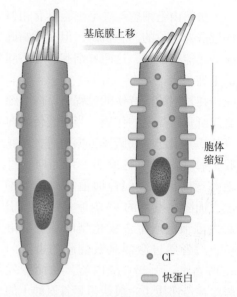

基底膜上移

胞体缩短

● Cl^-

▭ 快蛋白

图 9-25　快蛋白与外毛细胞胞体长度的变化

电-机械换能作用称为电能动性，这种电能动性发生得非常迅速，其大小取决于外毛细胞膜电位的变化程度。实验证实，快蛋白基因敲除小鼠因外毛细胞不能发挥耳蜗放大器的作用，听力损失可达 20～40 dB。

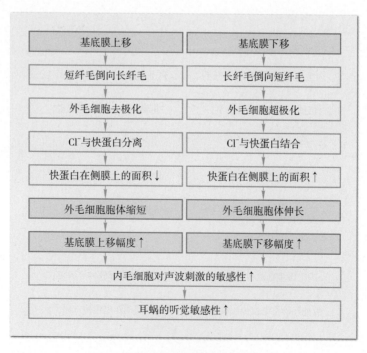

基底膜上移	基底膜下移
短纤毛倒向长纤毛	长纤毛倒向短纤毛
外毛细胞去极化	外毛细胞超极化
Cl^- 与快蛋白分离	Cl^- 与快蛋白结合
快蛋白在侧膜上的面积↓	快蛋白在侧膜上的面积↑
外毛细胞胞体缩短	外毛细胞胞体伸长
基底膜上移幅度↑	基底膜下移幅度↑

内毛细胞对声波刺激的敏感性↑

耳蜗的听觉敏感性↑

图 9-26　外毛细胞的耳蜗放大器作用

（三）耳蜗的生物电现象

耳蜗的生物电现象包括未受声波刺激时的耳蜗内电位和受到声波刺激时产生的耳蜗微音器电位。

1. 耳蜗内电位　在耳蜗未受刺激时，存在于蜗管内淋巴和鼓阶外淋巴之间的电位差称为耳蜗内电位（endocochlear potential），又称内淋巴电位（endolymphatic potential）。如果将鼓阶的外淋巴接地使之保持在零电位，则可测得蜗管的内淋巴电位约为 +80 mV。毛细胞的顶端通过表皮板与内淋巴接触，基底侧膜则浸浴在外淋巴中。如同样以鼓阶外淋巴的电位作为参考零电位，则内毛细胞的膜内电位为 –80 ~ –70 mV，外毛细胞的膜内电位为 –40 mV。即在内毛细胞和外毛细胞顶端膜内、外两侧分别存在高达 150 ~ 160 mV 和 120 mV 的电位差，而在基底侧膜内、外两侧，内、外毛细胞分别只有 70 ~ 80 mV 和 40 mV 的电位差，这是毛细胞的静息电位与一般细胞的不同之处。

血管纹（stria vascularis）是指位于蜗管外侧壁的含毛细血管的复层上皮，由边缘细胞、中间细胞和基底细胞组成，参与内淋巴的生成和内淋巴电位的产生与维持。与外淋巴的高 Na^+、低 K^+ 不同，血管纹分泌的内淋巴是高 K^+、低 Na^+，内淋巴的 K^+ 浓度约为外淋巴的 30 倍。血管纹可主动将血浆中的 K^+ 运入内淋巴中，使 K^+ 在内淋巴中大量蓄积，从而形成一个较高的正电位，即耳蜗内电位。

血管纹将血浆中的 K^+ 转运入内淋巴的过程大致可以分为以下几个步骤：①螺旋韧带中的纤维细胞通过细胞膜上的钠泵和 Na^+-K^+-$2Cl^-$ 同向转运体将血浆中的 K^+ 转运入胞内，再通过细胞间的缝隙连接依次扩散入基底细胞和中间细胞，使中间细胞胞质的 K^+ 浓度升高；②中间细胞内的 K^+ 经钾通道扩散入血管纹间液；③血管纹间液中的 K^+ 被边缘细胞细胞膜上的钠泵和 Na^+-K^+-$2Cl^-$ 同向转运体转运入胞内，然后经钾通道扩散入内淋巴中（图 9-27）。

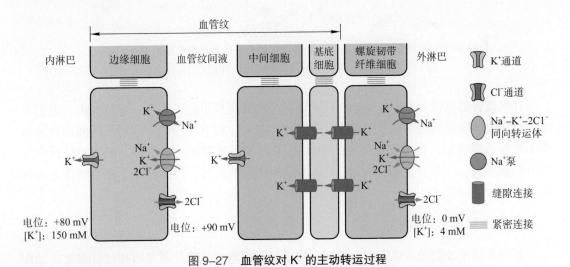

图 9-27　血管纹对 K^+ 的主动转运过程

临床上常用的依他尼酸和呋塞米为 Na^+-K^+-$2Cl^-$ 同向转运体的抑制剂，由于这些药物可影响内淋巴正电位的维持，因而有产生一过性耳聋的副作用。缺氧或使用哇巴因则通过抑制钠泵的活动，引起耳蜗内电位降低。此外，耳蜗内电位还受到基底膜机械位移的影响，若基底膜向前庭阶方向位移，耳蜗内电位约可下降 10 mV；如基底膜向鼓阶方向位移，耳蜗内电位可升高 10～15 mV。

2. 耳蜗微音器电位　耳蜗对声波刺激所产生的一种与声波声学图形相同的、交流性质的电位变化称为耳蜗微音器电位（cochlear microphonic potential，CM）。动物实验证实，如果对着动物的耳郭讲话，在圆窗或其附近即可引导出 CM，将此电位经放大后输入扬声器，扬声器发出的声音正好是人们讲话的声音。由此可见，耳蜗起着类似微音器的作用，即可将声波刺激转变为电信号（图 9-28）。目前认为，CM 是毛细胞在接受声波刺激时产生的感受器电位的复合表现，是引发听神经纤维产生动作电位的关键因素。

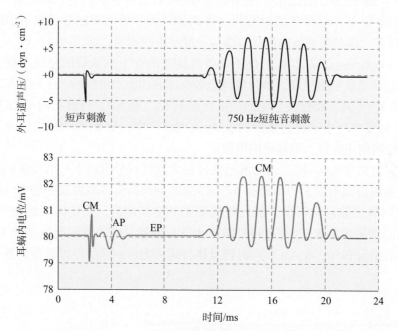

图 9-28　短声和 750 Hz 短纯音刺激引起的外耳道声压与耳蜗内电位的变化
EP：耳蜗内电位；CM：耳蜗微音器电位；AP：复合动作电位。

耳蜗微音器电位具有以下特点：① CM 是一种等级性电位，即在一定范围内，电位大小与声压或基底膜的振动幅度成正比；②潜伏期极短，没有不应期；③对长时间的声波刺激不出现适应现象，也不发生疲劳；④对缺 O_2 时和深麻醉相对不敏感，但听神经纤维变性时仍能出现；⑤声音位相倒转时，CM 的位相也发生逆转，但听神经干复合动作电位保持不变。

三、听神经动作电位

耳蜗受到声波刺激后产生的一系列反应中最后出现的电变化就是听神经纤维上的动作电位，这是耳蜗对外界声波刺激进行换能和编码作用的最终结果，动作电位的发放频率和组合形式就包含了声波的响度、音调等信息，传入听觉中枢后产生听觉。

（一）听神经干复合动作电位

一条听神经干内含大量神经纤维，所以在听神经干上记录到的动作电位是众多神经纤维上的动作电位的总和，又称复合动作电位。由于听神经干内各条神经纤维的阈值、兴奋的传导速率各不相同，复合动作电位没有"全或无"现象，也不能反映声波的频率特性，其幅度取决于声波的强度、兴奋的听神经纤维数目及各条神经纤维产生动作电位的同步化程度。

（二）单根听神经纤维动作电位

单根听神经纤维动作电位具有"全或无"现象，大多数有自发放电活动，接受声波刺激后动作电位的发放频率随刺激强度增大而增高，声波刺激持续作用时，动作电位的发放频率开始时较高，然后降至一个较恒定的值，即存在适应现象。

听神经按照部位原则和频率原则对声波频率进行编码。每条听神经纤维的最敏感的声波频率称为该神经纤维的特征频率（characteristic frequency）或最佳频率，特征频率不同的神经纤维按一定的顺序排列在基底膜上。例如，分布于耳蜗底部的听神经纤维特征频率高，而分布于耳蜗顶部的听神经纤维特征频率低。不同频率的声波刺激基底膜的不同部位，通过不同的听神经纤维发放冲动，对声波的频率进行编码，这就是部位原则。频率原则是指不同频率的声波引起听神经纤维发放不同频率的动作电位。

听神经对声波强度的编码主要依靠两种方式：一是单根听神经纤维上的动作电位发放频率；二是参与传导冲动的神经纤维的数目。

四、听觉传入通路和皮质代表区 🅔

第四节　前庭器官的功能

前庭器官包括半规管（semicircular canal）、椭圆囊（utricle）和球囊（saccule），其主要功能是产生运动觉和位置觉，并可通过引起姿势调节反射来维持身体平衡。

一、前庭器官的感受细胞和适宜刺激

（一）前庭器官的感受细胞

毛细胞是前庭器官的感受细胞，其顶部有 60~100 条纤毛，其中有一条又粗又长、位于细胞顶端的一侧边缘处的称为动纤毛，其余的占据了细胞顶端大部分区域并排成规则六角柱形的纤毛称为静纤毛，静纤毛呈阶梯状排列，离动纤毛越远，纤毛越短。毛细胞的基底部通过传入神经末梢形成突触，将神经冲动传入中枢；部分毛细胞的基底部还与传出神经末梢形成突触，可能具有调节毛细胞活动的作用（图 9-29）。

毛细胞的适宜刺激是使纤毛发生弯曲的、与纤毛生长平面呈平行方向的机械力。电生理学实验证明，当动纤毛和静纤毛都处于自然状态时，毛细胞的静息电位为 -80 mV，与此毛细胞形成突触的传入神经纤维上有中等频率的持续放电；如果用外力使静纤毛倒向动纤毛一侧，毛细胞去极化至 -60 mV，同时其传入神经纤维的冲动发放频率增加，表现为兴奋效应；而当外力使动纤毛倒向静纤毛一侧，毛细胞的膜电位为 -120 mV 即发生了超极化，神经纤维上的冲动发放频率减少，表现为抑制效应（图 9-29）。

在正常情况下，由于半规管、椭圆囊和球囊中的毛细胞的所在位置和附属结构的不同，当机体头部在空间的位置发生改变或做不同形式的加速度运动时，通过改变纤毛的倒

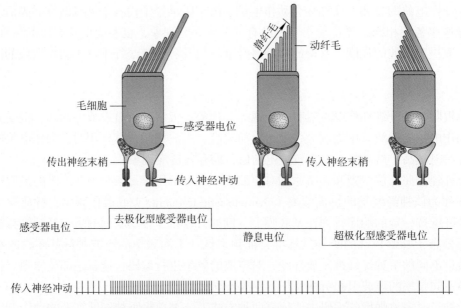

图 9-29　前庭器官感受细胞纤毛的受力情况与传入神经冲动发放频率的关系

向并由此引起的传入神经冲动的频率发生改变，将机体头在空间的位置和运动状态的信息传向中枢，从而引起特定的位置觉和运动觉，并可反射性地改变躯体和内脏功能。

（二）前庭器官的适宜刺激

1. 半规管　一侧内耳的前半规管（又称上半规管）、后半规管和外半规管（又称水平半规管）分别位于三个互相垂直的平面上，互成直角排列。人直立且头前倾 30° 时，两侧外半规管所在的平面与地面平行，前、后半规管所在的平面与地面垂直（图 9-30）。

半规管与椭圆囊连接处的膨大部分称为壶腹（ampulla），壶腹中有一块隆起的结构称壶腹嵴（crista ampullaris），为半规管的感受装置。壶腹嵴上皮由毛细胞和支持细胞组成，位于毛细胞顶部的圆锥形帽状胶性物块称为壶腹帽（cupula）。毛细胞顶部纤毛的相对位

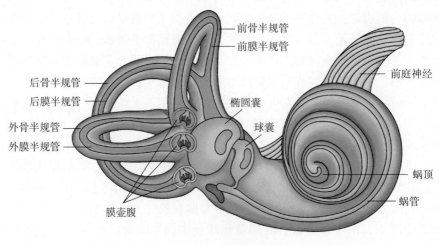

图 9-30　内耳的结构

置是固定的，在外半规管，动纤毛靠近椭圆囊一侧，而前、后半规管的动纤毛则靠近半规管一侧，所以在外半规管，如管腔内的内淋巴向壶腹方向移动，则静纤毛向动纤毛一侧弯曲，引起该侧壶腹的传入神经向中枢发放大量的神经冲动；反之，如内淋巴由壶腹流向半规管，则可使动纤毛向静纤毛一侧弯曲，产生抑制效应。在前、后半规管，由于纤毛的排列方向与外半规管正好相反，如内淋巴由半规管流向壶腹，毛细胞产生抑制效应；而内淋巴离开壶腹的流动则引起毛细胞产生兴奋效应。

半规管的适宜刺激是正、负角加速度运动，感受阈为 $1° \sim 3°/s^2$。以外半规管为例，若人体头前倾 30° 并绕身体纵轴向左侧旋转，在旋转开始时，由于内淋巴的启动晚于人和半规管本身的运动，左侧外半规管中的内淋巴向壶腹方向流动，使该侧毛细胞上的静纤毛倒向动纤毛，毛细胞去极化，由壶腹传向中枢的神经冲动发放频率增高；而右侧外半规管中的内淋巴则由壶腹流向半规管，使该侧毛细胞上的动纤毛倒向静纤毛，毛细胞超极化，故由壶腹传向中枢的神经冲动发放频率降低。中枢根据左、右两侧外半规管传入冲动的变化来判断旋转是否启动及旋转的方向。当机体进行匀速旋转时，内淋巴与半规管进行同步运动，两侧壶腹中的毛细胞的纤毛都处于不受力状态，中枢获得的信息与未旋转时相同。但当向左侧旋转突然停止时，由于惯性作用，内淋巴运动的停止将晚于半规管本身，于是，两侧壶腹中毛细胞纤毛的受力方向和传入神经纤维冲动的发放情况与旋转开始时相反（图 9-31）。

半规管的生理功能是感受旋转运动时的角加速度变化，反射性地调节有关骨骼肌的张力以维持身体平衡，并可引起眩晕、恶心和呕吐等自主神经反应和眼震颤。

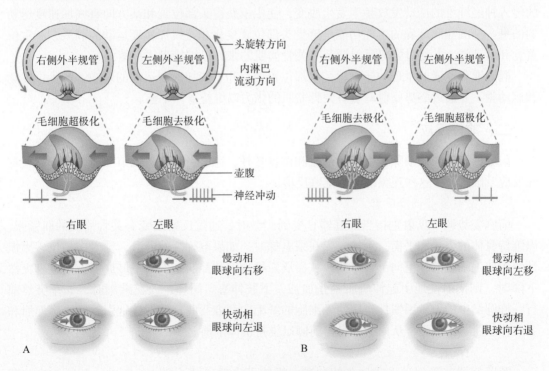

图 9-31　外半规管受刺激后产生的眼震颤

A. 旋转开始时　B. 旋转突然停止时

头部前倾 30° 并开始绕人体垂直轴向左侧旋转。

2. 椭圆囊和球囊　椭圆囊外侧壁和球囊前壁的黏膜增厚，分别构成椭圆囊斑（macula utriculi）和球囊斑（macula sacculi）。囊斑为椭圆囊和球囊的感受装置，由毛细胞和支持细胞组成，毛细胞的纤毛上方覆盖有胶质状的位觉砂膜（statoconic membrane），位觉砂膜表面附着的碳酸钙结晶称为位砂（otolith）。位砂的比重大于内淋巴，所以具有较大的惯性。

人体直立时，椭圆囊斑所处的平面与地面平行，位觉砂膜在毛细胞纤毛的上方，囊斑感受头部静止时的位置及水平方向直线加速度运动引起的刺激；而球囊斑的平面与地面垂直，位觉砂膜悬在纤毛外侧，感受头部静止时的位置及垂直方向直线加速度运动引起的刺激。在这两种囊斑中，各个毛细胞静纤毛与动纤毛的相对位置几乎都不相同（图9-32）。因

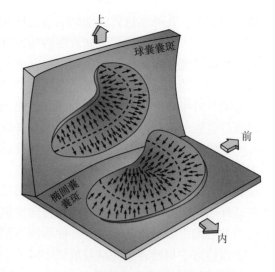

图 9-32　椭圆囊斑和球囊斑的位置及其毛细胞顶部纤毛的排列方向
箭头所指方向为动纤毛的所在位置，箭尾为同一细胞静纤毛的所在位置。

此，如头的位置发生改变或机体在囊斑平面做任何方向的直线加速度运动时，总会有一些毛细胞的静纤毛倒向动纤毛一侧，另一些毛细胞的动纤毛倒向静纤毛一侧，由此引起相应的传入神经纤维的冲动发放频率发生改变，使中枢获得头部位置和某方向直线加速度运动的信息。椭圆囊和球囊的生理功能是感受头部位置变化和直线加速度运动的刺激，产生位置觉和运动觉，并通过姿势反射调节有关骨骼肌的张力以维持身体平衡。

椭圆囊和球囊的生理功能是感受头部位置变化和直线加速度运动的刺激，产生位置觉和运动觉，并通过姿势反射调节有关骨骼肌的张力以维持身体平衡。

二、前庭反应

前庭器官传入冲动除了引起运动觉和位置觉外，还能引起姿势调节反射、前庭自主神经反应及眼震颤，这些现象统称为前庭反应。

（一）前庭姿势调节反射

前庭姿势调节反射是指当前庭器官受到刺激时，通过反射改变有关骨骼肌的肌紧张，以维持身体的姿势和平衡。例如，人在乘电梯时，如果电梯突然上升，球囊中的位砂因惯性作用使毛细胞的纤毛向下方弯曲，从而反射性地抑制伸肌，引起下肢屈曲；而电梯突然下降时，则反射性地引起伸肌肌紧张加强，下肢伸直。同理，人在乘车时，如车突然前行，椭圆囊中的位砂因惯性作用使毛细胞的纤毛向后方弯曲，反射性地引起躯干部屈肌和下肢伸肌肌紧张加强，从而引起身体前倾以维持机体平衡。

（二）前庭自主神经反应

若前庭器官受到过强或过久的刺激，机体可出现出汗、恶心、呕吐、眩晕、皮肤苍白、心率加快和血压下降等自主神经功能失调的表现，称为前庭自主神经反应（vestibular autonomic reaction）。对于前庭器官功能过度敏感的人，甚至微弱的刺激作用于前庭器官也

会引起前庭自主神经反应。前庭器官受到过强或过久的刺激，或者前庭器官功能过敏者易出现晕车、晕船等现象。

（三）眼震颤

眼震颤（nystagmus）是指躯体在做正、负角加速度运动时，由于半规管的壶腹嵴受到刺激而出现的眼球不自主的节律性运动。不同半规管受到刺激可引起不同方向的眼震颤，如人体头前倾30°并绕身体纵轴进行旋转运动时，由于外半规管受到刺激，出现水平方向的眼震颤；侧身翻转主要刺激前半规管，出现的是垂直方向的眼震颤；人在进行前、后翻滚时，由于刺激了后半规管，可出现旋转性眼震颤。

机体的正、负角加速度运动通过刺激半规管壶腹嵴中的毛细胞，反射性地引起眼外肌的兴奋或抑制，从而出现眼震颤的慢动相与快动相。

前已述及，若头前倾30°、身体绕纵轴进行向左侧的旋转运动。在旋转开始时，左侧外半规管壶腹嵴中的毛细胞去极化，传入神经传向中枢的神经冲动增多，而右侧外半规管正好相反，由此反射性地引起两侧眼球先缓慢向右侧移动，这称为眼震颤的慢动相（slow component），当眼球移动到两眼裂的右侧端而不能继续右移时，两眼球又突然快速返回到眼裂正中，这称为眼震颤的快动相（quick component）；接着再出现新的慢动相和快动相，反复不已。当旋转变为匀速转动时，虽然旋转仍在继续，但由于内淋巴的惯性滞后现象不复存在，两眼球居于眼裂正中而不再震颤。当旋转突然停止时，内淋巴由于惯性作用而不能立刻停止运动，于是出现与旋转开始时相反的情况，眼震颤的慢动相是眼球缓慢向左侧移动，快动相是移至眼裂左侧端且不能继续左移的两眼球突然返回眼裂正中，如此循环往复地持续一段时间（图9-31）。眼震颤的慢动相朝向传入冲动较低的一侧，是前庭器官受到刺激后引起的；快动相则朝向传入冲动较高的一侧，是中枢进行的矫正运动。因快动相容易观察，故通常将快动相的方向作为眼震颤的方向。

临床上，可选用转椅法测定水平方向的眼震颤。令受检者闭目坐在转椅上，头前倾30°，以0.5周/s的速度旋转10周后突然停止，令受检者向远处凝视，观察旋转后的眼震颤。健康人突然停止旋转后，眼震颤可持续20~40 s，频率为10 s内5~10次。如眼震颤持续时间过长，提示前庭功能过敏，易致前庭自主神经性反应；如眼震颤的持续时间过短，提示前庭功能减弱。

第五节　嗅觉和味觉器官的功能 🄮

数字课程学习……

🖥教学PPT　　　　　📝自测题　　　　　🖨复习思考题

第十章
神经系统的功能

神经系统分为中枢神经系统（central nervous system）和周围神经系统（peripheral nervous system），中枢神经系统包括脑和脊髓，周围神经系统包括躯体神经（somatic nerve）和内脏神经（visceral nerve）。神经系统通过感受器接受内、外环境的各种刺激，反射性地调节各器官、系统的活动，维持内环境的稳态，并使机体的功能活动与外环境的变化相适应，以维持正常的生命活动。神经系统的基本功能包括感觉、运动和脑的高级功能。神经系统通过感觉传入功能产生躯体感觉、内脏感觉和视觉、听觉等特殊感觉；通过运动传出功能以调控躯体和内脏的活动；通过脑的高级功能实现学习、记忆和语言等功能。神经系统在人体功能的调节中起主导作用，其结构与功能极为复杂。本章在介绍神经系统功能活动基本规律的基础上，详细讨论神经系统的上述三大基本功能是如何实现的。

第一节　神经系统功能活动的基本规律

神经系统主要由神经组织构成，神经组织的细胞成分包括神经元（neuron）和神经胶质细胞（neuroglia）。神经元之间或神经元与效应细胞之间主要通过突触进行信息联系，其中化学性突触的主要信息传递物质是神经递质。神经元之间通过突触构成复杂的神经网络和通路，这是神经系统具有复杂功能的结构基础。

一、神经元与神经胶质细胞

人类中枢神经系统的神经元数量约为 10^{11} 个，神经胶质细胞的数量为 $(1\sim5)\times10^{12}$ 个。神经元是神经系统结构和功能的基本单位，具有感受刺激、整合信息和传导神经冲动的功能；神经胶质细胞可对神经元起营养、支持和保护等作用。

（一）神经元

1. 神经元的结构与功能　神经元的大小与形态差异较大，但均可分为胞体和突起两部分（图 10-1）。胞体主要位于中枢神经系统的灰质和周围神经系统的神经节等处，为神经元的营养与代谢的中心，可接受和整合信息。突起又可分为树突（dendrite）和轴突（axon）。一个神经元通常有一条或多条较短的、呈树枝状进行反复分支的树突，其小分支的棘状短小突起称为树突棘（dendritic spine），树突棘通过与其他神经元形成突触而具有接受和整合信息的功能，且树突棘的数量、形态及信息传递效能均具有可塑性。大多数神经元只有一条轴突，轴突的长短相差很大，短的只有数微米，长的可超过 1 m。轴突

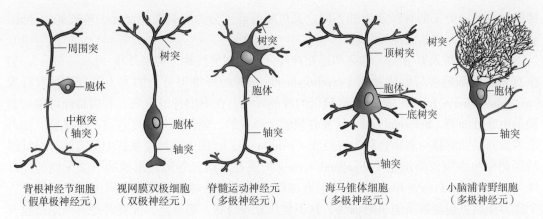

背根神经节细胞（假单极神经元）　视网膜双极细胞（双极神经元）　脊髓运动神经元（多极神经元）　海马锥体细胞（多极神经元）　小脑浦肯野细胞（多极神经元）

图 10-1　哺乳动物的几种不同类型的神经元

一般起自胞体，胞体发出轴突的部位称为轴丘（axon hillock），轴丘以外无髓鞘包裹的轴突的起始部位称为始段，运动神经元和中间神经元的轴突始段是神经元最早爆发动作电位的部位。同一轴突一般粗细均匀，常有侧支自主干成直角分出，轴突末端的无髓鞘包裹的分支称为神经末梢（nerve terminal），神经末梢的终端可膨大为球状、柄状或纽扣状，分别称之为突触小扣（synaptic button）、突触小结（synaptic knob）和终扣（terminal button）。轴突的主要功能是传出信息，即将动作电位传向其他神经元或效应细胞。通常，树突和胞体处的细胞膜主要分布有化学门控通道，而轴突膜上的离子通道主要是电压门控通道。所以，从生物电产生的角度来看，树突和胞体是产生等级性电位的部位，轴突则是产生和传导动作电位的部位（图 10-2）。

2. 神经元的分类　根据突起的数目可将神经元分为三种。①假单极神经元：突起从胞体发出后不远处即以 T 型分为中枢突和周围突。中枢突即轴突，可将神经冲动传向中枢；周围突分布至外周的感受器，既有树突的功能，也有细而长的轴突的形态结构。②双极神经元：具有一个树突和一个轴突。③多极神经元：有一个轴突和多个树突。根据神经元在反射弧中所处的地位不同，可将神经元分为：①感觉神经元，即传入神经元，多为假单极神经元。②运动神经元，即传出神经元，一般为多极神经元。③中间神经元，位于感觉与运动神经元之间，一般为多极神经元，中间神经元的数量约占神经元总数的99%，由此在中枢神经系统内构成复杂的神经元网络。根据

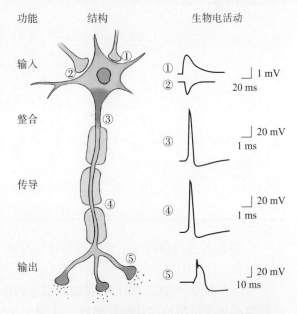

图 10-2　运动神经元与中间神经元的基本结构及其功能

①：兴奋性突触；②：抑制性突触；③：轴突始段；④：郎飞结；⑤：轴突末梢。

神经元合成、分泌的神经递质的不同，又可将神经元分为胆碱能神经元、单胺能神经元、氨基酸能神经元和肽能神经元等。

3. 神经纤维及其分类　轴突和感觉神经元的周围突统称为神经纤维（nerve fiber）。根据有无胶质细胞参与形成髓鞘（myelin sheath），神经纤维可分为两类。①有髓神经纤维（myelinated nerve fiber）：是指包有髓鞘的神经纤维。在周围神经系统，有髓神经纤维的髓鞘是由施万细胞（Schwann cell）反复卷绕轴突形成的，髓鞘的外面还有一层基膜，施万细胞最外层细胞膜与基膜合称为神经膜（neurilemma）；而中枢神经系统中的有髓神经纤维的髓鞘是由少突胶质细胞（oligodendrocyte）的突起末端包卷轴突形成的。②无髓神经纤维（unmyelinated nerve fiber）：是指包有神经膜或裸露的神经纤维。在周围神经系统，一个施万细胞可包裹数条细小的轴突，且不呈反复卷绕状，简言之，无髓神经纤维是指包有神经膜的神经纤维；中枢神经系统中的无髓神经纤维指的是裸露的轴突，其外面没有任何细胞包裹。

根据神经纤维的兴奋传导速度等电生理学的特性，可将哺乳动物周围神经系统的神经纤维分为 A、B、C 三类，其中 A 类纤维包括 α、β、γ、δ 四个亚类，这种分类多用于传出神经纤维。根据神经纤维的直径大小和来源不同，又可将这些神经纤维分为 Ⅰ、Ⅱ、Ⅲ、Ⅳ 四类，其中 Ⅰ 类纤维包括 I_a 和 I_b 两个亚类，这种分类多用于传入神经纤维（表 10–1）。

表 10–1　哺乳动物周围神经系统神经纤维的类型

传出纤维的类型	相当于传入纤维的类型	纤维直径/μm	兴奋传导速度/（m·s⁻¹）	功能
A（有髓鞘）				
α	I_a 和 I_b	12 ~ 22（I_a） 约 12（I_b）	70 ~ 120	本体感觉、躯体运动
β	Ⅱ	8 ~ 13	30 ~ 70	触 – 压觉
γ		4 ~ 8	15 ~ 30	支配梭内肌
δ	Ⅲ	1 ~ 4	12 ~ 30	痛觉、温度觉、触 – 压觉
B（有髓鞘）		1 ~ 3	3 ~ 15	自主神经节前纤维
C（无髓鞘）				
drC	Ⅳ	0.4 ~ 1.2	0.6 ~ 2.0	痛觉、温度觉、触 – 压觉
sC		0.3 ~ 1.3	0.7 ~ 2.3	交感神经节后纤维

4. 神经纤维的功能　主要是传导神经冲动（nerve impulse）、进行轴浆运输和对效应组织的营养性作用。

（1）兴奋传导功能　兴奋在神经纤维上的传导具有以下几个特征：①生理完整性。神经纤维必须保持结构和功能完整性，才能正常传导兴奋。如果神经纤维被切断或受到损伤，破坏了其结构完整性，或者局部麻醉药、低温等破坏了其功能完整性，神经冲动传导即受阻。②绝缘性。一条神经干包含大量神经纤维，各条神经纤维在传导兴奋时基本上互不干扰，这称为传导的绝缘性。兴奋在神经纤维上的传导是通过兴奋区和静息区之间形成局部电流实现的，当局部电流流经大容量的细胞外液时，一部分参与神经冲动的传导，还有一部分相对均匀地向各个方向流动并迅速衰减，如同电路接地，可见这里的"绝缘"并不等同于物理学中"绝缘"的概念。③双向性。在离体实验中可以观察到刺激神经纤维中的任何一点所产生的动作电位可沿神经纤维同时向两端传导。虽然神经纤维有进行双向传导动作电位的能力，但体神经纤维对动作电位的传导一般表现为单向性，如传出神经纤维将神经冲动由中枢传向外周，传入神经纤维将神经冲动由外周传向中枢。④相对不疲劳性。与化学性突触相比，神经纤维可长时间、连续地进行神经冲动的传导，不易发生疲劳。这是由于神经冲动的传导是通过局部电流实现的，局部电流的形成是一种无需直接耗能的活动；而化学性突触传递是一种电－化学－电的过程，一旦神经递质被耗竭，突触传递随即停止。

影响神经纤维兴奋传导速率的因素有：①神经纤维的直径。直径越大，神经纤维的内阻越小，局部电流的强度和空间跨度就越大，兴奋传导速率就快。②髓鞘的有无及其厚度。由于有髓神经纤维上兴奋的传导是以跳跃式传导的方式进行的，故兴奋传导速率较无髓神经纤维快；对于有髓神经纤维来说，在一定范围内，髓鞘越厚，兴奋的传导速率就越快。不含髓鞘的神经纤维直径与神经纤维总直径（即包含髓鞘的神经纤维直径）之比为0.6∶1时兴奋的传导速率最快。③温度。在一定范围内，温度升高，兴奋传导速率加快；反之，则传导速度减慢。

（2）轴浆运输功能　轴突中的胞质称为轴浆（axoplasm），在轴突内借助轴浆进行物质运输的现象称为轴浆运输（axoplasmic transport）。轴浆运输是双向的，根据轴浆运输的方向可将其分为顺向运输和逆向运输两类。

1）顺向运输：由于轴突内的细胞器几乎不具备合成蛋白质的能力，酶、肽类递质和构成微管、微丝等细胞骨架的蛋白质等物质需在神经元的胞体合成后再运输至轴突末梢；一些经典的神经递质虽然可在轴突末梢合成，但合成这些递质所需的酶必须在胞体合成后再运至轴突末梢。将物质由胞体运至轴突末梢的轴浆运输称为顺向运输（anterograde transport），根据物质的运输速度又可将其再分为快速顺向运输和慢速顺向运输。

快速顺向运输是通过驱动蛋白（kinesin）实现的，主要运输诸如线粒体、递质囊泡和分泌颗粒等具有膜结构的细胞器。驱动蛋白由两条重链和数条轻链组成，由驱动蛋白轻链构成的尾端连接被运输的细胞器，由重链构成的两个头部运动域即横桥具 ATP 酶的活性，且能与微管结合蛋白进行可逆性的结合。当驱动蛋白的一个头部结合于微管时，横桥通过分解 ATP 获得能量，使驱动蛋白的颈部发生扭动，从而驱使另一个头部与微管上的下一个结合位点结合，如此不停交替进行。同时，由于微管在朝向轴突末梢的形成端（即正端）不断形成，朝向胞体的分解端（即负端）不断分解，从而使微管逐渐由胞体移向轴突末梢，由此，细胞器即可由胞体运输到轴突末梢（图 10-3）。快速顺向运输的运输速率可高达 $100 \sim 400$ mm/d。

慢速顺向运输可运输胞体新合成的和从微管、微丝分解端刚解离下来的微管蛋白、神经微丝蛋白等细胞骨架成分。这种运输方式是通过微管和微丝等结构不断向前延伸实现的，其运送速率仅为 $1 \sim 12$ mm/d，但具体运输机制尚不清楚。

2）逆向运输：将轴突末梢摄取的物质（如神经生长因子、狂犬病病毒和破伤风毒素等）转运至胞体的轴浆运输称为逆向运输（retrograde transport）。逆向运输是通过动力蛋

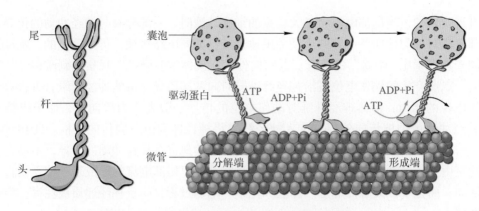

图 10-3 驱动蛋白的结构（左）与快速顺向运输（右）

白（dynein）及其多种辅助因子实现的，运输速率约为 205 mm/d。

（3）对效应组织的营养性作用 神经末梢对其所支配的组织可发挥以下两方面的作用：①通过释放神经递质使所支配组织的功能活动发生改变（如腺体分泌、骨骼肌收缩），这称为神经的功能性作用；②通过经常性地释放某些营养因子，缓慢但持续地影响所支配组织的代谢活动、结构和功能状态，该作用称为神经的营养性作用。神经的营养性作用在正常情况下不容易被发现，但如长期缺失，则可观察到受支配组织的形态与功能活动的改变。例如，实验性地切断运动神经后，该神经支配的骨骼肌出现糖原合成减慢、蛋白质分解加速和肌肉逐渐萎缩等现象。临床上，脊髓灰质炎患者出现肌肉萎缩现象就是相应骨骼肌失去了神经的营养性作用所致。

（二）神经胶质细胞

神经胶质细胞简称胶质细胞，广泛分布于中枢和周围神经系统中，其中，分布于中枢神经系统的主要有星形胶质细胞（astrocyte）、少突胶质细胞和小胶质细胞（microglia）等，分布于周围神经系统的有施万细胞和脊神经节的卫星细胞（satellite cell）等。

1. 结构 神经组织中的神经元和神经胶质细胞无论是形态还是功能均存在着很大的差异。神经胶质细胞有许多突起，但这些突起无树突和轴突之分。虽然胶质细胞之间一般不形成化学性突触，但普遍存在缝隙连接。神经胶质细胞的细胞膜上缺乏电压门控钠通道，故缺乏电兴奋性即不能产生和传导动作电位。因为细胞膜对 K^+ 的通透性很高，故其静息电位接近于 K^+ 平衡电位；如人为改变细胞外液的 K^+ 浓度，胶质细胞膜电位的变化完全遵循 Nernst 公式。此外，在部分胶质细胞的细胞膜上还分布有多种神经递质的受体，这些受体可以触发神经胶质细胞产生电或生化活动的改变。

2. 功能 少突胶质细胞和施万细胞主要参与髓鞘的形成；小胶质细胞与存在于其他组织中的巨噬细胞有许多共同的特性，其主要功能是清除损伤部位或正常细胞更替的细胞碎片；卫星细胞可能为神经元提供营养和形态支持，并参与调节神经元外部的化学环境。在神经系统中，星形胶质细胞的数量最多，功能最复杂，研究进展也特别突出，下面重点介绍这种胶质细胞的功能。

（1）支持和迁移引导作用 在脑、脊髓内，神经元和血管以外的空间均充填有星形胶质细胞，这些胶质细胞的突起交织成网或互相连接，构成对神经元胞体和突起起支持作用的支架。实验还观察到，发育中的神经元可沿着星形胶质细胞突起的方向进行迁移，到达其最终的安置部位。

（2）修复和增生作用　胶质细胞终身具有分裂增殖的能力。如中枢神经系统因缺血、缺氧和外伤等原因发生坏死，在组织碎片被清除后，通过星形胶质细胞的增生可对留下的缺损进行充填，并形成胶质瘢痕。但胶质细胞的异常、过度增生往往可导致脑瘤的形成。

（3）营养作用　星形胶质细胞的血管周足分布在毛细血管壁上，还有一些突起与神经元相接，从而对神经元起到运输营养物质和排除代谢产物的作用。此外，星形胶质细胞分泌的多种神经营养因子可影响神经元的生长、发育和功能维持。

（4）参与血－脑屏障的形成作用　脑毛细血管内皮细胞及其间的紧密连接是构成血－脑屏障的主要部分，内皮细胞之外有基膜及周细胞和星形胶质细胞突起的脚板（foot plate）围绕，从而起到阻止血液中毒素、非脂溶性药物等物质进入脑组织的作用（图10-4）。

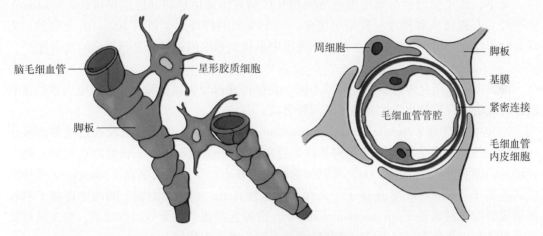

图 10-4　血 – 脑屏障与星形胶质细胞

（5）隔离作用　星形胶质细胞的突起覆盖投射到同一神经元群的每一神经末梢，以免不同来源的传入纤维发生相互干扰；也可包裹同一神经元树突干上成群的轴突末梢，防止其对邻近神经元产生影响。

（6）对细胞外液 K^+ 的缓冲作用　当神经元周围 K^+ 浓度升高时，星形胶质细胞主要通过细胞膜上的钠泵将细胞外液的 K^+ 泵入胞内，然后 K^+ 通过缝隙连接分散至其他胶质细胞中，以维持神经元的正常兴奋性。如脑组织坏死，由于增生的胶质细胞对细胞外液 K^+ 的摄取能力较弱，容易引起神经元周围出现高 K^+ 状态，使神经元的兴奋性增高，并由此形成癫痫病灶。

（7）对某些递质的代谢作用　神经元释放的谷氨酸、γ- 氨基丁酸等神经递质被星形胶质细胞摄取后，在谷氨酰胺合成酶的作用下转变为谷氨酰胺，后者转运至胞外后被突触前神经末梢摄取，重新用于合成谷氨酸或 γ- 氨基丁酸。这样，既可避免氨基酸类神经递质对突触后膜发挥持续作用，也能为神经元重新合成这些递质提供前体物质。此外，星形胶质细胞还能主动摄取 5- 羟色胺、去甲肾上腺素和多巴胺等递质，并参与其灭活过程。

（8）对神经元之间化学性突触处信号传递的调控作用　星形胶质细胞可释放谷氨酸、ATP、γ- 氨基丁酸或心房钠尿肽等经典的神经递质或调质，星形胶质细胞膜上分布有多种化学门控通道和 G 蛋白耦联受体。三联突触（tripartite synapse）由突触前膜、突触后膜及其周围的星形胶质细胞突起构成，突触前膜释放的神经递质除了作用于突触后膜外，还与星形胶质细胞膜上的特定受体结合，通过提高胞质的 Ca^{2+} 浓度触发星形胶质细胞释放神经递质，调节神经元的活动。

（9）免疫应答作用　星形胶质细胞作为抗原提呈细胞，其细胞膜上的主要组织相容性复合分子 II 能将抗原加工后递呈给 T 淋巴细胞并使之激活，启动适应性免疫应答。

此外，星形胶质细胞还通过分泌血管收缩物质或血管舒张物质来调节局部血流量，并可参与昼夜节律的形成、睡眠的调节和学习与记忆等生理过程。

二、突触传递

突触（synapse）是指神经元之间或神经元与效应细胞之间相互接触并传递信息的部位。其中，传出神经元与效应细胞之间相互接触并传递信息的部位也称接头（junction），如神经 – 心肌接头和神经 – 骨骼肌接头。一个典型的神经元上可有 $10^3 \sim 10^4$ 个突触，而且突触还具有可塑性，这从一个侧面体现出中枢神经系统内神经元之间通信的复杂性。

（一）突触传递的方式

根据突触处信息传递所需介质的不同，突触传递可分为以电流为介质的电突触传递和以神经递质为介质的化学性突触传递两种方式。

1. 电突触传递（electric synaptic transmission）　是指依赖电紧张电流通过缝隙连接进行的突触传递。电突触传递的结构基础是缝隙连接（gap junction）。在缝隙连接处，两个神经元的细胞膜间隔小于 3 nm，每侧细胞膜中均有由六个连接子蛋白（connexin）单体形成的连接子（connexon），连接子中央存在亲水性孔道，相邻细胞膜上的两个连接子对接就形成缝隙连接通道（gap junction channel）。缝隙连接通道属于非门控通道，经常性地处于开放状态，并允许局部电流、水溶性小分子物质和离子通过。

当一个神经元产生局部电位或动作电位时，产生电位变化的部位与同一神经元的其他部位或通过缝隙连接通道相联系的另一个神经元之间瞬间产生了电势梯度，从而驱动带电离子在神经元内和神经元间的移动，形成跨神经元的电紧张电流。如果一个神经元产生动作电位，该电紧张电流可通过缝隙连接通道使另一个神经元发生去极化，后者一旦去极化达阈电位，也可爆发动作电位（图 10-5）。

电突触处兴奋传递的特征有：①双向传递，即通过缝隙连接，兴奋既可从 A 神经元传递给 B 神经元，也可从 B 神经元传递给 A 神经元。②传递速度快，几乎无时间延搁，这有助于不同神经元进行同步性放电。

2. 化学性突触传递（chemical synaptic transmission）　是指以突触前神经元释放的神经递质为介质的突触传递，是神经系统中最常见、最重要的突触传递方式。根据突触前膜与突触后膜之间有无紧密的解剖学关系，可将化学性突触传递分为定向突触传递和非定向突触传递两种类型。

（1）定向突触传递　定向突触有典型的突触结构。在进行定向突触传递时，突触前膜释放的神经递质通过狭小的突触间隙迅速作用于突触后膜上的特异性受体，这是一种高效而定位准确的突触传递。典型的定向突触传递的例子是神经元之间经典的突触传递和神经 – 骨骼肌接头处的兴奋传递，后者已在第二章中介绍，这里主要介绍经典的突触传递。

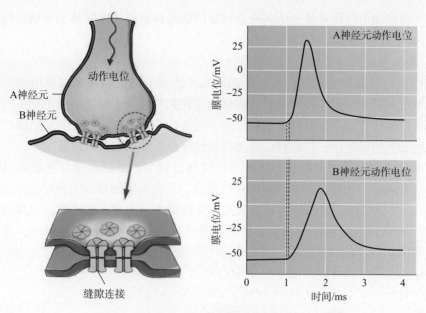

图 10-5 电突触传递示意图

1）经典突触及其微细结构：一个神经元的轴突末梢与另一个神经元的胞体或突起相接触并传递信息的部位称为经典的突触。根据接触部位的不同，经典的突触可分为以下三类（图 10-6）。①轴突－胞体式突触：一个神经元的轴突末梢与另一个神经元的胞体发生突触联系；②轴突－树突式突触：一个神经元的轴突末梢与另一个神经元的树突发生突触联系；③轴突－轴突式突触：一个神经元的轴突末梢与另一个神经元的轴突发生突触联系。

经典的突触由突触前膜、突触后膜和突触间隙组成。突触前膜和突触后膜厚约 7.5 nm，较一般神经元膜稍厚；突触前、后膜之间存在 20 ~ 40 nm 的突触间隙。在每个突触前轴突末梢内一般聚集有 100 ~ 200 个突触囊泡和大量的线粒体，每个突触囊泡内储存有数千个神经递质分子，突触囊泡的大小和形态与所含神经递质的种类有关，小而清亮透明的囊泡内含有 ACh、氨基酸类递质，小而具有致密中心的囊泡内含有儿茶酚胺类递质，大而具有致密中心的囊泡内含有神经肽类递质。在突触前膜一侧，由突触前膜及其胞质面向胞质中突出的蛋白质共同组成的活性区（active zone）是小而清亮透明和小而具有致密中心囊泡的聚集和释放部位，大而具有致密中心的囊泡则可在末梢膜的所有部位进行释放。突触后膜及其胞质侧堆积的蛋白质形成突触后致密区（postsynaptic density，PSD），在 PSD 内聚集有大量细胞骨架和信号蛋白分子及能与神经递质发生特异性结合的

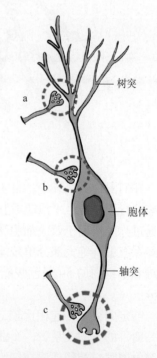

图 10-6 经典突触的类型
a：轴突－树突式突触；b：轴突－胞体式突触；c：轴突－轴突式突触。

受体，这些神经递质受体可将细胞间传递的化学信号即神经递质转换为突触后神经元的膜电位或胞内信号的变化。

2）经典突触的传递过程：当突触前神经元的动作电位传至轴突末梢时，通过激活膜上的电压门控钙通道引起 Ca^{2+} 内流，使轴浆 Ca^{2+} 浓度升高并触发突触囊泡经出胞过程将神经递质释放入突触间隙，神经递质在突触间隙内扩散并与突触后膜上的化学门控通道或 G 蛋白耦联受体结合，通过引起突触后膜离子通道的开放或关闭，使突触后膜产生去极化或超极化型的突触后电位，借此将信息由突触前神经元传至突触后神经元。

（2）非定向突触传递　在进行定向突触传递过程中，突触前膜和突触后膜的距离很近，释放出来的神经递质有非常明确的作用部位。非定向突触传递的神经递质来自曲张体（varicosity），又称膨体。曲张体为轴突上的串珠样膨大，内含突触小泡，可释放神经递质（图 10-7）。曲张体释放的神经递质扩散至距离较远和范围较广的靶细胞后，通过与膜上的特异性受体结合进行信息传递，这种化学性突触传递称为非定向突触传递或非突触性化学传递（non-synaptic chemical transmission）。

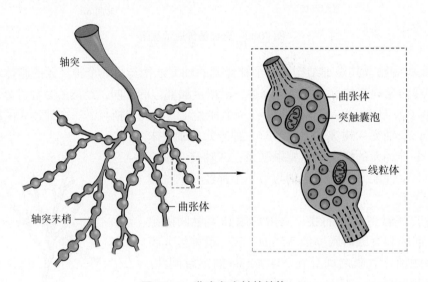

图 10-7　非定向突触的结构

在周围神经系统中，自主神经节后纤维为无髓神经纤维，其含有曲张体的轴突末梢附着或穿行于心肌、平滑肌或腺细胞间。当神经冲动传至末梢时，曲张体释放神经递质，后者通过弥散作用于效应细胞膜上相应的受体，引起肌肉或腺细胞功能活动的改变。在中枢神经系统中，绝大部分单胺能纤维（如大脑皮质中的肾上腺素能纤维、黑质中的多巴胺能纤维和中枢内的 5- 羟色胺能纤维）也可通过非定向突触传递的方式将信息传递给突触后成分。

与定向突触传递相比较，非定向突触传递的特点有：①无特定的突触后成分，故不存在一对一的支配关系，一个曲张体释放的神经递质可以同时作用于多个靶细胞；②无固定的突触间隙，神经递质在细胞间液中的扩散距离较长，故信息传递需要较长的时间，有时可达几百毫秒甚至更长；③递质弥散到靶细胞后能否发生传递效应取决于靶细胞膜上有无相应的受体。

（二）突触后电位

神经递质与突触后膜上的特异性受体结合后，通过使突触后膜产生去极化或超极化型的突触后电位（postsynaptic potential，PSP），引起突触后神经元或效应细胞产生兴奋、抑制或兴奋性的改变。

1. 突触后电位及其产生机制　根据突触后膜发生去极化或超极化的不同，突触后电位可分为兴奋性突触后电位和抑制性突触后电位。根据突触后电位时程的长短又可将其分为快突触后电位（fast postsynaptic potential，fPSP）和慢突触后电位（slow postsynaptic potential，sPSP）。神经递质作用于离子通道型受体产生的是快突触后电位，fPSP的持续时间以毫秒为单位，主要控制一些即时反应，完成神经元间的快通信；神经递质作用于G蛋白耦联受体产生的是慢突触后电位，sPSP可在自主神经节和大脑皮质的神经元中记录到，其潜伏期较长，持续时间以秒，甚至以小时或日为单位，脑的高级中枢的慢突触后电位在突触的可塑性变化中具有重要的作用（图10-8）。

（1）兴奋性突触后电位（excitatory postsynaptic potential，EPSP）　是指兴奋性递质使突触后膜产生的去极化型膜电位波动。通常所谓的兴奋性突触是指能使突触后膜产生EPSP的突触。根据电位时程的长短又可将EPSP分为快EPSP（fast EPSP，fEPSP）和慢EPSP（slow EPSP，sEPSP）两种。

兴奋性递质激活突触后膜上的离子通道型受体，使突触后膜对Na^+、K^+通透性均增加，由于在静息电位水平Na^+内流的电-化学驱动力大于K^+外流的电-化学驱动力，故表现为Na^+内流量超过K^+外流量，出现净内向电流，引起突触后膜产生fEPSP。中枢内

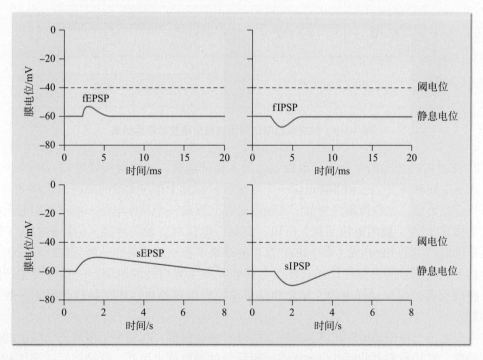

图10-8　突触后电位的类型

fEPSP：快兴奋性突触后电位；fIPSP：快抑制性突触后电位；
sEPSP：慢兴奋性突触后电位；sIPSP：慢抑制性突触后电位。

有的 fEPSP 的产生还有 Ca^{2+} 内流的参与。fEPSP 的典型例子有谷氨酸激活 AMPA 受体、乙酰胆碱激活 N_2 受体等。如兴奋性递质与突触后膜上的 G 蛋白耦联受体结合，通过激活的 G 蛋白或经 G 蛋白启动的第二信使系统，使突触后膜静息时处于开放状态的 K^+ 通道关闭，产生 sEPSP（图 10-9）。

（2）抑制性突触后电位（inhibitory postsynaptic potential，IPSP）　是指抑制性递质使突触后膜产生的超极化型膜电位波动。抑制性突触是指能使突触后膜产生 IPSP 的突触。根据电位时程的长短也可将 IPSP 分为快 IPSP（fast IPSP，fIPSP）和慢 IPSP（slow IPSP，sIPSP）两种。

抑制性递质激活突触后膜上的离子通道型受体，使突触后膜对 Cl^- 通透性增加，Cl^- 内流，出现外向电流，引起突触后膜产生 fIPSP。fEPSP 的典型例子有 γ- 氨基丁酸激活 $GABA_A$ 受体或 $GABA_C$ 受体、甘氨酸激活甘氨酸受体等。如抑制性递质与突触后膜上的 G 蛋白耦联受体结合，通过激活的 G 蛋白或经 G 蛋白启动的第二信使系统，激活突触后膜上的 K^+ 通道，产生 sIPSP（图 10-9）。

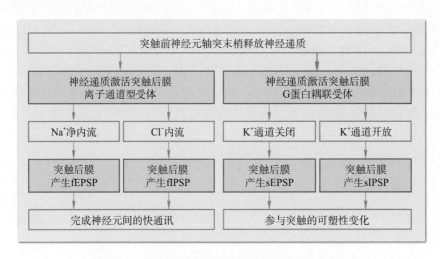

图 10-9　快突触后电位和慢突触后电位的产生机制

2. 突触后神经元的整合　突触后电位属于局部电位，具有等级性电位、电紧张性扩布、无不应期和可发生总和等特点。一个突触后神经元上存在大量的突触，这些突触可能既有兴奋性突触，也有抑制性突触。突触前神经元发放一个动作电位一般只能引起突触后膜产生微伏（μV）级的电位变化，所以，突触后电位对突触后神经元的影响取决于同时或几乎同时产生的 EPSP 或（和）IPSP 总和的结果。如总和结果使突触后神经元发生去极化，达不到阈电位的去极化往往只能引起神经元发生兴奋性的改变，一旦去极化达阈电位，神经元即可爆发动作电位。如总和结果使膜发生超极化，则突触后神经元一般表现为抑制。

由于电压门控钠通道在胞体和树突上的分布密度极低，在轴突始段和郎飞结上的分布密度最高，意味着前者的阈电位水平高，而后者的阈电位水平低，故神经元的胞体和树突一般只能产生和传播突触后电位，而轴突始段和郎飞结处因阈电位水平最低，兴奋性最高，最容易爆发动作电位（图 10-10）。对于运动神经元和中间神经元来说，最早爆发动

作电位的部位就是轴突始段，该处产生
的动作电位经顺向传导完成神经元之间
或神经元与效应细胞之间的通信，逆向
传导则可清除胞体等处的残留突触后电
位，有利于神经元接受新的刺激。对于
感觉神经元来说，如果周围突是有髓神
经纤维，则动作电位首先发生在其远
端的第一个郎飞结；如果是无髓神经纤
维，则动作电位爆发于周围突远端的电
压门控钠通道分布密度较高的某处。

（三）突触可塑性

三、神经递质和受体

（一）神经递质

1. 神经递质的概念与分类　由突
触前神经元合成并在末梢处释放，通过
作用于突触后神经元或效应细胞上特定
受体而产生突触后效应的信息传递物质
称为神经递质（neurotransmitter）。自从

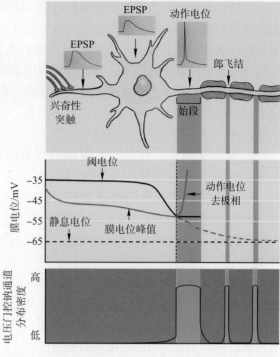

图 10-10　运动神经元和中间神经元爆发动作电位示意图

20 世纪 20 年代发现乙酰胆碱可作为神经递质发挥作用以来，新的神经递质不断被发现，
迄今为止已发现的哺乳动物的神经递质多达 100 多种。根据神经递质的化学结构可将其分
为胆碱类递质、单胺类递质、氨基酸类递质和神经肽等（表 10-2）。根据神经递质在体内的
分布，可将其分为中枢神经递质和外周神经递质，但是几乎所有的外周神经递质均在中枢
内存在。根据神经递质的生理功能，可将其分为兴奋性递质和抑制性递质，但是许多递质
既可以是兴奋性递质，也可以是抑制性递质。根据神经递质分子的大小，可将递质分为小
分子经典递质（包括胆碱类、单胺类和氨基酸类递质）和大分子神经肽等。

表 10-2　哺乳动物神经递质按化学结构的分类

分类	主要成员
胆碱类递质	乙酰胆碱
单胺类递质	儿茶酚胺类（包括去甲肾上腺素、肾上腺素、多巴胺）、5- 羟色胺、组胺
氨基酸类递质	谷氨酸、门冬氨酸、γ- 氨基丁酸、甘氨酸
肽类递质	阿片样肽[*]、下丘脑调节肽[*]、垂体肽[*]、脑－肠肽[*]、P 物质和其他速激肽[*]、其他肽类递质（包括钠尿肽[*]、降钙素基因相关肽、神经肽 Y、内皮素、血管紧张素和缓激肽等）
其他类递质	
嘌呤类	腺苷、ATP
气体类	一氧化氮、一氧化碳
脂类	花生四烯酸及其衍生物（前列腺素等）[*]、神经活性类固醇[*]

注：[*]为一类物质的总称。

通常，小分子经典递质的确定标准为：①在突触前神经元内有合成该经典神经递质的前体物质和酶系统；②递质合成后可被储存在突触囊泡内，受到适宜刺激时可从突触前终末释放入突触间隙；③释放的递质与突触后膜上的特异性受体结合后能诱发突触后效应；④通过酶解失活或重摄取等机制能对释放出来的递质及时进行清除；⑤外源性的受体拮抗剂和激动剂可分别阻断和模拟该递质的作用。但是，随着越来越多的能发挥递质样作用的化学物质逐渐被发现，有些物质（如神经肽、一氧化碳和一氧化氮等）虽然并不完全符合上述条件，但一般也将其视为神经递质。

2. 神经调质　一些化学性突触的突触前末梢除了分泌能使突触后膜产生 EPSP 或 IPSP 的经典神经递质外，还可同时以共分泌（co-secrete）的方式分泌神经肽等化学物质，这些化学物质本身无信息功能，也不引起突触后膜产生突触后电位，但可改变神经元对神经递质的反应，起到增强或削弱神经递质信息传递效率的作用，称为神经调质（neuromodulator）。神经递质参与神经元之间或神经元与效应细胞之间的快通信，而神经调质则参与学习和动机等更持久的活动。

通常由突触前神经元合成的神经调质在与神经递质共分泌后，通过作用于 G 蛋白耦联受体使化学性突触传递效能发生改变。例如，神经调质作用于突触前神经元，可影响与神经递质合成有关的酶的水平；神经调质也可通过使突触后膜上受体的数量发生改变，影响突触后神经元对相应神经递质的敏感性。

实际上神经调质和神经递质之间的界限并不总是很明确。同一种信息传递物质，在一些突触起递质的作用，在另一些突触可能起调质的作用。神经肽大多起神经调质的作用，但是有的神经肽可引起突触后神经元电活动发生变化，这些神经肽又可归为神经递质。需要指出的是，神经调质并不是只来源于神经元，一些激素、免疫系统的信使物质也可对突触传递效能进行调制，因而也可归为神经调质。

3. 神经递质共存　一个神经元内可以共存两种或两种以上的神经递质或（和）调质，这一现象称为神经递质共存（neurotransmitter coexistence）。神经递质共存是比较普遍的现象，包括不同经典递质的共存、经典递质和神经肽的共存和多种神经肽的共存三种形式，其中经典递质和神经肽的共存更为常见。例如，猫的颌下腺接受交感神经和副交感神经的双重支配，在副交感神经末梢内乙酰胆碱和血管活性肠肽共存，在交感神经末梢内去甲肾上腺素和神经肽 Y 共存。

递质共存的作用和生理意义目前尚不十分了解。通过共存的递质或（和）调质在突触水平的相互调节，可使神经调节更精确、更经济和更加多样化。

4. 神经递质的释放　突触前膜电压门控钙通道被激活后，从 Ca^{2+} 内流到神经递质的释放，突触囊泡要依次经历动员、摆渡、着位、融合和出胞等步骤，并受到某些药物、毒素等化学物质的影响。

（1）神经递质释放的分子机制　突触前神经元处于静息状态时，通过可与突触囊泡进行可逆性结合的突触蛋白（synapsin）将突触囊泡相互连接并锚定在储备池内，使之一般不能自由移动。

兴奋传至突触前膜，激活电压门控钙通道，Ca^{2+} 内流使轴浆中 Ca^{2+} 浓度迅速升高，Ca^{2+} 与钙调蛋白（CaM）结合并激活 Ca^{2+}- 钙调蛋白依赖的蛋白激酶 II（CaMK II），后者使突触蛋白磷酸化，引起突触蛋白与囊泡分离，从而使突触囊泡从储备池中释放出来，这一过程称为动员（mobilization）。游离的突触囊泡在小分子 G 蛋白 Rab3/Rab27 的帮助下向活性区释放池移动，这一过程称为摆渡。突触囊泡的着位需要 SNARE 的参与，其中，位于突触囊泡膜上的为囊泡 SNARE（vesicle-SNARE，v-SNARE），即小突触小泡蛋白（synaptobrevin）；位于靶膜即突触前膜上的为靶 SNARE（target-SNARE，t-SNARE），包括突触融合蛋白（syntaxin）和 SNAP-25。囊泡膜上的 v-SNARE 与突触前膜上的 t-SNARE 互相识别、相互缠绕，形成紧密的螺旋束结构即 SNARE 复合体（SNARE complex），使突触囊泡着位于突触前膜并使囊泡膜与突触前膜相互靠近。然后，囊泡膜上的突触结合蛋白先后与 SNARE 复合体和内流的 Ca^{2+} 结合，通过变构插入突触前膜中并导致其发生局部弯曲，使囊泡膜与突触前膜进一步靠近并逐渐融合（fusion），一旦融合处出现暂时的融合孔（fusion pore），神经递质即可以出胞的方式释放入突触间隙（图 10-11）。可见，SNARE 蛋白将囊泡膜和突触前膜拉近，而 Ca^{2+} 诱导的突触结合蛋白的变构随后使这两层膜快速融合。释放了神经递质的突触囊泡膜既可以融入突触前膜并成为其一部分，也可以触 - 弹的方式迅速脱离突触前膜返回轴浆，装载递质后又可成为新的突触囊泡。

神经递质的释放除了上述的以突触囊泡为单位的量子释放外，还有不依赖 Ca^{2+} 的胞质释放、转运体的反方向转运释放及一氧化氮和一氧化碳等气体递质的依靠扩散进行的直接释放等。

（2）影响神经递质释放的因素　神经递质的释放一般通过出胞的方式进行，凡能影响 Ca^{2+} 内流量或出胞过程任何一个步骤的因素均能影响递质的释放量。具体来说，影响神经递质释放的主要因素有：① Ca^{2+} 内流量，如细胞外液 Ca^{2+} 浓度升高和（或）Mg^{2+} 浓度降

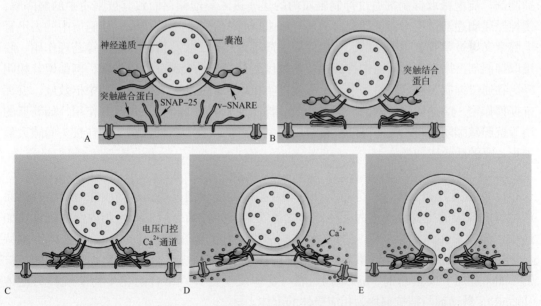

图 10-11　化学性突触处突触囊泡的着位、融合和出胞过程的分子机制
A. v-SNARE（即小突触小泡蛋白）和 t-SNARE（包括突触融合蛋白和 SNAP-25）　B. SNARE 复合体的形成　C. 突触结合蛋白与 SNARE 复合体结合　D. 内流的 Ca^{2+} 与突触结合蛋白结合，导致细胞膜弯曲，两层膜相互靠近　E. 两层膜逐渐融合导致神经递质的出胞释放

低，或者突触前自身受体被激活使突触前膜去极化，均可通过增加 Ca^{2+} 通道开放时的 Ca^{2+} 内流量，导致递质释放增加。而细胞外液 Mg^{2+} 浓度升高和（或）Ca^{2+} 浓度降低，或者突触前自身受体被激活使突触前膜 Ca^{2+} 通道关闭，均可通过减少 Ca^{2+} 内流量使递质释放减少。②破伤风毒素和肉毒梭菌毒素，这些毒素通过灭活与突触囊泡着位有关的蛋白，抑制神经递质的释放。例如，破伤风毒素和 B、D、F 和 G 型肉毒梭菌毒素灭活 v-SNARE，C 型肉毒梭菌毒素可以灭活突触融合蛋白，A 型和 E 型肉毒梭菌毒素可以灭活 SNAP-25。

5. 神经递质的清除　神经递质的清除方式主要有重摄取、酶解失活和扩散，凡是能影响神经递质清除的因素均能影响化学性突触处的信息传递。

（1）神经递质的清除方式　重摄取（reuptake）是清除神经递质的主要方式，是指释放到突触间隙的递质被突触前神经末梢、突触后膜和非神经组织摄取的过程。重摄取可分为第一类摄取和第二类摄取。突触间隙中的递质被突触前神经末梢重摄取的过程称为第一类摄取，一般包括两个基本步骤，即突触间隙内的神经递质先由突触前膜转运体运入胞质，再经囊泡膜上的转运体转运并储存在囊泡中，前者称为膜摄取，后者称为囊泡摄取。第二类摄取是指突触间隙中的递质被突触后膜和非神经组织摄取的过程。例如，释放入突触间隙中的氨基酸类递质可被神经元和神经胶质细胞重摄取，重摄取也是机体清除单胺类递质的重要方式。

酶解代谢是清除神经递质的另一种方式。如释放入突触间隙的乙酰胆碱是由胆碱酯酶降解失活的，几乎不存在重摄取；神经肽的失活主要靠酶的降解和扩散；儿茶酚胺的清除除了被重摄取外，存在于神经元胞质内、突触间隙和血液中的单胺氧化酶和儿茶酚氧位甲基移位酶还可以将其降解。神经肽一般无重摄取机制，酶促降解是其主要失活方式。

（2）影响神经递质清除的因素　①递质重摄取抑制剂：包括囊泡摄取抑制剂和膜摄取抑制剂。囊泡摄取抑制剂通过抑制胞质内的递质进入囊泡储存而致其被胞质中的酶降解，使神经递质逐渐被耗竭，例如利血平可抑制去甲肾上腺素的囊泡摄取，而胞质中的去甲肾上腺素又可被单胺氧化酶降解，从而使该递质逐渐耗竭，产生降压、镇静等药理作用。膜摄取抑制剂可增加突触间隙中神经递质的浓度，使递质的突触后效应加强，例如地昔帕明等药物通过抑制突触前膜对去甲肾上腺素的重摄取，增强去甲肾上腺素的中枢效应，发挥抗抑郁作用。②递质降解酶的抑制剂：通过抑制递质的酶促降解，加强其作用，如新斯的明等抗胆碱酯酶药与乙酰胆碱酯酶结合后抑制后者的活性，从而乙酰胆碱在接头间隙大量堆积，突触后效应加强。

（二）受体

1. 受体及其相关概念　分布于细胞膜或胞内的能识别某些化学物质并与之结合进而产生特定效应的生物分子称为受体。与受体发生特异性结合后能产生与内源性配体（如递质、激素）相同的生物效应的化学物质称为受体的激动剂（agonist），与受体发生特异性结合后因占据受体而产生对抗内源性配体或激动剂效应的化学物质称为受体的拮抗剂（antagonist）或阻断剂（blocker）。能与受体发生特异性结合的化学物质统称为配体（ligand），激动剂与拮抗剂均为相应受体的配体。

2. 受体的种类及其作用机制　根据内源性配体的不同，神经递质受体可分为胆碱受体、肾上腺素受体、多巴胺受体、5-羟色胺受体等；根据受体的信号转导机制的不同可将受体分为离子通道型受体（即促离子型受体）和 G 蛋白耦联受体（即促代谢型受体），前者如烟碱受体、$5-HT_3$ 受体和部分氨基酸类递质受体，后者如毒蕈碱型受体、肾上腺素受体、几乎所有的肽类递质受体和部分氨基酸类递质受体。任何神经递质的受体都可以分为不同的亚型，随着受体药理学的发展和大量激动剂、拮抗剂的发现，对受体及其多级亚型的功能和分布有了更深入的了解。主要的经典神经递质及其受体的作用机制归纳在表 10-3。

表 10-3　部分经典神经递质及其受体的作用机制

递质	受体	第二信使	膜电导的变化
乙酰胆碱	N_1、N_2	——	$\uparrow Na^+$、K^+
	M_1、M_3、M_5	$\uparrow IP_3$、DG	$\downarrow K^+$ $\uparrow Ca^{2+}$
	M_2、M_4	$\downarrow cAMP$	$\uparrow K^+$ $\downarrow Ca^{2+}$
去甲肾上腺素	α_1（α_{1A}、α_{1B}、α_{1D}）	$\uparrow IP_3$、DG	$\downarrow K^+$
	α_2（α_{2A}、α_{2B}、α_{2C}）	$\downarrow cAMP$	$\uparrow K^+$、$\downarrow Ca^{2+}$
	β_1	$\uparrow cAMP$	$\uparrow Ca^{2+}$
	β_2、β_3	$\uparrow cAMP$	——
多巴胺	D_1、D_5	$\uparrow cAMP$	——
	D_2	$\downarrow cAMP$	$\uparrow K^+$、$\downarrow Ca^{2+}$
	D_3、D_4	$\downarrow cAMP$	——
5- 羟色胺	$5-HT_{1(1A、1B、1D、1E、1F)}$	$\downarrow cAMP$	$\uparrow K^+$
	$5-HT_{2(2A、2B、2C)}$	$\uparrow IP_3$、DG	$\downarrow K^+$
	$5-HT_3$	——	$\uparrow Na^+$、K^+
	$5-HT_4$	$\uparrow cAMP$	$\downarrow K^+$
	$5-HT_{5(5A、5B)}$	$\downarrow cAMP$	$\downarrow K^+$
	$5-HT_6$	$\uparrow cAMP$	$\downarrow K^+$
	$5-HT_7$	$\uparrow cAMP$	$\downarrow K^+$
谷氨酸	$mGluR_1$	$\uparrow cAMP$；$\uparrow IP_3$、DG	$\downarrow K^+$、$\uparrow Ca^{2+}$
	$mGluR_5$	$\uparrow IP_3$、DG	$\downarrow K^+$、$\uparrow Ca^{2+}$
	$MGluR_2$、$mGluR_3$	$\downarrow cAMP$	$\uparrow K^+$、$\downarrow Ca^{2+}$
	$MGluR_4$、$mGluR_{6-8}$	$\downarrow cAMP$	$\downarrow Ca^{2+}$
	AMPA、KA	——	$\uparrow Na^+$、K^+
	NMDA	——	$\uparrow Na^+$、K^+、Ca^{2+}
γ- 氨基丁酸	$GABA_A$、$GABA_C$	——	$\uparrow Cl^-$
	$GABA_B$（突触前受体）	$\uparrow IP_3$、DG	$\uparrow K^+$、$\downarrow Ca^{2+}$
	$GABA_B$（突触后受体）	$\downarrow cAMP$	$\uparrow K^+$
甘氨酸	甘氨酸受体	——	$\uparrow Cl^-$
腺苷	A_1	$\downarrow cAMP$	$\uparrow K^+$、$\downarrow Ca^{2+}$
	A_{2A}、A_{2B}	$\uparrow cAMP$	$\uparrow Ca^{2+}$
	A_3	$\downarrow cAMP$	$\downarrow Ca^{2+}$

续表

递质	受体	第二信使	膜电导的变化
ATP	P2X$_{1-7}$	——	↑Na$^+$、K$^+$、Ca^{2+}
	P2Y$_{1、2、4、6、11}$	↑IP$_3$、DG	——
	P2Y$_{12-14}$	↓cAMP	——
组胺	H$_1$	↑IP$_3$、DG	——
	H$_2$	↑cAMP	——
	H$_3$	↓cAMP	↑K$^+$、↓Ca^{2+}

3. 突触前受体　神经递质受体除了分布于突触后膜外，也分布于突触前膜。分布于突触前膜的神经递质受体称为突触前受体（presynaptic receptor）。根据作用于突触前受体的递质的来源不同，可将突触前受体分为自身受体和异源性受体等。以突触前神经末梢释放的递质作为配体的突触前受体称为自身受体（autoreceptor），以其他神经元释放的不同递质作为配体的突触前受体称为异源性受体（heteroreceptor）。以 NE 能神经元为例，如末梢释放的 NE 作用于同一突触的突触前膜上的 α$_2$ 受体，抑制 NE 的释放，该 α$_2$ 受体即为自身受体（图 10-12）；如末梢释放的 NE 作用于谷氨酸能轴突末梢上的 α 受体，调制谷氨酸的释放，此时突触前膜上的 α 受体属于异源性受体。

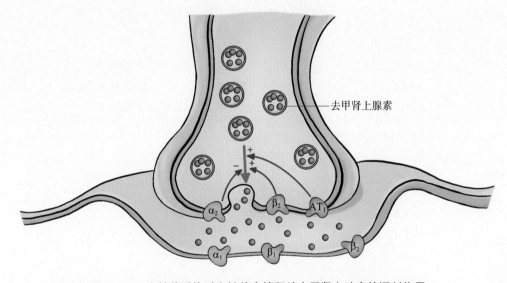

图 10-12　突触前受体对突触前末梢释放去甲肾上腺素的调制作用

突触前受体的作用是抑制或易化突触前末梢神经递质的释放。例如，交感神经末梢释放的 NE 除了与突触后膜上的肾上腺素受体结合产生突触后效应外，还与突触前膜 α$_2$ 受体结合，抑制 NE 的释放；血液中的肾上腺素与血管紧张素 Ⅱ 分别通过激动突触前膜上的 β$_2$ 受体和 AT$_1$ 受体，促进 NE 的释放（图 10-12）。

4. 受体的调节　受体的数量与反应性可因自身配体的变化而发生相应的变化。递质长期分泌不足所致的受体数量逐渐增加、受体与递质的亲和力逐渐增强的现象称为上调

（up regulation），反之，递质长期分泌过多所致的受体数量逐渐减少、受体与递质的亲和力逐渐降低的现象称为下调（down regulation）。

膜表面受体的数量取决于受体的合成与内化（internalization）之间的关系。储存在胞内膜上的受体蛋白可通过胞吐的方式与细胞膜融合，增加细胞膜上受体的数量；细胞膜上的受体也可通过内化的方式返回胞内，减少细胞膜上受体的数量。受体与递质亲和力的变化一般是通过受体蛋白磷酸化或去磷酸化来实现的。

（三）体内主要的神经递质及其受体

在中枢神经系统内由神经元突起末梢释放的、实现神经元之间信息传递的化学物质称为中枢神经递质（central neurotransmitter），而将自主神经传出纤维和躯体运动神经纤维释放的递质称为外周神经递质（peripheral neurotransmitter）。外周神经递质的种类较少，最常见的、最重要的是乙酰胆碱和去甲肾上腺素，但是这两种递质也可作为中枢神经递质发挥作用，中枢神经递质的种类和作用的复杂性远超外周神经递质。

1. 乙酰胆碱及其受体　乙酰辅酶 A 和胆碱在胆碱乙酰化酶的催化下生成乙酰胆碱（ACh）。ACh 既是中枢神经递质，也是外周神经递质，其生物学效应是通过胆碱受体实现的。胆碱受体（cholinergic receptor）是指能与 ACh 发生特异性结合的受体，可分为毒蕈碱受体（muscarinic receptor，简称 M 受体）和烟碱受体（nicotinic receptor，简称 N 受体）。M 受体属于 G 蛋白耦联受体，可分为 $M_1 \sim M_5$ 五种亚型（表 10-3）；N 受体属于离子通道型受体，可分为神经元型烟碱受体（neuron-type nicotinic receptor，N_N 受体，又称 N_1 受体）和肌肉型烟碱受体（muscle-type nicotinic receptor，N_M 受体，又称 N_2 受体）两种亚型。

（1）中枢神经系统的 ACh 及其受体　中枢神经系统中释放 ACh 作为递质的神经元称为胆碱能神经元（cholinergic neuron）。在中枢神经系统内胆碱能神经元的分布范围极广，除了脊髓前角运动神经元、丘脑后部腹侧的特异感觉投射神经元为胆碱能神经元外，在脑干网状结构上行激动系统、新纹状体和边缘系统等部位均有胆碱能神经元的分布。

中枢神经系统中的胆碱受体主要有 M 受体的全部五个亚型和 N_1 受体，这些受体的效应几乎涵盖中枢神经系统所有的功能，如学习和记忆、睡眠与觉醒、感觉与运动、体温调节、内脏活动、情绪反应、摄食和饮水等（表 10-4）。

（2）周围神经系统的 ACh 及其受体　周围神经系统中释放 ACh 作为递质的神经纤维

表 10-4　中枢神经系统内胆碱受体的分布及其主要功能

胆碱受体	分布	主要功能
M_1 受体	大脑皮质、海马、纹状体和丘脑	增强认知功能（学习和记忆）；抑制多巴胺的释放
M_2 受体	后脑、丘脑、大脑皮质、海马和纹状体	神经抑制、震颤加强、体温过低和镇痛
M_3 受体	大脑皮质、海马等处	增加食物摄入量、体重和脂肪沉积；抑制多巴胺的释放
M_4 受体	前脑、纹状体、大脑皮质和海马	作为自身受体和异源性受体抑制突触前递质的释放；镇痛；易化 DA 的释放
M_5 受体	黑质和腹侧被盖区	易化多巴胺的释放；增强毒品依赖性
N_1 受体	突触前、突触周围和突触后部位	作为自身受体或异源性受体调节脑内不同部位的神经递质的释放

称为胆碱能纤维（cholinergic fiber）。胆碱能纤维释放的 ACh 通过作用于神经节突触后膜或效应细胞上的胆碱受体而发挥作用。

胆碱能纤维包括：①大多数副交感神经节后纤维；②小部分交感神经节后纤维（包括支配小汗腺的交感神经和支配骨骼肌血管的交感舒血管神经纤维）；③交感和副交感神经的节前纤维；④躯体运动神经纤维（图 10-13）。其中，前两类胆碱能纤维释放的 ACh 与效应细胞上的 M 受体结合，产生的作用称为毒蕈碱样作用（muscarine-like action），简称 M 样作用；后两类胆碱能纤维释放的 ACh 与 N 受体结合，产生的作用称为烟碱样作用（nicotine-like action），简称 N 样作用。阿托品可阻断 ACh 的 M 样作用，筒箭毒碱可阻断 ACh 的 N 样作用。在自主神经节，大剂量 ACh 可引起节后神经元突触后膜过度去极化，导致钠通道失活，或者长期大剂量 ACh 引起突触后膜上的 N_1 受体对 ACh 的反应性和敏感性降低，引起脱敏，上述变化均可造成自主神经节的阻滞。

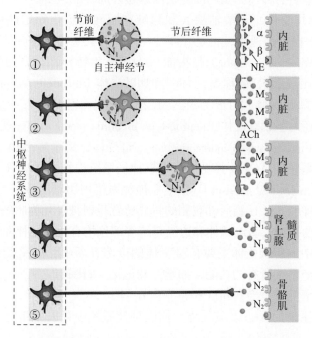

图 10-13　周围神经系统中的乙酰胆碱和去甲肾上腺素及其受体
①：大多数交感神经；②：少数交感神经；③：大多数副交感神经；
④：支配肾上腺髓质的交感神经；⑤：支配骨骼肌的躯体运动神经纤维。

在周围神经系统和效应细胞上，胆碱受体及其亚型主要包括 M_1 受体、M_2 受体、M_3 受体、N_1 受体和 N_2 受体，这些受体的分布及其主要功能见表 10-5。

瞳孔括约肌和睫状肌上分布有 M_3 和 M_2 受体，这些受体被激动可引起瞳孔缩小、睫状肌收缩，从而促进房水循环，降低眼内压，因此 M_3 受体激动剂毛果芸香碱（pilocarpine）可用于治疗青光眼。激动分布于支气管平滑肌上的 M_3 受体可引起其发生收缩，因此，噻托溴铵（tiotropium bromide）等 M_3 受体拮抗剂可松弛气道平滑肌。美加明（mecamylamine）和六烃季铵（hexamethonium）以阻断 N_1 受体为主，故可作为神经节阻断剂用于控制严重高血压。戈拉碘铵（gallamine triethiodide）和十烃季铵（decamethonium）

表 10-5　周围神经系统和效应细胞上胆碱受体的分布及其主要功能

胆碱受体	主要分布	主要生理功能	常用拮抗剂
M 受体	大部分副交感神经节后纤维支配的效应器；汗腺、骨骼肌血管壁	心脏活动抑制；胃肠平滑肌收缩、消化腺分泌↑；支气管平滑肌收缩；膀胱逼尿肌收缩；瞳孔括约肌收缩；胰岛素分泌↑；汗腺分泌↑；骨骼肌血管舒张	阿托品
N 受体			筒箭毒碱
N_1 受体	自主神经节突触后膜和肾上腺髓质嗜铬细胞膜	自主神经节后神经元兴奋和肾上腺髓质激素分泌增加	美加明、六烃季铵
N_2 受体	骨骼肌终板膜	骨骼肌收缩	戈拉碘铵、十烃季铵

以阻断 N_2 受体为主，故常被用作肌松药。

2. 单胺类递质及其受体　单胺类递质包括去甲肾上腺素（NE）、肾上腺素（Ad）、多巴胺（dopamine，DA）、5- 羟色胺和组胺等，这些递质均可作为中枢神经递质发挥作用，但去甲肾上腺素也是一种外周神经递质。去甲肾上腺素、肾上腺素和多巴胺均为含有邻苯二酚（即儿茶酚）结构的胺类化合物，故称之为儿茶酚胺（catecholamine，CA）类递质，这些递质的合成是以酪氨酸为底物，在酪氨酸羟化酶、多巴脱羧酶的先后作用下生成多巴胺，多巴胺进入突触囊泡内经多巴胺 –β– 羟化酶的羟化生成去甲肾上腺素，后者再在苯乙醇胺氮位甲基移位酶的作用下生成肾上腺素。儿茶酚胺类递质的清除包括重摄取和酶解失活，后者通过单胺氧化酶和儿茶酚氧位甲基移位酶进行。

（1）去甲肾上腺素和肾上腺素及其受体　NE 既是中枢神经递质，也是外周神经递质，但作为神经递质的 Ad 一般只分布于中枢神经系统。循环血液中的 Ad 主要来源于肾上腺髓质。NE 和 Ad 的生物学效应是通过肾上腺素受体实现的。肾上腺素受体（adrenergic receptor）是指能与 NE 和 Ad 发生特异性结合的受体，可分为 α 型受体（简称 α 受体）和 β 型受体（简称 β 受体）两类，α 受体又可分为 $α_1$ 和 $α_2$ 受体两种亚型，β 受体可分为 $β_1$、$β_2$、$β_3$ 受体三种亚型，这些受体均属于 G 蛋白耦联受体（表 10-3）。

1）中枢神经系统的去甲肾上腺素和肾上腺素及其受体：中枢神经系统中释放 NE、Ad 作为递质的神经元分别称为 NE 能神经元（noradrenergic neuron）和肾上腺素能神经元（adrenergic neuron）。NE 能神经元的胞体多数位于低位脑干，特别是脑桥的蓝斑、中脑网状结构和延髓网状结构的腹外侧部分，这些神经元的上行投射系统可投射至大脑皮质、海马、杏仁、小脑、丘脑和丘脑下部等处，其下行投射系统投射至延髓孤束核、迷走神经背核、下橄榄核复合体和脊髓等处。肾上腺素能神经元的胞体主要分布在延髓，其上行和下行纤维可抵达蓝斑核、中脑、丘脑、丘脑下部和脊髓等处。

肾上腺素受体广泛分布于中枢神经系统，中枢神经系统中的 NE 和肾上腺素通过激活肾上腺素受体参与对心血管活动、情绪、镇痛、学习和记忆、睡眠和觉醒等功能的调节。

2）周围神经系统的去甲肾上腺素及其受体：周围神经系统中释放 NE 作为递质的神经纤维称为肾上腺素能纤维（adrenergic fiber）。在外周，属于肾上腺素能纤维的是大部分交感神经节后纤维，这些神经纤维释放的 NE 通过作用于肾上腺素受体而发挥作用。

在周围神经系统及其支配的效应细胞膜上广泛分布有肾上腺素受体，但不同组织、器官上受体的类型及其分布密度会有所不同，如在皮肤、肾和胃肠道血管中 α_1 受体占优势，肝、骨骼肌血管则以 β_2 受体占优势，心脏的肾上腺素受体主要是 β_1 受体。

周围神经系统及其支配的效应细胞上的肾上腺素受体的分型、分布、主要生理功能及其常用拮抗剂见表10-6。

表 10-6　周围神经系统和效应细胞上肾上腺素受体的分布及其主要功能

肾上腺素受体	主要分布	主要生理功能	常用拮抗剂
α 受体			酚妥拉明
α_1 受体	内脏平滑肌、腺体	血管收缩；瞳孔开大肌收缩；有孕子宫收缩；括约肌收缩；竖毛肌收缩	哌唑嗪
α_2 受体	突触前膜	小肠平滑肌舒张；消化腺分泌减少。	育亨宾
β 受体			普萘洛尔
β_1 受体	心脏	心脏活动加快、加强	阿替洛尔、美托洛尔
β_2 受体	平滑肌	平滑肌舒张；糖酵解加强	丁氧胺
β_3 受体	脂肪组织	脂肪分解增加	—

（2）多巴胺及其受体　脑内大部分多巴胺（DA）能神经元的胞体位于中脑特别是黑质，而脑内 DA 含量最高的部位是新纹状体。DA 受体属 G 蛋白耦联受体，根据分子生物学技术克隆出的受体亚型并结合其药理特性可将 DA 受体分为两个家族：D_1 家族（包括 D_1 和 D_5 受体）和 D_2 家族（包括 D_2、D_3 和 D_4 受体）。DA 经 D_1 家族受体激活腺苷酸环化酶，经 D_2 家族受体抑制腺苷酸环化酶。

DA 能神经元的上行投射通路包括参与运动调控的黑质 – 纹状体 DA 能通路和调控情绪反应、认知、思想、感觉、理解和推理能力的中脑 – 边缘前脑 DA 能通路；短投射通路主要是调节垂体内分泌活动的结节 – 漏斗 DA 能通路。

（3）5– 羟色胺及其受体　5– 羟色胺（5–HT）又称为血清素（serotonin），其合成是以色氨酸为底物，在色氨酸羟化酶的作用下生成5– 羟色氨酸，后者再在 5– 羟色氨酸脱羧酶的作用下生成5–HT。5–HT 受体分为 7 个亚型，除 $5–HT_3$ 受体为离子通道型受体外，其余均为 G 蛋白耦联受体。

5–HT 能神经元的胞体主要分布在延髓、脑桥和中脑的中缝核群及其附近，在间脑和端脑也有散在的分布。其上行投射系统投射至黑质、丘脑、下丘脑、边缘系统、新皮质和小脑等处，下行投射系统投射至脑干尾端和脊髓前角、后角和中间外侧核，还有一部分纤维分布在低位脑干内部。中枢 5–HT 的主要功能是调制痛觉传入，参与控制情感、睡眠、体温和垂体内分泌等。

（4）组胺及其受体　在中枢神经系统中，组胺受体有 H_1、H_2 和 H_3 三种亚型，组胺能神经元的胞体主要分布在下丘脑后部的结节乳头核内，其投射纤维几乎可到达中枢所有部位，可能参与机体对觉醒、痛觉、腺垂体激素的分泌、血压、饮水、摄食和体温等功能的调节。

3. 氨基酸类递质及其受体　中枢神经系统中的氨基酸类递质主要包括谷氨酸（Glu）、

天冬氨酸（aspartic acid 或 aspartate，Asp）、γ-氨基丁酸（GABA）和甘氨酸（glycine，Gly），由于 Glu 和 Asp 对神经元有极强的兴奋作用，故称为兴奋性氨基酸（excitatory amino acid，EAA），而 GABA 和 Gly 对神经元具抑制作用，故称为抑制性氨基酸（inhibitory amino acid，IAA）。

（1）兴奋性氨基酸及其受体　因为谷氨酸和天冬氨酸不能透过健康成年人的血-脑屏障，脑内的兴奋性氨基酸都是由脑组织自行合成的。谷氨酰胺在谷氨酰胺酶的作用下水解，生成谷氨酸，这是脑内谷氨酸的主要来源；天冬氨酸和部分谷氨酸还可利用葡萄糖等前体在脑内合成。谷氨酸合成后一般储存在囊泡中，释放入突触间隙后约 80% 被神经元重摄取，还有约 20% 被神经胶质细胞摄取。但目前尚不了解天冬氨酸的代谢及其受体。

谷氨酸广泛分布于中枢神经系统内，几乎对所有的神经元均有兴奋作用，因而是中枢最重要的兴奋性递质。谷氨酸受体可分为两类，即离子通道型受体和 G 蛋白耦联受体，前者包括非 NMDA（N-methyl-D-aspartate）受体和 NMDA 受体，后者包括促代谢型谷氨酸受体（metabotropic glutamate receptor，mGluR）和 L-AP$_4$ 受体（表 10-3）。

非 NMDA 受体包括海人藻酸（kainic acid 或 kainate，KA）受体和 AMPA（α-amino-3-hydroxy-5-methyl-4-isoxazolepropionic acid）受体。非 NMDA 受体对膜电位的变化不敏感，可被谷氨酸直接激活，通道开放时主要对 Na^+ 和 K^+ 具通透性，产生 fEPSP。有少数 AMPA 受体对 Ca^{2+} 有通透性。KA 受体可作为自身受体对谷氨酸的释放进行负反馈调节，还可作为异源性受体抑制 GABA 的释放。

NMDA 受体的通道开放，对 Na^+、K^+ 和 Ca^{2+} 的通透性增大，引起 Na^+、Ca^{2+} 内流和 K^+ 外流，突触后膜产生持续时间较长的慢时程 EPSP。NMDA 受体的通道开放及其调节具有如下几个特点：① NMDA 受体的通道开放受膜电位和配体的双重调节。在静息电位水平，Mg^{2+} 阻塞通道，即使有谷氨酸与 NMDA 受体结合也不能使之开放。只有当膜的去极化幅度达 20 mV 以上时，Mg^{2+} 才能从 NMDA 受体的通道中移除，谷氨酸才能激活该通道。② NMDA 受体上存在与谷氨酸和甘氨酸结合的位点，只有在谷氨酸和甘氨酸均与受体上的相应位点结合后，通道才可能开放，因此，甘氨酸是 NMDA 受体的共激动剂（co-agonist）。③在受体外面和通道内部还存在与 Zn^{2+} 和某些药物相结合的位点，这些物质与 NMDA 受体结合后，可对通道的功能状态进行调节。例如，可引起精神障碍的药物苯环利定（phencyclidine，PCP）和氯胺酮（ketamine）能以非竞争的方式降低 NMDA 受体对 Na^+、K^+ 和 Ca^{2+} 的通透性，Zn^{2+} 对 NMDA 受体的通道也有阻滞作用。

促代谢型谷氨酸受体可分为八个亚型，即 mGluR$_{1-8}$，这些受体的跨膜信号转导途径已归纳在表 10-3，促代谢型谷氨酸受体的功能涉及调控躯体运动、调节心血管活动、参与视网膜神经元之间的信息传递及参与 LTP 和 LTD 的形成等。L-AP$_4$ 受体是促代谢型的自身受体，可能通过抑制突触前膜上的钙通道，对谷氨酸的释放进行负反馈调节。

（2）抑制性氨基酸及其受体　L-谷氨酸在谷氨酸脱羧酶（glutamic acid decarboxylase，GAD）的作用下脱羧生成 GABA。GABA 合成后可储存在突触囊泡或胞质中，一般认为，以囊泡为单位的 GABA 的释放是 Ca^{2+} 依赖性的，而胞质 GABA 的自发释放与 Ca^{2+} 无关。释放入突触间隙的 GABA 可被神经元和神经胶质细胞膜上的 GABA 转运体重摄取，或在神经末梢、神经胶质细胞内被 GABA 转氨酶（GABA transaminase）脱氨失活。神经元中甘氨酸的合成尚有待研究。

GABA 神经元的胞体分布于大脑皮质、小脑、纹状体、中脑网状结构、脑干中缝核、延髓孤束核和脊髓等处。GABA 几乎对所有的神经元均有抑制作用，是脑内最重要的抑制性递质。GABA 受体分为 $GABA_A$、$GABA_B$ 和 $GABA_C$ 三种亚型。$GABA_A$ 和 $GABA_C$ 受体为离子通道型受体，其耦联通道均为 Cl^- 通道，GABA 与 $GABA_A$ 或 $GABA_C$ 受体结合后可引起 Cl^- 通道开放、Cl^- 电导增大；$GABA_B$ 受体为 G 蛋白耦联受体。大部分脑区均有 $GABA_A$ 和 $GABA_B$ 受体的分布，而 $GABA_C$ 受体主要分布在视觉传导通路上。

$GABA_A$ 受体的激活一般引起膜的超极化，但有时可引起膜的去极化。通道开放时离子的跨膜流动方向取决于该离子的电 - 化学驱动力。虽然目前尚未发现存在 Cl^- 的原发性主动转运系统的证据，但是很多细胞均分布有对 Cl^- 进行继发性主动转运的转运体，在这些转运体中，$Na^+-K^+-2Cl^-$ 同向转运可顺着 Na^+ 的电 - 化学驱动力将 Cl^- 向胞内转运，使胞质的 Cl^- 浓度保持在较高水平；而 K^+-Cl^- 同向转运则是顺着 K^+ 的电 - 化学驱动力将 Cl^- 向胞外转运，从而使胞质 Cl^- 浓度保持在较低水平。

在中枢神经系统发育期，神经元膜上 $Na^+-K^+-2Cl^-$ 同向转运体的表达逐渐降低，而 K^+-Cl^- 同向转运体的表达逐渐增多。在胚胎期和出生后早期，$Na^+-K^+-2Cl^-$ 同向转运体的作用超过 K^+-Cl^- 同向转运体，故胞质 Cl^- 浓度较高，Cl^- 平衡电位的绝对值低于静息电位的绝对值，在这种状态下，如 Cl^- 通道开放，Cl^- 可顺电 - 化学驱动力外流，使膜出现去极化，此时 GABA 起着兴奋性递质的作用，此作用对轴突生长、突触形成和神经元可塑性等方面有着重要的意义。实际上成年后周围神经系统的少数神经元（如背根神经节神经元）仍对 GABA 产生去极化反应，这是产生突触前抑制的机制之一。但对于大多数成熟的神经元来说，由于 K^+-Cl^- 同向转运体的作用超过 $Na^+-K^+-2Cl^-$ 同向转运体，故胞质 Cl^- 浓度较低，Cl^- 平衡电位的绝对值高于静息电位的绝对值，如 Cl^- 通道开放，Cl^- 可顺电 - 化学驱动力内流，使膜发生超极化，产生 fIPSP，这是突触后抑制的产生机制（图 10-14）。

$GABA_C$ 受体也是一种氯通道受体，与 $GABA_A$ 受体相比，$GABA_C$ 受体对 GABA 的敏感性更高，通道开放慢而持久，且不易脱敏。

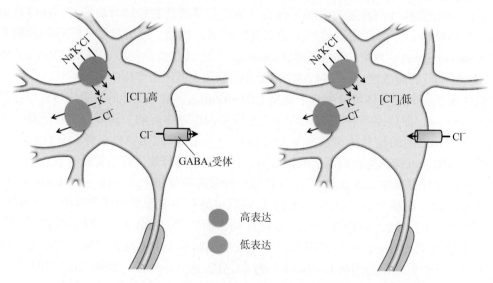

图 10-14　$Na^+-K^+-2Cl^-$ 同向转运和 K^+-Cl^- 同向转运及其与 Cl^- 转运的关系

GABA$_B$ 受体在突触前膜和突触后膜均有分布。突触后膜 GABA$_B$ 受体被激活可引起多种 K$^+$ 通道开放，K$^+$ 外流引起膜的超极化，产生 sIPSP。突触前膜 GABA$_B$ 受体可以作为自身受体或异源性受体抑制 GABA 或其他递质的释放，其机制是 GABA 与 GABA$_B$ 受体结合后，通过激活 K$^+$ 通道引起膜超极化或者抑制电压门控钙通道的开放，使神经递质释放减少。

甘氨酸受体主要分布在脊髓和延髓，丘脑、下丘脑和中脑中较少，在高级脑区几乎没有分布，士的宁（strychnine）为其特异性拮抗剂。甘氨酸受体属于离子通道型受体，其通道也是氯通道，因此，若受体被甘氨酸激活，氯通道开放，一般表现为 Cl$^-$ 内流，引起突触后膜产生 fIPSP。

4. 神经肽及其受体 🕒

5. 嘌呤类递质及其受体 🕒

6. 其他神经递质 🕒

四、反射活动的一般规律

（一）反射的中枢整合

1. 单突触反射和多突触反射　神经中枢（nerve centre）是指调节某一特定生理功能的神经元群。不同反射的中枢范围相差很大，一般来说，简单反射（如膝跳反射、角膜反射）的反射中枢的范围较小，而调节复杂生命活动（如呼吸运动）的中枢的分布范围可很广。感受器将刺激信息传入中枢后，如传入神经元将信息直接传给与其有突触联系的传出神经元，即在中枢内神经元只需接替一次就能完成的反射称为单突触反射（monosynaptic reflex）；如传入神经元要经过若干个中间神经元的接替才能将信息传给传出神经元，即在中枢需经两次或两次以上换元才能完成的反射称为多突触反射（polysynaptic reflex）。腱反射是人体唯一的单突触反射，其他反射均属于多突触反射。需要强调的是，虽然腱反射是单突触反射，但并不意味着这种反射只涉及两个神经元，因为其传入信息还可以通过中间神经元影响支配其他骨骼肌的传出神经元的活动，或者将信息传向高位中枢，再由高位中枢发出下行冲动对中枢神经元的活动进行调整，使反射活动更协调、准确，更具适应性。

2. 局部回路神经元和局部神经元回路 🕒

（二）中枢神经元之间的联系方式

神经元依其在反射弧中所起的作用不同可分为传入神经元、中间神经元和传出神经元，这些反射中枢内的神经元之间的联系方式主要有以下几种（图 10-15）。

1. 单线式联系（single-line connection）　为神经元之间一对一的联系方式。例如视网膜中央凹处常可见到一个视锥细胞仅与一个双极细胞或者一个双极细胞仅与一个神经节细胞发生单线式联系。在中枢，绝对的单线式联系很少见，通常将会聚程度较低的神经元之间的联系视为单线式联系。

2. 辐散式联系（divergent connection）　为一个神经元通过轴突分支与多个神经元建立突触联系。通过辐散式联系，一个神经元的兴奋可引起多个神经元同时兴奋或抑制，这种神经元之间的联系方式多见于传入通路。

3. 聚合式联系（convergent connection）　为多个神经元的轴突末梢与同一个神经元建

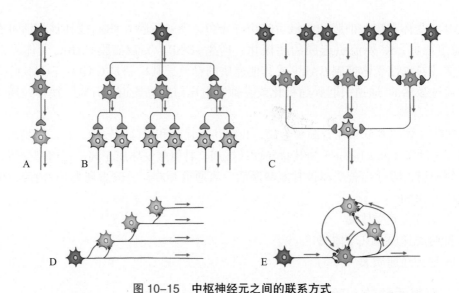

图 10-15 中枢神经元之间的联系方式
A. 单线式联系　B. 辐散式联系　C. 聚合式联系　D. 链锁式联系　E. 交互式联系

立突触联系。通过聚合式联系，可对来自不同神经元的兴奋和（或）抑制作用在同一神经元上进行总和或整合，这种神经元之间的联系方式多见于传出通路。

4. 链锁式联系（chain connection）和交互式联系（recurrent connection） 是中间神经元之间的联系方式。链锁式联系在空间上可扩大作用范围。交互式联系是后一级神经元通过侧支与前一级神经元建立突触联系，为反馈的结构基础，其中，正反馈的交互式联系可加强作用的持久性，负反馈的交互式联系则可及时终止神经元的活动。

（三）中枢化学性突触处兴奋传递的特征

与神经纤维上动作电位的传导或电突触处的兴奋传递过程不同的是，中枢化学性突触处的兴奋传递是一个电 – 化学 – 电的过程，其信息传递过程要复杂得多，且具有以下几方面的特征。

1. 单向传递（one-way transmission） 是指与神经纤维上兴奋传导的双向性不同，在反射中枢内兴奋只能从传入神经元传向传出神经元，不能逆向传递的特性。单向传递的原因是神经递质只能来自突触前末梢的释放。

2. 中枢延搁（central delay） 指与兴奋在神经纤维上的传导速度相比较，兴奋在中枢内的传递速度相对较缓慢的现象。中枢延搁的产生与兴奋通过化学性突触传递需要耗费较长时间有关。据测定，兴奋通过一个化学性突触所需的时间约为 0.5 ms。反射活动在中枢需要通过的突触数越多，中枢延搁所耗时间就越长，因此中枢延搁实际上就是突触延搁（synaptic delay）。

3. EPSP 和（或）IPSP 的总和 反射中枢的每个神经元往往与许多不同的传入神经纤维末梢存在突触联系，一条传入神经纤维传入的单一神经冲动一般只能引起中枢内的突触后神经元产生 EPSP 或 IPSP，突触后神经元没有动作电位的产生，因此也就不会出现反射的传出效应。如果多条传入神经纤维同时或几乎同时将一定频率的传入冲动传至同一反射中枢，在中枢内的神经元水平产生的 EPSP 和（或）IPSP 就可以进行时间性和（或）空间性总和，若总和的结果能使神经元的轴突始段去极化达阈电位，则该神经元即可爆发动作电位；若通过总和只能使中枢神经元产生去极化或超极化型的局部电位，则表现为该神经元兴奋性发生改变，使后续的传入冲动更容易或不容易引起神经元的兴奋。

4. 兴奋节律的改变　在反射活动进行过程中，反射弧的传入和传出神经上的冲动频率往往是不同的，即兴奋节律发生了改变。传出神经上的冲动频率除了取决于传入冲动的频率、传出神经元本身的功能状态外，对于多突触反射来说，还取决于中间神经元的功能状态和联系形式。

5. 后发放（after discharge）　是指在刺激停止后，传出神经仍有冲动发放的现象。后发放可以发生在存在正反馈交互式联系的反射通路中，也可见于各种神经反馈活动中。

6. 对内环境变化的敏感性和易疲劳性　化学性突触的信息传递活动易受内环境变化（如缺氧、CO_2 分压升高、酸中毒、麻醉剂及受体的拮抗剂和激动剂等）的影响。同时，在反射活动中最容易发生疲劳的环节为化学性突触，这种疲劳的产生可能与神经递质的耗竭有关。

（四）中枢抑制和中枢易化

1. 中枢抑制　在任何反射的进行过程中，传入冲动对中枢神经元既有兴奋作用、也有抑制作用，从而使反射活动得以协调地进行。根据中枢抑制的产生机制不同，可将其分为突触后抑制和突触前抑制两种类型。

（1）突触后抑制（postsynaptic inhibition）　是指抑制性中间神经元兴奋后，通过其末梢释放的抑制性递质使突触后膜产生 IPSP，从而对突触后神经元产生的抑制作用。可见，这种抑制是突触后膜超极化所致，故属于超极化抑制，可发生在抑制性突触处。突触后抑制包括传入侧支抑制和回返性抑制。

1）传入侧支抑制（afferent collateral inhibition）：为通过传入神经侧支兴奋抑制性中间神经元，使功能拮抗的另一神经元出现抑制的现象，曾称之为交互抑制（reciprocal inhibition）。例如，伸肌肌梭受到牵拉，传入冲动经感觉传入纤维传入脊髓，除了直接兴奋支配伸肌的 α 运动神经元外，还通过侧支兴奋抑制性中间神经元，后者释放抑制性递质，使支配屈肌（即伸肌的拮抗肌）的 α 运动神经元产生 IPSP，从而导致伸肌收缩而屈肌舒张（图 10-16A）。传入侧支抑制不仅见于脊髓，脑内也有，其作用在于协调不同中枢的活动。

2）回返性抑制（recurrent inhibition）：是一种负反馈控制形式，这种抑制的典型例子是脊髓前角 α 运动神经元兴奋时，一方面神经冲动经轴突传向外周骨骼肌，引起受其支配的骨骼肌收缩，同时神经冲动还可经轴突侧支兴奋脊髓内的闰绍细胞（Renshaw cell）。闰绍细胞属抑制性中间神经元，是一种甘氨酸能神经元。闰绍细胞兴奋后，通过其短轴突末梢释放的甘氨酸，引起原先发动兴奋的 α 运动神经元和同一中枢的其他运动神经元产生 IPSP，使 α 运动神经元的活动得以及时终止，并促使同一中枢内具有相同功能的神经元活动的同步化（图 10-16B）。可见，回返性抑制是指传出冲动通过兴奋抑制性中间神经元转而对原先发放冲动的中枢产生的超极化抑制。士的宁为甘氨酸受体拮抗剂，破伤风毒素可抑制甘氨酸的释放，上述这两个因素均可通过破坏闰绍细胞的回返性抑制功能，使患者出现强直收缩或强烈的肌疼挛。回返性抑制也存在于丘脑和海马，其主要作用是使其中的许多神经元活动同步化。

（2）突触前抑制　图 10-17A 为引起突触前抑制的神经元之间的联系方式。轴突 A 末

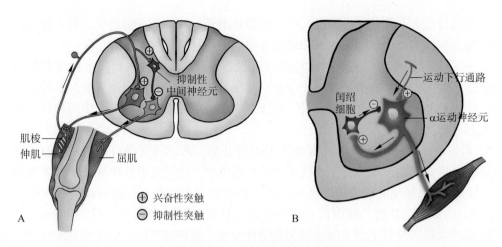

图 10-16　突触后抑制示意图

A. 传入侧支抑制　B. 回返性抑制

梢与神经元 C 构成轴突 – 胞体式突触，该突触为兴奋性突触；轴突 B 末梢与轴突 A 末梢构成轴突 – 轴突式突触，该突触是产生突触前抑制的结构基础。

当神经冲动传至轴突 A 末梢，通过释放兴奋性递质引起神经元 C 产生 EPSP；但如果轴突 B 兴奋先传出，使轴突 A 提早发生去极化，然后，当轴突 A 兴奋传出时动作电位的幅度减小、时程缩短，Ca^{2+} 内流减少，兴奋性递质释放量减少，从而使神经元 C 的 EPSP 幅度明显减小（图 10-17B）。这说明轴突 B 的活动能抑制轴突 A 对神经元 C 的作用，这种通过改变突触前膜的活动，使突触后神经元 EPSP 幅度降低而产生的抑制现象称为突触前抑制（presynaptic inhibition）。显然，突触前抑制属于去极化抑制，只发生在兴奋性突触处。

突触前抑制广泛存在于中枢神经系统内，既可发生在感觉传入途径中，也可发生在大脑皮质、脑干等处发出的下行纤维与感觉传导束之间，从而调节感觉的传入活动。典型的例子是脊髓后角的 GABA 能神经元的轴突（相当于图 10-17A 中的轴突 B）与传导慢痛

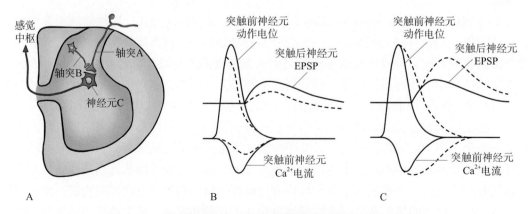

图 10-17　突触前抑制和突触前易化的结构基础及其产生机制

A. 突触前抑制和突触前易化的结构基础　B. 突触前抑制的产生机制　C. 突触前易化的产生机制

虚线表示发生突触前抑制或突触前易化时的情况。

的 C 纤维传入末梢（相当于图 10-17A 中的轴突 A）构成的轴突 – 轴突式突触，而 C 纤维传入末梢与脊髓后角的痛敏投射神经元（相当于图 10-17A 中的神经元 C）构成轴突 – 胞体式突触。GABA 能神经元的兴奋可抑制 C 纤维对痛敏投射神经元的兴奋作用，从而抑制痛觉信息的传入，这就是典型的突触前抑制的例子。GABA 引起突触前抑制的机制是通过 $GABA_A$ 和 $GABA_B$ 受体实现的（图 10-18）。轴突 B 兴奋，末梢释放的 GABA 作用于轴突 A 末梢上的 $GABA_A$ 和 $GABA_B$ 受体。$GABA_A$ 受体被激活，Cl^- 通道开放，Cl^- 外流，引起轴突 A 去极化；而激活 $GABA_B$ 受体，通过 G 蛋白可激活 K^+ 通道。轴突 A 的预先去极化和 K^+ 通道的激活均可使其传出的动作电位幅度减小、时程缩短，轴突 A 末梢的电压门控钙通道开放概率降低，Ca^{2+} 内流减少，兴奋性递质释放量减少，引起神经元 C 的 EPSP 幅度减小，使神经元 C 兴奋性降低，产生突触前抑制。除了 GABA 外，阿片样肽等神经递质也可参与突触前抑制的产生，有的神经递质可直接作用于轴突 A 末梢，通过不依赖于 Ca^{2+} 的机制直接抑制神经递质的释放。

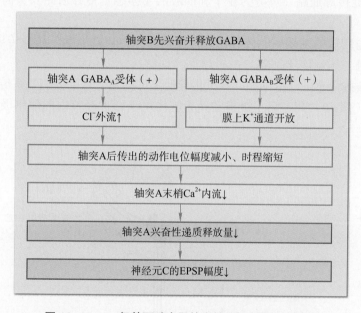

图 10-18　γ- 氨基丁酸介导的突触前抑制的产生机制

2. 中枢易化　根据产生机制不同，可将其分为突触前易化（presynaptic facilitation）和突触后易化（postsynaptic facilitation）。

（1）突触前易化　引起突触前易化的神经元之间的联系方式与突触前抑制相同，但是轴突 B 的预先兴奋可使到达轴突 A 末梢动作电位的时程延长，轴突 A 末梢 Ca^{2+} 内流增加，兴奋性递质释放量增加，从而引起神经元 C 的 EPSP 幅度增大，产生突触前易化（图 10-17C）。

引起轴突 A 末梢的动作电位时程延长的可能机制是：轴突 B 末梢释放的递质（如 5-HT）激活轴突 A 上的相关受体，经 Gs-AC-cAMP 途径激活 PKA，后者使 K^+ 通道发生磷酸化并关闭，从而导致轴突 A 兴奋时复极化速度减慢，动作电位时程延长。

（2）突触后易化　通过时间性总和和（或）空间性总和，使突触后膜 EPSP 的幅度增大，膜电位与阈电位的差距减小，突触后神经元的兴奋性增高，产生突触后易化。

第二节　神经系统的感觉分析功能

机体的感觉大致可分为躯体感觉、内脏感觉和特殊感觉三类。躯体感觉的感受器分布于体表、体壁、肌肉、肌腱、骨、关节和结缔组织等处，内脏感觉的感受器分布于内脏壁或内脏结缔组织内。由于特殊感觉已在第九章做了介绍，本节主要讨论躯体感觉、内脏感觉及其中枢分析。

一、躯体感觉及其中枢分析

（一）躯体感觉 🖲

（二）躯体感觉传导通路

1. 躯体感觉传导通路　可分为躯干和四肢的躯体感觉传导通路及头面部的躯体感觉传导通路。

（1）躯干与四肢的躯体感觉传导通路　包括深感觉与精细触 – 压觉传导通路及痛觉、温度觉和粗略触 – 压觉传导通路。

躯干和四肢的深感觉与精细触 – 压觉传导通路又称为后索 – 内侧丘系传入系统，由三级神经元组成（图 10-19）。第一级神经元为胞体位于脊神经节内的假单极神经元，其周

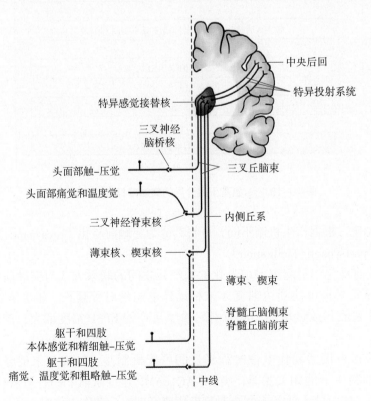

图 10-19　躯体感觉传导通路示意图
不包括头面部的深感觉传导通路。

围突分布于本体感受器和皮肤的精细触觉感受器，中枢突经脊神经后根进入脊髓后索后，形成薄束和楔束上行至延髓的薄束核和楔束核，在此处更换为第二级神经元后，发出纤维交叉至对侧并转折向上形成内侧丘系，至丘脑的腹后外侧核更换为第三级神经元，然后再发出纤维主要投射至大脑皮质中央后回的中、上部和中央旁小叶后部，有部分纤维投射至中央前回。

躯干和四肢的痛觉、温度觉与粗略触－压觉传导通路也称前外侧索传入系统，也由三级神经元组成（图 10-19）。第一级神经元同样为位于脊神经节内的假单极神经元。躯干与四肢的痛觉、温度觉和粗略触－压觉的感觉传入纤维经脊神经后根进入脊髓后，在中央灰质后角更换为第二级神经元，这些神经元发出纤维经白质前连合交叉至对侧，组成脊髓丘脑侧束（传导痛觉和温度觉）和脊髓丘脑前束（传导粗略触－压觉）分别在外侧索和前索内上行，至丘脑的腹后外侧核更换为第三级神经元，然后再发出纤维投射至大脑皮质中央后回的中、上部和中央旁小叶后部。

由于躯干和四肢的深感觉与精细触－压觉传导通路是先上行后交叉，而躯干和四肢的痛觉、温度觉和粗略触－压觉传导通路是先交叉后上行，故脊髓半离断患者的感觉障碍表现为在病侧损伤平面以下的深感觉障碍和健侧损伤平面以下的浅感觉障碍。因为痛觉和温度觉的传入纤维进入脊髓后，仅在 1~2 个节段内换元后交叉至对侧，而粗略触－压觉的传入纤维进入脊髓后，分成上行纤维和下行纤维，在更多的节段更换神经元并交叉至对侧，所以，如果脊髓空洞症（syringomyelia）患者脊髓中央部空洞形成对在中央管前交叉的浅感觉传导纤维的破坏较局限，患者可表现为节段性、分离性感觉障碍，即出现病变节段以下单侧或双侧的痛觉和温度觉丧失，而粗略触－压觉和深感觉仍然存在。薄束、楔束在脊髓后索上行，脊髓丘脑侧束和脊髓丘脑前束分别在脊髓外侧索和前索内上行，来自颈、胸、腰、骶区域的感觉传入纤维在脊髓后索、外侧索和前索内的排列具有一定的规律性（图 10-20）。在脊髓后索，薄束在内、楔束在外，由内至外为骶、腰、胸、颈；而在外侧索和前索，由内至外为颈、胸、腰、骶。如果髓外肿瘤压迫或侵蚀外侧索或（和）前

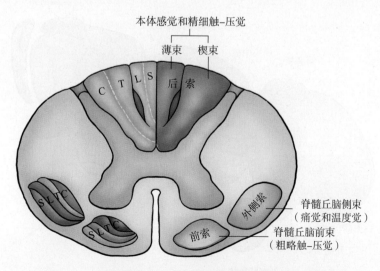

图 10-20　躯干和四肢的躯体感觉传导通路在脊髓上的分布
C：颈；T：胸；L：腰；S：骶。

索，患者早期出现的是骶部、腰部的浅感觉障碍；如髓内肿瘤侵蚀外侧索或（和）前索，首先出现的是颈部和胸部的浅感觉障碍。

（2）头面部的躯体感觉传导通路 头面部的浅感觉传导通路由三级神经元组成。第一级神经元是胞体位于三叉神经节内的假单极神经元，其周围突分布于头面部的相关感受器（不包括外耳道和耳甲的浅感觉感受器），中枢突经三叉神经根进入脑桥。然后，传导痛觉和温度觉的传入纤维组成三叉神经脊束下行，终止于延髓的三叉神经脊束核并更换为第二级神经元，传导触 – 压觉的传入纤维在脑桥的三叉神经脑桥核更换为第二级神经元。第二级神经元发出的纤维交叉到对侧，组成三叉丘脑束并上行至丘脑的腹后内侧核后更换为第三级神经元，后者发出的纤维最终投射至大脑皮质中央后回下部（图 10–19）。显然，三叉丘脑束以上受损可导致对侧头面部浅感觉障碍，而三叉丘脑束以下受损则可发生同侧头面部浅感觉障碍。

头面部深感觉传导通路的第一级神经元的胞体可能位于三叉神经中脑核，但其具体的上行途径尚不清楚。

2. 丘脑的核团 丘脑（thalamus）又称背侧丘脑（dorsal thalamus），是机体除嗅觉外的各种特定感觉传向大脑皮质的换元中继站，也是复杂的整合中枢，可对感觉进行粗糙的分析与综合。根据功能不同，丘脑的核团可分为三类细胞群（图 10–21，表 10–7）。

（1）第一类细胞群 又称为丘脑特异性感觉中继核（thalamic specific sensory relay nucleus），接受除嗅觉外的各种特定感觉的投射纤维，换元后再投射至大脑皮质的特定区域。例如，丘脑腹后外侧核为内侧丘系和脊髓丘脑束的换元站，传导躯干和四肢的躯体感觉；腹后内侧核为三叉丘脑束的换元站，传导头面部的浅感觉；内侧膝状体和外侧膝状体分别是听觉和视觉传导通路的换元站。

（2）第二类细胞群 不直接接受特定感觉的投射纤维，而是接受来自丘脑特异性感觉中继核和其他皮质下中枢的纤维，换元后发出纤维投射至大脑皮质特定区域，其功能是参

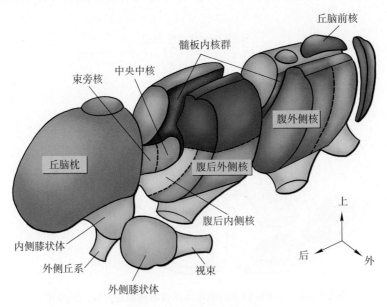

图 10–21 丘脑核团模式图

表 10-7　丘脑的三类细胞群

丘脑的细胞群	所属核团	接受的纤维	投射区域	投射纤维的性质
第一类细胞群（特异性感觉中继核）	腹后外侧核、腹后内侧核、内侧膝状体、外侧膝状体	除嗅觉外的感觉传入纤维	大脑皮质特定区域	特异性投射系统
第二类细胞群（联络核）	丘脑前核、丘脑外侧核、丘脑枕核	特异感觉接替核和其他皮质下中枢的纤维	大脑皮质特定区域	特异性投射系统
第三类细胞群（非特异性感觉中继核）	中央中核、束旁核、中央外侧核	脑干网状结构的传入纤维	大脑皮质广泛区域	非特异性投射系统

与各种感觉在丘脑和大脑皮质水平的联系协调，故又称为丘脑联络核（thalamic association nucleus）。例如，丘脑前核接受来自下丘脑乳头体的纤维，换元后投射至大脑皮质扣带回，参与内脏活动的调节；丘脑外侧核接受小脑、苍白球和腹后核的纤维，换元后主要投射至大脑皮质运动区，参与皮质对骨骼肌运动的调节；丘脑枕核接受内侧膝状体和外侧膝状体的投射纤维，换元后再发出纤维投射至大脑皮质顶叶、枕叶和颞叶的中间联络区，参与各种感觉的联系。

（3）第三类细胞群　主要是指由中央中核、束旁核和中央外侧核等组成的髓板内核群，又称为丘脑非特异性感觉中继核（thalamic non-specific sensory relay nucleus），主要接受脑干网状结构的传入纤维，换元后发出纤维弥散地投射至整个大脑皮质，可维持和改变大脑皮质的兴奋状态。此外，束旁核还与痛觉的产生有关。

3. 感觉投射系统　根据丘脑投射至大脑皮质的感觉传导通路的特点可将其分为特异性投射系统和非特异性投射系统（图 10-22）。

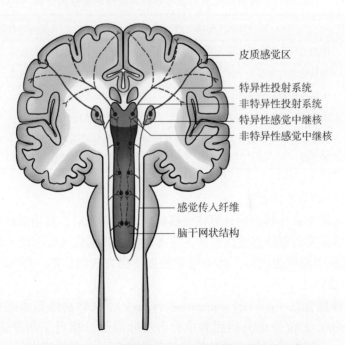

图 10-22　特异性投射系统与非特异性投射系统示意图

（1）特异性投射系统（specific projection system） 为丘脑特异性感觉中继核和联络核及其投射至大脑皮质特定区域的神经通路。除嗅觉外，各种特定感觉的传入纤维在丘脑特异感觉接替核和联络核换元后，再发出纤维投射至大脑皮质的特定区域，在进入皮质第四层时，通过轴突的反复分支，末梢以丝球样结构与这层神经元形成突触联系，该处的突触小体数量多、分布密集，容易通过总和产生扩布性兴奋，引起特定的感觉；此外，进入皮质第四层的投射纤维还可以通过若干中间神经元的接替，转而与大锥体细胞的胞体形成突触联系，由此激发大脑皮质发放传出神经冲动。各种感觉均有专一的投射系统，且这种投射具有点对点的投射关系。

（2）非特异性投射系统（non-specific projection system） 为丘脑非特异性感觉中继核及其投射至大脑皮质广泛区域的神经通路。特定感觉传入纤维通过脑干时发出侧支与脑干网状结构中的神经元发生突触联系，并经脑干网状结构内的神经元多次换元上行后，抵达丘脑的非特异性感觉中继核，换元后再发出纤维弥散地投射至整个大脑皮质，其上行纤维进入大脑半球后，通过分支以游离神经末梢的形式与皮质各层神经元的树突构成突触联系，但该处突触小体的数量少，且分布稀疏，传入冲动不易通过总和引起扩布性兴奋的产生，只能通过形成的局部兴奋使大量的大脑皮质神经元处于一定程度的易化状态，参与觉醒状态的维持。

非特异性投射系统是不同感觉的共同上行通路，不具有点对点的投射关系，故不能引起特定的感觉，但通过非特异性投射系统可使大脑皮质神经元处于一定程度的易化状态，这是特异性投射系统产生特定感觉的前提和基础，如果非特异性投射系统功能缺失，机体将处于昏睡状态，特定感觉则不能产生。特异性投射系统与非特异性投射系统的比较见表 10-8。

表 10-8 特异性投射系统与非特异性投射系统的比较

比较项目	特异性投射系统	非特异性投射系统
接受的冲动	除嗅觉外的各种感觉传入冲动	脑干网状结构的上行冲动
传导途径	各种感觉均有其专一的传导途径	不同感觉的共同上行通路
投射部位	大脑皮质特定感觉区	大脑皮质广泛区域
感觉与皮质定位	有点对点的联系	无点对点的联系
生理功能	产生特定感觉，激发大脑皮质发放传出神经冲动	使大脑皮质神经元处于一定程度的易化状态，参与觉醒状态的维持

（三）躯体感觉的皮质代表区

躯体感觉传入纤维在丘脑腹后外侧核或腹后内侧核换元后，发出的纤维组成特异性投射系统投射至大脑皮质的躯体感觉代表区，后者包括体表感觉区和本体感觉区。

1. 体表感觉的皮质代表区 人体表感觉的皮质代表区包括第一躯体感觉区和第二躯体感觉区（图 10-23）。

（1）第一躯体感觉区（primary somatosensory area） 又称初级躯体感觉皮质（primary somatic sensory cortex），位于中央后回和中央旁小叶后部，相当于布罗德曼（Brodmann）分区的 3-1-2 区，该区接受对侧半身的躯体感觉的投射，并有局部定位关系（图 10-24），其特点为：①躯干与四肢的躯体感觉为交叉投射，即一侧的躯体感觉投射至对侧皮质，但头面部的感觉为双侧投射；②倒置投射，其中头面部的代表区在中央后回的外侧，上肢代表区在中央后回的背外侧，下肢的代表区则在半球的内侧面和中央后回的顶部；但头面部代表区的内部安排是正立的。③投射区的大小与感觉分辨精细程度正相关，感觉分辨越精细，其投射区域越大，如手指、嘴唇的代表区面积很大，而躯干和背部的皮质代表区较

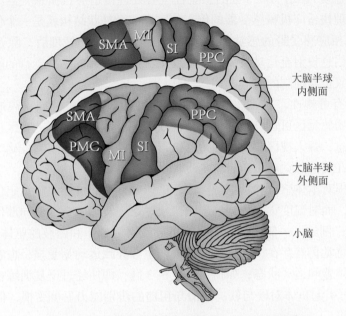

图 10-23　大脑皮质的躯体感觉代表区和主要运动区

MI：初级运动皮质（4 区）；PMC：前运动皮质（6 区外侧部）；

SMA：辅助运动区（6 区内侧部）；SI：第一躯体感觉区；PPC：后顶皮质。

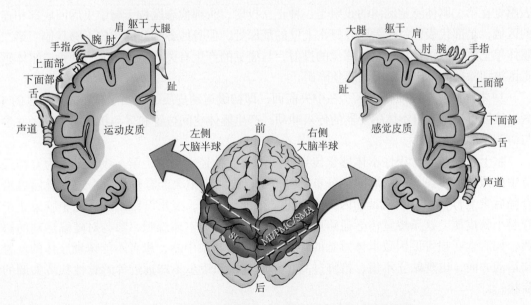

图 10-24　人体各部在第一躯体感觉区和主要运动区的定位

小；④中央后回自前向后依次为 3a 区、3b 区、1 区和 2 区，其中，3a 和 2 区主要接受躯体深感觉的投射，1 区接受浅感觉和深感觉的投射，3b 区主要接受浅感觉的投射。

由呈纵向柱状排列的皮质神经元构成的大脑皮质最基本的功能单位称为皮质柱（cortical column）。中央后回的皮质柱称为感觉柱（sensory column），贯穿新皮质的六层结构，同一柱状结构内的神经元可对同一感受野内的同一类型的感觉刺激起反应。相邻的感觉柱处理不同的感觉模式，如 3a 区的感觉柱主要处理慢适应机械感受器的传入信息，3b 区的感觉柱则处理快适应机械感受器的传入信息。一个柱状结构就是一个传入和传出信息整合处理单位，相应感受野的感觉传入信息经柱内神经元的处理后，除了产生特定感觉外，还发出传出信息投射至运动皮质。新皮质第三层神经元的水平走行的轴突还可抑制相邻感觉柱，形成兴奋和抑制的镶嵌模式。

感觉皮质具有可塑性，这往往可以增强机体的适应能力。例如，猴被截去一个手指后，该手指的皮质感觉区可逐渐被邻近手指的代表区所占据；盲人的视区皮质可参与处理触觉和听觉的信息；聋人视区皮质的周边区域对刺激的反应更迅速与准确。这种皮质的可塑性变化也发生在其他感觉皮质和运动皮质。

中央后回受损对本体感觉和精细触 – 压觉的影响最大，可导致触觉定位、触觉辨别和立体感觉的消失，而对温度觉和痛觉的影响最小。第一躯体感觉区不同部位的损伤可产生不同的感觉缺陷，例如，一侧中央后回受损可导致对侧躯干和四肢的躯体感觉明显受损，但头面部的体表感觉仍然存在；中央后回的损伤也会导致运动觉受损，患者无法感知身体不同部位所处的位置和运动状态；如损伤发生在 3 区，即使经过反复训练也无法学习分辨任务；1 区病变可引起机体对硬与软、平滑与粗糙的辨别能力显著受损，但在感觉学习的其他方面没有缺陷。

（2）第二躯体感觉区（secondary somatosensory area）　又称次级躯体感觉皮质（secondary somatic sensory cortex），为位于大脑外侧沟的上壁、中央沟后方的顶叶岛盖内的区域，即位于中央前回和中央后回下方的岛盖皮质，与第一躯体感觉区相比，其面积要小得多。体表感觉在第二躯体感觉区内的投射是一种正立投射，头部代表区位于与中央后回底部相连的区域，足部代表区位于大脑外侧沟上壁的最深处，但身体各部分的定位不够具体。第二躯体感觉区可能接受双侧躯体感觉的投射，与痛觉的产生有关。但是，人脑的第二躯体感觉区被切除后并不出现明显的感觉障碍。

2. 本体感觉的皮质代表区　在中央前回，即初级运动皮质，相当于布罗德曼分区的 4 区。该区可接受来自本体感受器的传入冲动，产生躯体空间位置和运动状态的感觉，并参与协调躯体运动。

躯干和四肢非意识性本体感觉传导通路由两级神经元组成，第一级神经元为脊神经节中的假单极神经元，其周围突分布于本体感受器，中枢突经脊神经后根进入脊髓后沿脊髓后索上行，在脊髓或延髓内更换为第二级神经元后，发出纤维组成脊髓小脑束止于脊髓小脑皮质。这条感觉传导通路可传导躯干和四肢的本体感觉，参与对随意运动的协调。如后索受损等原因致本体感觉的传入与小脑的联系中断，患者不能辨别肢体的位置和运动方向，出现站立不稳、抬脚过高、踏地过重和迈步不知远近等感觉性共济失调的症状。

二、内脏感觉及其中枢分析

（一）内脏感觉

内脏感觉（visceral sensation）是指体内各器官的感受器受刺激后产生的主观感觉，如口渴、饥饿、恶心、胀和内脏痛等。

1. 内脏感受器及其适宜刺激　内脏感受器按其形态结构可分为游离神经末梢、神经末梢形成的缠络和环层小体；按其功能又可分为机械感受器（如颈动脉窦和主动脉弓压力感受器）、化学感受器（如颈动脉体和主动脉体化学感受器）、伤害性感受器和温热感受器等。内脏痛觉感受器就是分布在内脏黏膜、肌肉和浆膜的游离神经末梢，属于伤害性感受器。此外，有的内脏感受器属于多觉型感受器（polymodal receptor），可接受多种类型的刺激。

内脏感受器的适宜刺激为机体内的机械、温热、缺血、炎症等自然刺激。内脏感受器被激活后，其传入神经冲动经有髓鞘 A_β 纤维、有髓鞘 A_δ 纤维和无髓鞘 C 纤维传入中枢，引起内脏感觉和产生反射活动。许多内脏感受器被激活后，虽然可以引起反射活动，但并不产生内脏感觉，例如动脉血压突然改变诱发的降压反射一般不出现内脏感觉。

2. 内脏痛　内脏受到伤害性刺激后产生的痛觉称为内脏痛（visceral pain）。这些伤害性刺激包括机械性牵拉、炎症、器官的局部缺血和内脏平滑肌的痉挛等。内脏痛是临床上的常见症状，但在生理状态下一般不会出现。内脏痛可分为真脏器痛、体腔壁痛和牵涉痛。

（1）真脏器痛（true visceral pain）　是指由器官本身的活动状态发生改变或病理变化引起的痛觉。如肠绞痛、分娩痛和冠状动脉阻塞后出现的胸骨后压榨性疼痛等。真脏器痛具有如下特点：①最主要特点是定位不精确，这与内脏的痛觉感受器分布密度低有关；②痛觉发生缓慢，持续时间较长，一般具有慢痛的特点；③中空内脏器官（如胃、肠、胆囊和膀胱等）对机械性牵拉、痉挛、缺血和炎症等刺激敏感，而对切割、烧灼不敏感；④可引起不愉快的情绪活动，并伴有恶心、呕吐等自主神经反应；⑤往往伴有牵涉痛。

（2）体腔壁痛（parietal pain）　是指内脏疾患引起的邻近体腔壁骨骼肌痉挛或者浆膜受刺激而产生疼痛。例如胸膜或腹膜受到炎症刺激时产生的痛觉就是一种体腔壁痛，这种内脏痛的传入冲动经由膈神经、肋间神经和腰上部脊神经传入中枢，这与躯体痛相类似。

（3）牵涉痛（referred pain）　是指内脏疾患往往引起体表某一特定部位发生疼痛或痛觉过敏的现象。产生牵涉痛的解剖学基础是患病内脏与牵涉痛的发生部位均受同一脊髓节段的背根神经支配，即患病内脏和被牵涉的体表部位的传入神经纤维均由同一后根进入脊髓的同一节段内。例如阑尾的痛觉传入神经纤维在胸 10 或胸 11 节段水平进入脊髓，与此相对应的皮肤节段区大致在脐水平，故阑尾炎早期的牵涉痛的发生部位可在脐周。不同内脏疾病所致牵涉痛的发生部位具有一定的规律性，该规律性有助于临床上对内脏疾病的诊断（表 10-9）。

表 10-9　常见内脏疾病与牵涉痛的发生部位

内脏疾病	牵涉痛的发生部位
心肌缺血	心前区、左肩、左臂尺侧
胃溃疡、胰腺炎	左上腹、肩胛间
胆囊炎、胆石症	右肩胛区
肾结石	腹股沟区
阑尾炎早期	上腹部或脐周

需要注意的是，内脏疾病与牵涉痛发生部位之间的关系并不是固定不变的，例如心肌缺血有时可牵涉到右臂或颈部，或以腹痛的形式表现出来。

关于牵涉痛的产生机制，目前通常用易化学说和会聚学说来解释（图 10-25）。①易化学说：认为患病内脏和被牵涉的体表部位的传入神经纤维由同一后根进入脊髓，终止于同一节段的灰质后角的邻近区域。患病内脏的传入冲动可提高邻近的躯体感觉神经元的兴奋性，从而对被牵涉的体表部位的传入冲动产生易化作用，由于躯体感觉神经元的阈值降低，来自体表的通常不足以引起痛觉的传入冲动此时也可兴奋躯体感觉神经元，引起痛觉。这可能是牵涉痛中的痛觉过敏的产生原因。②会聚学说：假如来自患病内脏和相应体表区域的痛觉传入神经纤维的末梢在脊髓内会聚，并终止于同一躯体感觉神经元，由同一上行纤维上传入脑。由于经这条通路传入的冲动通常来自体表，如果内脏患病，其传入冲动也经该通路上行，但大脑却习惯性地认为这些传入冲动来自体表，产生定位差错，误将内脏痛判为体表痛，使被牵涉部位出现疼痛。

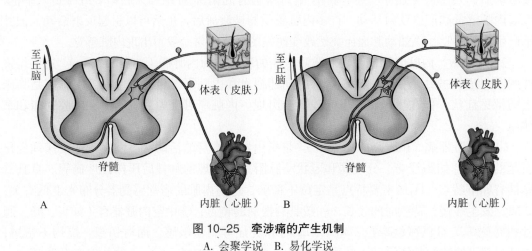

图 10-25　牵涉痛的产生机制
A. 会聚学说　B. 易化学说

（二）内脏感觉传导通路 🔗
（三）内脏感觉的皮质代表区

内脏感觉无专一的皮质代表区，而是混杂在第一躯体感觉区中，第二躯体感觉区、辅助运动区和边缘系统皮质也接受内脏感觉传入纤维的投射，参与内脏感觉的引起。

第三节　神经系统对躯体运动和姿势的调控

躯体运动（somatic motor）是指机体发生位移的行为，姿势（posture）是指身体各部分之间和身体与空间之间的相对位置。姿势是躯体运动的背景或基础。躯体运动和各种姿势的维持均是通过骨骼肌的舒缩活动实现的，而骨骼肌的收缩与舒张受到神经系统各级中枢的调控，其中，脊髓是调控躯体运动和姿势的最基本反射中枢。一方面，脊髓前角运动神经元通过最后公路控制骨骼肌的活动；另一方面，脊髓前角运动神经元的活动又受到脑干网状结构、小脑、基底神经节和大脑皮质等高位中枢的调控。

一、运动及其中枢调控概述

（一）躯体运动的分类

躯体运动可分为反射运动、随意运动和节律运动三类，这些躯体运动的运动复杂程度、中枢的调节机制及受意识的控制程度均存在差别。

1. 反射运动（reflex movement） 是指由刺激诱发的、运动轨迹固定的运动形式，如膝跳反射、吞咽反射。反射运动是一种最简单、最基本的运动形式，这种运动由特异刺激引起，不受意识控制，运动强度取决于刺激的强弱。在意识丧失时反射仍可以进行。

2. 随意运动（voluntary movement） 为在大脑皮质的控制下，机体根据主观意愿进行的有意识的运动。如弹钢琴、骑自行车等均属于随意运动。随意运动需在清醒状态下才能进行，这是一种有目的的运动，受意识控制，其运动轨迹、方向、速度和时程均可随意改变。

3. 节律运动（rhythmic movement） 为可随意开始或终止，一旦开始就能自动重复进行而无需意识的参与的运动形式。如呼吸运动、咀嚼运动和在平坦开阔地行走等。是一种介于反射运动和随意运动之间的运动形式，大多数节律运动在进行过程中接受感觉传入信息的调制。

（二）中枢运动调控系统及其功能

高位中枢发出的运动指令引起不同骨骼肌收缩，后者带动相应关节活动，引起躯体运动的产生。调控躯体运动的中枢神经系统可分为三个水平：皮质联络区、基底神经节和皮质小脑为最高水平，负责策划运动；中央前回、运动前区和脊髓小脑为中间水平，负责发动或协调随意运动；脊髓与脑干为最低水平，负责运动的执行（图10-26）。

随意运动的策划源自皮质联络区（cortical association area），皮质联络区协同基底神经节、皮质小脑将策划好的运动指令输送至大脑皮质主要运动区——中央前回和运动前区，后者发出的运动指令经皮质脊髓束和皮质核束下传至脊髓和脑干，最终通过脊髓前角 α 运动神经元或脑干脑

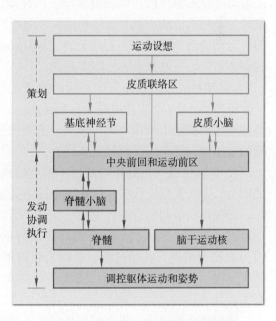

图 10-26　躯体运动和姿势的中枢控制

神经运动核中的运动神经元引起相应骨骼肌的收缩，产生随意运动。各级中枢在发动随意运动的过程中，不断接受感觉信息的传入，并以此调整运动中枢的活动，例如脊髓小脑通过比较运动皮质的原初指令与来自外周肌肉、关节的反馈信息，对运动的偏差及时予以纠正。

二、脊髓对躯体运动的调控

（一）脊髓对躯体运动的调控概述

脊髓是调节躯体运动和姿势的初级中枢，脊髓前角运动神经元的兴奋可引起受其支配的骨骼肌产生收缩。正常情况下，脊髓前角运动神经元接受高位中枢的调控，但当脊髓与高位中枢的联系被切断后，有些反射运动仍可进行，说明这些反射运动的中枢位于脊髓。

1. 脊髓前角运动神经元　在脊髓前角存在大量的 α 运动神经元和 γ 运动神经元（表 10-10），在蛙类等低等脊椎动物还存在支配梭内肌和梭外肌的 β 运动神经元。

表 10-10　脊髓前角运动神经元的比较

脊髓运动神经元	接受的信息来源	释放的神经递质	支配的肌纤维	功能
α 运动神经元	外周或高位中枢	乙酰胆碱	梭外肌	最后公路
γ 运动神经元	高位中枢	乙酰胆碱	梭内肌	调节肌梭对牵拉刺激的敏感性

α 运动神经元接受外周躯体感觉的传入信息和高位运动中枢的下传信息，这些信息经 α 运动神经元整合后，经轴突发出传出冲动，引起受其支配的骨骼肌的梭外肌产生收缩，实现发动随意运动、调节姿势和协调不同肌群的活动等功能。由脊髓 α 运动神经元构成的传导运动冲动的通路称为最后公路（final common path），所有运动传出通路对骨骼肌活动的调节最后均是通过最后公路实现的。

γ 运动神经元散在分布于 α 运动神经元之间，其胞体较 α 运动神经元小，但兴奋性较 α 运动神经元高。γ 运动神经元只接受高位运动中枢的调控，其轴突支配骨骼肌的梭内肌。高位运动中枢的下传指令通过改变 γ 运动神经元传出冲动的发放频率，调节肌梭对牵拉刺激的敏感性，使牵张反射加强或减弱。

2. 脊髓休克　当脊髓与高位中枢突然离断后，断面以下的脊髓将暂时丧失反射活动的能力，进入无反应状态，这种现象称为脊髓休克（spinal shock）。

脊髓损伤引起的脊髓休克除了损伤平面以下立即出现弛缓性瘫（即软瘫）和各种感觉功能的消失外，断面以下的脊髓所完成的躯体与内脏反射活动均暂时减退乃至消失，表现为肌张力消失，心动过缓、心输出量降低、外周血管扩张并引起血压下降，发汗反射消失，尿、粪潴留等。脊髓休克期一般持续 2~4 周，持续时间的长短与脊髓的受损程度有关。

脊髓休克期过后，患者损伤平面以下的感觉功能和随意运动能力将永久丧失，而在脊髓休克期内丧失的反射功能可以基本或部分恢复。一般来说，简单、原始的反射（如屈肌反射、腱反射等）先恢复，复杂的反射（如对侧伸肌反射、搔爬反射等）后恢复；内脏反射可部分恢复，如血压逐渐回升，大、小便失禁；与原初正常时相比，屈肌反射、发汗反射加强，伸肌反射减弱。

脊髓休克的产生与恢复说明脊髓本身具有完成躯体反射与内脏反射的功能，只不过平时该功能在高位中枢的控制下不易表现出来。如脊髓休克恢复后再次切断脊髓，脊髓休克现象不会再次出现，这表明脊髓休克并不是由切断脊髓的损伤性刺激引起的，而是与脊髓突然失去了高位中枢的紧张性调节有关。如脊髓突然横断，断面以下脊髓的神经元失去了大脑皮质、前庭核和脑干网状结构等高位中枢的下行易化作用，兴奋性降低，从而使初级中枢在脊髓的反射活动暂时丧失。

（二）屈肌反射与对侧伸肌反射 🖉

（三）牵张反射

1. 牵张反射的概念与类型　骨骼肌受到外力牵拉而伸长时，反射性地引起受牵拉的同一肌肉的收缩，该反射称为牵张反射（stretch reflex）。

牵张反射有两种类型，即腱反射和肌紧张（表 10-11）。①腱反射（tendon reflex）：也称位相性牵张反射（phasic stretch reflex），是指快速、短暂牵拉肌腱，反射性地引起受牵拉肌肉不同运动单位同步、快速的收缩。例如临床上用叩诊锤叩击膝盖髌骨下方的股四头肌肌腱，可反射性地引起股四头肌收缩、小腿伸展，就是典型的腱反射。腱反射是一种单突触反射，其效应器为快肌纤维。临床上常通过检查腱反射来了解神经系统的功能状态，腱反射亢进常提示高位中枢存在病变，腱反射减弱或消失常提示牵张反射的反射弧受损。②肌紧张（muscle tonus）：也称紧张性牵张反射（tonic stretch reflex），是指缓慢、持续牵拉肌腱时，反射性地引起受牵拉肌肉轻度、持续的收缩。肌紧张是一种多突触反射，其效应器为慢肌纤维。由于该反射的效应是不同运动单位交替性收缩，所以以收缩力量并不大，不表现明显的动作，但维持时间较久且不易疲劳。肌紧张是维持躯体姿势的最基本反射，是姿势反射的基础。例如，当人取直立位时，由于重力的作用，支撑体重的关节趋向于弯曲，而关节的弯曲使伸肌肌腱受到持续的牵拉，通过肌紧张可反射性地引起该伸肌的收缩以对抗关节的弯曲，使机体保持站立的姿势。

表 10-11　腱反射与肌紧张的比较

比较项目	腱反射	肌紧张
性质	位相性牵张反射	紧张性牵张反射
刺激	快速、短暂牵拉肌腱	缓慢、持续牵拉肌腱
感受器	肌梭	肌梭
效应器	快肌纤维	慢肌纤维
反射效应	不同运动单位同步、快速收缩	不同运动单位交替性收缩
反射类型	单突触反射	多突触反射
意义	亢进提示高位中枢病变；减弱或消失提示反射弧受损	维持姿势的最基本反射

2. 牵张反射的反射弧　牵张反射的感受器为肌梭（muscle spindle）。肌梭的外形呈梭形，长 4~10 mm，直径约 0.1 mm，外层为结缔组织囊，内含 6~12 根梭内肌纤维（intrafusal fiber），而囊外的一般肌纤维则称为梭外肌纤维（extrafusal fiber）。肌梭与梭外肌纤维平行排列，两者呈并联关系；梭内肌纤维的两端为收缩成分，具收缩功能，中间部分为感受装置，为非收缩成分，收缩成分与感受装置呈串联关系（图 10-27，图 10-28）。

梭内肌纤维有两种，即核袋纤维（nuclear bag fiber）和核链纤维（nuclear chain fiber）。核袋纤维粗而长，胞核主要集中于中央部并使该处膨大形成袋状结构；核链纤维细而短，胞核多以链状排列分散于整根纤维（图10-28）。通常，一个肌梭内含有两根核袋纤维和四根或更多的核链纤维。

肌梭的传入冲动可兴奋脊髓前角α运动神经元，但是，并不影响γ运动神经元的活动。肌梭的传入神经纤维有Ⅰ$_a$类纤维和Ⅱ类纤维（图10-28）。Ⅰ$_a$类纤维末梢以螺旋形缠绕于核袋纤维和核链纤维的中间部分，这类纤维进入脊髓后可直接与支配同一肌肉的α运动神经元形成兴奋性突触，也可通过中间神经元与支配受牵拉肌肉拮抗肌的α运动神经元形成抑制性突触。Ⅱ类纤维末梢主要以花枝状分布于核链纤维的旁中央部分，肌梭的Ⅱ类传入纤维可直接或通过中间

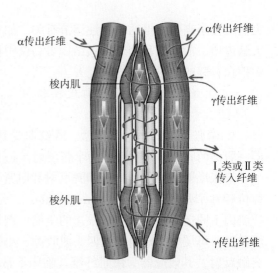

图 10-27　梭内肌与梭外肌的并联关系

神经元终止于脊髓的α运动神经元，其传入冲动除了可兴奋α运动神经元外，可能还与本体感觉的引起有关。

肌梭受到牵拉刺激后可产生动态反应和静态反应。Ⅰ$_a$类纤维对牵拉产生动态反应（dynamic response），即在肌肉长度增加过程中放电频率显著增加，当肌肉被拉长至某一新长度并保持不变时，放电频率降低并维持在较受到牵张刺激前高的水平不变。Ⅱ类纤维对牵拉产生静态反应（static response），同样，这类纤维在肌肉被拉长的过程中放电频率增加，但当肌肉被拉长至某一新长度并保持不变时，其放电频率维持在高水平。

γ运动神经元的作用为调节肌梭对牵拉的敏感性，使牵张反射加强或减弱。梭内肌纤维两端的收缩成分受γ运动神经元的轴突末梢支配，这些γ传出纤维的末梢在核袋纤维上形成板状末梢，在核链纤维上形成蔓状末梢。实验证明，肌肉处于静息状态时，肌梭Ⅰ$_a$类传入纤维的放电频率较低；当肌肉受到外力牵拉而伸长时，由于肌梭受到牵拉，梭内肌

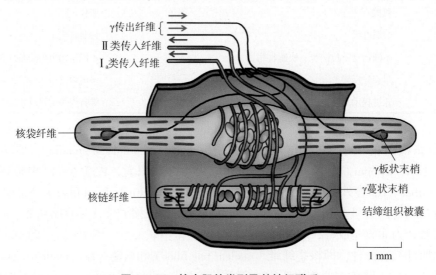

图 10-28　梭内肌的类型及其神经联系

纤维感受装置的螺旋形末梢发生变形，肌梭 I_a 类传入纤维放电频率增加；如激活 α 运动神经元使梭外肌收缩、长度缩短，肌梭受牵拉程度降低，此时 I_a 类末梢的放电暂时停止；如 γ 运动神经元兴奋，梭内肌收缩， I_a 类传入纤维放电频率增加。如果高位中枢的下行冲动兴奋脊髓前角 γ 运动神经元，引起梭内肌纤维两端的收缩成分收缩，虽然这对肌肉的总收缩力几乎没有影响，但可通过牵拉梭内肌中央部分的感受装置，使螺旋形末梢发生变形，肌梭的传入冲动增加，引起 α 运动神经元兴奋，梭外肌收缩，使牵张反射加强；反之，高位中枢对 γ 运动神经元的抑制则可使牵张反射减弱（图 10-29）。

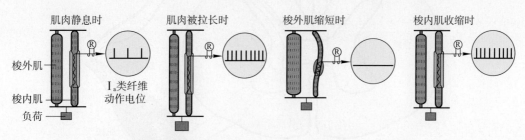

图 10-29　梭内肌长度的变化对 I_a 类纤维传入冲动的影响

　　运动传导通路的下行冲动通常同时兴奋 α 和 γ 运动神经元，这种现象称为 α-γ 共激活（α-γ coactivation）。动物实验证明，若仅兴奋 α 运动神经元，在梭外肌的收缩过程中，由于肌梭的松弛， I_a 类传入纤维上的神经冲动将停止发放，此时，肌梭也就无法向中枢提供肌肉长度变化的信息。如 α-γ 共激活引起梭外肌和梭内肌同时收缩，则可使梭内肌中间感受装置的长度在梭外肌收缩期间保持不变，肌梭在梭外肌收缩时仍具有较高的对牵张刺激和肌肉长度变化的敏感性，使肌梭能继续感觉肌肉长度的变化并通过传入纤维向上位中枢发放合适的神经冲动，从而对 α 运动神经元的活动进行调节，以确保运动任务的实现（图 10-30）。在人类，尚未发现单独激活 α 或 γ 运动神经元即可完成的运动任务。

　　3. 牵张反射及其调控　肌梭是一种本体感受器，主要监测骨骼肌长度、运动方向、运动速率及速率变化率的变化，其功能是在梭外肌纤维因收缩而缩短或受到牵拉时，反射性地纠正肌肉长度的变化，使肌肉恢复到静止时的长度。

　　肌梭对牵拉刺激很敏感，肌梭传入冲动的频率与牵张的程度即肌肉的长度正相关。当肌肉受到外力牵拉而伸长时，由于

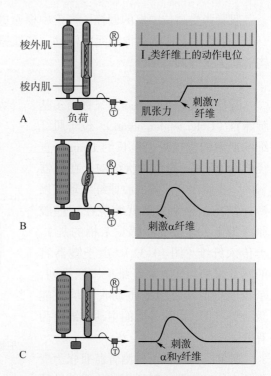

图 10-30　α-γ 共激活对 I_a 类纤维传入冲动的影响
A. 刺激 γ 纤维　B. 刺激 α 纤维　C. 刺激 α 和 γ 纤维

肌梭与梭外肌纤维平行排列，牵拉刺激可使梭内肌纤维感受装置的螺旋形末梢发生变形，分布于梭内肌纤维的感觉末梢上的牵张敏感性离子通道（stretch-sensitive ion channel）开放，使肌梭传入冲动增加，通过兴奋 α 运动神经元引起受牵拉的同一肌肉的梭外肌收缩，从而完成一次牵张反射（图 10-31，图 10-33）。

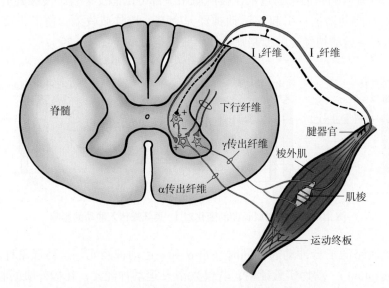

图 10-31　牵张反射与反牵张反射的反射弧示意图

肌紧张受高位中枢的调控。高位中枢通过网状脊髓束或前庭脊髓束分别调控脊髓前角 γ 运动神经元或 α 运动神经元的活动，使肌紧张加强或减弱（图 10-33，详见脑干网状结构对肌紧张的调节）。

（四）反牵张反射

腱器官（tendon organ）又称高尔基腱器官（Golgi tendon organ），位于肌纤维与肌腱的交接处，呈长约 1 mm、直径约为 0.1 mm 的包囊状结构。在腱器官的包囊膜内，肌腱的胶原纤维形成发辫样结构，感觉末梢就缠绕在这些胶原纤维上，连接这些感觉末梢的是 I_b 类传入纤维（图 10-32）。由于腱器官的感觉末梢与梭外肌纤维呈串联排列，牵拉肌腱或梭外肌的主动收缩均可能激活腱器官，以梭外肌的主动收缩更为有效。

腱器官是一种可监测骨骼肌张力变化的本体感受器，腱器官的传入冲动除了引起本体感觉外，还可引起反牵张反

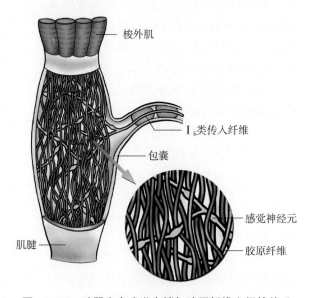

图 10-32　腱器官内感觉末梢与胶原纤维之间的关系

射。当肌肉受外力牵拉而伸长时，通过增加肌梭传入冲动，反射性地引起受牵拉肌肉的梭外肌收缩，以对抗外力的牵拉。但如牵拉力量过大，特别是通过牵张反射引起梭外肌强烈收缩时，腱器官内紧绷变直的胶原纤维压迫缠绕在胶原纤维上的 I_b 类纤维的末梢，引起 I_b 类传入纤维传入冲动增加，后者通过兴奋脊髓内的抑制性中间神经元，对 α 运动神经元的活动产生抑制作用，从而使受牵拉肌肉的梭外肌舒张。这种由腱器官兴奋引起的抑制牵张反射的反射称为反牵张反射（inverse stretch reflex）。显然，反牵张反射可防止肌纤维因牵张刺激过强而出现断裂或从骨骼附着处撕裂，对骨骼肌具有保护意义。

　　牵张反射的反射弧、反牵张反射对牵张反射的抑制及高位中枢对牵张反射的调控总结在图 10-33。

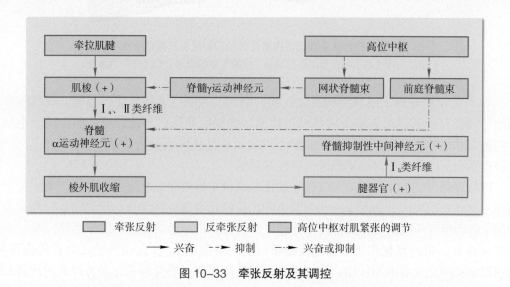

图 10-33　牵张反射及其调控

三、脑干网状结构对肌紧张的调控

　　肌紧张的反射中枢在脊髓，在正常情况下，该中枢经常受到高位中枢的调控，其中脑干网状结构及其下行通路在肌紧张的调控中起着十分重要的作用。

（一）脑干网状结构易化区和抑制区

　　1. 脑干网状结构易化区和抑制区的概念　实验证明，电刺激动物的延髓网状结构腹内侧部分可引起肌梭的传入冲动频率与肌张力均显著降低，若破坏该区则肌张力增大，可见延髓网状结构腹内侧部分具有抑制肌紧张的功能，该区域称为脑干网状结构抑制区。而电刺激延髓网状结构背外侧部分、脑桥被盖、中脑的中央灰质及被盖等处，肌梭的传入冲动频率增高、肌张力增大，若破坏该区域则肌张力显著降低，可见这些区域活动增强时起易化肌紧张的作用，称之为脑干网状结构易化区（facilitatory area）（图 10-34）。电刺激或破坏脑干以外的下丘脑和丘脑中线核群也能得到与脑干网状结构易化区相似的实验结果，因此将这些区域也归入易化区的概念之中。在正常情况下，脑干网状结构易化区和抑制区对肌紧张具有紧张性调节作用，但易化区的作用略占优势，从而使骨骼肌保持一定的肌张力。

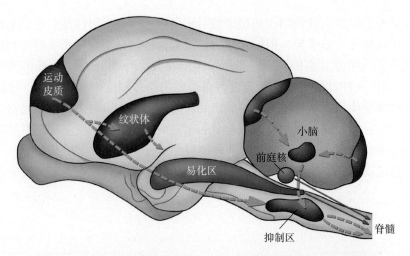

图 10-34　猫的脑干网状结构易化区和抑制区及其高位中枢的调控
带箭头虚线表示下行抑制作用路径，带箭头实线表示下行易化作用路径。

2. 高位中枢对脑干网状结构易化区和抑制区的调制　大脑皮质运动区、纹状体和小脑前叶蚓部可能通过兴奋脑干网状结构抑制区抑制肌紧张；与此相反，前庭核、小脑前叶两侧部和后叶中间部可能通过兴奋脑干网状结构易化区加强肌紧张（图 10-35）。此外，大脑皮质和前庭核还可对肌紧张进行直接的调控。

网状脊髓束、前庭脊髓束和红核脊髓束是高位中枢对肌紧张进行调控的三条主要下行通路。网状脊髓束可分为延髓网状脊髓束和脑桥网状脊髓束两部分，延髓网状脊髓束主要抑制 γ 运动神经元的活动，脑桥网状脊髓束除了具兴奋 γ 运动神经元的作用外，对 α 运动神经元也有一定的易化作用。前庭脊髓束对支配伸肌的 α、γ 运动神经元均有易化作用，对屈肌运动神经元有抑制作用；红核脊髓束对支配屈肌的脊髓前角运动神经元有较强的兴奋作用，而对伸肌运动神经元起抑制作用。这三条下行传导通路的传出冲动通过保持对脊

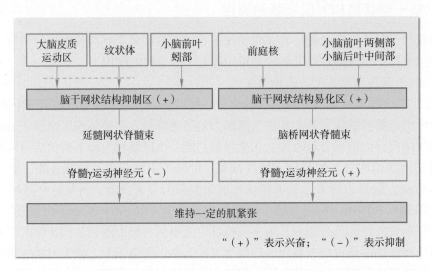

图 10-35　高位中枢对脊髓 γ 运动神经元活动的调控与经典去大脑僵直的产生机制
"＋"表示兴奋；"－"表示抑制；虚线为去大脑僵直的切断部位。

髓前角运动神经元兴奋或抑制作用的相对平衡，使不同肌群产生各自适当的肌紧张，从而能维持一定的姿势。

（二）去大脑僵直

1. 去大脑僵直现象 在麻醉动物（如家兔、猫或犬）的中脑上、下丘之间横断脑干，动物出现头昂尾翘、四肢伸直、脊柱挺硬的抗重力肌肌紧张亢进的现象，称为去大脑僵直（decerebrate rigidity）（图 10-36）。

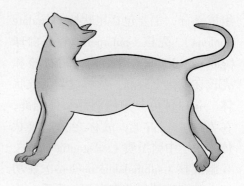

图 10-36 猫的去大脑僵直现象

2. 去大脑僵直的产生机制 根据牵张反射的原理来分析，导致肌紧张加强引起去大脑僵直的机制有两种，即 γ 僵直和 α 僵直。

（1）γ 僵直 高位中枢的下行冲动首先提高脊髓前角 γ 运动神经元的活动，使肌梭的传入冲动增多，继而提高 α 运动神经元的活动，导致肌紧张过度加强而出现的僵直称为 γ 僵直（γ-rigidity）。

麻醉动物出现经典的去大脑僵直就属于 γ 僵直。实验证明，动物出现去大脑僵直后，如切断脊髓后根以消除肌梭传入冲动对中枢的作用，则僵直现象消失，提示去大脑僵直是一种增强的牵张反射，属于 γ 僵直。γ 僵直主要通过网状脊髓束实现，其产生机制如下：脑干网状结构易化区常有自发性下行冲动到达脊髓，通过兴奋 γ 运动神经元使肌紧张加强；脑干网状结构抑制区本身没有自发性活动，其下行冲动对 γ 运动神经元的抑制作用需在高位中枢的驱动下才能实现，这些高位中枢主要包括大脑皮质运动区、纹状体、小脑前叶蚓部。如在动物中脑的上、下丘之间横断脑干，切断了大脑皮质运动区、纹状体与脑干网状结构抑制区的功能联系，造成抑制区的功能减弱而易化区的功能相对加强，从而提高了脊髓前角 γ 运动神经元的活动，使抗重力肌肌紧张过度增强而出现去大脑僵直（图 10-35）。

（2）α 僵直 高位中枢的下行冲动直接或通过脊髓中间神经元间接提高 α 运动神经元的活动，导致肌紧张加强而出现的僵直称为 α 僵直（α-rigidity）。

α 僵直主要通过前庭脊髓束实现。实验发现，动物出现去大脑僵直后，若在切断脊髓后根的基础上再切除小脑前叶，以消除小脑前叶蚓部对肌紧张的抑制作用，则僵直现象可以重现，但此时动物已不能产生 γ 僵直，该僵直属于 α 僵直。α 僵直出现后，如切断前庭蜗神经，α 僵直消失，这表明前庭器官的传入冲动可经前庭核、前庭脊髓束兴奋脊髓前角 α 运动神经元，从而使肌紧张加强，这是 α 僵直的产生机制。

3. 人类的去皮质僵直和去大脑僵直 在人类，如蝶鞍上囊肿使皮质与皮质下失去联系时，患者出现下肢明显的伸肌僵直及上肢的半屈状态，此现象称为去皮质僵直（decorticate rigidity）。而中脑疾患患者出现的头后仰、上下肢僵硬伸直、上臂内旋且手指屈曲的现象即为去大脑僵直，一旦出现去大脑僵直现象往往提示病变已严重地侵犯脑干，这是预后不良的信号（图 10-37）。

四、基底神经节对躯体运动的调控

基底神经节（basal ganglia）为端脑内的一组皮质下核团，是锥体外运动系统的主要组成部分，主要包括尾状核（caudate nucleus）、壳核（putamen）和苍白球（globus pallidus）等结构。尾状核和壳核在发生上较新，故称之为新纹状体。苍白球可分为内侧部和外侧部，在发生上较古老，故称之为旧纹状体。由于中脑黑质（substantia nigra）、丘脑底核（subthalamic nucleus）在功能上与基底神经节有密切的联系，故广义的基底神经节也包括这些结构。

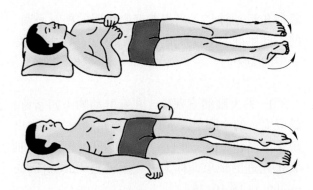

图 10-37　人类的去皮质僵直（上）和去大脑僵直（下）现象

　　基底神经节是机体运动中枢的关键组成部分，主要在运动的准备和发动阶段起作用，可能参与运动的设计和程序的编制，与随意运动的稳定协调、肌紧张的调节和本体感受传入冲动信息的处理等有关，并参与自主神经的调节、感觉传入、心理行为和学习记忆等活动。

　　（一）基底神经节的纤维联系

　　1. 基底神经节与大脑皮质之间的神经回路　基底神经节对运动的调节主要通过基底神经节与大脑皮质之间的回路实现。大脑皮质广泛区域经基底神经节最终返回大脑皮质运动前区的神经回路主要有两条，即直接通路和间接通路。

　　（1）直接通路（direct pathway）　是新纹状体直接向苍白球内侧部的投射路径，即大脑皮质广泛区域的谷氨酸能神经元对新纹状体的作用是兴奋性的，后者对苍白球内侧部、苍白球内侧部对丘脑腹前核－腹外侧核（VA-VL）均通过 GABA 产生抑制性效应，两个连续的抑制使苍白球内侧部对丘脑腹前核（ventral anterior nucleus，VA）和腹外侧核（ventral lateral nucleus，VL）的抑制作用减弱，产生去抑制（disinhibition），从而使 VA-VL 的活动加强，最终对运动皮质发动运动起易化作用（图 10-38）。可见，直接通路是一个正反馈回路，最终能易化大脑皮质发动运动。

　　（2）间接通路（indirect pathway）　是新纹状体经苍白球外侧部和丘脑底核中继后再抵达苍白球内侧部的投射路径，即大脑皮质广泛区域的谷氨酸能神经元对新纹状体的作用是兴奋性的，后者对苍白球外侧部、苍白球外侧部对丘脑底核均通过 GABA 产生抑制性效应，两个连续的抑制使苍白球外侧部对丘脑底核的抑制作用减弱，产生去抑制，使丘脑底核的活动加强，丘脑底核释放谷氨酸对苍白球内侧部是兴奋性的，而苍白球内侧部通过释放 GABA 使 VA-VL 对运动皮质的兴奋作用减弱（图 10-38）。可见，间接通路是一个负反馈回路，能抑制大脑皮质发动运动。

　　总之，大脑皮质广泛区域的谷氨酸能神经元激活新纹状体中的 GABA 能神经元，后者经直接通路和间接通路，使丘脑对运动皮质分别产生易化与抑制作用。正常时，这两种作用相互制约、协调并保持一定的平衡状态，平时一般以直接通路的活动占优势。如两条通路中的某个环节发生问题，则依其影响部位和神经递质的不同产生不同性质的运动障碍。

　　2. 黑质－纹状体投射系统　新纹状体接受大脑皮质锥体神经元的谷氨酸能纤维和黑质的 DA 能纤维的投射，并发出 GABA 能纤维投射至黑质和苍白球，构成黑质－纹状体投

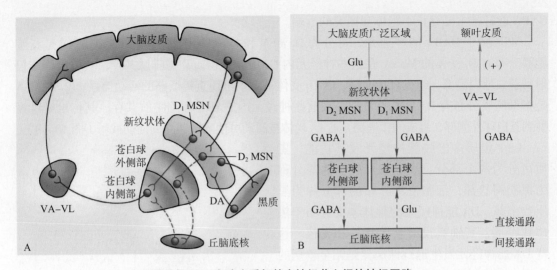

图 10-38　大脑皮质与基底神经节之间的神经回路

A. 丘脑腹前核　B. 丘脑腹外侧核

Glu：谷氨酸；GABA：γ- 氨基丁酸；VA-VL：丘脑腹前核 - 腹外侧核。

射系统（图 10-39）。其中，由黑质发出的投射至新纹状体的 DA 能纤维对基底神经节的输出具有重要的调节作用。

（1）新纹状体的中型多棘神经元及其功能　新纹状体内的神经元大部分是中型多棘神经元（medium spiny neuron，MSN），其数量占神经元总数的 90%～95%。MSN 的形态学特点是树突被致密的树突棘覆盖。此外，在新纹状体中还有少量的胆碱能和 GABA 能中间神经元。

MSN 是新纹状体中主要的信息整合和传出神经元，即整合来自皮质和黑质的传入信息，并将传出信息输送到苍白球和黑质。外源性纤维即来自大脑皮质的谷氨酸能纤维和来自黑质的 DA 能纤维主要终止于树突的远端，而内源性纤维即新纹状体内的胆碱能和

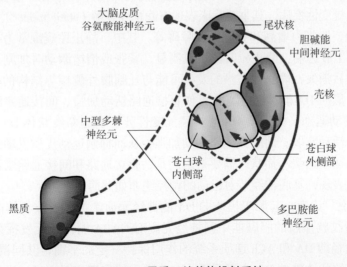

图 10-39　黑质 - 纹状体投射系统

385

GABA 能纤维主要终止于胞体和树突的近端。

MSN 属于 GABA 能神经元，可分为 D_1 MSN 和 D_2 MSN 两种类型：① D_1 MSN 是指细胞膜分布有 D_1 受体的 MSN。在这些神经元内 GABA、P 物质和强啡肽共存，其传出纤维投射到苍白球内侧部，组成直接通路，若 D_1 受体被激动可使直接通路的活动加强。② D_2 MSN 是指细胞膜分布有 D_2 受体的 MSN。在这些神经元内 GABA 和脑啡肽共存，其传出纤维投射到苍白球外侧部，组成间接通路，若 D_2 受体被激动可使间接通路的活动减弱（图 10–38）。

（2）黑质多巴胺能神经元及其功能　黑质可分为两个部分，细胞数量较少的部分称为黑质网状部，细胞密集分布的部分称为黑质致密部。DA 能神经元的胞体主要分布于黑质致密部，其轴突投射至尾状核和壳核。这些 DA 能神经元发生退行性病变是帕金森病的主要发病机制。

前已述及，新纹状体内的 D_1 MSN、D_2 MSN 分别参与组成直接通路和间接通路，直接通路的活动可易化大脑皮质发动运动，间接通路的活动可抑制大脑皮质发动运动。如黑质 DA 能神经元兴奋，其轴突末梢释放的 DA 通过激动 D_1 与 D_2 受体分别引起 D_1 MSN 兴奋和 D_2 MSN 抑制，导致直接通路活动加强、间接通路活动减弱，最终易化大脑皮质发动运动，使机体的运动增多（图 10–40）。

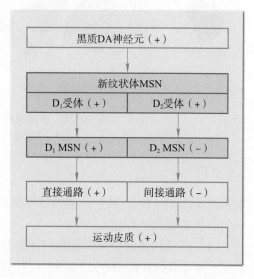

图 10–40　黑质多巴胺能神经元的运动调控功能

（二）基底神经节损伤相关的疾病

基底神经节受损所致的运动障碍性疾病可分为两类，一类是以帕金森病为代表的运动减少而肌张力增高综合征，另一类是以亨廷顿病为代表的运动过多而肌张力降低综合征。

1. 帕金森病（Parkinson disease）　也称震颤麻痹（paralysis agitans），是一种常见于中、老年人的神经系统变性疾病，其主要临床表现有静止性震颤（static tremor）、随意运动减少、动作缓慢且笨拙、肌张力增高和姿势平衡障碍等。其中，静止性震颤常为首发症状，这种震颤多始于一侧上肢远端，静止位时出现或明显，紧张或情绪激动时加剧，随意运动时减轻或停止，入睡后消失，静止性震颤的发生可能与丘脑腹外侧核等结构的功能异常有关。

前已述及，黑质 DA 能神经元兴奋可使直接通路活动加强、间接通路活动减弱，从而易化大脑皮质发动运动。如黑质 DA 能神经元变性死亡引起新纹状体 DA 含量显著减少，会引起直接通路活动减弱，而间接通路活动加强，从而抑制运动皮质发动运动，造成患者随意运动减少和运动迟缓等症状。需要指出的是，直接通路和间接通路学说只能解释帕金森病的部分临床表现，基底神经节对运动的调控绝非如此简单。

"多巴胺学说"认为，起源于黑质的 DA 能神经元通常抑制新纹状体内的 GABA 能神经元的输出，新纹状体内的胆碱能中间神经元则对 GABA 能神经元发挥兴奋效应，正常情况下这两条途径即 DA 和 ACh 递质系统的作用保持一定的平衡，共同调节机体的运动。如黑质病变，新纹状体内的 DA 水平降低，ACh 递质的作用相对亢进，进而影响新纹状体内 GABA 能神经元的输出,产生一系列临床症状。因此,多巴替代治疗药物和抗胆碱药可有效用于治疗帕金森病,拟多巴胺药包括增加脑内多巴胺合成的左旋多巴(L-DOPA,levodopa)、抑制多巴胺降解的药物如司来吉兰(selegiline)及多巴胺受体激动剂如溴隐亭(bromocriptine)和普拉克索(pramipexole)等;中枢抗胆碱药有苯海索(benzhexol)、苯扎托品(benzatropine)和丙环定(procyclidine)等。目前药物治疗并不能完全治愈该病,但若正确使用抗帕金森病药物则可显著改善患者的症状,提高生活质量。

2. 亨廷顿病(Huntington disease,HD) 也称遗传性舞蹈症(hereditary chorea),是一种常染色体显性遗传病,白种人发病率最高,我国少见。亨廷顿病的特征性临床表现是不自主的舞蹈样运动和痴呆。舞蹈样运动的典型表现是手指弹钢琴样动作和面部怪异表情,这些舞蹈样动作在情绪紧张时加剧,静坐或静卧时减轻,入睡后可消失。

亨廷顿病的发病机制是双侧新纹状体病变引起投射至苍白球外侧部的 D_2 MSN 功能较早受损,进而使间接通路活动减弱而直接通路活动相对加强,于是运动皮质活动增强,出现运动过多即舞蹈样不自主运动的症状。但随着疾病的进展,一旦新纹状体病变殃及投射至苍白球内侧部的 D_1 MSN,可导致肌强直和肌张力障碍等症状的出现。

临床上用于治疗亨廷顿病的主要药物有中枢多巴胺受体阻滞剂(如氟哌啶醇、氯丙嗪)、中枢 DA 耗竭剂(如丁苯那嗪、利血平)等,这些药物通过减弱中枢 DA 的作用,抑制运动皮质的活动,以缓解亨廷顿病患者的症状。

五、小脑对躯体运动的调控

小脑(cerebellum)以原裂和后外侧裂为界可横向分为前叶(anterior lobe)、后叶(posterior lobe)和绒球小结叶(flocculonodular lobe);其中,前叶和后叶组成的小脑体又可被纵向分为蚓部和半球,后者包括中间部和外侧部。此外,在生理学上还可对小脑进行功能分区,由于绒球小结叶的纤维联系和功能与前庭器官密切相关,故又称为前庭小脑(vestibulocerebellum);蚓部和半球中间部主要接受来自脊髓的信息,故称之为脊髓小脑(spinocerebellum);半球外侧部与大脑皮质构成纤维联系环路,因此称之为皮质小脑(cerebrocerebellum)(图 10-41)。小脑是中枢神经系统中参与运动策划与控制的脑区,与

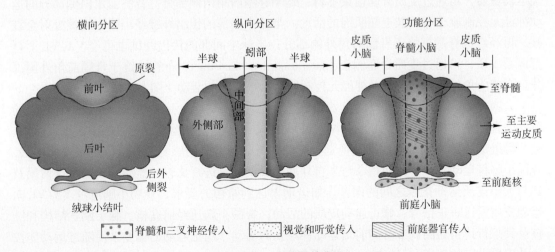

图 10-41 小脑及其分区

随意运动的产生和稳定、肌紧张的调节、本体感觉传入冲动信息的处理等均有关系。小脑病变可产生小脑性共济失调（cerebellar ataxia），表现为姿势和步态异常、随意运动协调障碍、言语障碍、眼球运动障碍和肌张力减低等。

（一）前庭小脑的功能

1. 维持身体平衡　在头部位置发生改变和机体在做直线或旋转加速度运动时，传入信息直接或经前庭核投射至前庭小脑并换元，由前庭小脑发出的传出纤维在前庭核再次换元后，其传出纤维组成前庭脊髓束抵达脊髓前角内侧部分的运动神经元，控制躯干和四肢近端骨骼肌的活动，负责维持身体平衡与姿势。

临床上，肿瘤压迫绒球小结叶的患者出现站立时两脚之间的距离增宽、站立不稳、步态蹒跚和易跌倒等症状，但如其躯体能有支持物扶持时，随意运动仍能协调进行。

2. 协调眼球运动　上丘、视皮质和外侧膝状体等处的视觉传入信息经脑桥核传至前庭小脑，再经前庭核发出内侧纵束抵达至脑干的眼外肌运动核，协调眼外肌的运动，调节眼球的慢速运动。

切除了绒球小结叶的动物，在头旋转或肢体运动时利用前庭信息控制眼球运动的能力受损，如其头部固定于某一特定位置时可出现位置性眼震颤（positional nystagmus）。

（二）脊髓小脑的功能

1. 调节肌紧张　小脑前叶蚓部可能通过脑干网状结构抑制区抑制肌紧张，而小脑前叶两侧部和后叶中间部则可能通过脑干网状结构易化区加强肌紧张。因为小脑在肌紧张的调节中以加强作用占优势，如脊髓小脑受损，一般表现为肌张力减退、四肢乏力。

2. 协调随意运动　脊髓小脑与大脑皮质、脑干和脊髓有大量的纤维联系。正常情况下，脊髓小脑接受来自皮肤、关节、肌肉、前庭器官及眼、耳等与运动有关的感觉信息，还接受来自大脑皮质等处的负责运动策划、启动或处理运动信息部位的信息，这些信息经小脑分析加工后发送至大脑皮质运动区、脑干和脊髓的神经元群，对进行中的运动施加影响，参与对运动的速率、范围、力度、方向及运动终止的调节。

来自脊髓小脑蚓部的传出纤维经顶核投射至前庭核和脑干网状结构后，分别通过前庭脊髓束和网状脊髓束下行并终于脊髓前角的内侧部分；蚓部的传出纤维也经 VA-VL 上行至运动皮质，再通过皮质脊髓前束下行，终于脊髓前角内侧部分。脊髓前角内侧部分的运动神经元控制躯干和四肢近端肌肉的活动。半球中间部的传出纤维经小脑中间核投射至红核，再经红核脊髓束终于脊髓前角外侧部分；半球中间部的传出纤维也可经 VA-VL 上行至运动皮质，再通过皮质脊髓侧束（lateral corticospinal tract）下行，终于脊髓前角外侧部分。脊髓前角外侧部分的运动神经元控制四肢远端肌肉的活动（图 10-42）。

大脑皮质运动区经皮质脊髓束发动随意运动时，一方面，运动皮质通过皮质脊髓束的侧支向脊髓小脑传送运动指令的"副本"；另一方面，在随意运动进行过程中，来自肌肉、关节等处的本体感觉传入冲动及视觉、听觉等与运动有关的感觉信息也传送至脊髓小脑，脊髓小脑将运动皮质的原初指令与来自外周的反馈信息进行比较，监测运动的执行情况及其与大脑皮质运动指令之间的误差。如运动未达到原初的要求，脊髓小脑可经 VA-VL 向运动皮质发送矫正信号，修正运动皮质的活动；脊髓小脑还经前庭核、脑干网状结构和红核及其下行传出通路调节脊髓前角运动神经元的活动，纠正运动的偏差，使随意运动能按运动皮质设定的轨道和目标准确地进行（图 10-43）。

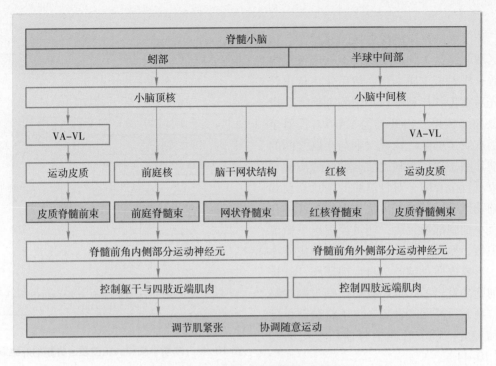

图 10-42 脊髓小脑对骨骼肌的控制

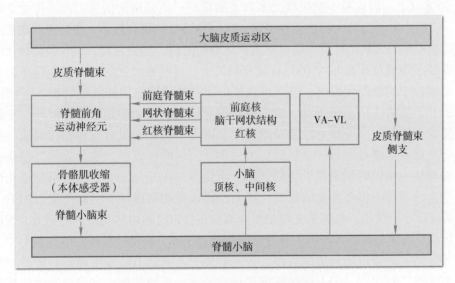

图 10-43 脊髓小脑的协调随意运动的功能

脊髓小脑的损伤可导致随意运动协调障碍。蚓部病变可引起头部和躯干的共济失调，表现为平衡障碍、姿势和步态异常，患者出现"醉汉步态"。半球中间部病变可引起同侧肢体的共济失调，这并不是因为运动计划有缺陷，而是因为运动一旦开始就不能被准确地修正，表现为动作易超过目标（辨距不良）、书写时字越写越大（大写症）；如矫正过度和矫正不足连续出现，动作接近目标时变得越来越不稳定和不准确，产生意向性震颤（intention tremor）。

（三）皮质小脑的功能

源于大脑皮质广泛区域（感觉区、运动区和联络区）的皮质脑桥束在脑桥核中继后，投射至皮质小脑，然后发出传出纤维先后在齿状核和红核小细胞部换元，齿状核和红核再发出纤维经 VA–VL 投射至大脑皮质运动区，构成大脑与小脑之间的反馈环路，然后大脑皮质运动区经皮质脊髓束下行至脊髓，对骨骼肌的随意运动和精细动作进行调控。齿状核发出的纤维在红核小细胞部换元后，还可投射至下橄榄核主核，换元后经橄榄小脑束返回皮质小脑，形成皮质小脑的自身反馈环路；红核小细胞部发出的纤维还投射至脑干网状结构，换元后经网状脊髓束终于脊髓前角运动神经元，调节脊髓的骨骼肌反射活动（图 10–44）。

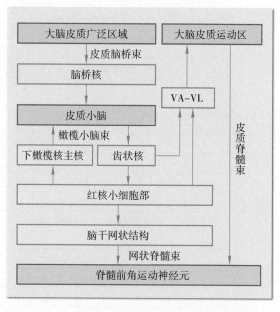

图 10–44 皮质小脑和大脑皮质、脊髓的纤维联系

人类的皮质小脑高度发达，占小脑重量的 50% 以上，但皮质小脑只接受来自大脑皮质广泛区域的信息，而不接受外周感觉的输入。皮质小脑通过与大脑皮质联络区、基底神经节的联合活动，参与复杂随意运动的策划和运动程序的编制。皮质小脑负责复杂运动的策划。实验发现，灵长类动物齿状核中的一些神经元在运动开始前约 100 ms 就开始放电，这些神经元的放电甚至早于初级运动皮质或中间核中的神经元放电；破坏齿状核可使初级运动皮质的放电延迟，运动的启动延迟，但并不能阻止运动的发动，表明齿状核对运动的发动不是绝对必要的。皮质小脑还负责复杂运动的时序安排。较复杂的运动是由多个运动子成分有序衔接而成，皮质小脑的另一个重要功能是为每一个后续运动提供适当的时序安排。实验表明，皮质小脑似乎并不参与某一特定时刻正在发生的运动，而是参与在几分之一秒甚至可能是几秒之后的下一个连续运动中将要发生的运动，从而使机体能顺利地从一个动作进行到下一个动作。如果皮质小脑受损，机体失去预测相应部位在特定时间内移动距离的能力，无法确定下一个运动子成分需要何时开始，导致后面的运动子成分启动过早或过晚，使写字、跑步和说话等复杂运动变得不再协调有序，各运动成分之间的衔接发生障碍。皮质小脑具有运动预测功能。例如，一个人可根据视觉场景的变化预测其接近某特定物体的速率。实验发现，大部分皮质小脑被切除的猴子行走时会撞到走廊的墙壁，因为它无法预测什么时候会到达墙壁。皮质小脑很可能通过与来自中枢神经系统其他部分的信号进行比较，分析运动过程中快速变化的时空关系。此外，皮质小脑还参与运动学习过程。下橄榄核、红核与皮质小脑的联系为多种类型的运动学习提供了结构基础，但是运动技能的熟练机制尚不清楚。

若皮质小脑及其深层核即齿状核受损，可引起同侧的共济失调，表现为手、脚和语言器官等复杂的有目的运动极度不协调，四肢尤为明显。

六、大脑皮质对躯体运动的调控

（一）大脑皮质运动区

皮质运动区（cortical motor area）是指大脑皮质中参与发动随意运动的区域，是运动控制的最高级部位。皮质运动区通过不断地接受视觉、听觉、躯体感觉和本体感觉等感觉传入冲动，了解运动目标的空间位置、机体自身所处的位置、肌肉的长度和张力及关节的位置等信息，并通过与相关中枢的单向或双向的信息联系，管理全身骨骼肌的运动。

1. 大脑皮质主要运动区 初级运动皮质（primary motor cortex）和运动前区（premotor area）。

初级运动皮质位于中央前回，相当于布罗德曼分区的 4 区。初级运动皮质接受本体感觉的传入冲动，产生的神经冲动向下传递到脊髓和脑干，负责随意运动的执行。

运动前区又称次级运动皮质（secondary motor cortex，SMC），位于布罗德曼分区的 6区，包括位于 6 区外侧部的前运动皮质（premotor cortex，PMC）和位于 6 区内侧部的辅助运动区（supplementary motor area，SMA）。前运动皮质主要整合来自感觉皮质的感觉信息，产生动作设计后再与小脑、基底神经节进行协调，完成运动的策划和启动；辅助运动区主要参与复杂运动的准备工作，包括运动的策划、运动序列的规划和身体两侧运动的协调等（表 10-12）。

表 10-12 大脑皮质主要运动区及其功能

主要运动区	位置（布罗德曼分区）	功能
初级运动皮质	中央前回（4 区）	接受本体感觉传入冲动，控制和调整全身肌肉的运动
次级运动皮质	运动前区（6 区，外侧部为前运动皮质，内侧部为辅助运动区）	参与随意运动的策划和编程，并与运动的双侧协调有关

大脑皮质主要运动区有如下的功能特征：①交叉性支配，即一侧运动皮质支配对侧躯体的肌肉，但除了下部面肌和舌肌受对侧皮质支配外，其余的头面部肌肉均为双侧性支配；②倒置控制，膝关节以下的肌肉代表区在运动区内侧面，其余下肢肌肉的代表区在运动区顶部，上肢肌肉代表区在中间部，而头面部肌肉的代表区在运动区的底部，但头面部代表区的内部安排是正立的。③运动区的大小与运动的精细、复杂程度正相关，肌肉的运动越精细、复杂，其运动区就越大；④运动区由前向后的分布是：躯干和四肢近端肌肉的代表区在 6 区，四肢远端肌肉的代表区在 4 区，唇、舌、手指和足趾的肌肉代表区在中央沟前缘（图 10-24）。

2. 其他运动区 第一躯体感觉区和后顶皮质（posterior parietal cortex）等处也与运动有关。后顶皮质为大脑半球外侧面顶叶上部皮质，相当于布罗德曼分区的 5 区和 7 区。5区接受躯体感觉皮质和运动前区等处的投射，并发出纤维投射至运动前区和 7 区；7 区整合视觉信息和来自 5 区的躯体感觉信息，再发出纤维投射至运动前区和皮质小脑。可见，后顶皮质主要通过整合各种感觉信息和运动信息，产生身体各部分所处的空间位置、目前的运动状态等信息，与运动前区一起参与随意运动的策划和编程。后顶皮质发生病变的患者不能获知其一侧躯体的触觉或视觉信息，对于物体所处的空间位置的判断也会发生错误。

（二）躯体运动传导通路

1. 外侧运动通路和内侧运动通路　解剖学通常将躯体运动传导通路分为锥体系和锥体外系。锥体系（pyramidal system）通常是指由皮质发出经延髓锥体而下行抵达脊髓的皮质脊髓束（corticospinal tract），包括皮质脊髓侧束和皮质脊髓前束；虽然由皮质发出下行抵达脑神经躯体运动核的皮质核束（corticonuclear tract）不经过延髓锥体，但由于该传导通路的功能与锥体系相似，一般也将其归入锥体系。锥体外系（extrapyramidal system）是指锥体系以外的与躯体运动有关的传导路径，锥体外系的纤维最后经网状脊髓束、前庭脊髓束、红核脊髓束和顶盖脊髓束等下行终止于脊髓前角神经元或脑神经躯体运动核。需要指出的是，皮质脊髓束的纤维并不都经过延髓锥体，特别是皮质脊髓前束的大部分纤维是绕过延髓锥体后下行；而且，临床上锥体束受损患者的锥体束征与单纯损伤实验动物皮质脊髓束后的表现不一致；此外，临床上锥体外系疾病通常是指基底神经节和小脑的疾病，基底神经节对躯体运动的调节主要是通过皮质脊髓束实现的，而不是锥体外系。因此，这种躯体运动传导通路的分类至少在生理学上是不正确的。

脊髓前角和脑神经躯体运动核中直接支配骨骼肌的运动神经元称为下运动神经元（lower motor neuron），皮质与脑干中支配下运动神经元的神经元称为上运动神经元（upper motor neuron）。躯干和四肢骨骼肌受脊髓前角运动神经元的控制，脊髓前角运动神经元又接受大脑皮质和脑干神经元的调控。根据在脊髓前角的终止位置不同，可将由大脑皮质和脑干到脊髓前角运动神经元的躯体运动传导通路分为外侧运动通路和内侧运动通路（图 10-45）。

外侧运动通路（lateral motor pathway）包括皮质脊髓侧束和红核脊髓束（rubrospinal tract）。大脑皮质运动区发出的纤维经内囊、脑干下行至延髓锥体后，约 80% 的纤维交叉至对侧形成皮质脊髓侧束并在脊髓的外侧索（lateral funiculus）下行，直接终止于脊髓前角外侧核的 α 和 γ 运动神经元，以 α 运动神经元为主；红核脊髓束起源于中脑的红核，纤维发出后立即在同一水平交叉到对侧，经脑干和脊髓外侧索下行，也终止于脊髓前角外侧核的 α 和 γ 运动神经元，并以 α 运动神经元为主。由于脊髓前角外侧核运动神经元主要支配四肢远端肌肉，因此这些传导束参与对精细的、技巧性随意运动的调节。

内侧运动通路（medial motor pathway）是指在脊髓前索下行的通路，包括皮质脊髓前束、网状脊髓束、前庭脊髓束和顶盖脊髓束，这些传导束的纤维均在脊髓前索下行，终止于脊髓前角内侧核中的运动神经元，由于脊髓前角内侧核运动神经元主要支配躯干和四肢近端肌肉，因此这些传导束参与姿势和粗大运动的调节。大脑皮质运动区发出的纤维经内囊、脑干下行至延髓锥体后，不交叉的 20% 纤维构成皮质脊髓前束，沿同侧脊髓前索下行，终止在同侧的中间神经元并交叉到对侧，最后终止于颈髓和上胸髓的前角内侧核。网状脊髓束（reticulospinal tract）包括脑桥网状脊髓束和延髓网状脊髓束。脑桥网状脊髓束（pontine reticulospinal tract）起源于脑桥吻侧和尾侧网状核，进入脊髓后在同侧的前索内下行，终止于脊髓前角内侧核，兴奋参与调节姿势的肢体近端伸肌的运动神经元；延髓网状脊髓束（medullary reticulospinal tract）起源于延髓巨细胞网状核，进入脊髓后在同侧

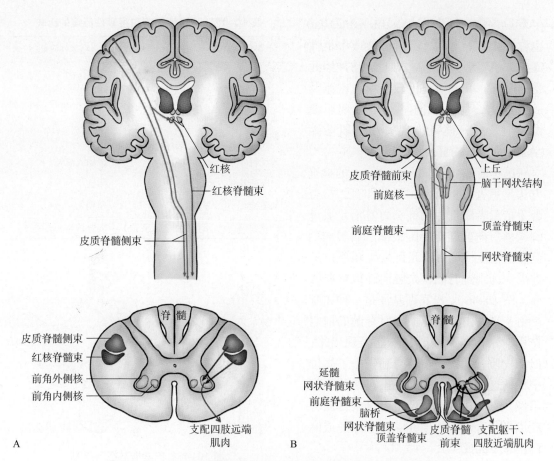

图 10-45 外侧运动通路和内侧运动通路及其在脊髓内的终止位置
A. 外侧运动通路 B. 内侧运动通路

的脊髓前索内下行，也终止于脊髓前角内侧核，抑制支配伸肌的运动神经元的活动。前庭脊髓束（vestibulospinal tract）主要有外侧前庭脊髓束和内侧前庭脊髓束。外侧前庭脊髓束（lateral vestibulospinal tract）始于脑干的前庭外侧核，经同侧脑干和脊髓前索下行，贯穿脊髓全长，终止于脊髓前角内侧核，兴奋支配四肢近端肌肉尤其是伸肌的运动神经元。去大脑动物（decerebrate animal）的外侧前庭脊髓束因失去了皮质的抑制性控制而表现为兴奋，因此伸肌僵直是去大脑动物的标志。内侧前庭脊髓束始于前庭内侧核，纤维在同侧脑干和脊髓前索下行，终止于颈髓和上胸髓前角的内侧核，使机体在做角加速度运动时对身体姿势特别是头部位置进行调节。顶盖脊髓束（tectospinal tract）起源于中脑上丘，纤维发出后立即交叉至对侧，然后在脊髓的前索下行，终止于颈髓上段前角内侧核，这一下行通路介导头和眼的定位，使之朝向视觉和听觉目标。

2. **躯体运动传导通路损伤时的表现** 瘫痪（paralysis）是指运动系统疾病所致的完全丧失随意运动能力的表现。从大脑皮质到骨骼肌的躯体运动传导通路上任何部位受损均可引起瘫痪。临床上，躯体运动传导通路受损可出现弛缓性瘫痪或痉挛性瘫痪（表 10-13）。弛缓性瘫痪（flaccid paralysis）也称软瘫、下运动神经元瘫痪或周围性瘫痪，由下运动神经元受损引起，其麻痹范围常较局限，仅累及个别肌肉，瘫痪肌肉的肌萎缩发生较早。痉挛性瘫痪（spastic paralysis）也称硬瘫、上运动神经元瘫痪或中枢性瘫痪，由姿势调节系统的上运动神经元受损引起，其麻痹范围较广泛，常累及成组肌肉，瘫痪肌肉早期不出现肌萎缩，但长期瘫痪可出现失用性肌萎缩（disuse muscular atrophy）。

巴宾斯基征（Babinski sign）的检查方法是患者取仰卧位，下肢伸直，检查者手持患者踝部，用钝头竹签沿足底外侧缘由后向前划至小趾根部然后转向内侧。阴性反应为所有足趾发生跖屈；阳性反应为踇趾背屈，余趾向外似扇形展开（图10-46）。巴宾斯基征是一种屈肌反射，平时由于高位中枢对脊髓的抑制作用，这种屈肌反射并不能表现出来；但如皮质脊髓束受损，脊髓失去了高位中枢的这种抑制作用，则巴宾斯基征为阳性。巴宾斯基征阳性也可见于皮质脊髓束未发育完善的婴儿、处于深睡或麻醉状态下的成年人。

目前认为，中枢运动控制系统中的上运动神经元存在着功能上的分化，有

表 10-13　弛缓性瘫痪和痉挛性瘫痪的比较

表现	弛缓性瘫痪	痉挛性瘫痪
麻痹范围	常较局限	常较广泛
随意运动	丧失	丧失
肌张力	降低	增高
腱反射	减弱或消失	亢进
浅反射	减弱或消失	减弱或消失
巴宾斯基征	阴性	阳性
肌萎缩	早期有	早期无
产生原因	下运动神经元受损	姿势调节系统受损

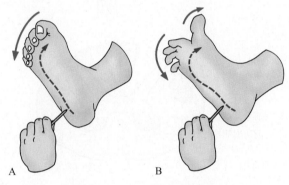

图 10-46　巴宾斯基征示意图
A. 阴性体征　B. 阳性体征

些上运动神经元可发动随意运动，有些具有姿势调节或运动协调的功能。由中枢运动控制系统的部分上运动神经元组成的、主要在姿势调节中发挥作用的功能系统称为姿势调节系统（postural regulation system）。例如，从运动皮质到脑干网状结构（特别是脑桥网状核）的纤维称为皮质网状纤维（corticoreticular fiber），其功能是抑制脑桥网状脊髓束的活动，对肌紧张产生抑制作用，该系统就属于姿势调节系统。如内囊出血引起皮质网状通路中断，则脑桥网状脊髓束的活动增强，肢体近端伸肌肌张力增高，而肌张力增高是痉挛性瘫痪的重要特征。

不全性麻痹是指单纯损伤皮质脊髓束出现的运动障碍，表现为肌肉乏力即不完全性瘫痪，但无牵张反射的亢进。临床发现，皮质脊髓侧束损伤可导致书写、绘画等技巧性的随意运动受损，如红核脊髓束是完整的，患者的症状在数天或数周后即可恢复。然而，单纯的皮质脊髓侧束病变在人类罕见。动物的皮质脊髓前束损伤可导致在行走、攀爬等运动时无法保持姿势，但人类的皮质脊髓前束病变后的姿势维持功能受损并不显著，主要有两个原因：首先，这一通路在人类发育不完善；其次，其他主要的姿态调节通路特别是网状脊髓束和前庭脊髓束仍然完整。

虽然从皮质到脊髓的躯体运动下行通路中任何水平均可因疾病受损，但临床上内囊处的皮质脊髓束受损是最常见的锥体系病变，其常见原因是大脑中动脉豆纹分支

（lenticulostriate branch）的破裂。内囊出血可引起皮质脊髓束完全中断，导致对侧偏瘫，由于来自基底神经节和小脑的上行纤维在内囊附近通过，锥体外系的功能也受到影响。由内囊病变引起的锥体系疾病常被称为完全性上运动神经元麻痹（complete upper motor neuron paralysis）。

第四节 神经系统对内脏活动、本能行为和情绪的调节

机体的内脏器官功能活动受自主神经系统的调节；本能行为和情绪受下丘脑和边缘系统的控制，并接受新皮质和主观意识的调控。在本能行为和情绪的活动过程中常伴有自主神经系统功能活动的改变。

一、神经系统对内脏活动的调节

内脏感觉传入冲动经中枢多级整合，再通过自主神经系统的传出纤维对内脏活动进行调节。内脏活动的神经反射性调节的低级中枢在脊髓和脑干，较高级中枢在间脑，而更高级中枢在边缘系统和大脑皮质。

（一）自主神经系统对内脏活动的调节

内脏器官平滑肌、心肌的运动及腺体的分泌受到神经系统的调节，因这种调节是不随意的，不受人的意识控制，故将该神经系统称为自主神经系统（autonomic nervous system）。自主神经系统也称内脏神经系统（visceral nervous system）或植物性神经系统（vegetative nervous system）。

1. 自主神经系统的结构特征　自主神经系统的周围部可分为内脏感觉神经和内脏运动神经，内脏感觉神经可将分布于内脏器官上的感受器感受到的信息传入各级中枢，内脏运动神经的传出冲动可调节平滑肌、心肌和腺体的活动。自主神经系统一般仅指内脏运动神经，包括交感神经系统（sympathetic nervous system）和副交感神经系统（parasympathetic nervous system）。

除支配肾上腺髓质的交感神经外，从低级中枢发出的内脏运动神经必须先在内脏运动神经节换元，而后再由节内神经元发出纤维抵达效应器。即内脏运动神经自低级中枢至效应器由两级神经元组成，第一级神经元称为节前神经元，其胞体位于脑干或脊髓内，轴突称为节前纤维（preganglionic fiber），第二级神经元称为节后神经元，胞体位于自主神经节内，其轴突称为节后纤维（postganglionic fiber）。节前纤维一般为有髓鞘的B类纤维，兴奋传导速度较快，节后纤维为无髓鞘的C类纤维，兴奋传导速度较慢。

交感神经和副交感神经在神经起源、神经节位置、节前和节后纤维的长度上均存在较大的差别（表10-14）。在神经节内，一条交感神经节前纤维可与多个节后神经元发生突触联系，即辐散程度高，而与一条副交感神经节前纤维发生突触联系的节后神经元数量远较交感神经少，故交感神经节前纤维兴奋产生的反应较弥散，副交感神经节前纤维兴奋产生的反应较局限。此外，交感神经几乎支配全身所有的内脏器官，副交感神经的支配范围相对较局限，例如汗腺、竖毛肌、肾上腺髓质、肾和大部分血管只接受交感神经支配。

2. 自主神经系统的功能　交感神经和副交感神经通过释放乙酰胆碱、去甲肾上腺素

等神经递质作用于相应的受体，调节平滑肌、心肌和腺体（包括消化腺、汗腺和部分内分泌腺）的活动（表 10-15）。此外，有的自主神经节后纤维还可通过释放血管活性肠肽、P物质、一氧化氮和神经肽 Y 等递质发挥作用。

表 10-14 自主神经系统的结构特征

项目	交感神经系统	副交感神经系统
神经起源	$T_1 \sim L_3$ 的侧角	脑干第Ⅲ、Ⅶ、Ⅸ、Ⅹ对脑神经的神经核；$S_2 \sim S_4$ 相当于侧角的部位
神经节位置	远离效应器	效应器壁内或附近
节前纤维长度	短	长
节后纤维长度	长	短
节前纤维与节后纤维的比例	平均 1：10	平均 1：3
支配的效应器	较广	相对较局限

表 10-15 交感神经和副交感神经对效应器的直接效应

效应器	交感神经			副交感神经		
	递质	受体	效应	递质	受体	效应
心脏						
窦房结	NE	β_1	自律性↑	ACh	M	自律性↓
房室结	NE	β_1	传导性↑	ACh	M	传导性↓
工作细胞	NE	β_1	收缩性↑	ACh	M	收缩性↓
血管						
冠状血管	NE	α_1、α_2	收缩	ACh	M	舒张
骨骼肌血管	NE	α_1	收缩			
	ACh	M	舒张			
腹腔内脏血管	NE	α_1	收缩			
皮肤血管	NE	α_1	收缩			
支气管						
平滑肌	NE	β_2	舒张	ACh	M	收缩
腺体	NE	α_1	分泌↓	ACh	M	分泌↑
消化系统						
唾液腺腺细胞	NE	β_1、α_1	分泌少量黏稠唾液	ACh	M	分泌大量稀薄唾液
胃平滑肌	NE	β_2	舒张	ACh	M	收缩
				VIP、NO		舒张
小肠平滑肌	NE	α_2、β_2	舒张	ACh	M	收缩
括约肌	NE	α_1	收缩	ACh	M	舒张
消化腺	NE	α_2	分泌↓	ACh	M	分泌↑
胆囊	NE	β_2	舒张	ACh	M	收缩

效应器	交感神经			副交感神经		
	递质	受体	效应	递质	受体	效应
皮肤						
汗腺	ACh	M	温热性发汗↑			
	NE	α_1	精神性发汗↑			
竖毛肌	NE	α_1	收缩			
泌尿系统						
膀胱逼尿肌	NE	β_2	舒张	ACh	M	收缩
尿道内括约肌	NE	α_1	收缩	ACh	M	舒张
眼						
瞳孔括约肌				ACh	M	收缩
瞳孔开大肌	NE	α_1	收缩			
睫状肌	NE	β_2	舒张（视远物）	ACh	M	收缩（视近物）
内分泌						
甲状腺	NE	α_1、β_2	TH 释放↑	ACh	M	TH 释放↓
胰岛	NE	α_2	胰岛素分泌↓	ACh	M	胰岛素分泌↑
	NE	β_2	胰高血糖素分泌↑	ACh	M	胰高血糖素分泌↑
肾上腺髓质	ACh	N_1	Ad、NE 释放↑			
球旁细胞	NE	β_1	肾素分泌↑			
其他作用						
子宫平滑肌	NE	α_1	收缩（有孕）	ACh	M	可变
	NE	β_2	舒张（无孕）			
脂肪组织	NE	β_3	脂肪分解↑			

注：TH，甲状腺激素；Ad，肾上腺素；NE，去甲肾上腺素。

3. 自主神经系统的功能特征　自主神经系统是一个高度整合的结构，该系统对内脏活动的调节具有相对的自主性，对维持内环境稳态具有重要的意义。自主神经系统对平滑肌、心肌和腺体活动的调节具有以下几个主要的功能特征。

（1）对多数效应器的双重支配　除少数只接受交感神经支配的器官外，大部分内脏器官受交感神经和副交感神经双重支配，且交感神经和副交感神经对同一效应器的作用大多是相拮抗的（表 10-15）。例如心交感神经兴奋可使心率加快、心输出量增加，心迷走神经兴奋则使心率减慢、心输出量减少。交感神经和副交感神经对同一效应器的作用有时是一致的，例如交感神经和副交感神经均可刺激唾液的分泌，但前者促进少量黏稠唾液的分泌、后者促进大量稀薄唾液的分泌。一般情况下，当交感神经活动加强时，副交感神经的活动减弱；当副交感神经活动加强时，交感神经的活动减弱。虽然有时也可出现交感和副交感神经的活动均加强或减弱，但两者之间肯定有一个占优势。

（2）对效应器的紧张性作用　在安静状态下，自主神经持续地发放低频冲动影响内脏器官活动的现象称为自主神经的紧张性作用。可用切断神经观察受其支配的效应器活动的改变来证明自主神经紧张性活动的存在，例如切断心迷走神经可出现心率加快，切断心交感神经出现心率减慢，说明心迷走神经和心交感神经均具有紧张性活动。自主神经存在紧张性活动的原因与反射活动的存在等多方面因素有关。例如，动脉压力感受器和外周化学感受器的传入冲动就与心迷走紧张和心交感紧张的维持有关。

（3）自主神经的功能有时与效应器的功能状态有关　例如，动物实验发现，刺激交感神经可使有孕子宫收缩、无孕子宫舒张；刺激迷走神经可使处于收缩状态的胃幽门舒张、处于舒张状态的胃幽门收缩。

（4）交感神经与副交感神经具有不同的生理意义　交感神经的活动一般较广泛，常作为一个整体发挥作用，其生理意义在于通过动员机体的能量和储备能力，以适应环境的急骤变化。副交感神经的活动则较局限，其生理意义主要在于积蓄能量、保护机体、修整恢复、促进消化、加强排泄和生殖功能。

（二）中枢对内脏活动的调节

调节内脏活动的核团广泛分布于从脊髓到大脑皮质的各级水平。一些简单的内脏反射通过脊髓即可完成，复杂的内脏反射常需延髓及以上中枢的参与。

1. 脊髓对内脏活动的调节　在内脏反射进行过程中，脊髓通过交感和副交感神经调节内脏器官的活动。脊髓是内脏反射活动的初级中枢，例如在脊髓骶段存在排尿反射的初级中枢，脊髓腰、骶段存在排便反射的初级中枢。虽然一些基本的内脏反射在脊髓水平即可完成，但这种调节是初级的，往往不能很好地适应生理功能的需要，脊髓中的反射初级中枢往往又接受高位中枢的调控。

2. 脑干对内脏活动的调节　在延髓中存在调节心血管活动的基本中枢、产生原始呼吸节律的基本呼吸中枢等，延髓严重受损可迅速导致死亡，故常将延髓称为基本生命中枢。此外，延髓也是吞咽、呕吐、咳嗽和喷嚏等反射活动的整合中枢。脑桥为呼吸调整中枢的所在部位，起到抑制吸气、促使吸气向呼气转换的作用。中脑除了存在瞳孔对光反射的中枢外，也参与对心血管活动和排尿反射等内脏活动的调节。脑干网状结构中的许多神经元发出的下行纤维也可以通过调节脊髓自主神经节前神经元的活动，对内脏活动进行调节。

3. 下丘脑对内脏活动的调节　下丘脑是调节内脏活动的较高级中枢。下丘脑通过与垂体、脑干网状结构和边缘前脑紧密的形态和功能上的联系，将内脏活动与躯体活动、情绪反应等其他生理活动联系起来，对自主神经系统的活动、体温、水平衡、垂体激素的分泌和生物节律等重要的内脏活动进行调节或控制。

（1）通过自主神经系统调节内脏活动　下丘脑的传出纤维投射至脑干和脊髓的相关核团，通过改变副交感和交感神经节前神经元的紧张性活动，调节心血管、肾、呼吸器官和消化器官等内脏器官的活动。例如刺激下丘脑后区可引起心率加快、血压升高和瞳孔散大等交感神经兴奋的效应，刺激灰结节内侧部和背核则出现心率减慢、胃蠕动增强和膀胱内压升高等副交感神经兴奋的效应。此外，下丘脑还可以通过调节垂体的内分泌活动影响自主神经系统的活动。

（2）调节体温　体温调节的基本中枢位于视前区－下丘脑前部（PO/AH）。该处的中枢温度敏感神经元接受中枢和外周温度变化的信息，通过整合后对机体的产热和散热活动进行调节，维持体温的相对稳定。

（3）调节水平衡　下丘脑通过调节水的摄入和水的排出参与对水平衡的调节。例如，当机体失水过多或摄水不足时，一方面，通过刺激脑内渗透压感受器引起渴感，从而促进机体增加饮水量；另一方面，血浆晶体渗透压升高、循环血量的减少通过刺激血管升压素的分泌，减少水的排出量，两者共同促进血浆晶体渗透压和循环血量的恢复。

（4）调节垂体激素的分泌　下丘脑促垂体区神经元分泌的下丘脑调节激素经垂体门脉运输至腺垂体，调节腺垂体激素的分泌，进而调节内脏器官的活动。下丘脑视上核和室旁核合成的血管升压素、缩宫素经下丘脑 – 垂体束运输至神经垂体储存，若释放入血，也可对相应的内脏器官活动进行调节。

（5）控制生物节律　生物节律（biorhythm）又称生物钟（biological clock），是指生物体的生理、行为及形态结构等按一定时间顺序发生周期性变化的现象。根据频率的高低可将人与动物的生物节律分为高频节律（周期低于 1 d）、中频节律（即日节律）和低频节律（包括周周期、月周期和年周期等），其中日节律是最重要的生物节律。日节律又称昼夜节律（circadian rhythm），是指周期约为 24 h 的生物节律，如哺乳动物的睡眠 –觉醒、体温、血液中的白细胞数量、生长激素和糖皮质激素的分泌等。日节律的控制中心可能位于下丘脑的视交叉上核（suprachiasmatic nucleus）。毁损大鼠两侧的视交叉上核可使其饮水行为、白天睡觉和夜间活动的行为及糖皮质激素的分泌等日节律消失或严重瓦解。视交叉上核可控制松果体分泌褪黑素（melatonin）的昼夜节律，褪黑素又可反过来作用于视交叉上核，对生物节律进行调节。但是，目前尚不清楚生物节律产生的确切机制。

（6）控制本能行为和情绪　在本能行为和情绪的活动过程中，常伴有自主神经系统功能活动的改变，下丘脑参与对本能行为和情绪的控制。

4. 大脑皮质对内脏活动的调节 🄴

二、本能行为及其神经调控 🄴

三、情绪活动及其神经调控 🄴

四、动机和成瘾 🄴

第五节　脑电活动及觉醒与睡眠

大脑皮质具有极其复杂的结构与电活动。与其他神经元一样，大脑皮质中的神经元在活动时所表现的生物电现象包括突触后电位和动作电位，前者往往在胞体和树突上产生，后者则在轴突上产生和传导。在脑的内部、脑组织的表面或者头皮表面记录到的大脑皮质神经元的电活动对癫痫的诊断、睡眠及睡眠障碍的研究等方面具有重要的意义。

一、脑电活动

脑电活动包括自发脑电活动和皮质诱发电位，这些脑电活动不是单个神经元的电活动，而是大脑皮质大量神经元的群集电活动。

（一）自发脑电活动

自发脑电活动（spontaneous electrical activity of brain）是指大脑皮质在无明显刺激的情况下自发产生的节律性电位变化。脑电图（electroencephalogram，EEG）则是指用脑电图仪在头皮表面记录到的自发脑电活动。

1. 脑电图的波形及其变动　大脑皮质可产生慢至 0.05 Hz、快至 500 Hz 或更高频率的脑电波。脑电图的主要波形可根据其频率进行分类，每个一定频率范围的波形均以一个希腊字母进行命名，正常脑电图有 β、α、θ 和 δ 四种基本波形（表 10-16，图 10-47）。健康成年人在清醒、安静、闭目时出现的 α 波常出现时大时小的变化，表现为波幅由小逐渐变大，然后又由大逐渐变小，形成持续时间为 1~2 s 的 α 波梭形。α 波可因睁眼或接受其他刺激时消失并代之以 β 波，这种现象称为 α 波阻断（alpha block）；如果被测者又转为闭眼，则 α 波可重现。此外，当机体在觉醒状态下专注于某事时可记录到频率较 β 波更高、且波幅范围不定的 γ 波；睡眠时还可出现 σ 波、κ- 复合波、驼峰波、λ 波和 μ 波等。

表 10-16　正常脑电图的基本波形及其出现条件

波名	频率（Hz）	波幅（μV）	主要出现部位	出现条件
β 波	14~30	5~20	额叶、顶叶	睁眼或接受其他刺激（如声音、触觉或进行思维活动）时
α 波	8~13	20~100	枕叶	成年人清醒、安静、闭目时
θ 波	4~7	100~150	颞叶、顶叶	成年人困倦时；少年正常脑电
δ 波	0.5~3	20~200	颞叶、枕叶	成年人熟睡或处于极度疲劳、麻醉状态等情况时；婴幼儿正常脑电

一般来说，频率高的脑电图波幅较小，而频率低的脑电图波幅较大。在非快速眼动睡眠期，由于大脑皮质神经元的电活动趋向步调一致（即频率与位相均相同），脑电图呈现高幅慢波的状态称为同步化（synchronization）。在觉醒或快速眼动睡眠期，由于大脑皮质神经元的电活动趋向步调不一致（即频率与位相均不同），脑电图呈现低幅快波的状态称为去同步化（desynchronization）。

脑电图的波形存在年龄的差异。新生儿的脑电波呈不规则的低幅波；婴幼儿可记录到 δ 波，少年期常可记录到 θ 波，到 10 岁左右才开始出现成年人型 α 波。不同生理状态下，脑电图的波形也可发生相应变化。例如，非快速眼动睡眠和快速眼动睡眠的脑电图存在显著差别；血液中的葡萄糖、糖皮质激素浓度较低或体温处于低

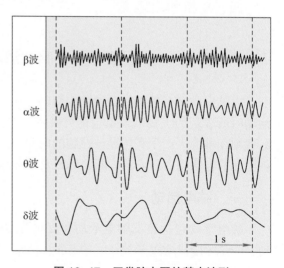

图 10-47　正常脑电图的基本波形

水平时，α波的频率降低；动脉血氧分压降低时，α波的频率增高。

临床上，癫痫或颅内占位病变患者的脑电图可出现棘波、尖波或棘慢综合波等异常的脑电图波形，根据脑电图的变化再结合临床资料，可鉴别癫痫与非癫痫性发作、确定癫痫发作的类型及判断抗癫痫药物的疗效或肿瘤的发生部位等。

2. 脑电波的形成机制　大脑皮质锥体细胞彼此呈平行排列，其顶树突垂直于皮质表面，这种结构使大量树突上的同步突触活动产生的 EPSP 或 IPSP 可以通过总和形成强大的电场，从而使皮质表面电位得以改变，如在头皮表面将该电信号引导出来即为脑电图（图 10-48）。

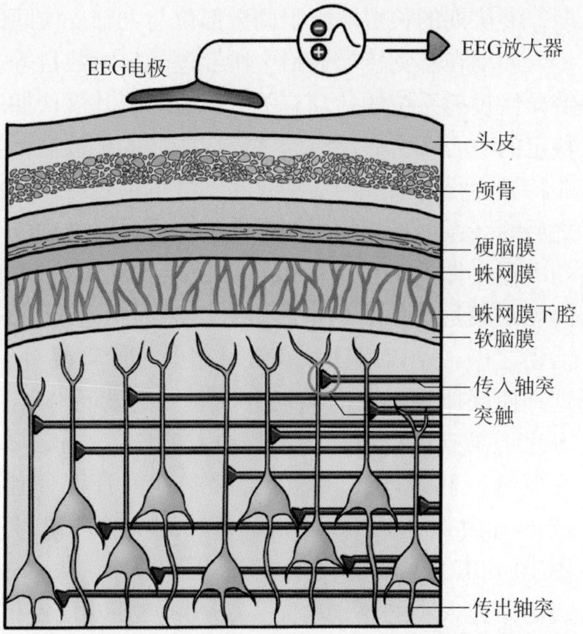

图 10-48　皮质锥体细胞的排列与脑电图的记录

动物实验发现，大脑皮质神经元的慢突触后电位的波形和节律与脑电图的电位变化相似，只是前者的波幅显著大于后者。现在一般认为，单个皮质神经元上的突触后电位并不能改变皮质表面电位，脑电图是由大量的大脑皮质锥体细胞同步活动产生的突触后电位在皮质表面进行总和形成的。

引起自发脑电活动的大脑皮质神经元电活动的同步化与丘脑非特异性感觉中继核的功能活动有关。动物实验证实，在中度麻醉的动物，其大脑皮质广泛区域可记录到节律接近于α波的自发脑电活动；如果切断大脑皮质与丘脑的纤维联系，大脑皮质的这种与α波类似的节律减弱甚至消失，而丘脑非特异性感觉中继核与α波类似的节律依然存在；若以 8～12 Hz 的频率电刺激丘脑的非特异性感觉中继核，大脑皮质可出现与α波类似的电活动，提示丘脑发出的非特异性投射系统的活动具有促使皮质神经元电活动同步化的作用。动物实验还发现，如以 60 Hz 的频率电刺激丘脑的非特异性感觉中继核，则表现为与α波类似的节律消失并代之以去同步化快波，这表示高频刺激可扰乱皮质的同步化活动，出现去同步化现象，这很可能是α波阻断的产生机制，一般也认为，脑干网状结构的上行激动作用是通过扰乱丘脑非特异性投射系统与皮质之间的同步化环节，使脑电呈现去同步化快波。

（二）皮质诱发电位

感觉传入通路任一部位受到刺激时，在大脑皮质某一局限区域引出的形式较为固定的电位变化称为皮质诱发电位（evoked cortical potential）。与脑电图一样，皮质诱发电位是一种由许多神经元突触后电位总和而成的场电位（field potential）。

从动物大脑皮质相应感觉区表面引导出的诱发电位一般包括主反应、次反应和后发放（图 10-49A）。主反应是指感觉传入通路某处受到刺激并经过一定潜伏期后出现在特定大脑皮质表面的、先正后负的电位变化。从施加刺激到诱发电位出现所需的时间称为潜伏

401

期，潜伏期的长短取决于刺激部位与大脑皮质间的距离、兴奋在神经纤维上的传导速率及传入冲动在感觉传导通路中所经过的突触数目等。主反应与刺激有一定的锁时关系，且与特异性投射系统的活动有关，就意味着其潜伏期的时程相对固定，在大脑皮质的投射存在特定的中心区。次反应为主反应之后的扩散性续发反应，与刺激无锁时关系；因次反应与非特异性投射系统的活动有关，故可出现在大脑皮质的广泛区域。后发放为出现在次反应之后的一系列正相的周期性电位变化。

在人体的头皮表面也可以记录到皮质诱发电位，但由于记录电极与大脑皮质间的距离相对较远、颅骨的电阻很大等原因，记录到的诱发电位非常微弱，且混杂在自发脑电活动之中，难以辨认。通常可用电子计算机对引出的电位变化进行上百次叠加和平均处理，使规律性出现的诱发电位主反应显现出来，而其他随机出现的成分则相互抵消，该方法记录到的电位称为平均诱发电位（averaged evoked potential）。例如电刺激周围神经、光刺激一侧视网膜和短声刺激一侧外耳可分别从相应区域的头皮表面引出体感诱发电位（somatosensory evoked potential，SEP）、视觉诱发电位（visual evoked potential，VEP，图 10-49B）和听觉诱发电位（auditory evoked potential，AEP）。目前，平均诱发电位已成为研究人类的感觉功能（如感觉皮质功能定位）、神经系统疾病（如中枢损伤部位的确定）、行为和心理活动的重要方法之一。

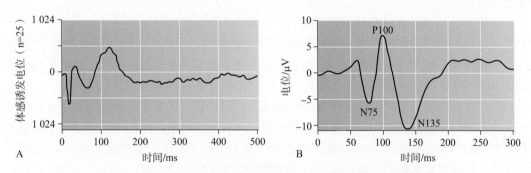

图 10-49 家兔的体感诱发电位曲线和人的图形视觉诱发电位曲线

A. 刺激家兔腓总神经约 12 ms 后即可引导出先正（向下）后负（向上）的主反应，然后出现次反应，约 300 ms 后出现后发放。曲线的纵坐标为计算机数字量，n 为叠加次数 B.正常的视觉诱发电位是一个三相复合波，但是，N75、N135 的潜伏期和波幅变异大或不易辨认，临床上一般将 P100 作为唯一可靠的成分，利用 P100 的潜伏期和波幅的变化来诊断或辅助诊断疾病。

二、觉醒与睡眠

觉醒和睡眠是机体主动产生且高度有序的脑功能状态。哺乳动物觉醒和睡眠受到脑干网状结构等中枢部位的调控，其时程分布受日节律控制。

（一）觉醒

1. 行为觉醒与脑电觉醒 觉醒状态可分为行为觉醒和脑电觉醒。行为觉醒（behavioral arousal）是指机体对新异刺激有探究行为的状态。脑电觉醒（electroencephalographic arousal）则是指脑电图呈现去同步化快波的状态，但此时机体为对新异刺激不一定有探究行为。这里的探究行为（exploratory behavior）是指巡回探查新异环境或物体的动机行为，通常由内部情绪状态和探究动机驱动产生。

2. 觉醒的产生机制

（1）行为觉醒和脑电觉醒的产生机制　行为觉醒和脑电觉醒一般是同时出现或消失的，但在某些特殊情况下，两者可发生分离。动物实验发现，如破坏黑质的 DA 递质系统，动物的脑电有去同步化快波，但对新异刺激无探究行为，这提示行为觉醒的维持与中脑黑质的 DA 递质系统有关。如用药物阻断脑干网状结构胆碱能系统的活动，动物的脑电图呈现同步化慢波，但行为上并无出现睡眠；若破坏脑桥蓝斑上部的去甲肾上腺素递质系统，脑电图的快波显著减少，此时如有感觉传入，动物仍能被短期唤醒，且脑电图呈现为快波。上述实验结果提示，脑电觉醒的维持与脑干网状结构的胆碱能系统和蓝斑上部的去甲肾上腺素递质系统有关。

（2）脑干网状结构与觉醒　动物实验证实，单纯切断特异性传导通路并不影响觉醒或睡眠；而毁损脑干网状结构可导致行为和脑电的睡眠状态；刺激中脑网状结构可唤醒处于睡眠中的动物，并使其脑电图呈现去同步化快波。上述结果表明，脑干网状结构的活动与觉醒的产生有关。一般将脑干网状结构内具有上行唤醒作用的功能系统称为网状结构上行激动系统（ascending reticular activating system），其上行唤醒作用主要通过非特异性投射系统实现。

来自外周的感觉传入信息和中枢多个部位的下行兴奋均可激活网状结构上行激动系统，维持觉醒状态。来自外周的感觉传入信息经脑干网状结构上传至丘脑的非特异性感觉中继核，并由此发出非特异性投射系统投射至整个大脑皮质，参与觉醒状态的维持。大脑皮质感觉运动区、额叶、眶回、颞上回、扣带回、海马、杏仁核和下丘脑等脑区通过下行纤维激活网状结构上行激动系统，也可参与觉醒状态的维持。

脑干网状结构内除了存在少量的胆碱能神经元外，大多数神经元为谷氨酸能神经元，多突触传递的特点使这一系统易于受药物的影响而发生传导阻滞。例如，巴比妥类药物可能就是通过阻断谷氨酸能系统的突触传递而发挥作用的。

（3）与觉醒有关的其他脑区　蓝斑的去甲肾上腺素能神经元、中缝背核的 5-羟色胺能神经元、脑桥头端被盖的胆碱能神经元、下丘脑结节乳头体核的组胺能神经元、基底前脑的胆碱能神经元、中脑黑质多巴胺能神经元和下丘脑外侧区的食欲肽［orexin，也称下丘脑泌素（hypocretin）］能神经元也与觉醒有关，相应的脑区也属于促觉醒区。脑干与下丘脑内与觉醒有关的脑区发出纤维，除了发生广泛的相互联系外，还可通过丘脑和前脑基底部上行至大脑皮质，参与觉醒的产生和维持。

（二）睡眠

睡眠（sleep）是指高等脊椎动物周期性出现的自发、可逆的生理性静息状态，表现为机体对外界刺激的反应性降低和意识的暂时中断。人的一生约 1/3 的时间是在睡眠中度过的，睡眠是人类生存所必需的生理过程。正常情况下，新生儿每天需要睡眠 18～20 h；以后，随着年龄的增长，每天所需的睡眠时间逐渐减少，健康成年人每天只需睡眠 7～9 h，老年人的睡眠时间则更少。

1. 睡眠的两种时相　根据睡眠过程中眼电图（electrooculogram，EOG）、脑电图和肌电图（electromyogram，EMG）的变化，可将睡眠分为非快速眼动睡眠（non-rapid eye movement sleep，NREMS）和快速眼动睡眠（rapid eye movement sleep，REMS）两种时相。

（1）睡眠各期的脑电图特征　根据脑电图的特征可将人的 NREMS 分为Ⅰ~Ⅳ期。在人类睡眠过程中，由于 δ 波出现在Ⅲ期和Ⅳ期，有时将这两个时期称为慢波睡眠（slow wave sleep，SWS）；而有些动物的慢波睡眠包括了 NREMS 的所有时期。

NREMS 的Ⅰ期即入睡期，脑电图中 α 波逐渐减少，出现 θ 波。Ⅱ期为浅睡期，脑电图呈现睡眠梭形波和 κ- 复合波。睡眠梭形波又称 σ 波，为 α 波的变异，频率为 12~14Hz，幅度稍低；κ- 复合波是 σ 波与 δ 波的复合，表现为先有一个向上的负向波，紧接着出现向下的正向波。Ⅲ期为中度睡眠期，脑电图中 δ 波占 20%~50%。随后进入Ⅳ期，即深度睡眠期，该期脑电图中的 δ 波占 50% 以上。

NREMS 后，如脑电图呈现与觉醒状态相似的不规则的 β 波，意味着进入了 REMS（图 10-50）。REMS 的脑电图呈现去同步化快波，但行为上却表现为睡眠状态，故又称之为快波睡眠（fast wave sleep，FWS）或异相睡眠（paradoxical sleep，PS）。

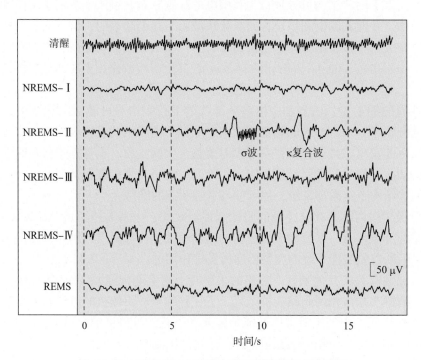

图 10-50　健康成年人觉醒与睡眠各期的脑电图特征

（2）睡眠各期的生理特征及其意义　睡眠时除了脑电图出现特征性变化外，还可出现机体的感觉功能、肌张力、自主神经系统功能活动和一些内分泌腺的分泌活动等方面的改变，而且 NREMS 和 REMS 具有不同的生理意义（表 10-17）。由于 REMS 副交感神经系统活动进一步加强，交感神经系统存在间歇性的加强，此期容易出现心绞痛、哮喘等疾病的夜间突然发作。

（3）睡眠两种时相的转换规律　睡眠是一动态过程，在整个睡眠过程中 NREMS 和 REMS 交替出现。人类进行睡眠时，一般首先由觉醒状态进入 NREMS。而 NREMS 需依次经历Ⅰ期、Ⅱ期、Ⅲ期和Ⅳ期，然后回到Ⅲ期、Ⅱ期，并由此进入 REMS。在第一个睡眠周期，NREMS 历时 80~120 min，REMS 历时 20~30 min。在整夜的睡眠过程中，NREMS

表 10-17　非快速眼动睡眠与快速眼动睡眠的生理特征及其意义的比较

比较项目	非快速眼动睡眠	快速眼动睡眠
脑电图	同步化慢波	去同步化快波
视、听、嗅、触等感觉功能	减退	进一步减退
肌张力	减弱	进一步减弱
快速眼球运动	罕见	常有
副交感神经系统活动	加强	进一步加强
交感神经系统活动	减弱	进一步减弱，但存在间歇性的加强
做梦机会	少	多
生理意义	促进生长（因腺垂体分泌生长激素↑）；促进体力恢复	有利于幼儿神经系统的成熟；促进学习、记忆活动；促进脑力与体力的恢复

和 REMS 两个时相交替 4～5 次，随着 NREMS 和 REMS 的交替，NREMS 的Ⅲ期、Ⅳ期的时间逐渐缩短，而 REMS 的时间逐渐延长（图 10-51）。与入睡时不同，NREMS 和 REMS 均可直接转为觉醒状态。健康成年人，NREMS 的持续时间约为总睡眠时间的 75%，REMS 约为总睡眠时间的 25%。

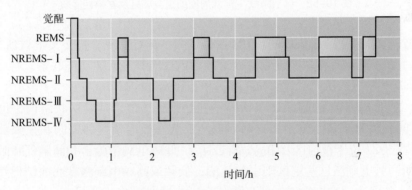

图 10-51　健康成年人睡眠过程中两种时相的转换规律

　　睡眠并不是一个从浅睡到深睡的连续过程，而是一个 NREMS 和 REMS 周期性交替的过程。人在 NREMS 较难自我醒觉，而在 REMS 则较易自我醒觉，因此，NREMS 属于生理上较深的睡眠；但是，处于 NREMS 的入睡者较易被外界刺激唤醒，处于 REMS 的入睡者则不易被唤醒，从外界唤醒来说，REMS 才是较深的睡眠。

　　健康成年人若持续觉醒 15～16 h 即可称为睡眠剥夺（sleep deprivation）。睡眠剥夺者很容易入睡。长期睡眠剥夺者若任其自然睡眠，则 NREMS 时间显著延长。如受试者一进入 REMS 即将其唤醒，即选择性地剥夺 REMS，但不缩短其 NREMS 的时间，数天后，受试者表现为直接由觉醒进入 REMS，而不是先进入 NREMS，而且在其自然睡眠的过程中出现 REMS 的补偿性增加，表现为 REMS 的出现次数和持续时间分别较正常明显增多和延长。

2. 睡眠的发生机制

（1）促进 NREMS 的脑区　下丘脑的腹外侧视前区（ventrolateral preoptic area，VLPO）是促进 NREMS 的最重要脑区，在 VLPO 内存在大量具促眠作用的 GABA 能神经元。前已述及，蓝斑的去甲肾上腺素能神经元、中缝背核的 5- 羟色胺能神经元、脑桥头端被盖的胆碱能神经元、下丘脑结节乳头体核的组胺能神经元和下丘脑外侧区的食欲肽能神经元等与觉醒的产生和维持有关，这些脑区属于促觉醒区。VLPO 内的 GABA 能神经元的纤维投射至促觉醒区，激活 VLPO 通过释放 GABA 抑制促觉醒区的活动，从而促进觉醒向 NREMS 转化（图 10-52）。

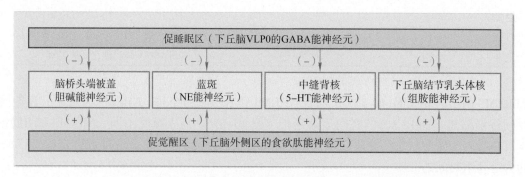

图 10-52　调节睡眠 - 觉醒周期的重要脑区及其神经递质

下丘脑视交叉上核为控制日节律的关键部位。研究发现，视交叉上核通过与 VLPO（促睡眠区）和下丘脑外侧区（促觉醒区）的食欲肽能神经元的功能联系，将昼夜节律的信息传递至这些脑区，从而对觉醒与睡眠的相互转换进行调节。

此外，促进 NREMS 的脑区还包括脑干促睡眠区（位于延髓网状结构，也称上行抑制系统）、间脑促睡眠区（位于下丘脑后部、丘脑髓板内核群邻旁区和丘脑前核）和基底前脑促睡眠区（位于视前区和 Broca 斜带区）。低频电刺激脑干和间脑促睡眠区可引起 NREMS，而高频电刺激这些脑区则引起觉醒；低频或高频电刺激基底前脑促睡眠区均可引起 NREMS 的发生。

（2）促进 REMS 的脑区　REMS 的发生和维持可能受控于 REMS 启动（REMS-on）神经元与 REMS 关闭（REMS-off）神经元之间的相互作用。REMS-on 神经元为位于脑桥头端被盖外侧区的胆碱能神经元，这些神经元在 REMS 出现强烈放电，NREMS 期放电频率较低。REMS-on 神经元在 REMS 的启动中起重要作用。REMS-off 神经元为蓝斑的去甲肾上腺素能神经元和中缝背核的 5- 羟色胺能神经元，其放电在 REMS 开始时几乎完全停止，然后在每个 REMS 结束处放电频率达最高，在 NREMS 期放电频率逐渐降至低水平。REMS-off 神经元可终止 REMS。

REMS-on 神经元的激活除了可引起快速眼球运动、脑电图呈现去同步化快波和四肢肌肉完全松弛等 REMS 的特征性表现外，还可引起脑桥 - 外侧膝状体 - 枕叶锋电位（ponto-geniculo-occipital spike，简称 PGO 锋电位）（图 10-53）。PGO 锋电位是指猫、猴等动物进入 REMS 后，在脑桥网状结构、外侧膝状体和枕叶皮质记录到的棘波。棘波（spike wave）是一种明显区分于背景活动的、一过性的、形似尖钉的多时相波，为一组神经元的

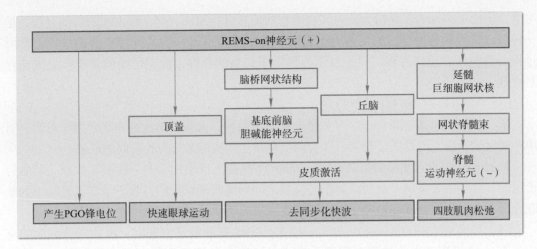

图 10-53　REMS-on 神经元启动 REMS 示意图

快速超同步化放电所致。PGO 锋电位与快速眼球运动几乎同时出现，一般认为，PGO 锋电位起源于脑桥的 REMS-on 神经元，是 REMS 的启动因素。

（3）主要的内源性促眠物质

1）腺苷：脑内腺苷的含量随觉醒时间的延长而升高，随睡眠时间的延长而降低。高水平的腺苷可促进 NREMS。实验证实，睡眠剥夺的动物，其前脑基底部等处的腺苷含量升高；咖啡的主要成分咖啡因可通过阻断腺苷与其受体结合而达到增强觉醒的效果。

基底前脑的胆碱能神经元可维持觉醒，而 VLPO 内的 GABA 能神经元可促进 NREMS。腺苷通过激活 A_1 受体，抑制基底前脑的胆碱能神经元的活动，通过激活 A_2 受体，兴奋 VLPO 内的 GABA 能神经元，从而产生促眠作用。

2）PGD_2：脑脊液中 PGD_2 的浓度变化与睡眠 – 觉醒周期一致，呈日节律变化。PGD_2 通过促进腺苷的释放产生促眠的作用。下丘脑视前区释放 PGD_2 增加时，睡眠的两个时相均延长；脑脊液中 PGD_2 的浓度随睡眠剥夺时间的延长而升高。

3）生长激素：在 NREMS 时相生长激素分泌增加，而分泌的生长激素又能促进 NREMS。下丘脑分泌的生长激素释放激素和生长抑素既可直接影响睡眠，也可通过调节生长激素的分泌间接地调节睡眠活动。实验发现，脑室内注射生长激素释放激素可使睡眠的两个时相均延长，而注射生长激素释放激素的抗体则得到相反的结果。

此外，白细胞介素 –1、干扰素和肿瘤坏死因子等细胞因子可促进 NREMS。从动物体内提取的催眠毒素（hypnotoxin）、S 因子（factor S）和 δ 促眠肽（delta sleep inducing peptide）等促眠因子（sleep promoting factor）也能起到促眠的作用。

第六节　脑的高级功能

一、学习和记忆

学习（learning）是指因训练或经验而获得新且相对持久的信息、行为模式或能力的过程。机体生活的外环境在不断变化，机体通过学习可获得适应外环境变化的新的行为或习惯。记忆（memory）是指大脑对客观事物的信息进行编码、储存和再现的认知过程，是一种对过去经验的保持和回忆能力。学习和记忆是密不可分的两种神经活动过程，学习过程必然包含着记忆过程，只不过学习侧重于信息的获得，而记忆则侧重于信息的储存与再现。

（一）学习的形式

学习的形式包括非联合型学习和联合型学习两种，人和动物通过非联合型学习学会对单一刺激的反应，通过联合型学习学会两个刺激之间或刺激与行为之间的联系。

1. 非联合型学习（nonassociative learning）　是指人或动物受到一次或多次单一刺激后形成的，并不需要将两个刺激或刺激与反应之间形成明确联系的过程。最常见且简单的非联合型学习包括习惯化和敏感化。

（1）习惯化（habituation）　为当一种非伤害性刺激重复出现时，机体对该刺激的反应逐渐减弱甚至消失的过程。利用无脊椎动物海兔的缩鳃反射可研究习惯化的产生机制。如用水流或毛笔轻触海兔的喷水管可引起呼吸鳃回缩，称为缩鳃反射。用这些非伤害性刺激反复刺激喷水管可引起感觉神经元轴突末梢 Ca^{2+} 通道逐渐失活，Ca^{2+} 内流逐渐减少，使神经递质谷氨酸释放量逐渐减少，可导致中间神经元和运动神经元上产生的 EPSP 幅度逐渐减小，海兔的缩鳃动作逐渐减弱甚至消失，产生习惯化（图 10-54）。人和动物通过习惯化这种学习形式，学会辨别非伤害性刺激，并在以后的生活过程中忽略该刺激的存在。

一组 10 个连续的轻触刺激可以产生持续数分钟的缩腮反射习惯化，四组间隔的 10 个连续的轻触刺激可产生持续数天乃至数周的缩腮反射习惯化。

（2）敏感化（sensitization）　为人或动物受到伤害性刺激或某种强刺激后，对其他弱刺激的反应明显加强的现象。海兔的缩鳃反射也可用于研究敏感化的产生机制，敏感化需易化性中间神经元的参与，其本质就是突触前易化。电击海兔的尾部，易化性中间神经元释放的神经递质引起感觉神经元轴突末梢 Ca^{2+} 通道开放时间延长，Ca^{2+} 内流增加，感觉神经元兴奋时递质释放量增加，最终使运动神经元活动加强，轻触海兔的喷水管引起的缩腮反射大为增强，产生敏感化（图 10-54）。

2. 联合型学习（associative learning）　是指人或动物学习时，外环境中两种刺激之间或刺激与自身行为之间建立联系的过程，包括经典条件反射和操作式条件反射等形式。

（1）经典条件反射（classical conditioned reflex）　是指将无关刺激和另一个带有奖赏或惩罚的非条件刺激进行多次联结，使无关刺激逐渐转变为条件刺激，之后当单独给予条件刺激时，也可引发非条件刺

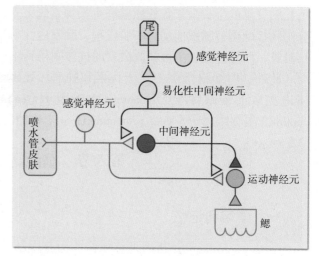

图 10-54　海兔缩鳃反射的习惯化和敏感化的神经机制

激所引起的反应。经典条件反射是 19 世纪末俄国生理学家巴甫洛夫在犬的实验中发现的，故又称巴甫洛夫条件反射（Pavlovian conditioned reflex）。

经典条件反射使人和动物学会两个刺激之间的联系。经典条件反射建立后，如只是反复施加条件刺激而不给予非条件刺激，所建立的条件反射即会逐渐减弱、最后消失，这个过程称为条件反射的消退。巴甫洛夫认为，条件反射的消退不是条件反射的丧失，而是一个新的学习过程，即条件刺激的出现预示非条件刺激不再到来。

（2）操作式条件反射（operant conditioned reflex） 是指人和动物通过完成某种动作或操作得到一个有意义的结果，即学会行为与刺激之间的联系。

建立操作式条件反射的经典实验是将一只饥饿的大鼠放入实验箱内，大鼠在箱内走动时如踩到杠杆即喂以食物，这种愉快的经历重复多次后，大鼠即学会了通过按压杠杆这种操作以得到食物，以后，大鼠饥饿了就去按压杠杆，由此建立了操作式条件反射。在这个实验过程中，按压杠杆是一种操作，而获得的食物则是一种强化刺激，强化刺激必须紧跟操作才能顺利建立操作式条件反射，如果两者时间间隔过长则无法建立这种条件反射。

（二）记忆的类型与遗忘

1. 记忆的类型　根据记忆的储存和提取方式，可将记忆可分为陈述性记忆和非陈述性记忆；根据记忆的保留时间长短，又可将记忆分为短时程记忆和长时程记忆。

（1）陈述性记忆和非陈述性记忆

1）陈述性记忆（declarative memory）：为以事实性的过去经验为内容的记忆。人通过学习储存了许多关于过去场景、事实和事件的记忆，这种记忆可进入意识系统，比较具体，可通过有意识的回忆并用语言加以描述，故称为陈述性记忆。通常所说的记忆多指陈述性记忆，这种记忆的形成有赖于海马和内侧颞叶等脑区的参与。但相对来说，这种记忆容易形成，也容易遗忘。

陈述性记忆又可分为情景记忆和语义记忆。以某个体在特定时间和空间内经历的情景或事件及与之相关的信息为内容的记忆称为情景记忆（episodic memory）。运用语言所必需的记忆称为语义记忆（semantic memory），语义记忆包括对语词的意义、语法规则、物理定律、数学公式及各种科学概念等知识的记忆。

2）非陈述性记忆（nondeclarative memory）：指个体对具体事物操作法则的记忆，也称程序记忆（procedural memory）或反射性记忆（reflexive memory）。这种记忆主要是对技巧和习惯的记忆，是在反复练习过程中逐渐形成的，机体无需通过回忆即可操作已经学会的技巧和习惯，这种记忆形成后往往不容易遗忘。

陈述性记忆和非陈述性记忆可相互转化。例如，人们刚开始学习演奏某乐器时，需要通过陈述性记忆，有意识地记住演奏的程序和技巧；然后，在反复练习的过程中，有意识的活动逐渐减少，而无意识的演奏过程和技巧性动作逐渐增加，最后形成非陈述性记忆，掌握了该乐器的演奏技巧。

（2）短时程记忆和长时程记忆　人类的记忆过程可分为感觉性记忆、第一级记忆、第二级记忆和第三级记忆四个阶段。前两个阶段属于短时程记忆，后两个阶段属于长时程记忆（图 10-55）。

1）短时程记忆（short-term memory）：指信息呈现后只能保持 1 min 内的记忆过程。

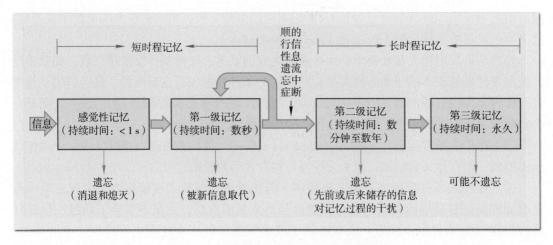

图 10-55 人类记忆过程的四个阶段示意图

这种记忆的特点是保持时间短，记忆容量有限，易受干扰。短时程记忆的内容要么被很快遗忘，要么转为长时程记忆。

在人类，短时程记忆包括感觉性记忆和第一级记忆两个阶段。感觉性记忆是指外界信息传入脑后未经加工就直接储存在感觉区，然后很快（一般不超过 1 s）被主动熄灭即自行消失，或被新的信息所取代，如通过视觉和听觉器官接收到的信息大多属于感觉性记忆。感觉性记忆是记忆的初级阶段，如果大脑对这些外界传入信息（如事实、语词和数字等）进行加工、整合，感觉性记忆可进入第一级记忆，但是，第一级记忆的保留时间也很短，通常仅为数秒到 1 min。第一级记忆的重要特征是储存的信息是属于即时应用性的，例如，查看一个新获得的且没有明显规律的手机号码后，马上可根据记忆进行拨号，如此人再查看第二个手机号码，则第一个号码常被遗忘。

2）长时程记忆（long-term memory）：指信息经过充分加工后，在大脑中保留 1 min 到数年乃至终身的记忆过程。与短时程记忆相比，长时程记忆的特点是保持时间长，记忆容量大。

在人类，长时程记忆包括第二级记忆和第三级记忆两个阶段。小部分第一级记忆储存的信息通过反复运用或多次强化可转入第二级记忆。第二级记忆持续数分钟到数年，通常还是容易被遗忘，遗忘的原因是先前或后来储存的信息对记忆过程的干扰，特别是先前的信息，而且在搜索记忆信息时所需的时间也较长。第三级记忆则是一种深刻在脑中的记忆，常可持续终生，自己的名字、性别和从 1 到 10 的数字等信息往往属于第三级记忆。

2. 遗忘（forgetting） 是指识记过的内容不能保留，或者再认和再现有困难的现象。据估计，大脑通过感觉器官接收的大量信息中，仅有约 1% 的信息可被较长期储存，其余大部分信息很快被遗忘，这种遗忘属于生理性遗忘，是一种正常的生理现象。但是，生理性遗忘并不意味着记忆痕迹完全消失，典型的例子就是复习已遗忘的信息较学习新知识容易得多。

遗忘症（amnesia）是一种由器质性原因（脑部疾患）或功能性原因（心理因素）引起的记忆障碍性疾病，可分为顺行性遗忘症和逆行性遗忘症两种类型。顺行性遗忘症

（anterograde amnesia）是指患者对于新发生的事情和经历不能形成记忆的一种精神病理状态，而过去已经形成的记忆则不受影响，这种遗忘症常见于慢性酒精中毒患者，也可见于脑自然衰老的早期及海马和颞叶皮质损伤患者，记忆障碍的发生与信息不能从第一级记忆转入第二级记忆有关。逆行性遗忘症（retrograde amnesia）是指患者对意识丧失发生之前的事情和经历丧失记忆的一种精神病理状态，但新近发生的事情和经历仍可形成记忆，第三级记忆也不受影响，常见于脑震荡、受到电击和麻醉的患者，其产生可能与第二级记忆发生紊乱有关。

（三）学习和记忆的机制

1. 学习与记忆的脑功能定位　近代神经生理学和神经外科的研究表明，大脑皮质联络区、海马及其邻近结构、丘脑、杏仁核和脑干网状结构等脑区参与了学习和记忆的活动，而这些中枢部位之间存在密切的纤维和功能联系。

大脑皮质联络区是指除感觉区、运动区等具有特定功能的脑区以外的广大皮质区域，其主要功能是完成高级的神经精神活动，包括学习和记忆。破坏大脑皮质联络区的不同部位可引起失语症、失用症等遗忘症。海马及其邻近结构参与长时程记忆的形成，若海马损伤可致短时程记忆不能转为长时程记忆。纹状体和小脑参与非陈述性记忆的形成。杏仁核受损可影响与恐惧有关的条件反射的建立。内侧颞叶包括海马及其附近的内嗅皮质、嗅周皮质和旁海马皮质。临床观察到，内侧颞叶和丘脑背内侧核均与陈述性记忆的形成密切相关，内侧颞叶的切除和丘脑背内侧核的损毁均可引起顺行性遗忘和部分逆行性遗忘，患者不能形成新的陈述性记忆。前额叶皮质损伤可引起情景记忆的缺陷。

2. 学习和记忆的神经生理机制　各种感觉信息传入中枢可引起与学习、记忆有关脑区内的神经元发生活动，由于中枢神经元之间存在交互式联系，在刺激停止后，这些神经元的活动不会立即消失，一般认为，这种后发放现象与感觉性记忆的形成有关。感觉信息传入中枢后，通过神经元之间形成的环路联系，还可形成持续时间更长的记忆。例如，始于海马旁回，经海马结构、乳头体、丘脑前核、扣带回再返回海马旁回的环路联系称为帕佩兹回路（Papez circle），也称海马环路，该环路的活动可能与第一级记忆的形成及第一级记忆转入第二级记忆有关。

学习和记忆的神经生理基础是突触的可塑性，包括突触形态的可塑性和突触传递功能的可塑性，前者主要表现为突触的数量（如新的突触联系的建立）和结构（如突触的大小和面积、突触间隙的宽度及活性区的大小等）的变化，后者主要表现为突触生理功能（如递质释放量、受体数量和通道敏感性等）的改变，两者均可致突触传递效能的增强或减弱。突触可塑性可发生在与学习、记忆有关的脑区，短时程突触可塑性包括突触易化、突触增强、突触强化和突触压抑，长时程突触可塑性包括长时程增强和长时程压抑。

3. 学习和记忆的神经生物化学机制　长时程记忆的建立有赖于脑内蛋白质的合成。动物实验证明，大白鼠在学习训练后，其海马神经元中蛋白质含量增加，而脑的其他部位的蛋白质含量则无改变；如每次在学习训练后 5 min 内给予阻断蛋白质合成的药物，则动物不能建立长时程记忆。

动物实验还证实，神经肽和神经递质对学习和记忆有调制作用。例如，促肾上腺皮质激素可促进记忆的保存和固定，血管升压素可防止正常动物条件反射的消退，缩胆囊素、P 物质、生长抑素和神经肽 Y 均有增强记忆的作用，而 β- 内啡肽则可损害记忆的巩固过程；中枢内的乙酰胆碱与近期记忆有关，去甲肾上腺素有利于信息的巩固与再现，5- 羟色胺、多巴胺和谷氨酸可增强记忆，而 γ- 氨基丁酸则损害记忆的保持。

二、语言和其他认知功能

语言是人类特有的一种认知功能，是人与人之间交流思想的重要手段。但是，大脑对语言的处理过程至今仍不清楚。一般认为，人的语言功能是在左、右半球功能分工的基础上两个半球的协同活动的结果。如大脑发生广泛或某些局部性损害，患者可出现语言功能的障碍。

（一）大脑皮质语言功能的一侧优势

脑的高级功能向一侧半球集中的现象称为一侧优势。人类左、右大脑半球无论在解剖结构上还是功能上均是不对称的，大部分人的与语言功能相关的脑区左半球较右半球发达，表现为左半球在语言功能上占优势，因而称之为语言优势半球（dominant hemisphere）。语言优势半球的形成除了与遗传有一定关系外，更重要的是与后天人类习惯使用右手有关（表 10-18）。人类在 3 岁以前语言优势半球尚未形成，左半球和右半球损伤对语言功能的影响无明显差别；10 ~ 12 岁时，虽然语言的一侧优势正在逐步建立，但如语言优势半球受损，尚有可能在另一侧半球建立新的语言中枢；成年后，由于语言优势半球已形成，语言中枢受损后很难在另一侧半球建立起新的语言中枢。

表 10-18　语言优势半球与惯用手的关系

惯用手	语言优势半球 /%		
	左半球	右半球	左、右半球
右利手	96	4	0
左利手	70	15	15
左右无差别	60	10	30

大部分人的右半球属于语言次要半球（minor hemisphere），但对于非语词性认识功能（如空间的分析、复杂图形的识别、音乐欣赏和分辨、复杂形状的触觉识别和语言的完整性综合等）来说，右半球起决定性作用。例如，右侧大脑皮质顶叶受损的患者虽没有骨骼肌的麻痹，但可出现穿衣困难，常将衬衣前后穿反或只将一只胳膊伸入袖子中，这称为穿衣失用症（dressing apraxia）；右侧大脑皮质顶叶、颞叶和枕叶结合处损伤的患者常分不清左、右侧，出现穿衣困难、不能绘制图表等表现；如损伤右侧大脑皮质额顶部，患者可出现失算症（acalculia），为一种计算能力丧失的认知障碍；右侧大脑皮质颞中叶受损的患者不能识别或辨认先前熟悉者的面孔，但是对其他物体的识别能力基本正常，出现面孔失认症（prosopagnosia）。

需要指出的是，语言的一侧优势现象是相对的，因为语言优势半球有一定的非语词性认识功能，语言次要半球也有一定的语词活动功能。人类左、右半球的功能并不是完全独立的，左、右半球通过胼胝体中的约 100 万根神经纤维相互联系，即一侧皮质的活动可通过胼胝体连合纤维向另一侧输送，使左、右半球相应脑区的功能具相关性，这对运动、感觉和语言等功能的完成具有重要的意义。

（二）大脑皮质的语言中枢

1. 大脑皮质的语言中枢范围　语言的生理学机制非常复杂，目前对语言中枢的大部分认识来源于分析脑损伤所致失语症患者的临床资料。大脑皮质的语言中枢主要有视觉语言中枢、听觉语言中枢、韦尼克语言中枢、书写语言中枢和说话语言中枢（图 10-56）。其中，视觉语言中枢、听觉语言中枢和韦尼克语言中枢属于语言的接受区，而书写语言中枢和说话语言中枢则为语言的执行区。因优势半球中的语言中枢受损而丧失运用语言或理解语言能力的现象称为失语症（aphasia）（表 10-19）。

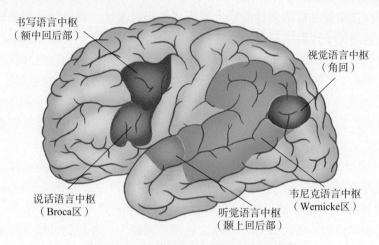

图 10-56　人类大脑皮质语言中枢示意图

表 10-19　大脑皮质语言中枢与失语症

语言中枢	部位（布罗德曼分区）	损伤后的失语症类型
视觉语言中枢	角回（39 区）	失读症
听觉语言中枢	颞上回后部（22 区）	感觉失语症
韦尼克语言中枢	角回、颞上回、颞中回后部和缘上回（39、22、37、40 区）	流畅失语症
书写语言中枢	额中回后部（6、8 区）	失写症
说话语言中枢	中央前回底部前方（44、45 区）	运动失语症

视觉语言中枢又称阅读中枢，位于角回，该脑区与文字的理解和图形识别密切相关，若受损可出现失读症（alexia），表现为患者看不懂原来认识的文字，虽然其视觉和其他语言功能活动均正常。

听觉语言中枢位于颞上回后部，其功能是听到、理解别人的语言和调整自己的语言。此脑区受损后，患者可出现感觉失语症（sensory aphasia），表现为患者虽然能听到别人讲话，但因不能理解讲话的意思，对别人的问话常答非所问。

韦尼克语言中枢即 Wernicke 区，包括角回（视觉语言中枢）、颞上回（听觉语言中枢）、颞中回后部和缘上回等脑区，这些脑区是处理来自躯体感觉、视觉和听觉皮质感觉信息的主要皮质联络区，对于文字和语言的理解、识别及构建至关重要。Wernicke 区病变的患者可出现流畅失语症（fluent aphasia），虽然患者的语言输出是流畅的，但由于对视觉性和听觉性语言输入的理解均严重受损，他们构建并拼凑起来的语句没有任何意义，由于患者未意识到自己说话存在缺陷，为尽量表达自己的意思，常表现为说话过度，而且患者还有严重的阅读障碍。

书写语言中枢位于额中回后部，邻近中央前回的手肌运动区，主管书写功能。此中枢受损后，患者的写字、绘图等精细动作发生障碍，称为失写症（agraphia）。

说话语言中枢即 Broca 区，位于中央前回底部前方，毗邻运动皮质，主管说话功能。Broca 区病变患者的与发音有关的骨骼肌并没有麻痹，所以能发音，但常不能用词语进行口头表达，即存在明显的口语表达障碍；其听理解相对保留，对单词和简单陈述句可正确理解，但对复杂的句子理解困难或理解错误，称为运动失语症（motor aphasia）。

弓状束为联系 Broca 区和 Wernicke 区的神经束，可协调语言的理解和执行功能。弓状束受损可造成 Broca 区和 Wernicke 区的功能发生分离，患者的理解能力良好，语言流畅，但常用错误的词或声音替换正确的词或声音，因患者自知口语缺陷，常因纠错而发生口吃，这种失语症称为传导性失语症（conduction aphasia）。传导性失语症是流畅失语症的另一种表现。

2. 各语言中枢之间的功能联系　大脑皮质语言中枢一般位于优势半球，但各语言中枢并不是孤立存在的，它们之间有着密切的功能联系。例如，经典的 Wernick-Geschwind 语言处理模型就描述了这些语言中枢之间的关系（图 10-57）。该模型认为，受试者从看到某一物体到说出该物体名称或者朗读课文的神经通路为：外界物体或文字的视觉信息依次经视网膜、外侧膝状体、初级视皮质（17 区）传至高级视皮质（18、19 区），然后经角回（39 区）传至 Wernicke 区（22 区），Wernicke 区将视觉信息加工成词的语声表象并形成语音模式后，再经弓状束投射至 Broca 区，后者经运动皮质的面部代表区发动发声器官骨骼肌的运动，受试者说出该物体的名称。受试者复述一个听到的词的神经通路为：听觉信息依次经耳蜗、听神经、内侧膝状体、初级听皮质（41、42 区）传至 Wernicke 区，在该处形成词的听感知和语音模式后，再经弓状束投射至 Broca 区，后者经运动皮质的面部

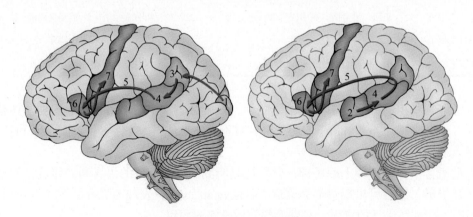

**图 10-57　读出一个写着的词（左）和复述一个听到的词（右）
所涉及的脑区及其纤维联系示意图**

1：初级视皮质；2：初级听皮质；3：角回；4：Wernicke 区；5：弓状束；6：Broca 区；
7：运动皮质的面部代表区。

代表区启动发声器官的运动，受试者说出听到的词语。虽然临床上用 Wernick-Geschwind 模型可解释一些失语症现象，但是，实际上，大脑皮质对语言的加工机制远较 Wernick-Geschwind 模型复杂。

数字课程学习……

📺 教学 PPT　　　　📝 自测题　　　　🖨 复习思考题

第十一章
内分泌

内分泌系统（endocrine system）是指由内分泌腺和散在分布于某些组织器官中的内分泌细胞组成的分泌激素的系统。由内分泌细胞构成的没有导管的腺体称为内分泌腺（endocrine gland），人体的主要内分泌腺有垂体、甲状腺、胰岛、肾上腺、甲状旁腺和性腺等。有的内分泌细胞散在分布于下丘脑、心脏、肺、肝、肾、胃肠道和脂肪等组织中。此外，有些激素需在组织器官中转化而生成，例如皮肤、肝和肾联合生成的 1,25- 二羟维生素 D_3。

腺上皮可进行外分泌或内分泌。外分泌（exocrine）是指腺泡细胞产生的物质通过导管分泌到体内管腔或体外的分泌形式，如胰腺分泌胰液、唾液腺分泌唾液等；而内分泌（endocrine）则是指内分泌细胞将激素直接分泌到体液中以调节靶细胞功能的分泌形式，如胰岛 B 细胞分泌胰岛素等。激素作用的特定器官、组织和细胞分别称为靶器官（target organ）、靶组织（target tissue）和靶细胞（target cell），激素作用的腺体称为靶腺（target gland）。内分泌细胞分泌的或在组织器官中转化生成的激素通过调节靶器官、靶组织或靶细胞的功能，协调和整合全身细胞的活动，以实现维持机体的稳态、调节新陈代谢、促进机体的生长发育及调节生殖过程等功能。

目前认为，内分泌系统是一个由各种内分泌细胞、激素和靶细胞组成的完整网络，这种内分泌网络并不是孤立发挥作用的，内分泌系统的活动常与神经系统、免疫系统紧密结合在一起，形成神经 – 内分泌 – 免疫网络，通过这三者之间复杂的网络联系，整合机体的功能以维持正常的生命活动。

第一节　激素概述

一、激素的来源与作用的终止

激素（hormone）是指由内分泌细胞分泌或在组织器官中转化而生成的，需经体液传递发挥作用的高效能生物活性物质。激素的递送方式包括远距分泌、旁分泌、神经分泌、自分泌、胞内分泌和腔分泌等。

激素主要有三个来源（表 11–1）：①经典的内分泌腺，包括腺垂体、甲状腺、甲状旁腺、胰岛、肾上腺、性腺、松果体和胸腺等；②具有其他特定功能的器官，如下丘脑、心脏、肾、肝和胃肠道等器官，除了可执行内分泌以外的其他重要功能外，还具有分泌激素的能力；③在某些组织器官中经转化生成，如在肺生成的血管紧张素 II 和在肾生成的 1,25- 二羟维生素 D_3。

表 11-1　人体内主要激素的来源及其化学性质

器官或组织	分泌或转化生成的激素	化学性质
腺垂体	生长激素（growth hormone，GH）	肽类
	催乳素（prolactin，PRL）	肽类
	促甲状腺激素（thyroid-stimulating hormone，TSH）	蛋白质类
	促肾上腺皮质激素（adrenocorticotropic hormone，ACTH）	肽类
	卵泡刺激素（follicle-stimulating hormone，FSH）	蛋白质类
	黄体生成素；间质细胞刺激素（luteinizing hormone，LH；interstitial cell stimulating hormone，ICSH）	蛋白质类
甲状腺	四碘甲腺原氨酸（tetraiodothyronine，T_4）	胺类
	三碘甲腺原氨酸（triiodothyronine，T_3）	胺类
	降钙素（calcitonin，CT）	肽类
甲状旁腺	甲状旁腺激素（parathyroid hormone，PTH）	肽类
肾上腺	肾上腺素（adrenaline，Ad；epinephrine，E）	胺类
	去甲肾上腺素（norepinephrine，NE；noradrenaline，NA）	胺类
	皮质醇（cortisol）	类固醇类
	醛固酮（aldosterone，Ald）	类固醇类
卵巢	雌二醇（estradiol，E_2）	类固醇类
	孕酮（progesterone，P）	类固醇类
	抑制素（inhibin）	蛋白质类
睾丸	睾酮（testosterone，T）	类固醇类
	抑制素（inhibin）	蛋白质类
下丘脑	生长激素释放激素（growth hormone releasing hormone，GHRH）	肽类
	生长激素释放抑制激素（growth hormone release-inhibiting hormone，GHIH）；生长抑素（somatostatin，SST）	肽类
	催乳素释放因子（prolactin releasing factor，PRF）	肽类
	催乳素释放抑制因子；多巴胺（prolactin release-inhibiting factor，PIF；dopamine，DA）	胺类
	促甲状腺激素释放激素（thyrotropin-releasing hormone，TRH）	肽类
	促肾上腺皮质激素释放激素（corticotropin-releasing hormone，CRH）	肽类
	促性腺激素释放激素（gonadotropin-releasing hormone，GnRH）	肽类
	血管升压素/抗利尿激素（vasopressin，VP/antidiuretic hormone，ADH）	肽类
	缩宫素（oxytocin，OT）	肽类
胰岛	胰岛素（insulin）	蛋白质类
	胰高血糖素（glucagon）	肽类
	生长抑素（somatostatin）	肽类
心脏	心房钠尿肽（atrial natriuretic peptide，ANP）	肽类
肾	红细胞生成素（erythropoietin，EPO）	肽类
	1,25-二羟维生素 D_3（1,25-dihydroxyvitamin D_3）	类固醇类
胃	促胃液素（gastrin）	肽类
	生长抑素（somatostatin）	肽类
	促生长激素释放素（ghrelin）	肽类

续表

器官或组织	分泌或转化生成的激素	化学性质
肠	促胰液素（secretin）	肽类
	缩胆囊素（cholecystokinin，CCK）	肽类
	胰高血糖素样肽（glucagon-like peptide，GLP）	肽类
	抑胃肽（gastrin inhibitory peptide，GIP）	肽类
	胃动素（motilin）	肽类
肝	胰岛素样生长因子（insulin-like growth factor，IGF）	肽类
肺	血管紧张素Ⅱ（angiotensin Ⅱ，Ang Ⅱ）	肽类
脂肪组织	瘦素（leptin）	肽类
	脂联素（adiponectin）	肽类
胎盘	人绒毛膜促性腺激素（human chorionic gonadotropin，hCG）	肽类
	人绒毛膜生长激素（human chorionic somatomammotropin，hCS）	肽类
松果体	褪黑素（melatonin）	胺类
胸腺	胸腺素（thymosin）	肽类
各种组织	前列腺素（prostaglandin，PG）	类二十烷酸

所有激素的信号转导过程均存在终止机制，以避免激素对靶细胞的持续和不受控制的刺激。激素分泌的刺激因素的去除、激素清除机制的作用及大量的胞内机制都可终止靶细胞内的信号转导过程，例如。①激素分泌调节系统使内分泌细胞适时停止分泌激素；②激素与受体解离；③分解第二信使的酶的活性增强；④激素作用的受体被靶细胞内吞；⑤激素在肝、肾等器官和血液循环中被降解。⑥信号转导过程中生成的中间产物限制自身的信号转导过程。需要注意的是激素终止机制的过度活跃可能导致激素抵抗的出现。

二、激素的化学结构分类

激素可根据其来源、生物学作用或化学结构进行分类。根据激素的化学结构可将其分为肽和蛋白质类激素、胺类激素及脂类激素。

（一）肽和蛋白质类激素

肽和蛋白质类激素（peptide and protein hormone）主要包括腺垂体激素、降钙素、甲状旁腺激素、下丘脑调节肽、胰岛素、胰高血糖素和胃肠激素等，其种类繁多，体内分布广泛，各激素的相对分子质量大小存在很大差异，相对分子质量最小的肽类激素是仅由三个氨基酸构成的促甲状腺激素释放激素，相对分子质量最大的蛋白质类激素的多肽链可由200多个氨基酸残基构成。

遵循蛋白质合成的一般规律，肽和蛋白质类激素的合成涉及转录、翻译和翻译后修饰等步骤，其中，翻译后修饰可发生在内质网、高尔基体和分泌囊泡。合成的肽和蛋白质类激素一般储存在内分泌细胞的分泌囊泡中，当细胞受到刺激时可通过胞吐的方式释放出来。意味着这类激素的分泌不是持续进行的，激素的分泌是对刺激所作出的一种反应。

肽和蛋白质类激素多为亲水激素（hydrophilic hormone），除胰岛素样生长因子和生长激素外，主要以非结合的形式（即游离型）在血液中存在和循环，因此激素的生物半衰期往往较短。有的肽类激素分子很小，可以具有生理活性的形式出现在尿液中，如妊娠试验就是基于妊娠妇女尿液中人绒毛膜促性腺激素（hCG）的存在。由于肽和蛋白质类激素口服后在消化道内很容易被消化酶分解，需要时必须通过注射给药，如果是小肽，还可以通过黏膜（舌下或鼻内）给药。

（二）胺类激素

胺类激素（amine hormone）多为氨基酸的衍生物，主要包括甲状腺激素、肾上腺素、去甲肾上腺素、多巴胺和褪黑素等。甲状腺激素为含碘酪氨酸的缩合物；肾上腺素、去甲肾上腺素和多巴胺属儿茶酚胺类物质，为酪氨酸衍生物；褪黑素为色氨酸的衍生物。

儿茶酚胺类激素合成后储存在内分泌细胞的分泌颗粒，在机体需要时释放至血液中，这些激素均属亲水激素，在血液中多以游离型的形式进行运输。儿茶酚胺类激素的生物半衰期较短，只有几分钟，可被胞内的酶灭活。甲状腺激素为亲脂激素（lipophilic hormone），绝大部分以与血浆蛋白结合的形式在血液中存在和循环，其半衰期较长，但只有游离型的甲状腺激素才能进入靶细胞内产生生物学效应。

（三）脂类激素

脂类激素（lipidic hormone）是指以脂质为原料合成的激素，主要包括类固醇激素（steroid hormone）和脂肪酸衍生物激素（fatty acid derivative hormone），前者为胆固醇的衍生物，后者为脂肪酸的衍生物。

1. 类固醇激素　合成原料均为胆固醇，生物活性较强的类固醇激素主要包括皮质醇、醛固酮、雌二醇、孕酮、睾酮和 1,25-二羟维生素 D_3 等，其中，前五种激素均含有环戊烷多氢菲母核的四环结构及其侧链，故也称为甾体激素，而 1,25-二羟维生素 D_3 的环戊烷多氢菲的四环结构中的 B 环被打开，故也称固醇激素（sterol hormone）。

类固醇激素属于亲脂激素，大部分以与血浆运载蛋白结合的形式存在。由于这些激素分子小且有脂溶性，可直接透过细胞膜进入胞内，通过影响基因表达而发挥生物学作用；近来还发现，靶细胞的膜受体可介导类固醇激素的快速非基因组效应。类固醇激素在胃肠道中很容易被吸收，通常可以通过口服给药。

2. 脂肪酸衍生物激素　主要是指类二十烷酸（eicosanoid）化合物，包括前列腺素族、血栓烷类（thromboxane）和白三烯类（leukotriene）等。由于这类激素的合成原料均为膜磷脂，因此几乎所有的细胞都具有生成类二十烷酸激素的能力。类二十烷酸激素很不稳定，半衰期很短，通常主要通过旁分泌或自分泌的形式作用于局部组织或细胞。虽然类二十烷酸激素为亲脂激素，但是，其生物学效应可通过膜受体或核受体介导。

三、激素的作用机制

激素经体液运输作用于靶细胞，通过识别并与靶细胞的特异受体结合，启动胞内信号转导途径，对靶细胞产生生物调节效应，最后经多种机制终止激素的作用。激素受体一般为大分子蛋白质，可分为膜受体和核受体。根据激素所作用的受体的类型不同，激素又可分为两大组群，即 I 组激素和 II 组激素。

（一）核受体介导的作用机制

主要经核受体介导的信号转导途径发挥作用的激素称为 I 组激素，包括类固醇激素、甲状腺激素和 1,25- 二羟维生素 D_3 等（表 11-2）。核受体存在于胞质或胞核内，这类受体实际上是配体依赖性转录调节因子，即与配体结合后通过在胞核内调节基因表达而发挥作用。类固醇激素分子小且有脂溶性，可直接透过细胞膜进入胞内，继而先后与胞质受体和核内受体结合，通过影响基因表达而发挥生物学作用；此外，靶细胞的膜受体还可介导类固醇激素的快速非基因组效应。游离型的甲状腺激素可进入靶细胞的胞核内，并通过与核内受体结合产生生物学效应。甲状腺激素受体位于胞核内，未结合甲状腺激素的甲状腺激素受体抑制基因的转录，而受体与甲状腺激素结合后可激活基因转录。因此，在缺乏甲状腺激素的情况下，甲状腺激素受体起抑制因子的作用，一旦该受体与甲状腺激素结合，受体随即转化为激活因子，从而刺激甲状腺激素诱导的基因转录。

（二）膜受体介导的作用机制

经膜受体介导的信号转导途径发挥作用的激素称为 II 组激素，包括肽和蛋白质类激素、儿茶酚胺类激素等（表 11-2）。II 组激素不能通过细胞膜的脂质双分子层，通常需要经靶细胞的膜受体介导并启动相应的跨膜信号转导途径产生调节效应。II 组激素作用的膜受体位于靶细胞细胞膜的脂质双分子层中，主要包括 G 蛋白耦联受体和酶联型受体，在这些受体介导的跨膜信号转导通路中，存在 cAMP、IP_3、DG、Ca^{2+} 和 cGMP 等第二信使机制及酪氨酸激酶和鸟苷酸环化酶机制等。

表 11-2　激素的作用机制

激素种类	信号转导通路	激素实例
I 组激素	核受体	皮质醇、醛固酮、雌二醇、孕酮、睾酮、甲状腺激素和 1,25- 二羟维生素 D_3
II 组激素	膜受体 -G 蛋白耦联受体	
	AC 机制（cAMP）	促肾上腺皮质激素释放激素、生长激素释放抑制激素、促甲状腺激素、促肾上腺皮质激素、卵泡刺激素、黄体生成素、血管升压素（V_2 受体）、甲状旁腺激素、降钙素、胰高血糖素、肾上腺髓质激素（β_1 和 β_2 受体）和绒毛膜促性腺激素等
	PLC 机制（IP_3、DG、Ca^{2+}）	促甲状腺激素释放激素、生长激素释放激素、促性腺激素释放激素、血管升压素（V_1 受体）、缩宫素、肾上腺髓质激素（α_1 受体）和血管紧张素 II 等
	膜受体 - 酶联型受体	
	酪氨酸激酶机制	胰岛素、胰岛素样生长因子、生长激素、催乳素、缩宫素、红细胞生成素和瘦素等
	鸟苷酸环化酶机制（cGMP）	心房钠尿肽和一氧化氮等

四、激素作用的一般特性

虽然激素及其受体的种类繁多，其来源和化学性质复杂，但激素对靶细胞功能的调节作用还具有一些共同的特性。

（一）激素的信使作用

在体液调节过程中，激素的作用是将内分泌细胞发出的调节信息传送至靶细胞。激素在细胞间的通信联络中仅起着"化学信使"的作用，激素与靶细胞的特异性受体结合后，既不能增加新的反应，也不提供额外的能量，只是使靶细胞固有的生理、生化过程加强或减弱，因此，激素属于第一信使。

（二）激素作用的相对特异性

激素只选择性地作用于靶器官、靶组织和靶细胞，称为激素作用的特异性。靶细胞之所以能识别激素，是因为在靶细胞中分布有能与该激素发生特异性结合的受体。激素与受体相互识别并发生特异性结合后，经过胞内复杂的信号转导机制，从而产生相应的生物学效应。激素作用的特异性取决于激素本身的化学结构、激素受体的类型及表达该受体的细胞类型。激素的特异性受体的分布范围决定了该激素的作用范围，如促甲状腺激素只作用于甲状腺，而生长激素、胰岛素几乎作用于所有的组织、器官，这些现象的存在就与激素受体的分布范围有关。但激素作用的特异性是相对的，有的激素可与多种受体结合。例如，生长激素和催乳素的化学结构较相似，两者的作用有交叉重叠；糖皮质激素可与醛固酮受体结合，产生醛固酮样作用。

（三）激素的高效能生物放大效应

虽然在生理状态下血液中激素的浓度多在 nmol/L 至 pmol/L 的数量级，但激素的生物学作用往往十分显著，其主要原因是激素与受体结合后引发的信号转导过程是一个高效能的生物放大系统，所以，这些低浓度激素的作用往往十分强大。据估计，一分子的促甲状腺激素释放激素与受体结合后可刺激腺垂体释放 10 万个促甲状腺激素分子；1 mol 胰高血糖素作用于肝，最终可生成 3×10^6 mol 的葡萄糖。临床上，如激素的分泌量超出正常范围，势必会引起机体功能的显著改变，产生各种临床症状或体征。

（四）激素间的相互作用

机体的许多生理功能常受多种激素的共同调节，这些激素在发挥其生物学作用时常表现出协同作用、拮抗作用、允许作用和竞争作用等现象。

1. 协同作用（synergistic action）是指多种激素联合作用所产生的总效应大于各激素单独效应之和的现象。例如肾上腺素、皮质醇和胰高血糖素均具有升高血糖的效应，但这些激素联合起来的升高血糖效应远大于各激素单独效应之和，即这三种激素在升高血糖方面具有协同作用（图 11-1）。同样，生长激素和胰岛素或者生长激素与甲状腺激素在促生长方面也存在协同作用。

2. 拮抗作用（antagonistic action）是指不同激素对同一生理功能产生相反的调节作用。例如，胰岛素可降低

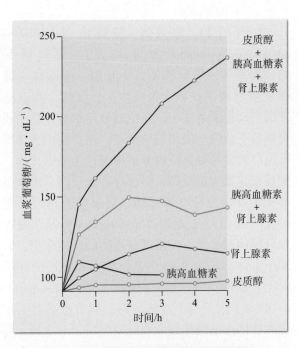

图 11-1　**肾上腺素、皮质醇和胰高血糖素升高血糖的协同作用**

血糖，与许多激素的升糖效应相拮抗；降钙素可降低血钙，与甲状旁腺激素的升高血钙效应相拮抗。

3. 允许作用（permissive action）　有的激素本身对某一特定器官、组织或细胞不能直接发生作用，但这种激素的存在可使另一种激素的作用明显增强，激素的这种支持性作用称为允许作用。例如，糖皮质激素本身不具有收缩血管平滑肌的效应，但糖皮质激素的存在可使去甲肾上腺素的缩血管作用加强，此即糖皮质激素的允许作用。

4. 竞争作用（competitive action）　是指化学结构类似的多种激素竞争结合同一受体的现象。例如醛固酮与孕激素在化学结构上有相似性，均可与醛固酮受体结合，但醛固酮与醛固酮受体的亲和力远高于孕激素，因此醛固酮在较低浓度时即可产生生物学效应，而孕激素只有在浓度较高时才能通过竞争作用与醛固酮受体结合，从而减弱醛固酮的效应。

五、激素分泌的调控

激素的分泌包括合成和释放两个过程。由于许多激素呈生物节律性分泌，故血浆中激素浓度的变化可表现为脉冲式或周期性波动。脉冲式波动是指在两次分泌高峰之间几乎没有激素的分泌，两次分泌高峰之间的间隔时间短的只有几分钟，长的可达数小时，如生长激素、黄体生成素的基础分泌就呈节律性脉冲式分泌；有的激素的血浆浓度变化呈现周期性波动的特征，如血液中生长激素和褪黑素浓度均表现为典型的昼夜节律性变化的特点，女性的生殖激素表现为月周期性波动。激素的脉冲式和周期性分泌对维持机体正常的内分泌功能和激素发挥其正常生理作用至关重要。一般认为，激素的脉冲式和周期性分泌节律受体内生物钟的控制。此外，激素的分泌还受到体液因素、自主神经系统、营养物质和无机盐等因素的调控。

（一）体液调节

1. 下丘脑 – 腺垂体 – 靶腺轴（hypothalamus-adenohypophysis-target gland axis）　主要包括下丘脑 – 腺垂体 – 甲状腺轴、下丘脑 – 腺垂体 – 肾上腺皮质轴和下丘脑 – 腺垂体 – 性腺轴。在这些闭环的自动控制系统中，高位内分泌细胞分泌的激素可调节下位内分泌细胞的活动，而下位内分泌细胞分泌的激素可对高位内分泌细胞产生反馈作用，这种反馈多数为负反馈，但也存在正反馈。控制激素分泌的反馈途径有长反馈、短反馈和超短反馈三种（图 11–2）。长反馈（long-loop feedback）是指靶腺分泌的激素对下丘脑或腺垂体的反馈作用，短反馈（short-loop feedback）是指腺垂体分泌的促激素对下丘脑的反馈作用，而超短反馈（ultrashort-loop feedback）则是指下丘脑分泌的调节激素对下丘脑促垂体区小细胞神经元的反馈作用。下丘脑 – 腺垂体 – 靶腺轴的活动是维持血中甲状腺激素、糖皮质激素和性激素水平相对稳定的基本调节方式，轴系

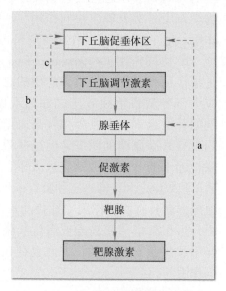

图 11–2　**下丘脑 – 腺垂体 – 靶腺轴的多轴系反馈调节**

a：长反馈；b：短反馈；c：超短反馈。

调节环路中任何一个环节发生障碍均可破坏相应激素的分泌稳态，导致内分泌疾病的发生。

2. 其他激素的调节　在某些情况下，内分泌细胞本身就是另一种激素的靶器官。如腺垂体的 GH 分泌细胞受下丘脑分泌的生长激素释放激素和生长抑素的双重调控；胰岛内 B 细胞分泌胰岛素的功能受到胰高血糖素和生长抑素的旁分泌调节。

3. 激素的自我反馈调节　有的激素的分泌受到自身的反馈性调节，例如，当肾上腺髓质嗜铬细胞内肾上腺素含量增加到一定程度时，通过抑制苯乙醇胺氮位甲基移位酶的活性，阻止肾上腺素的进一步合成；肾小管上皮细胞内 1,25- 二羟维生素 D_3 合成过多时，通过抑制 1α- 羟化酶的活性，减少 1,25- 二羟维生素 D_3 的生成。

（二）营养物质或无机盐的直接反馈调节

许多激素的分泌接受血浆中特定营养物质或无机盐浓度的直接反馈调节。血液中营养物质或无机盐的浓度与激素的分泌之间形成了一个简单的控制回路，在这个回路中，营养物质或无机盐的浓度调控激素的分泌，而激素通过其作用改变营养物质或无机盐的浓度，从而维持血液中营养物质或无机盐浓度的稳态。例如，血浆葡萄糖浓度的升高可直接刺激胰岛素的分泌，而胰岛素作用于肝、骨骼肌和脂肪组织，抑制肝糖原分解和糖异生、促进糖原合成和外周组织对葡萄糖的摄取和利用，使血糖浓度恢复至正常水平。另一个例子是甲状旁腺激素对血钙浓度稳态的维持，血浆 Ca^{2+} 浓度的降低直接刺激甲状旁腺激素的分泌，而甲状旁腺激素作用于骨和肾等组织，使血浆 Ca^{2+} 浓度升回正常水平（图 11-3）。

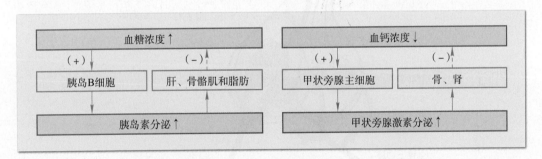

图 11-3　营养物质（左）和无机盐（右）的直接反馈调节

（三）神经调节

中枢神经系统内的神经元或自主神经系统通过神经递质直接调控内分泌细胞的分泌活动，这是激素分泌调控的关键组成部分。例如，下丘脑释放的多巴胺可抑制腺垂体催乳素的分泌；交感神经节前纤维末梢释放的乙酰胆碱可促进肾上腺髓质激素的合成和释放；胰岛素和胰高血糖素的分泌受交感和副交感神经的双重调节。

在激素分泌的神经反射性调节过程中，下丘脑是将神经系统和内分泌系统联系在一起的重要枢纽，机体内、外环境的各种刺激最终可通过影响下丘脑神经内分泌细胞的分泌活动，实现对机体的内分泌功能乃至整体功能活动进行高级整合，使激素的分泌活动更加适应机体的功能需求，适应环境的变化，以维持机体的稳态。

第二节　下丘脑与垂体内分泌

下丘脑（hypothalamus）为位于丘脑腹侧的脑组织，被第三脑室分成左、右两半。下丘脑的一些神经元兼有神经元和内分泌细胞的功能，其分泌的激素可直接进入血液，对靶细胞的功能进行调节。垂体（hypophysis，pituitary）为位于蝶鞍垂体窝内的一个内分泌器官，借漏斗与下丘脑相连，可分为腺垂体（adenohypophysis）和神经垂体（neurohypophysis）两部分。垂体分泌的激素可调节甲状腺、肾上腺皮质和性腺等靶腺的活动，刺激乳汁的分泌与射出，促进机体的生长及促进集合管对水的重吸收等。由于下丘脑与垂体无论是在结构上还是在功能上均有着密切的关系，因此可将两者合称为下丘脑–垂体功能单位（hypothalamus–hypophysis functional unit），该功能单位是内分泌系统的调控中枢，包括下丘脑–腺垂体系统和下丘脑–神经垂体系统两部分（图 11-4）。

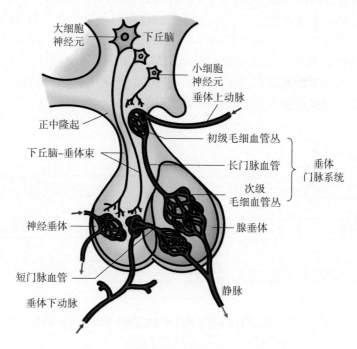

图 11-4　下丘脑和垂体间的结构与功能联系

一、下丘脑–腺垂体系统内分泌

下丘脑与腺垂体发生双向功能联系的结构基础是垂体门脉系统（hypophyseal portal system），由垂体门微静脉及其两端的初级和次级毛细血管丛构成。在下丘脑内侧基底部（包括弓状核、视交叉上核、正中隆起、腹内侧核、室周核和室旁核内侧等）存在下丘脑促垂体区（hypothalamic hypophysiotropic area），其中分布有胞体较小、轴突较短的小细胞神经元（parvocellular neuron），这些神经元合成的激素在轴突末梢释放入漏斗处的初级毛细血管丛后，由垂体门微静脉内的血液将这些激素运输至腺垂体远侧部的次级毛细血管丛，调节腺垂体各种腺细胞的分泌活动。

（一）下丘脑调节激素

1. 下丘脑调节激素及其作用 由下丘脑促垂体区小细胞神经元分泌的、调节腺垂体腺细胞分泌活动的激素称为下丘脑调节激素（hypothalamic regulatory hormone）。根据激素的功能可将下丘脑调节激素分为两类，一类为"促释放激素"，另一类为"释放抑制激素"。属于肽类的下丘脑调节激素又称为下丘脑调节肽（hypothalamic regulatory peptide，HRP），包括生长激素释放激素、生长激素释放抑制激素、促甲状腺激素释放激素、促肾上腺皮质激素释放激素和促性腺激素释放激素五种，这些激素的化学结构均已明确。而化学结构尚未明确的下丘脑调节激素暂称"因子"，如催乳素释放因子和催乳素释放抑制因子，但现已明确，催乳素抑制因子实际上是多巴胺（表 11-3）。

表 11-3 下丘脑调节激素对腺垂体激素的调节

下丘脑调节激素	腺垂体效应
促甲状腺激素释放激素（TRH）	TSH ↑、PRL ↑
促肾上腺皮质激素释放激素（CRH）	ACTH ↑
促性腺激素释放激素（GnRH）	LH ↑、FSH ↑
生长激素释放激素（GHRH）	GH ↑
生长激素释放抑制激素（GHIH）	GH ↓、TSH ↓、ACTH ↓、LH ↓、FSH ↓、PRL ↓
催乳素释放因子（PRF）	PRL ↑
催乳素释放抑制因子（PIF, DA）	PRL ↓

注：GH，生长激素；TSH，促甲状腺激素；ACTH，促肾上腺皮质激素；LH，黄体生成素；FSH，卵泡刺激素；PRL，催乳素。

下丘脑调节激素除在下丘脑促垂体区产生外，在中枢的其他部位或外周组织中也有生成。而且，这些激素除了可调节腺垂体内分泌功能外，几乎均具有广泛的垂体外作用。

2. 下丘脑调节激素分泌的调控

（1）神经调节 中枢神经系统几乎所有区域均与下丘脑有纤维联系，各种兴奋性或抑制性的输入到达中枢神经系统后，通过释放肽类（如脑啡肽、β-内啡肽）或单胺类递质（主要有 NE、DA 和 5-HT）作用于下丘脑促垂体区的小细胞神经元，调节下丘脑调节激素的分泌。例如，当机体受到应激刺激时，传入信息作用于下丘脑，促进 CRH 的分泌；当机体受到寒冷刺激时，传入信息可促进 TRH 的分泌。此外，某些下丘脑调节激素呈现出受生物钟控制的、很强的生物节律性分泌。

（2）下丘脑、腺垂体和靶腺激素的反馈调节 下丘脑 - 腺垂体 - 靶腺轴中的靶腺激素、腺垂体激素和下丘脑调节激素可分别对下丘脑的小细胞神经元产生长反馈、短反馈和超短反馈作用，这些反馈大多是负反馈，可使下丘脑调节激素的分泌保持相对稳定。例如，应激刺激引起 CRH 的分泌增加，从而依次促进 ACTH 和糖皮质激素的分泌，而血浆糖皮质激素浓度的升高可对下丘脑 CRH 神经元和腺垂体 ACTH 的细胞产生负反馈作用，防止出现糖皮质激素的过度分泌。这种糖皮质激素对上位腺体的负反馈作用对于终止应激时的 ACTH 反应至关重要，因为过量的糖皮质激素可对机体免疫功能和代谢反应等方面产生具有潜在破坏性的影响。虽然 PRL 没有靶腺，但 PRL 的分泌调节系统也存在负反馈，因为 PRL 本身可刺激下丘脑分泌多巴胺，而多巴胺又可抑制催乳素的分泌，PRL 对下丘脑的这种反馈作用属于短反馈。

（3）其他激素的调节　有许多下丘脑－腺垂体系统以外的激素参与对下丘脑－腺垂体系统的内分泌功能的调节。例如，正常情况下雌二醇的分泌不接受 PRL 的调控，但雌二醇可促进 PRL 的分泌。

（二）腺垂体激素

经典的腺垂体激素主要有 GH、PRL、TSH、ACTH、LH 和 FSH 六种。其中，TSH、ACTH、LH 和 FSH 属于有靶腺的促激素（tropic hormone），参与下丘脑－腺垂体－靶腺轴的构成；GH 和 PRL 属于无靶腺激素，这两种激素作用于靶细胞，可调节机体的物质代谢、生长发育、乳腺发育与乳汁生成等。

1. 人生长激素（human growth hormone，hGH）　是一种由腺垂体 GH 分泌细胞分泌的肽类激素，具有促生长、调代谢的功能，受下丘脑－腺垂体－肝轴等因素的调节。

（1）一般特性　循环血液中存在多种 GH，约 75% 的 hGH 由 191 个氨基酸残基组成，其相对分子质量为 22.65×10^3，称为 22k hGH，此外，还有 5% ~ 10% 为 20k hGH。hGH 的化学结构与 PRL 和人胎盘催乳素（hPL）类似，因此这些激素的作用有一定的交叉重叠，即 hGH 和催乳素均可以成为对方受体的激动剂而发挥作用。由于 GH 具有种族特异性，除了猴的生长激素外，从其他动物腺垂体中提取的生长激素对人类无效。

血液中约有 50% 的 22k hGH 以与生长激素结合蛋白（GH-binding protein，GHBP）结合的形式存在，其余以游离型的形式存在，两者之间保持动态平衡。hGH 与 GHBP 的结合既可在循环血液中形成 hGH 的储备库，又可防止 hGH 经肾小球滤过从尿液中丢失。hGH 的生物半衰期只有 6 ~ 20 min，肝和肾是激素降解的主要部位。

GH 是腺垂体中含量最高的激素，健康成年人每克腺垂体组织的平均含量为 8.5 mg，每日分泌量为 500 ~ 800 μg。健康人血液中的 GH 基础水平女性稍高于男性，儿童高于成年人。

GH 的分泌具明显的昼夜节律性，GH 的夜间分泌量约占全天分泌量的 70%。正常情况下，GH 呈脉冲式分泌，因此，血液 GH 浓度的变动幅度很大，可在 0 ~ 30 ng/mL 波动（图 11-5）。除非知道采样时间，否则血清 GH 浓度测定值的临床价值很小。目前，对 GH 的脉冲式释放的机制和这种分泌模式的意义尚不完全了解。

（2）作用机制　GH 既可以通过激活靶细胞膜上的 GH 受体产生直接效应，也可通过促进胰岛素样生长因子的分泌，产生间接效应。

1）生长激素及其受体：GH 受体（growth hormone receptor，GHR）属于细胞因子-GH-PRL-红细胞生成素受体家族的成员，广泛分布于肝、骨骼肌、脂肪组织、骨和软骨、脑、肾、心和免疫细胞等处，GH 有两个受体结合位点，可与两个 GHR 的胞外结构域结合，导致 GHR 二聚化（dimerization）。受体二聚化后，其胞内结构域招募胞质中具有酪氨酸激酶活性的 JAK 激酶 2（Janus kinase 2，JAK2）等信号分子并使之激活，再通过多条信号转导通路，调节靶细胞的基因转录、代谢物的转运和蛋白激酶的活性等，产生促进生长、调节物质代谢等多种生物学作用。

2）胰岛素样生长因子及其受体：GH 的部分作用是通过胰岛素样生长因子（insulin-

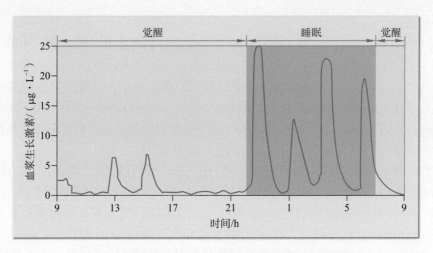

图 11-5 健康成年人 24 h 血液中生长激素浓度的变化

like growth factor，IGF）实现的。IGF 也称生长素介质（somatomedin），目前已发现的 IGF 包括 IGF-1 和 IGF-2。IGF 在结构上与胰岛素相似，IGF-1 和 IGF-2 的氨基酸序列有 62% 相同。IGF-1 是成年人 IGF 的主要形式，IGF-2 是胎儿 IGF 的主要形式。循环血液中的 IGF 约 95% 来源于肝，其余的 IGF 可由软骨、肌肉和脊髓等组织合成。

GH 刺激肝产生 IGF-1、胰岛素样生长因子结合蛋白（insulin-like growth factor-binding protein，IGFBP）和酸不稳定亚基（acid labile subunit，ALS）。循环血液中的 IGF-1 通过与血浆中 IGFBP 和 ALS 结合生成 IGFBP-ALS-IGF-1 复合物进行运输，从而使 IGF-1 的生物半衰期长达 12 h。

IGF-1 和 IGF-2 都可通过 1 型 IGF 受体（type 1 IGF receptor）发挥作用。1 型 IGF 受体与胰岛素受体的结构十分类似，是一个由两个 α 和两个 β 亚单位构成的四聚体，位于膜外的 α 亚单位有激素的结合位点，β 亚单位的膜内结构域具有酪氨酸激酶的活性。1 型 IGF 受体可与 IGF-1、IGF-2 和胰岛素结合，但与 IGF-1 的亲和力最高。IGF-2 除了能与 1 型 IGF 受体结合外，也与 2 型 IGF- 甘露糖 -6- 磷酸受体（type 2 IGF-mannose-6-phosphate receptor）结合，这种受体与胰岛素受体不同，为单次跨膜受体，受体上没有具有酪氨酸激酶活性的结构域。

（3）生物学作用　GH 可以直接或者通过 IGF 间接作用于靶器官，产生促进生长、调节物质代谢的作用。

1）生长激素的直接促生长作用：GH 的促生长作用为其远期疗效（long-term effect），这种作用在胎儿期并不重要，在出生后逐渐开始发挥作用，并在青春期达到顶峰。GH 几乎可以促进所有组织、器官的生长，使细胞体积增大、数量增加，其中对骨骼、骨骼肌和内脏器官的促生长作用尤为显著。

GH 可促进软骨、长骨和骨膜的生长。在长骨的骨骺闭合前，GH 可直接促进软骨前体细胞分化，使发育中的位于长骨骨干和骨骺之间的软骨层即骺板［epiphyseal plate；也称生长板（growth plate）］加宽，骨基质沉积，促进骨的纵向生长。此外，GH 还通过促进骨转换来增加骨形成，骨转换（bone turnover）是指骨组织中旧骨吸收和新骨形成的一种更新替换过程。

如果人在青春期前缺乏 GH，患者表现为身材矮小，但智力一般正常，此即生长激素缺乏性侏儒症（growth hormone deficiency dwarfism）。若青春期前 GH 持久过度分泌，则表现为巨人症（gigantism）。如果骨骺闭合后出现生长激素的持久过度分泌，患者表现为以骨骼、软组织和内脏增生为主要特征的肢端肥大症（acromegaly），此时 GH 主要引起外加生长（appositional growth），即刺激软骨膜内的骨祖细胞增殖分化为软骨细胞并添加在原有软骨组织的表面，使软骨增大而不是长骨的进一步延长。

2）生长激素对物质代谢的直接调节作用：GH 的调节物质代谢作用为其即时效应（acute-term effect），其作用一般在数分钟内即可出现。①蛋白质代谢：GH 是一种蛋白质合成激素，可促进靶细胞对氨基酸的摄取并用于合成蛋白质，并可抑制蛋白质分解，从而使蛋白质合成量超过分解量，尿素的生成量减少，表现为正氮平衡（positive nitrogen balance）。肌肉随年龄的增长而出现萎缩的部分原因就是 GH 分泌减少。②脂肪代谢：GH 是一种脂解激素，可促进脂肪分解。激素敏感性脂肪酶（hormone-sensitive lipase）是一种催化胞内三酰甘油分解的关键酶，GH 可激活激素敏感脂肪酶，促进脂肪分解，并因此升高血液游离脂肪酸的水平；GH 还能增加骨骼肌和肝对游离脂肪酸的摄取和氧化，特别在禁食期间，从而使更多的脂肪被用于产生能量，使机体的能量来源由糖代谢转向脂肪代谢。③糖代谢：GH 对糖代谢的影响主要继发于其促进脂肪分解的作用。GH 使血中游离脂肪酸增加，而游离脂肪酸增加可抑制骨骼肌和脂肪组织对葡萄糖的摄取和利用，使血糖浓度升高；GH 还能通过降低骨骼肌和脂肪组织对胰岛素的敏感性使血糖浓度升高。如 GH 长期分泌过多可诱导胰岛素抵抗的出现，最终导致 2 型糖尿病。但是，与胰高血糖素和肾上腺素相比较，GH 的升高血糖浓度作用温和且缓慢。

3）胰岛素样生长因子的生物学作用：GH 的间接作用是通过 IGF 实现的，IGF 是调节细胞增殖、分化和代谢的多功能激素。① IGF-1 的生物学作用：GH 刺激肝、骨骼肌、肾、骨和软骨等组织分泌 IGF-1，IGF-1 是一种小肽，可通过远距分泌、旁分泌和自分泌的方式产生促进生长、调节物质代谢的作用。具体来说，IGF-1 可促进骨骼、软骨和软组织的生长，促进成骨细胞增殖及胶原和骨基质的合成。IGF-1 还可促进 DNA、RNA 和蛋白质的合成；但对脂肪代谢的影响较弱；与胰岛素不同，IGF-1 只通过促进外周组织对葡萄糖的摄取和利用从而产生降血糖的作用。血中 IGF-1 水平与儿童生长发育密切相关。在青春期性激素开始产生时，由于下丘脑－腺垂体－肝轴的调定点较高，这导致 GH 和 IGF-1 的分泌较多，这是长骨在青春期生长迅速的原因。虽然在骨骺闭合后长骨的外加生长仍在继续，但长度的增长停止了。② IGF-2 的生物学作用：IGF-2 主要在胚胎期产生，可促进组织生长、降低血糖，对胎儿的生长起重要作用。但是，目前对这种激素作用的了解尚不够深入。GH 除了上述的直接和间接作用外，还可影响机体免疫应答的多个方面，包括 B 淋巴细胞的活化和抗体的产生、自然杀伤细胞和巨噬细胞的活性及 T 淋巴细胞功能。GH 还参与对情绪和行为的调节，是应激反应中的重要激素之一。

（4）分泌的调节 GH 的分泌受到下丘脑－腺垂体－肝轴、代谢因素、其他激素及睡眠、应激、运动、饥饿和肥胖等不同生理状态的调节。

1）下丘脑－腺垂体－肝轴：腺垂体 GH 分泌细胞的分泌活动受到下丘脑调节激素、GH、IGF-1 和促生长激素释放素的调节（图 11-6）。①下丘脑调节肽对生长激素分泌的调节：GH 的分泌受下丘脑分泌的 GHRH 和 GHIH 的双重调节，通常认为在整体条件下 GHRH 的作用占优势。下丘脑主要通过 GHRH 刺激 GH 的分泌。GHRH 与腺垂体 GH 分泌细胞的 GHRH 受体结合，通过 Gs-cAMP-PKA 信号转导通路，促进 GH 的合成和释放、诱导 GH 分泌细胞的增殖。GH 的脉冲式分泌与 GHRH 的脉冲式分泌相关。下丘脑还可通过 GHIH 抑制腺垂体 GH 的合成和释放。GHIH 与腺垂体 GH 分泌细胞的 GHIH 受体结合，通过 Gi-cAMP-PKA 信号转导通路，抑制 GH 的基础分泌与运动、低血糖、精氨酸和 GHRH 所致的 GH 分泌，但对 GH 分泌细胞的增殖无直接抑制作

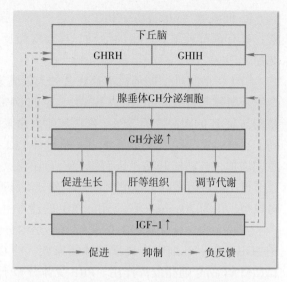

图 11-6　下丘脑 - 腺垂体 - 肝轴对生长激素分泌的调节

用。②GH 和 IGF-1 对下丘脑和腺垂体的反馈作用：血液中 GH 浓度升高可通过短反馈机制抑制下丘脑 GHRH 的释放，还可能经自分泌的方式直接抑制其自身的分泌。GH 刺激肝产生 IGF-1，而 IGF-1 通过经典的长反馈回路作用于下丘脑，抑制 GHRH 的分泌、增加 GHIH 的分泌，对 GH 的分泌起间接抑制作用，或者直接作用于腺垂体，抑制 GH 的合成和分泌。③促生长激素释放素的作用：现在认为，与 GHRH 和 GHIH 一样，促生长激素释放素是一种调节 GH 分泌的内源性物质。促生长激素释放素是一种主要在胃中合成并可作用于中枢神经系统的脑 - 肠肽，在下丘脑弓状核、胰腺、肾和肝等处也有少量的合成。禁食期间，空腹可刺激促生长激素释放素的表达。这种激素除了可促进食欲、减少机体的能量消耗外，还具有与 GHRH 类似的作用。在 GH 分泌的调节中，促生长激素释放素可直接促进 GH 的释放，或通过促进 GHRH 的分泌、抑制 GHIH 的分泌对 GH 的分泌起间接促进作用。但是，该激素在调节人体 GH 释放方面的整体作用尚未完全阐明。

2）代谢因素的调节作用：GH 是一种升血糖激素，急性低血糖是刺激 GH 分泌的最强代谢因素。低血糖通过促进 GH 的分泌，减少外周组织对葡萄糖的摄取和利用，从而优先保证脑组织的葡萄糖供应。血中某些氨基酸（如精氨酸）的增加也可有效地刺激 GH 的分泌，从而有利于机体对这些物质的利用。高血糖和血液中游离脂肪酸的增加则抑制 GH 的分泌。GH 激发试验就是利用胰岛素或精氨酸等激发手段诱导 GH 的分泌，通过观察 GH 峰值的变化，判断 GH 有无缺乏。

3）其他激素的调节作用：雌激素、雄激素和甲状腺激素均能促进 GH 的分泌，且对 IGF-1 的分泌和骨成熟也有直接影响。此外，血管升压素、促甲状腺激素释放激素和胰高血糖素也能促进 GH 的分泌，而皮质醇则可抑制 GHRH 引起的 GH 的分泌。

4）几种不同生理状态的调节作用：应激刺激、运动和饥饿均可刺激 GH 的分泌。肥胖可抑制 GH 的分泌，这可能与胰岛素抵抗和血中游离脂肪酸的增加等有关。GH 在非快速眼动睡眠期分泌明显增加，在转入快速眼动睡眠后分泌减少；一般在入睡后 1 h 左右血中 GH 浓度达高峰。

2. 催乳素（prolactin，PRL） 是一种由腺垂体 PRL 分泌细胞合成与释放的肽类激素，具有调节乳腺和性腺的活动、参与应激反应等功能，其分泌主要受下丘脑多巴胺的调控。

（1）一般特性 循环血液存在多种人催乳素（human prolactin，hPRL），其中，由 199 个氨基酸残基构成的 hPRL 占 hPRL 总量的 60%~80%，其相对分子质量为 22×10^3，序列结构与 hGH 的同源性为 35%。健康成年人血浆中 PRL 的基础浓度为 0.5~0.8 μg/dL，女性高于男性，特别是在女性妊娠期，腺垂体 PRL 分泌细胞的数量可因雌激素水平的升高而急剧增加，且功能旺盛，从而使 PRL 分泌量大幅度增加。人血浆 PRL 浓度变化也存在昼夜节律（睡眠时最高，清醒时最低）和分泌脉冲。PRL 不与血浆蛋白结合，因此半衰期相对较短，仅为 20 min 左右。清除 PRL 的器官主要是肝和肾。

（2）生物学作用 PRL 的靶细胞不是内分泌细胞，靶细胞上的 PRL 受体属于细胞因子–GH–PRL–红细胞生成素受体超家族，与 GHR 同属一个超家族，因此 PRL 也是通过 JAK/STAT 信号通路发挥作用。PRL 受体分布于乳腺、卵巢和脑等不同区域，因此 PRL 的生物学作用也不局限于乳腺和性腺，但男性 PRL 的生理作用尚不完全清楚。

1）对乳腺的作用：在妊娠期，PRL 可促进乳腺的生长发育；在哺乳期，PRL 可始动并维持乳汁的分泌。青春期女性乳腺的发育主要依赖 GH 对间质和脂肪组织的作用。在妊娠期，乳腺的发育最为显著，这是由胎盘分泌了大量的雌激素和孕激素所致，雌激素可促进乳腺导管的发育，孕激素则促进乳腺小叶和腺泡的发育，而且雌激素还可促进腺垂体分泌大量的 PRL，从而使乳腺得以进一步发育。此时，虽然乳腺已为泌乳做好准备，但由于大量的雌激素和孕激素可抑制 PRL 的作用，所以并无乳汁的分泌。产后，胎盘娩出，血液中雌激素和孕激素的水平急剧降低，PRL 降至妊娠前的水平，但乳腺 PRL 受体发生了上调，此时，新生儿吸吮乳头可反射性地刺激 PRL 的分泌，而 PRL 可促进乳腺上皮细胞摄取葡萄糖和氨基酸，并增加酪蛋白（casein）、乳清蛋白（lactalbumin）、乳糖和乳脂的合成，发动并维持乳腺泌乳。

2）对性腺的作用：PRL 对卵巢、睾丸功能的调节作用很复杂，小剂量和大剂量 PRL 对性腺活动有双相的调节作用。①卵巢：PRL 对卵巢功能有双相调节作用。低水平的 PRL 促进 LH 受体的生成，从而促进雌激素和孕激素的合成、促进排卵和黄体生成。高水平的 PRL 则抑制 GnRH 的释放，使促性腺激素分泌细胞对 GnRH 的反应和卵巢对 LH 的反应均降低。在高催乳素血症的早期，PRL 抑制卵泡成熟，引起黄体发育不全和黄体期缩短；如高催乳素血症持续存在，排卵前的雌激素峰消失，导致月经稀少甚至闭经，患者因无排卵而不育。高水平 PRL 对 GnRH 的抑制在临床上具有重要意义。例如催乳素瘤（prolactinoma）是最常见的垂体功能性腺瘤，高催乳素血症是导致女性不孕症的重要原因。闭经–溢乳综合征（amenorrhea-galactorrhea syndrome）患者出现的闭经、溢乳和不孕就与血中 PRL 水平异常升高有关。另外，哺乳行为可刺激 PRL 的分泌，这可能与哺乳期闭经有关。然而，只有 24 h 内非常有规律的哺乳才能使哺乳女性处于 PRL 诱导的无排卵状态，因此，哺乳期闭经对大多数妇女来说并不是一种有效或可靠的避孕方法。②睾丸：PRL 也能影响男性睾丸的功能。在存在睾酮的情况下，PRL 可促进精囊腺和前列腺的生长，PRL 还可通过增加 LH 受体数量，使睾丸间质细胞对 LH 的敏感性提高，从而增加睾酮的合成。但是，高催乳素血症的男性患者，血中 PRL 浓度过高可抑制 GnRH、FSH、LH 和睾酮的分泌，使精子生成减少，可导致男性不育。

3）参与应激反应：在应激状态下，血中 PRL 浓度的升高与 ACTH、GH 的浓度升高同时出现，应激刺激撤除后 PRL 浓度即可逐渐恢复至正常水平。可见，PRL 是应激反应中腺垂体分泌的三大激素之一。

4）调节免疫功能：PRL 可促进淋巴细胞的增殖，促进 B 淋巴细胞分泌 IgG 和 IgM，T 淋巴细胞分泌的 PRL 以旁分泌或自分泌的方式调节免疫细胞的功能。

5）其他：由于 PRL 与 GH 结构的相似性，PRL 有弱的 GH 的作用；PRL 还可在生育和母性行为上起部分作用。

（3）分泌的调节 PRL 的分泌既受到下丘脑调节激素的双重调控，也受到 PRL 的反馈性调节（图 11-7）。

1）下丘脑调节激素：PRL 的分泌受到多巴胺（DA）和催乳素释放因子（PRF）的双重调控，前者抑制 PRL 的分泌，后者促进 PRL 的分泌。切断垂体柄可导致血中 PRL 浓度的升高，这表明平时 PRL 的分泌主要受到 DA 的紧张性抑

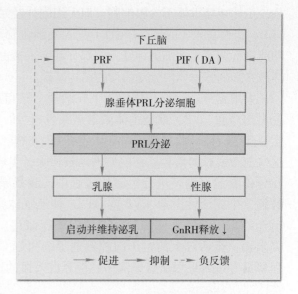

图 11-7 催乳素分泌的调节

制作用。① DA：下丘脑 DA 能神经元在正中隆起处分泌的 DA 经垂体门脉系统血液的运输，作用于腺垂体 PRL 分泌细胞细胞膜上的 D_2 受体，经 G_i-AC-cAMP-PKA 信号转导通路抑制 PRL 的分泌。因此，多巴胺受体激动剂（如溴隐亭、卡麦角林和喹高利特）可用于高 PRL 血症的治疗。此外，PRL 的分泌也受到 GHIH、GABA、皮质醇和甲状腺激素的抑制。哺乳时婴儿吸吮乳头引起的 PRL 分泌是一种经典的神经 - 内分泌反射。吮吸乳头可反射性地抑制正中隆起处 DA 的释放，减弱 DA 对 PRL 分泌细胞的紧张性抑制作用，从而引起 PRL 释放量激增。② PRF：可能成为 PRF 的物质包括 TRH、缩宫素、血管活性肠肽和神经降压素等，其中，TRH 在 DA 的生理性抑制存在时就能发挥作用，缩宫素、血管活性肠肽和神经降压素只是在 DA 抑制性作用消失时才发挥作用。TRH 作用于 PRL 分泌细胞膜上的 TRH 受体，对 PRL 的分泌有强大的促进作用，然而，尚不清楚 TRH 促进 PRL 分泌的生理意义。

2）PRL 的反馈调节：如血中 PRL 浓度升高，PRL 与下丘脑 DA 能神经元细胞膜上的 PRL 受体结合，通过促进 DA 的分泌，抑制腺垂体 PRL 分泌细胞分泌 PRL。

3. 促激素 腺垂体分泌的促激素包括 TSH、ACTH、LH 和 FSH，其中，TSH 的靶腺是甲状腺，ACTH 的靶腺是肾上腺皮质，LH 和 FSH 的靶腺是卵巢或睾丸，这些促激素与上级的下丘脑和下级的内分泌靶腺构成下丘脑 - 腺垂体 - 靶腺轴，这是一种典型的自动控制系统，可使血液中各种相关激素的分泌水平适合当时机体功能活动的需要。

二、下丘脑 – 神经垂体系统内分泌

下丘脑视上核和室旁核内的大细胞神经元（magnocellular neuron）的轴突在漏斗柄中下行并形成下丘脑 – 垂体束，其末梢最终终止于神经垂体。神经垂体是下丘脑的延伸结构，虽然神经垂体不含腺细胞，但大细胞神经元轴突末梢在神经垂体内释放的血管升压素（VP）和缩宫素（oxytocin, OT）进入毛细血管后，经血液运输至靶细胞，并对靶细胞的功能进行调节。大细胞神经元的部分轴突末梢也可终止于正中隆起等处，这可能是神经垂体激素影响腺垂体内分泌活动的结构基础。

大细胞神经元的胞体位于下丘脑视上核和室旁核。胞体内质网合成的前血管升压素原由信号肽、VP、神经垂体激素运载蛋白 – Ⅱ（neurophysin–Ⅱ）和糖蛋白组成；前缩宫素原除了有信号肽和糖蛋白外，还有 OT 和神经垂体激素运载蛋白 – Ⅰ（neurophysin–Ⅰ）。这些前激素原的信号肽在内质网内被切除，生成的激素原在高尔基体被修饰成分泌囊泡。在分泌囊泡沿轴突进行运输的过程中，激素原被激素原转化酶（prohormone convertase）酶解，生成活性激素（VP 或 OT）、神经垂体激素运载蛋白和糖蛋白，这些物质最后被运至终止于神经垂体的轴突末梢中进行储存。如大细胞神经元兴奋，神经冲动传至轴突末梢，激活膜上的电压门控钙通道，引起 Ca^{2+} 内流，后者触发囊泡内容物经出胞过程释放并进入毛细血管血流中，但释放入血的这些囊泡内容物中，只有 VP 和 OT 具有生物活性。

VP 和 OT 都是九肽，由六肽环和三肽侧链构成，但两者肽链的第 3 位和第 8 位的氨基酸残基不同。由于 VP 和 OT 存在一定的结构相似性，故其作用存在部分交叉重叠，如 VP 有一定的收缩子宫平滑肌的作用，而 OT 有一定的抗利尿作用。血液中的 VP 和 OT 以游离型的形式存在，因此可被肾迅速清除，其半期很短，血中 VP 的半衰期为 6 ~ 10 min，OT 为 3 ~ 4 min。

（一）血管升压素

血管升压素（VP）也称抗利尿激素（ADH），由于人 VP 肽链中的第 8 位氨基酸为精氨酸，故又称精氨酸血管升压素（arginine vasopressin, AVP）。VP 相对分子质量低，且以游离型存在于血液中，因此容易被肾小球滤过，并随尿液排出。

1. 作用机制　VP 的生物学效应是由血管升压素受体（vasopressin receptor, VPR）介导的。VPR 属 G 蛋白偶联受体，迄今为止已发现 V_1、V_2 和 V_3 三种亚型，这些受体亚型在表达部位、信号转导通路和生理作用等方面均存在差异（表 11-4）。

表 11-4　血管升压素受体的亚型及其生理作用

比较项目	V_1（即 V_{1a}）	V_2	V_3（即 V_{1b}）
表达部位	血管平滑肌、肝、中枢神经系统等	集合管主细胞的基底侧膜	腺垂体 ACTH 分泌细胞等处
信号转导通路	Gq–PLC–IP_3–Ca^{2+} 和 DG–PKC	Gs–AC–cAMP–PKA	Gq–PLC–IP_3–Ca^{2+} 和 DG–PKC
主要生理作用	引起血管平滑肌收缩；促进肝糖原分解；作为神经递质调节交感神经的活动	促进水孔蛋白 2 插入主细胞的顶端膜	促进 ACTH 的分泌

2. 生物学作用 在正常饮水的情况下，血浆中 VP 的浓度仅为 0.1 ~ 0.4 ng/L。随着血浆 VP 浓度的升高，首先产生的是抗利尿效应，只有当 VP 浓度升至更高水平时才能产生缩血管和升压效应。

（1）抗利尿作用 肾集合管的主细胞是 VP 的主要靶细胞，VP 与主细胞基底侧膜 V_2 受体结合后，通过增加主细胞顶端膜中水孔蛋白 2 的数量，增大顶端膜对水的通透性，从而促进远曲小管后段和集合管对水的重吸收，导致尿液浓缩和尿量减少，最大限度地减少水的排出（详见第八章）。

VP 缺乏或过量均可导致疾病。VP 分泌不足或肾对 VP 反应缺陷而引起的综合征称为尿崩症，其特点是多尿、烦渴、低比重尿和低渗尿。颅脑损伤、肺部疾患、恶性肿瘤及某些药物使 VP 过量释放引起的综合征称为抗利尿激素分泌失调综合征（syndrome of inappropriate secretion of antidiuretic hormone），表现为水潴留、尿排钠增多及稀释性低钠血症。

（2）缩血管作用 生理状态下，由于 VP 的基础水平很低，且有动脉压力感受器反射的调控，VP 的缩血管和升高血压的效应并不显著。如患者出现血管扩张性休克（vasodilatory shock），其血中 VP 水平可升高至生理水平的 100 倍以上，此时，VP 与血管平滑肌的 V_1 受体结合，引起血管收缩，外周阻力增大，VP 的这种缩血管升压作用在血管扩张性休克的早期尤为重要。

此外，中枢神经系统中的 VP 还具有加强记忆、促进 ACTH 释放、作为神经递质调节交感神经的活动和镇痛等作用。

3. 分泌的调节 VP 的分泌主要受血浆晶体渗透压、循环血量和动脉血压等因素的调节（详见第八章），但血浆晶体渗透压的变化比血压或循环血量变化更有效，而循环血量的显著减少又可增强渗透压感受器对血浆晶体渗透压变化的敏感性和反应性。机体对 VP 分泌的调节对于维持细胞外液量、渗透压和动脉血压的相对稳定具有重要的意义。

（二）缩宫素

OT 没有明显的基础分泌，哺乳时婴儿吸吮乳头、分娩时胎儿对子宫颈的牵张刺激及性交均可反射性地刺激 OT 的释放。

1. 作用机制 OT 的生理作用需经靶细胞膜上的 OT 受体介导。OT 受体属于 G 蛋白耦联受体，主要表达在乳腺和子宫等组织。OT 与其受体结合后，通过 G_q 激活磷脂酶 C，使 IP_3 和 DG 生成增加，进而引起胞质 Ca^{2+} 浓度升高，导致乳腺肌上皮细胞或子宫平滑肌收缩。

2. 生物学作用 在女性，OT 的主要靶器官是妊娠子宫和哺乳期的乳房，可促进子宫收缩和刺激乳腺射乳。但是，OT 在男性中的确切作用尚不完全清楚。

（1）促进子宫收缩 对非孕子宫来说，OT 促进子宫收缩的作用较弱。因雌激素可增加子宫对 OT 的敏感性，而孕激素则会降低这种敏感性，所以该作用的大小还取决于女性处于月经周期的哪个阶段。

妊娠期间，母体循环血液中的 OT 浓度并不发生变化；只有在分娩开始后，血液中的 OT 水平随产程的进展而逐渐增加，并在胎儿娩出前达峰值。而且，随着妊娠时间的延长，子宫的 OT 受体逐渐发生上调；至分娩启动时，子宫的 OT 受体数量可为非妊娠子宫的 200 倍左右，这可使子宫对 OT 的敏感性急剧增加。正因为如此，在分泌发动后，OT 可引起妊娠子宫产生强有力的节律性收缩，以促进分娩的进行，并有助于减少产后出血和分娩后子宫的复原。

（2）刺激乳腺射乳　乳汁的生成需PRL发动和维持，生成的乳汁储存于腺泡内。腺泡内乳汁的射出则需OT的作用，分娩后，乳腺内OT受体明显增加。哺乳时，婴儿吸吮乳头可反射性地刺激OT的分泌，后者作用于乳腺腺泡周围的肌上皮细胞并使之收缩，引起腺泡内乳汁经导管射出（图11-8）。

此外，OT还具有增强CRH促进ACTH释放的效应、经VP受体引起血管收缩、促进PRL释放和影响母性行为等功能。临床上尚未发现因OT过量而引起的疾病，而OT缺乏可因射乳反射受损导致哺乳困难或可使分娩时间延长。

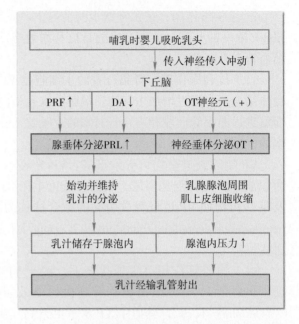

图11-8　女性哺乳期乳汁的生成与射出的内分泌机制

3. 分泌的调节　调节OT分泌的催产反射和射乳反射均属于典型的神经-体液调节。

（1）催产反射　刺激OT释放的主要因素是妊娠末期胎儿对子宫颈的机械性扩张刺激，而分娩过程中子宫强有力的收缩也可刺激OT的释放。可见，一旦分娩开始，胎儿对子宫颈的机械扩张性刺激和子宫的收缩均可刺激下丘脑大细胞神经元分泌OT，而OT分泌增加又可使子宫发生进一步收缩，如此反复，直至胎儿娩出，这是一个典型的正反馈机制。

（2）射乳反射　哺乳时，婴儿吸吮乳头，通过刺激触觉感受器引起感觉传入冲动的产生，神经冲动经脊髓传递至下丘脑的OT神经元，引起这些神经元产生间歇性的同步爆发放电，导致OT的脉冲式释放，使血液中的OT浓度增加，乳腺腺泡周围的肌上皮细胞收缩，乳汁射出。

（3）其他　除了神经垂体内的大细胞神经元轴突末梢释放OT外，下丘脑视上核和室旁核内也有OT的释放。下丘脑内释放的OT以自分泌方式对OT神经元的活动产生正反馈作用，从而使神经垂体OT的释放不断增加。此外，恐惧、剧烈疼痛、体温升高和巨大的噪声可抑制OT的释放。

第三节　甲　状　腺

甲状腺（thyroid gland）位于气管上端的两旁，分左、右两叶，中间以峡部连接。甲状腺是人体最大的内分泌腺，其腺实质由大量甲状腺滤泡和少量滤泡旁细胞（又称C细胞）组成，滤泡间有丰富的有孔毛细血管。甲状腺滤泡是甲状腺的基本功能单位，为平均直径约为200 μm的球形结构，由单层立方滤泡上皮细胞围成，中间的滤泡腔内充满了透明的胶质，胶质由滤泡上皮细胞分泌，其主要成分为甲状腺球蛋白，而甲状腺球蛋白中含有甲状腺激素。滤泡旁细胞除了分泌降钙素参与对机体钙、磷代谢的调节外，还可分泌某些调节因子，以旁分泌的方式调节滤泡上皮细胞的活动。

一、甲状腺激素的合成与代谢

甲状腺的主要功能是合成和储存甲状腺激素（thyroid hormone，TH）。TH 属于酪氨酸碘化物，甲状腺合成的酪氨酸碘化物包括四碘甲腺原氨酸（3,5,3′,5′-tetraiodothyronine，T_4；也称甲状腺素，thyroxine）、三碘甲腺原氨酸（3,5,3′-triiodothyronine，T_3）和逆三碘甲腺原氨酸（3,3′5′-triiodothyronine；又称逆 T_3，reverse T_3 或 rT_3）（图 11-9）。生理状态下，T_4、T_3 和 rT_3 的日分泌量分别占 TH 日总分泌量的 90%、9% 和 1%。甲状腺激素是指具生物活性的 T_4 和 T_3，其中，T_4 的甲状腺分泌量远大于 T_3，而 T_3 的活性约为 T_4 的 5 倍。rT_3 几乎没有活性，因此也就不能产生生物学效应。

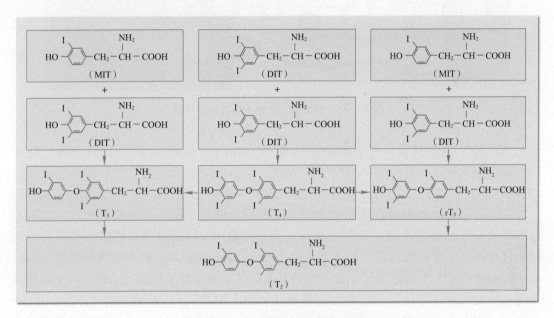

图 11-9　甲状腺激素的合成与降解

（一）甲状腺激素的合成

TH 的合成是由甲状腺滤泡完成的。碘（iodine）和甲状腺球蛋白（thyroglobulin，TG）是合成 TH 的两种必需原料，甲状腺过氧化物酶（thyroid peroxidase，TPO）是合成 TH 的关键酶。TH 的合成包括甲状腺滤泡的聚碘、I^- 的活化、酪氨酸的碘化和碘化酪氨酸的缩合等四个基本步骤（图 11-10）。

1. 甲状腺滤泡的聚碘　合成 TH 所需的碘主要来自食物中的碘化钠和碘化钾。WHO 推荐健康成年人碘的适宜摄入量为 150 μg/d，孕妇与哺乳期妇女每日碘的摄入量应 ≥200 μg/d。被吸收入血的碘以碘离子（I^-）的形式存在，其中约 20% 被甲状腺摄取，剩余约 80% 的碘经肾排泄，每日碘的摄入量与碘的肾排泄量基本保持平衡，因而细胞外液碘池的总量能保持相对稳定。此外，从体内含碘化合物脱下的碘也可以被用于合成 TH。尿碘测定可用于评价人群碘营养水平，最适宜的尿碘中位数为 100 ~ 200 μg/L，

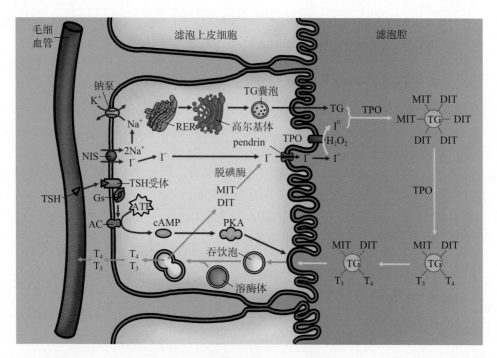

图 11-10　甲状腺激素的生物合成和分泌

超过 200 μg/L 为碘超量，可引起格雷夫斯病（Graves disease）和甲状腺炎等，低于 100 μg/L 为碘缺乏，可引起单纯性甲状腺肿、甲状腺结节和先天性甲状腺功能减退症（简称甲减）等。

　　人体内约 90% 的碘存在于甲状腺中，说明甲状腺具有很强的聚碘能力。甲状腺滤泡的聚碘是指 I⁻ 通过滤泡上皮细胞的基底膜进入胞内、再通过细胞的顶端膜进入滤泡腔的过程。由于甲状腺内的 I⁻ 浓度比循环血液高 25～50 倍，滤泡上皮细胞的静息电位为 –50 mV，所以，I⁻ 通过滤泡上皮细胞的基底膜进入胞内的过程是一个逆电 – 化学梯度的主动转运过程，需分布于滤泡上皮细胞基底膜上的 Na^+–I^- 同向转运体（sodium-iodide symporter，NIS）来完成。NIS 能以 $2Na^+$：$1I^-$ 的比例并依赖钠泵活动所提供的势能来完成碘捕获，显然该转运过程属于继发性主动转运。I⁻ 进入滤泡上皮细胞内后，迅速被顶端膜上的不依赖 Na^+ 的 I^-–Cl^- 转运体（即彭德莱素，pendrin）运入滤泡腔内。正因为甲状腺具有很强的聚碘能力，临床上可用放射性碘破坏甲状腺组织，达到治疗甲状腺功能亢进症（甲亢）或清除残留肿瘤细胞的目的。

　　NIS 在甲状腺中高表达，碘和许多炎性细胞因子可抑制 NIS 基因的表达，TSH 可刺激 NIS 的基因表达，而机体缺碘可增强 NIS 的活性。钠泵抑制剂（如哇巴因）及与 I⁻ 竞争 NIS 的高氯酸根离子（ClO_4^-）、硝酸根离子（NO_3^-）、硫氰酸根离子（SCN^-）和高锝酸根离子（TcO_4^-）通过抑制 NIS 的碘捕获功能，抑制甲状腺滤泡的聚碘。因此，放射性标记的高锝酸盐可用于甲状腺成像。

　　2. I⁻ 的活化　是指在存在过氧化氢（hydrogen peroxide，H_2O_2）的条件下，进入滤泡腔的 I⁻ 被 TPO 氧化成有机碘（I^0）的过程。I⁻ 的活化部位在靠近上皮细胞顶端膜的滤泡腔内，反应的电子受体（electron acceptor）是 H_2O_2，而甲状腺内 H_2O_2 的生成需分布于顶端膜上的双氧化酶（dual oxidase，Duox）的参与。TPO 是 TH 合成过程中的关键酶，在甲状腺滤泡上皮细胞内合成后主要分布于顶端膜，其生成和活性受 TSH 的调控。

3. 酪氨酸的碘化　在 TPO 的催化下，有机碘取代滤泡腔内 TG 酪氨酸残基苯环上的氢原子的过程称为酪氨酸的碘化（iodination）。如酪氨酸残基苯环 3 位上的氢原子被有机碘即活化碘所取代，生成一碘酪氨酸（monoiodotyrosine，MIT）；如苯环 3，5 位上的氢原子被有机碘所取代，则生成二碘酪氨酸（diiodotyrosine，DIT）。

TH 的合成是在 TG 分子上进行的。TG 是一种含有酪氨酸残基的糖蛋白，一分子 TG 约含 140 个酪氨酸残基，但是最多只有 20～30 个酪氨酸残基可用于合成 TH。TG 在甲状腺滤泡上皮细胞内合成后，大部分在滤泡上皮细胞顶端膜一侧经出胞过程释放入滤泡腔中，成为胶质的基本成分，少量的非碘化 TG 通过基底膜分泌入血。甲状腺炎和格雷夫斯病等患者，其血中 TG 水平可升高。

4. 碘化酪氨酸的缩合　是指 TG 分子上的 MIT、DIT 双双耦联生成 T_4 或 T_3 的过程。即在 TPO 的催化下，TG 上的一分子 MIT 和一分子 DIT 缩合成 T_3 或 rT_3，其中，rT_3 的量极少；或者，两分子 DIT 缩合成 T_4（图 11-9）。由于不是所有的碘化酪氨酸残基都发生缩合，所以储存在滤泡腔内的 TG 分子上同时含有 MIT、DIT、T_4、T_3 和 rT_3 等含碘的酪氨酸衍生物，一般一个 TG 分子含三或四分子 T_4，约五个 TG 分子才含一分子 T_3。

综上所述，分布在滤泡上皮细胞顶端膜的 TPO 参与 I^- 的活化、酪氨酸的碘化和碘化酪氨酸的缩合等步骤，即这些步骤均在靠近滤泡上皮细胞顶端膜的滤泡腔内进行。硫脲类抗甲状腺药（如甲硫氧嘧啶、丙硫氧嘧啶、甲巯咪唑和卡比马唑）通过抑制 TPO，进而抑制除甲状腺滤泡细胞聚碘以外的所有 TH 的合成步骤，阻断 T_3、T_4 的生物合成，因此可用于治疗甲亢。

（二）甲状腺激素的储存、分泌、运输和降解

1. 甲状腺激素的储存　有两个显著的特点：①甲状腺是唯一将激素储存于胞外的内分泌腺。在 TG 上形成的 TH 是以胶质的形式储存在滤泡腔内，而不是储存在内分泌细胞内。②TH 的储存量较大。正常的 TH 储存量可以保证机体 50～120 d 的代谢需求，这是硫脲类抗甲状腺药起效慢的主要原因。硫脲类药物一般需用药 2～3 周才有甲亢症状的改善，用药 1～2 个月才能使甲亢患者的 BMR 恢复正常。

2. 甲状腺激素的分泌　受腺垂体分泌的 TSH 的调节。TSH 与甲状腺滤泡上皮细胞基底膜上的 TSH 受体结合，通过信号转导使滤泡上皮细胞顶端膜伸出伪足，通过吞饮的方式将 TG 运入上皮细胞内，在吞饮泡由顶端膜侧移向基底膜侧的过程中与溶酶体融合，溶酶体中的蛋白酶即可对 TG 的肽键进行水解，释放出 MIT、DIT、T_4 和 T_3。进入胞质的 MIT 和 DIT 被甲状腺内脱碘酶（deiodinase）迅速脱碘，这种脱碘酶对 MIT 和 DIT 的作用具特异性，脱下的碘大部分可被再次用于 TH 的合成；进入胞质的 T_4 和 T_3 则通过基底膜进入血液。

甲状腺分泌的 TH 中，约 90% 是 T_4，10% 为 T_3，rT_3 不到 1%。正常情况下，这三种含碘的酪氨酸衍生物的分泌比例与其在腺体中的储存比例相同。

3. 甲状腺激素的运输　释放入血的 TH 99% 以上以与血浆蛋白结合的形式进行运输，只有极少量 TH（低于 TH 总量的 1%）以游离型存在于血液中。结合型的 TH 虽然量多，但是因其不能进入靶细胞内，故不具生物活性；只有游离型的 TH 才可以进入靶细胞内，

通过与 TH 受体结合，诱发各种生物学效应的产生。

可结合 TH 的血浆蛋白包括甲状腺素结合球蛋白（thyroxine binding globulin，TBG）、甲状腺素转运蛋白［transthyretin，TTR，也称甲状腺素结合前白蛋白（thyroxine-binding prealbumin，TBPA）］和白蛋白。其中，TBG、TTR 和白蛋白可分别结合血浆 TH 总量的 70%、10%～20% 和 15%～20%。TH 与血浆蛋白结合的生理意义在于：①在血液中形成 T_4 的储备库。由于游离型和结合型的 TH 可以互相转化，两者之间保持动态平衡，因此 TH 与血浆蛋白的结合可对甲状腺功能的急性变化起缓冲作用。②TH 与血浆蛋白的结合可以防止 TH 被肾小球滤过并从尿液中直接丢失，从而确保 TH 的循环储备，并可延迟 TH 的清除。

4. 甲状腺激素的降解　由于 T_4 与血浆蛋白的亲和力比 T_3 高，因此 T_4 的代谢清除率较 T_3 低，而 T_4 的半衰期（7 d）较 T_3（1 d）长。

约 80% 的 TH 是通过脱碘而被降解的。TH 日总分泌量的 90% 为 T_4，外周组织（肝、肾和骨骼肌等）中的 T_4 在脱碘酶的作用下脱碘，生成 T_3（占 45%）或 rT_3（占 55%）。血液中的 T_3 只有 20% 来自甲状腺的合成，80% 是由 T_4 在外周组织脱碘生成的。rT_3 也是如此，只有极少量由甲状腺合成，大部分来自 T_4 的脱碘。T_4 脱碘生成 T_3 或 rT_3 的过程受到机体状态的影响，在寒冷的环境中，T_4 脱碘生成 T_3 增加；而在应激、饥饿、妊娠、肾衰竭、肝疾病和代谢紊乱等情况下，T_4 脱碘生成 rT_3 增加。在脱碘酶的作用下，T_3 和 rT_3 可继续脱碘生成没有生物活性的 T_2 等产物（图 11-9）。

其余约 15% 的 TH 在肝内与硫酸根或葡萄糖醛酸结合后，随胆汁排入小肠腔，这些代谢产物最终大部分被细菌进一步分解并随粪便排出体外。还有约 5% 的 TH 在肝和肾内脱去氨基和羧基，形成四碘甲状腺醋酸或三碘甲状腺醋酸等，最后随尿液排出体外。

二、甲状腺激素的作用机制与生物学作用

（一）甲状腺激素的作用机制

甲状腺激素受体（thyroid hormone receptor，THR）是定位于胞核内的核受体，几乎分布于机体的所有组织中，其作用主要是通过调节靶基因转录介导的，因此被称为基因组效应（genomic effect）。但是，甲状腺激素也具有非基因组效应（nongenomic effect），这种效应不需要基因转录的修饰。

THR 可分为 THRα 和 THRβ 两种亚型，其中，THRα 主要分布在心、骨骼肌和褐色脂肪中，THRβ 主要分布在垂体、下丘脑、肝和肾中。THR 与 T_3 的亲和力远大于与 T_4 的亲和力，所以在与 THR 结合的 TH 中，约 85% 为 T_3，15% 为 T_4。

THR 可以激活或抑制基因转录，这取决于启动子环境和配体的结合状态。未与 T_3 结合的 THR 与 DNA 甲状腺激素应答元件（thyroid hormone response element，TRE）结合，使相关基因处于沉默状态。如血液中游离型的 TH 直接进入靶细胞内，先与胞核内的 THR 结合，形成激素 - 受体复合物，然后，两个激素 - 受体复合物结合成同二聚体，或激素 - 受体复合物与类视黄醇 X 受体（retinoid X receptor，RXR）结合成异二聚体。二聚体复合物与靶基因 DNA 分子的 TRE 结合，解除对靶基因转录的沉默作用，导致基因激活和最终功能蛋白质的合成，产生一系列的生物学效应（图 11-11）。

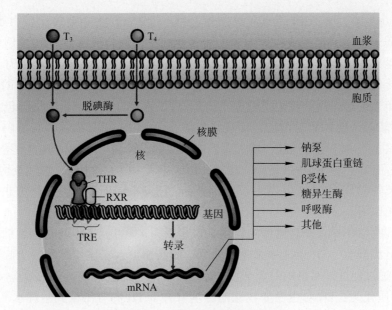

图 11-11　甲状腺激素的细胞效应

THR：甲状腺激素受体；RXR：类视黄醇 X 受体；TRE：甲状腺激素应答元件。

（二）甲状腺激素的生物学作用

1. 促进机体生长发育

（1）促进胎儿和新生儿的生长发育　TH 是胎儿与新生儿脑发育的关键激素。在胚胎期，TH 通过诱导神经生长因子的合成，促进神经元的增殖分化、神经元突起和突触的形成及神经胶质细胞的生长和髓鞘的形成。虽然出生前的线性生长是不需要 TH 的，但 TH 对发育中胎儿的骨骼生长中心的正常成熟是必不可少的。因此，胎儿甲状腺激素不足可导致先天性甲状腺功能减退症（congenital hypothyroidism），以前称为克汀病或呆小症，其主要特征是智力低下和身材矮小，患儿应在出生后 3 个月内补充 TH，否则难以奏效。

（2）促进幼年期的生长发育　TH 通过激活破骨细胞和成骨细胞的活动，对骨的生长和发育发挥重要的作用。TH 可促进软骨内成骨（endochondral ossification）、骨的线性生长（linear growth）、骨骺的成熟和成年人骨重建。软骨内成骨是指四肢骨、躯干骨等在预先形成的透明软骨的基础上、将软骨逐步替换为骨的过程；骨重建（bone remodeling）是指在同一部位相继发生的骨吸收与骨形成的过程。此外，在幼年期的生长发育过程中，TH 与 GH 在促生长方面具有协同作用；TH 还可促进 GH 的合成、提高机体对 IGF-1 的反应性，从而促进机体的生长。在成年人，甲状腺激素水平过高会增加患骨质疏松症的风险。

2. 调节新陈代谢

（1）增加机体产热量　TH 可加强除脑、睾丸和脾等组织外的器官的代谢活动，使组织的耗氧量和产热量增加，机体的基础代谢率（BMR）升高。研究发现，1 mg T_4 可使机体 BMR 提高 28%。因此，甲亢患者喜凉怕热、BMR 升高，而甲减患者喜热恶寒、BMR 降低。

TH 对产热的调节主要发生在褐色脂肪组织和骨骼肌。在褐色脂肪，TH 刺激解耦联蛋

白 –1（UCP1）的表达，UCP1 是线粒体内膜上参与机体产热的重要转运蛋白质。UCP1 的激活可形成质子通道，加快线粒体内膜质子转运速度，使合成 ATP 所需的线粒体内膜上的电化学梯度发生改变，致使物质氧化与磷酸化解耦联，化学能不能转化为 ATP 进行储存，使产能转化为产热。最近的研究表明，成年人的褐色脂肪比以前认识到的更多，但褐色脂肪对成年人生热作用的相对贡献尚不清楚。TH 诱导骨骼肌产热的机制包括促进 Na$^+$，K$^+$–ATP 酶的转录，使耗氧量增加；促进线粒体膜上 UCP1 同源物解耦联蛋白 –3（UCP3）的表达，使氧化与磷酸化解耦联；增加骨骼肌肌质网膜钙泵（SERCA）的表达并促进其活动。甲亢患者 UCP1 和 UCP3 的转录均增加；甲减患者 UCP1 和 UCP3 的转录均减少。

（2）调节物质代谢　TH 可作用于营养物质代谢的不同环节，但其作用非常复杂，且常表现为双相作用。

1）糖代谢：TH 具有升高血糖的作用，这是因为 TH 可促进小肠对葡萄糖的吸收、肝糖原分解、肝糖异生，TH 还能增强生长激素、胰高血糖素、皮质醇和肾上腺素的升糖效应。TH 也可通过促进外周组织对葡萄糖的摄取与利用，对抗其升血糖的效应。

2）蛋白质代谢：TH 对蛋白质代谢的影响取决于 TH 的分泌量。生理水平的 TH 可促进蛋白质的合成，表现为正氮平衡。如 TH 分泌过多，不是使蛋白质合成进一步增加，而是促进蛋白质的分解，表现为负氮平衡。因此，甲亢患者可因骨骼肌蛋白质分解增加引起肌肉消瘦乏力，可因骨基质蛋白分解增加导致血钙升高和骨质疏松。如 TH 分泌缺乏，表现为蛋白质合成减少。TH 对胞外结缔组织中的糖胺聚糖（glycosaminoglycan）和纤维连接蛋白（fibronectin）具有抑制合成和促进降解的作用，因而可改变皮下组织的结构。糖胺聚糖的亲水性强，对保持疏松结缔组织中的水分有重要意义。甲减患者由于皮下糖胺聚糖和其他基质分子的积累，并因此结合了大量的水分子，引起黏液性水肿（myxedema）的产生。

3）脂类代谢：TH 对脂肪和胆固醇代谢的作用均表现为双相作用。①脂肪代谢：TH 既能促进脂肪分解，也能促进脂肪合成，但促分解作用强于促合成作用。TH 可通过增加脂肪细胞 β 受体的数量、降低磷酸二酯酶活性（使 cAMP 增加）及提高激素敏感性脂肪酶活性等机制，加强儿茶酚胺的促进脂肪分解作用；TH 还可增强胰高血糖素的促进脂肪分解作用。此外，TH 可通过诱导白色脂肪组织中的脂肪细胞增殖与分化，促进脂肪积聚。②胆固醇代谢：TH 既能通过增加肝细胞低密度脂蛋白受体的数量，加速血液中胆固醇的清除，也能通过诱导胆固醇合成限速酶的表达，促进胆固醇的合成，但促清除作用强于促合成作用。所以甲亢患者总体脂减少，血清胆固醇含量低于正常；而甲减患者总体脂增加，血清胆固醇含量高于正常。

3. 调节各器官系统的功能活动

（1）神经系统　TH 除了促进胎儿与新生儿脑发育外，还可影响成年人神经系统的活动。TH 通过使 β 受体上调，增强神经元对儿茶酚胺的敏感性，使中枢神经系统的兴奋性提高。甲亢患者因中枢神经系统兴奋性异常增高，表现为易激动、烦躁失眠、注意力分散等；甲减患者则兴奋性降低，表现为嗜睡、记忆力减退、表情淡漠、言语和行动迟缓等。

（2）心血管系统　TH 对心肌具有正性变力和正性变时作用，从而使心输出量增加、心肌耗氧量增加。TH 通过上调 β 受体，提高心肌对儿茶酚胺的敏感性；TH 还通过直接促进肌质网释放 Ca^{2+} 和增强肌球蛋白 ATP 酶的活性，使心肌收缩能力增强；TH 可通过增加肌质网膜钙泵的数量，缩短心肌的舒张时间。甲亢患者可出现心悸、心动过速、房颤和心律失常等；甲减患者可出现心率减慢，心肌收缩能力减弱，搏出量减少。

TH 的产热效应和使代谢产物生成增加的效应均可引起外周血管舒张，外周总阻力下降。甲亢患者心率加快、搏出量增加、外周总阻力降低，其动脉血压一般表现为收缩压适度升高、舒张压降低、脉压增大。

（3）消化系统　TH 可促进消化道的运动与消化腺的分泌。甲亢患者物质代谢增强、消化道运动增强和消化腺分泌增加，这些因素均可引起食欲亢进、进食量增加和腹泻；甲减患者则相反，表现为食欲下降、进食量减少和腹胀便秘等。

（4）其他系统　TH 对其他系统也有作用：①血液系统：TH 促进红细胞生成素和血红蛋白的合成及胃肠道对叶酸和维生素 B_{12} 的吸收。因此，甲减可出现多种类型的贫血。②呼吸系统：TH 使耗氧量和供氧量均增加。TH 可增加静息呼吸频率、每分通气量，TH 还可增强机体对高碳酸血症和低氧的通气反应，以维持正常的动脉血 PO_2 和 PCO_2。③泌尿系统：TH 使肾血浆流量、肾小球滤过率增加，细胞外液量因此减少。④内分泌系统：TH 对 TRH 和 TSH 的分泌有负反馈调节作用；TH 还可促进生长激素的分泌、减少催乳素的分泌。在男性，TH 可增大雌激素与雄激素的比值，因此，男性甲亢患者可出现乳房增大。⑤生殖系统：TH 参与对生殖功能的调节。TH 水平过高或过低均可损害正常卵巢周期的卵泡发育、成熟和排卵，损害睾丸精子的发生过程和健康妊娠状态的维持。

可见，TH 对机体正常的生长和发育至关重要，而且 TH 可通过控制新陈代谢的速度，影响体内所有器官的功能。TH 分泌过多或分泌缺乏均能影响机体的生长发育、物质代谢和各器官系统的功能（表 11-5）。

表 11-5　甲状腺激素的主要生理作用和分泌异常时的表现

比较项目	生理作用	分泌过多的表现	分泌缺乏的表现
能量代谢	维持正常的 BMR	BMR↑；喜凉怕热	BMR↓；喜热恶寒
糖代谢	血糖↑（小肠吸收葡萄糖↑、糖原分解和糖异生↑，升糖激素的效应↑）；血糖↓（外周组织摄取和利用葡萄糖↑）	餐后血糖迅速↑，甚至出现糖尿	血糖↓
蛋白质代谢	蛋白质合成↑	蛋白质分解↑	蛋白质合成↓；黏液性水肿（糖胺聚糖↑）
脂类代谢	脂肪分解↑＞脂肪合成↑；胆固醇清除↑＞胆固醇合成↑	体脂↓；血胆固醇浓度↓	体脂↑；血胆固醇浓度↑
生长发育	脑与长骨的生长发育↑	骨质疏松；体重↓	克汀病：智力低下、身材矮小
神经系统	中枢神经系统兴奋性↑	易激动、烦躁失眠、注意力分散	嗜睡、记忆力减退、表情淡漠、言语和行动迟缓等
心血管系统	心率↑；心肌收缩能力↑	心悸；心动过速、房颤和心律失常等	心率↓；心肌收缩能力↓
消化系统	消化道运动↑；消化腺分泌↑	胃肠运动↑；腹泻	胃肠运动↓；腹胀便秘

三、甲状腺激素分泌的调节

TH 的分泌主要受下丘脑 – 腺垂体 – 甲状腺轴（hypothalamic-adenohypophysis-thyroid axis）的调控，也受到机体碘含量的调节，此外，自主神经和甲状腺自身抗体等因素也参与对甲状腺功能的调节。

（一）下丘脑 – 腺垂体 – 甲状腺轴

由下丘脑室旁核的 TRH 神经元合成的 TRH 由正中隆起处的神经末梢释放入血后，经垂体门脉系统的血液转运至腺垂体，促进 TSH 分泌细胞分泌 TSH，血液将 TSH 运至甲状腺，促进 TH 的合成与释放。当血中游离 TH 达一定水平后，即可对下丘脑的 TRH 神经元和腺垂体的 TSH 分泌细胞产生负反馈作用，从而使血液中的 TH 水平保持相对稳定（图 11–12）。

1. 下丘脑调节肽对腺垂体 TSH 分泌的调节　TRH 可促进腺垂体 TSH 分泌细胞合成与释放 TSH。TRH 与腺垂体 TSH 分泌细胞细胞膜上的 TRH 受体结合后，通过 G_q–PLC–IP_3–Ca^{2+} 途径，促进储存的 TSH 通过出胞过程爆发性释放入血；通过 PLC–DG–PKC 信号转导通路，调节 TSH 分泌细胞靶基因的转录，促进 TSH 的合成。TRH 还可通过促进 TSH 的糖化，使激素保持完整的生物活性。此外，下丘脑分泌的生长激素释放抑制激素（GHIH）对下丘脑的 TRH 神经元和腺垂体的 TSH 分泌细胞均有抑制作用。

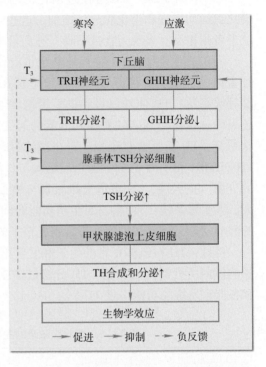

图 11–12　下丘脑 – 腺垂体 – 甲状腺轴对甲状腺激素分泌的调节

TRH：促甲状腺激素释放激素；GHIH：生长激素释放抑制激素；TSH：促甲状腺激素。

内、外环境的许多刺激作用于机体后，经相应的传入通路传入中枢，并与下丘脑 TRH 神经元发生联系，以此对机体的功能进行整合，维持正常的生命活动。例如，寒冷的信号传入中枢后可促进 TRH 的释放，后者再依次促进 TSH 和 TH 的释放，从而增强机体的御寒能力。应激刺激（如严重创伤、手术）作用于机体后，通过促进 GHIH 的释放，使 TRH、TSH 和 TH 的分泌减少，机体的消耗减少，这有利于创伤的修复。

2. 腺垂体 TSH 对甲状腺功能的调节　TSH 的基础分泌呈昼夜节律，日间分泌较少，分泌高峰出现在午夜至凌晨 4：00 之间；在 TRH 的作用下，TSH 的分泌表现为脉冲式释放。

（1）TSH 受体　主要分布于甲状腺滤泡上皮细胞基底膜上，属 G 蛋白耦联受体。TSH 与 TSH 受体结合后，通过启动 G_s–AC–cAMP–PKA 信号转导通路，调节碘的摄取、TG 的转录及 TPO 和 Na^+/I^- 转运体的活性；通过启动 G_q–PLC–IP_3/DG 信号转导通路，调节滤泡上皮细胞顶端膜对碘的转运、H_2O_2 的产生和酪氨酸的碘化。

（2）TSH 的生物学作用　TSH 的靶器官是甲状腺，TSH 对甲状腺形态和功能的调节作用可归纳为以下两个方面。

1）促进 TH 的合成与释放：这是 TSH 的短期效应。TSH 可通过促进甲状腺滤泡上皮细胞 NIS、TG 和 TPO 的基因表达（数小时至数天后），促进 TH 的合成。TSH 还通过促进滤泡上皮细胞吞饮胶质中的 TG（数分钟内），增强溶酶体内的 TG 水解酶的活性（数秒钟内）促进 TH 的释放。

2）促进甲状腺滤泡上皮细胞的肥大和增生：这是在 TSH 的持续刺激下产生的长期效应。同时，TSH 的长期效应还包括促进甲状腺毛细血管的增生，使甲状腺血流量增加。

（3）TSH 分泌的调节　调节 TSH 的分泌因素有：①下丘脑调节肽：TRH 促进腺垂体 TSH 的合成与释放，GHIH 则相反；②血液中 TH 的负反馈调节；③其他激素：雌激素可提高腺垂体 TSH 分泌细胞对 TRH 的敏感性，促进 TSH 的分泌。生长激素和糖皮质激素则可降低 TSH 分泌细胞对 TRH 的敏感性，从而抑制 TSH 的分泌。因此，如血液中糖皮质激素水平过高（如肾上腺皮质功能亢进或应用糖皮质激素治疗疾病时），TSH 分泌减少，这可使甲状腺分泌 TH 减少，患者的御寒能力减弱。

3. 甲状腺激素的反馈调节　包括血中游离型 TH 对下丘脑 TRH 神经元的反馈调节和对腺垂体 TSH 分泌细胞的反馈调节。由于 THR 与 T_3 的亲和力远大于 T_4，所以，这些反馈调节主要是通过 T_3 介导的，而下丘脑和腺垂体内的 T_3 多为 T_4 经脱碘酶脱碘生成的。

（1）对下丘脑 TRH 神经元的负反馈调节　TH 对 TRH 分泌的反馈调节主要是由 THRβ 介导的。血中 TH 水平升高时，T_3 与 THRβ 的结合可抑制下丘脑室旁核 TRH 神经元中前 TRH 原（prepro–TRH）基因表达，从而抑制 TRH 的合成。

（2）对腺垂体 TSH 分泌细胞的负反馈调节　T_3 与 THRβ 的结合可抑制腺垂体 TSH 分泌细胞中 TSH 的 α 和 β 亚单位的基因表达，使 TSH 合成、释放减少；T_3 还可使腺垂体 TSH 分泌细胞细胞膜中的 TRH 受体下调，降低腺垂体对 TRH 的敏感性，减少 TSH 的合成与释放。

显然，TH 对下丘脑和腺垂体负反馈调节的生理意义在于维持血中 TH 浓度的相对稳定。当血中游离型 TH 浓度升高时，直接或通过抑制下丘脑 TRH 的合成间接抑制腺垂体 TSH 的合成和释放，使甲状腺合成、释放 TH 减少；反之，血中游离型 TH 浓度的降低可反馈性地促进 TH 的合成和释放。对这些反馈机制的破坏将导致 TH 功能过强或不足的临床表现的出现。例如，长期缺碘可造成 TH 合成不足，使血中 TH 的水平降低，TH 对下丘脑和腺垂体的负反馈作用减弱，引起 TSH 分泌增多，而血中 TSH 长期保持在高水平可促进甲状腺滤泡上皮细胞肥大与增生，患者出现甲状腺弥漫性肿大，这就是单纯性甲状腺肿（simple goiter）的发病机制。

（二）甲状腺功能的自身调节

甲状腺根据血碘水平对自身合成和释放 TH 的能力进行的调节称为甲状腺功能的自身调节，表现为碘摄入量过多时对 TH 合成和释放的抑制及其碘摄入量不足时促进 TH 的合成，其生理意义在于缓冲因碘摄入量的变化而对 TH 的合成和释放产生的影响。

在碘摄入量相对较低的情况下，TH 的合成速率与碘的可利用率正相关。然而，如果碘摄入量超过 2 mg/d，甲状腺内的碘浓度就会达到抑制 Duox 活性及 NIS 和 TPO 基因的水平，从而对 TH 的生物合成产生抑制效应；同时，大剂量的碘还可通过降低 TG 对蛋白水解酶的敏感性，抑制 TG 的水解，使 TH 的释放减少。可见，摄入过量的碘可以产生抗甲状腺效应，这种自身调节的现象称为碘阻滞效应（iodine blocking effect）或沃尔夫 – 柴可夫效应（Wolff–Chaikoff effect）。碘阻滞效应可持续数天，随后因 NIS 的下调引起甲状腺内无机碘浓度的下降，由此解除了对 NIS 和 TPO 基因的抑制作用，使 TH 的合成逐渐恢复正常，出现碘阻滞的"脱逸"（escape）现象。因为过量碘可暂时抑制 TH 的合成和释放，所以碘剂（碘化钾或碘化钠）可用于甲亢的术前准备和甲状腺危象（thyroid storm）的治疗。

碘摄入量不足（< 60 μg/d）使血碘水平过低时，甲状腺的碘捕获能力增强，碘的利用率提高，TH 特别是 T_3 的合成增加。但是，长期严重缺碘会因代偿不足而引起甲状腺功能低下和单纯性甲状腺肿的产生。

（三）甲状腺功能的神经调节

甲状腺受交感神经和副交感神经的双重支配。交感神经末梢释放的去甲肾上腺素与滤泡上皮细胞细胞膜上的 α、β 受体结合，促进 TH 的释放，其意义在于当内、外环境发生急剧变化时能确保机体对高水平 TH 的需求。副交感神经末梢释放乙酰胆碱与滤泡上皮细胞细胞膜上的 M 受体结合，可抑制 TH 的释放，其意义在于对 TH 的过度分泌进行抗衡性调节。

（四）甲状腺功能的免疫调节

TSH 受体是甲状腺自身免疫性疾病的重要抗原位点（antigenic site）。例如，格雷夫斯病的特征性自身抗体是 TSH 受体抗体（thyrotropin receptor antibody，TRAb），包括甲状腺刺激性抗体（thyroid stimulating antibody，TSAb）和甲状腺刺激阻断性抗体（thyroid stimulating blocking antibody，TSBAb）。TSAb 可产生类似 TSH 受体激动剂的作用，可与 TSH 竞争性地与 TSH 受体结合，导致 TH 的过量产生，出现甲亢的各种临床表现；与 TSAb 相反，TSBAb 可作为拮抗剂阻断 TSH 与 TSH 受体结合，引起甲减。

第四节　胰　　岛

胰岛构成胰腺的内分泌部。健康成年人的胰腺中约有 100 万个胰岛，约占胰腺体积的 1.5%。胰岛的内分泌细胞主要有四种，分泌胰岛素（insulin）的 B 细胞数量最多，占胰岛细胞总数的 60% ~ 70%，分泌胰高血糖素（glucagon）的 A 细胞约占 25%，分泌生长抑素的 D 细胞约占 10%，分泌胰多肽（pancreatic polypeptide，PP）的 PP 细胞数量很少。由于胰岛内的有孔毛细血管很丰富，且血流是从胰岛中心流向外周，故携带葡萄糖和其他调节分泌物质的血液由胰岛中心流向外周，调节各种内分泌细胞的分泌活动，或分布在胰岛中央部的内分泌细胞分泌的激素可以影响胰岛外周部分其他内分泌细胞的分泌活动。

一、胰岛素

（一）胰岛素的一般特性

胰岛素是一种蛋白质激素，由 51 个氨基酸残基构成，相对分子质量为 5.8×10^3。胰岛素由 A 链（21 肽）和 B 链（30 肽）组成，这两条多肽链借两个二硫键相连。B 细胞合成和释放胰岛素的过程与其他肽类激素相类似。前胰岛素原（preproinsulin）在粗面内质网中被除去信号肽，生成胰岛素原（proinsulin）。胰岛素原被运至高尔基体进行进一步加工，最后剪切为胰岛素和 C 肽（C peptide），并被包入分泌颗粒。在葡萄糖等促分泌因素的刺激下，胰岛素和 C 肽可经出胞过程共同释放入血。

胰岛素以游离型的形式存在于血液中，其半衰期为 5 ~ 8 min，主要在肝、肾和其他外周组织中被灭活。C 肽没有确切的生物学作用，也不易被肝降解，其半衰期相对较长，约为 35 min。由于胰岛素与 C 肽的释放是等摩尔释放，因此，对血液 C 肽的测定可用于量化接受外源性胰岛素治疗患者的内源性胰岛素的分泌能力。

（二）胰岛素的作用机制

胰岛素受体（insulin receptor）是受体酪氨酸激酶（receptor tyrosine kinase，RTK）家族成员。体内几乎所有细胞的细胞膜上均分布有胰岛素受体，但受体的分布密度不同，故不同细胞对胰岛素的敏感性存在差异。靶细胞细胞膜上胰岛素受体的数量受多种因素的调节。胰岛素水平长期过高、肥胖和生长激素分泌过多均可引起胰岛素受体的下调；相反，运动和饥饿可使胰岛素受体上调，从而改善靶细胞对胰岛素的反应性。

胰岛素受体由两个 α 亚单位和两个 β 亚单位组成，各亚单位之间借二硫键相连。胰岛素受体的 α 亚单位位于细胞膜的外侧，并含有胰岛素的结合位点；β 亚单位分为三个结构域，分别是膜外结构域、跨膜结构域和具有酪氨酸激酶活性的膜内结构域。

胰岛素与胰岛素受体的 α 亚单位结合，激活 β 亚单位胞内结构域内的酪氨酸激酶，后者使胰岛素受体底物（insulin receptor substrate，IRS）蛋白的酪氨酸残基磷酸化，再经磷脂酰肌醇 3- 激酶（phosphatidylinositol 3-kinase，PI3-K）和丝裂原活化蛋白激酶（mitogen activated protein kinase，MAPK）等信号通路的逐级转导，最终引起各种生物学效应。其中，PI3-K 通路通过调节许多介导胰岛素代谢作用的酶和转录因子，主要引起激素的代谢效应，包括葡萄糖转运、糖酵解和糖原合成，并在胰岛素调节蛋白质合成中起关键作用，而 MAPK 通路主要参与介导胰岛素诱导的增殖和分化作用（图 11-13）。

胰岛素抵抗（insulin resistance）是指外周靶器官对胰岛素的敏感性降低，这种现象的产生机制至今尚不完全清楚。现在认为，胰岛素抵抗可能是 2 型糖尿病发病的始发因素。当机体出现胰岛素抵抗时，为了维持正常血糖，胰腺通过增加胰岛素的分泌量进行补偿，但这种补偿只是暂时有效，随着胰岛素抵抗的加强，糖耐量受损，最终可因胰腺 B 细胞功能不足或衰竭导致胰岛素分泌减少，引起 2 型糖尿病。可见，胰岛素抵抗和 B 细胞功能受损是 2 型糖尿病的特征。

（三）胰岛素的生物学作用

根据起效的时间顺序，可将胰岛素的生物学作用分为即刻作用、快速作用和延

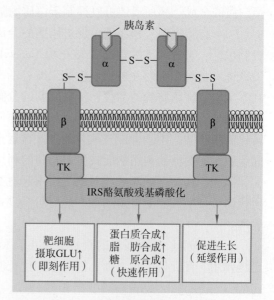

图 11-13　胰岛素的作用机制示意图

TK: 酪氨酸激酶；IRS: 胰岛素受体底物；GLU: 葡萄糖。

缓作用。即刻作用发生在数秒钟内，通过使转运蛋白磷酸化，促进靶细胞对葡萄糖、氨基酸和K^+的内运；快速作用发生在数分钟内，通过调节代谢酶的活性，调节糖、蛋白质和脂肪代谢；延缓作用发生在数小时或数天内，通过调控基因转录，影响靶细胞的生长和分化。

1. 调节物质代谢　胰岛素是主要的促进合成代谢的激素，其主要靶器官是肝、骨骼肌和脂肪组织。

（1）糖代谢　胰岛素是人体内唯一降低血糖水平的激素，该效应主要是通过减少葡萄糖的来源和增加葡萄糖的去路实现的。胰岛素通过抑制糖原分解和糖异生，减少葡萄糖的来源；通过促进糖原合成及外周组织对葡萄糖的摄取与利用，增加葡萄糖的去路。

1）促进外周组织对葡萄糖的摄取与利用：外周组织对葡萄糖的摄取是由葡萄糖转运蛋白（GLUT）介导的，GLUT可分为GLUT1～GLUT7七种，不同类型GLUT的分布和功能存在较大的差异，唯一对胰岛素敏感的GLUT4主要分布于横纹肌和脂肪组织。在缺乏胰岛素或其他刺激（如运动）的情况下，大部分GLUT4存在于胞内的囊泡膜上。胰岛素受体的激活通过PI3-K通路促使胞内含有GLUT4的囊泡转移并嵌入细胞膜，从而增加细胞膜上GLUT4的数量，促进靶细胞对葡萄糖的摄取。胰岛素也能通过激活丙酮酸脱氢酶磷酸酶，加快葡萄糖的有氧氧化。

2）抑制糖异生：肝是糖异生的主要器官。持续的胰岛素刺激可抑制糖异生途径中关键酶的活性，从而减少肝的葡萄糖输出。

3）促进肝糖原合成和抑制肝糖原分解：肝和肌肉是机体储存糖原的主要组织器官，但肌糖原主要用于肌肉收缩时的供能，肝糖原才是血糖的重要来源。血糖升高时，胰岛素通过增强肝糖原合酶的活性促进肝糖原的合成，通过抑制糖原磷酸化酶的活性阻止肝糖原的分解，以此增加肝糖原的储存，使血糖浓度降低。

（2）蛋白质代谢　胰岛素具有促进蛋白质合成、抑制蛋白质降解的作用。胰岛素通过加速膜转运体对氨基酸的摄取、促进核内DNA的复制和转录及加强核糖体的功能，促进蛋白质的合成。胰岛素还可以抑制蛋白质的降解，降低靶细胞氨基酸的释放率。

（3）脂肪代谢　胰岛素可促进脂肪的合成、抑制脂肪的分解。胰岛素促进脂肪合成的机制包括：①激活乙酰辅酶A羧化酶（acetyl CoA carboxylase），促进脂肪合成，②促进葡萄糖进入脂肪细胞内并被用于生成三酰甘油。胰岛素抑制脂肪分解的机制包括：①通过抑制激素敏感性脂肪酶的活性，抑制脂肪的分解和酮体生成；②激活磷酸二酯酶，拮抗儿茶酚胺诱导的脂肪分解。在肝细胞，如肝糖原储存达到饱和，进入胞内的过多的葡萄糖即被转化为脂肪酸，用于合成三酰甘油，并被运至脂肪组织进行储存。胰岛素还可通过促进外周组织对葡萄糖的利用从而减少对脂肪的利用。

因此，胰岛素绝对或相对缺乏可引起血糖升高、外周组织对葡萄糖的利用障碍、蛋白质代谢负平衡和脂肪分解增加，患者可出现多饮、多食、多尿和体重减轻的糖尿病的临床表现。

2. 促进生长　胰岛素的直接促进生长和促进有丝分裂作用是通过MAPK通路介导的延缓作用。在促进生长方面，胰岛素和生长激素具有协同作用。

（四）胰岛素分泌的调节

胰岛B细胞分泌胰岛素的活动受到血液中营养成分、多种激素和自主神经系统的调节，其中血糖浓度是调节胰岛素分泌的最重要因素（图11-14）。

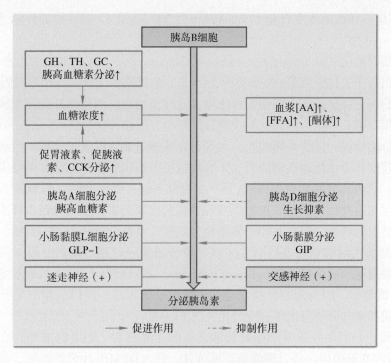

图 11-14 胰岛素分泌的调节

1. 营养成分的调节 这里的营养成分是指血浆（清）中的葡萄糖、氨基酸和脂肪酸。

（1）血中葡萄糖水平 胰岛 B 细胞对血糖浓度的变化非常敏感，在生理范围内，血清葡萄糖浓度的变化与胰岛素的分泌量正相关（图 11-15）。

健康成年人空腹血糖（fasting blood glucose，FPG）为 3.9 ~ 6.1 mmol/L（70 ~ 110 mg/dL），血清胰岛素浓度为 35 ~ 145 pmol/L（5 ~ 20 mU/L）。口服 75 g 无水葡萄糖后，FPG 在 30 ~ 60 min 达高峰，一般为 7.8 ~ 9.0 mmol/L（140 ~ 162 mg/dL），此时血清胰岛素浓度可升至空

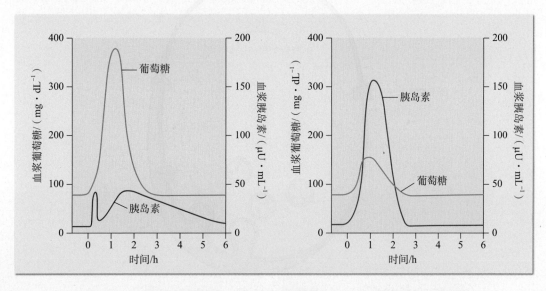

图 11-15 静脉注射葡萄糖（左）和口服葡萄糖（右）对胰岛素分泌的影响

腹值的 5~6 倍。如血糖浓度升至 17 mmol/L（约 300 mg/dL），胰岛素的分泌量达最大，为空腹值的 10~25 倍。

静脉葡萄糖耐量试验（intravenous glucose tolerance test，IVGTT）是用 25% 或 50% 葡萄糖注射液以每千克体重 0.5 g 的剂量在 2~4 min 静脉推注完毕。与口服葡萄糖相比，静脉注射葡萄糖能更快地提高血浆葡萄糖浓度。这种血糖浓度的快速升高导致胰岛素的分泌出现两个时相。第一时相为胰岛素的快速分泌阶段，但是仅持续 2~5 min；第二时相为胰岛素的慢速分泌阶段，持续时间较长，表现为血浆胰岛素浓度缓慢升高，随后因血糖浓度的降低，血浆胰岛素浓度也逐渐降低。B 细胞胞质中的胰岛素分泌颗粒聚集成两个池，一个是释放池，约占总分泌颗粒的 5%，另一个是储备池，约占 95%。静脉输入葡萄糖溶液引起血糖浓度迅速升高，刺激 B 细胞以双相模式释放胰岛素，第一时相为释放池中分泌颗粒所含的胰岛素的释放，第二时相是储备池分泌颗粒及新合成胰岛素的释放。糖尿病患者最早可检测到的代谢缺陷之一是 IVGTT 胰岛素分泌第一时相的缺失。另一项葡萄糖耐量试验是口服葡萄糖耐量试验（oral glucose tolerance test，OGTT），该试验要求受试者一次口服 75 g 无水葡萄糖，因为葡萄糖需通过肠道吸收才能入血，所以血糖浓度上升速度要慢得多，此时胰岛素的分泌只出现一个时相（图 11-15）。

血清葡萄糖是刺激胰腺 B 细胞释放胰岛素的主要因素。如血糖浓度升高，葡萄糖经 GLUT 2 转运入 B 细胞内，通过糖酵解生成 ATP，使 ATP/ADP 比值的增加，依次引起 ATP 敏感 K^+ 通道的关闭、细胞膜去极化、电压门控 Ca^{2+} 通道的开放和胞质 Ca^{2+} 浓度升高，最终引起胰岛素和 C 肽经出胞过程共同释放入血（图 11-16）。可见，葡萄糖诱导的胰岛素释放是 B 细胞葡萄糖代谢的结果。磺酰脲类降血糖药物与 B 细胞细胞膜上的磺酰脲受体结合后，可使与该受体相耦联的 ATP 敏感 K^+ 通道关闭，从而促进胰岛素的分泌。

（2）血中氨基酸和脂肪酸水平　除葡萄糖外，血中许多氨基酸特别是精氨酸和赖氨酸

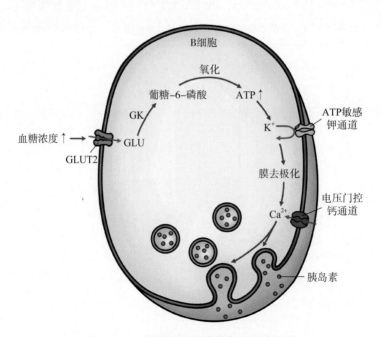

图 11-16　葡萄糖刺激胰岛素分泌的机制

水平的升高也可刺激胰岛素的分泌，而且高水平的血中氨基酸和葡萄糖在刺激胰岛素分泌方面具有协同作用。氨基酸单独作用时对胰岛素分泌的刺激作用较小，只有当高氨基酸血症和高血糖同时存在时，胰岛素的分泌才成倍增加。血中游离脂肪酸和酮体大量增加时，也可促进胰岛素的分泌，但作用较葡萄糖和氨基酸弱。可见，餐后胰岛素分泌增加主要是对血浆葡萄糖和氨基酸水平升高的反应。

2. 激素的调节　胰岛激素、胃肠激素等可通过直接或间接的机制调节胰岛素的分泌。

（1）胰岛激素　胰岛分泌的胰岛素、胰高血糖素和生长抑素在胰岛内通过自分泌或旁分泌的方式对胰岛素的分泌活动进行调节（图 11-17），其中，生长抑素可直接或通过抑制胰高血糖素的分泌间接抑制胰岛素的分泌；胰高血糖素可直接经旁分泌的方式促进胰岛素的分泌；胰岛素还可通过自分泌的方式抑制 B 细胞的分泌活动。

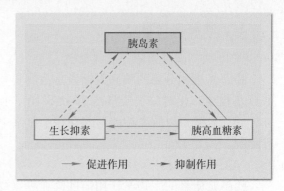

图 11-17　胰岛主要激素之间的旁分泌调节

（2）胃肠激素　口服葡萄糖比静脉注射葡萄糖具有更强的刺激胰岛素分泌的作用，氨基酸也是如此，产生这种现象的主要原因就是胃肠激素对胰岛素分泌的刺激作用。进食后，葡萄糖、脂肪酸和氨基酸可刺激小肠上部 K 细胞和肠道的 L 细胞分别分泌抑胃肽（GIP；又称葡萄糖依赖性胰岛素释放肽，glucose-dependent insulinotropic peptide）和胰高血糖素样肽 -1（glucagon-like peptide 1，GLP-1），GIP 和 GLP-1 可直接刺激 B 细胞分泌胰岛素。此外，促胃液素、促胰液素和缩胆囊素等胃肠激素也能促进胰岛素的分泌。一般认为，GIP 属胰岛素分泌的生理性调节因子，胃肠激素能促进葡萄糖刺激引发的胰岛素分泌，即胃肠激素与葡萄糖在刺激胰岛素分泌方面具有协同作用。胃肠激素与胰岛素分泌之间的关系构成了肠 - 胰岛轴（enteroinsular axis），其生理意义在于在餐后血糖升高前即刺激胰岛素的分泌，为营养物质吸收后的细胞利用提早做好准备，这是一种典型的前馈调节机制。

体内的 GLP-1 可被二肽基肽酶 -4（dipeptidyl peptidase-4，DPP-4）迅速降解而失去活性，因此，DPP-4 抑制剂（如沙格列汀、维格列汀等）可显著提高 GLP-1 的水平，促进胰岛素的分泌，临床上可用于治疗 2 型糖尿病。此外，GLP-1 受体激动剂（如艾塞那肽、阿必鲁肽等）也已用于 2 型糖尿病的治疗。

（3）其他激素　生长激素、甲状腺激素和皮质醇等可通过升高血糖间接促进胰岛素的分泌。此外，GHRH、TRH、CRH 和血管活性肠肽等可促进胰岛素的分泌，而胰抑素、瘦素和甘丙肽等可抑制胰岛素的分泌。肾上腺素和去甲肾上腺素通过激活 α_2 受体抑制胰岛素的分泌，在防止运动期间出现低血糖具有重要的意义。

3. 神经调节　胰岛素的分泌受迷走神经和交感神经的拮抗性调节。但是，在生理状态下，自主神经的作用主要在于维持 B 细胞对葡萄糖的敏感性，对胰岛素分泌的调节作用不大。

（1）迷走神经　右侧迷走神经的分支支配胰岛。迷走神经兴奋，既可通过末梢释放的

乙酰胆碱作用于 M_3 受体促进胰岛素的分泌，也可通过促进胃肠激素的分泌，间接刺激胰岛素的分泌。

（2）交感神经　交感神经兴奋，末梢释放的去甲肾上腺素作用于 B 细胞的 α_2 受体，抑制胰岛素的分泌。然而，如果 α_2 受体被阻断，刺激交感神经会导致 β_2 受体介导的胰岛素分泌增加。

二、胰高血糖素

（一）胰高血糖素的一般特性

胰岛 A 细胞分泌的胰高血糖素是由前胰高血糖素原裂解而来，这种激素由 29 个氨基酸残基构成，相对分子质量约为 3.5×10^3，血清中的浓度为 50～100 ng/L。像胰岛素一样，胰高血糖素以游离型的形式存在于血浆中，其半衰期较短，仅为 5～10 min，主要在肝降解。

（二）胰高血糖素的作用机制

胰高血糖素的生物学作用需胰高血糖素受体的介导。胰高血糖素受体属于 G 蛋白耦联受体，在肝、胰腺 B 细胞、肾和脂肪组织等处均有表达，但骨骼肌没有表达。胰高血糖素与肝细胞受体结合后通过启动 G_s–AC–cAMP–PKA 和 G_q–PLC–IP_3/DG 信号转导通路，使效应蛋白（主要是控制葡萄糖代谢的酶）磷酸化，产生生物学作用。尚不清楚胰高血糖素受体在肝以外组织中的作用。

（三）胰高血糖素的生物学作用

胰高血糖素是一种促进分解代谢的激素，其主要靶器官是肝，这种激素通过产生与胰岛素相拮抗的效应在调节葡萄糖稳态中发挥重要作用。

1. 糖代谢　胰高血糖素可抑制肝糖原合成、促进肝糖原分解、抑制糖酵解和促进糖异生，总效应是促进肝葡萄糖的输出，使血糖水平升高。

2. 蛋白质代谢　在肝内，胰高血糖素抑制蛋白质合成、促进蛋白质降解。

3. 脂肪代谢　胰高血糖素可抑制肝将葡萄糖转化为脂肪酸，抑制脂肪合成。在脂肪组织，胰高血糖素激活激素敏感性脂肪酶，促进脂肪分解，生成的脂肪酸在肝进行 β 氧化，过量生成时可转化为酮体。

（四）胰高血糖素分泌的调节

1. 营养成分的调节

（1）血中葡萄糖水平　调节胰高血糖素分泌的最重要因素是血糖水平。低血糖可刺激胰高血糖素分泌，通过促进肝葡萄糖的输出，使血糖水平回升；反之，高血糖则抑制胰高血糖素分泌，防止血糖浓度过高。

（2）血中氨基酸水平　血中氨基酸水平升高除了可促进胰岛素分泌外，也可刺激胰高血糖素的分泌。这说明纯糖类食物可促进胰岛素分泌，但抑制胰高血糖素分泌；而蛋白质类食物除了可提高餐后胰岛素的水平外，还通过促进胰高血糖素的分泌，防止低血糖的发生。

（3）血中脂肪酸水平　血中游离脂肪酸水平降低可促进 A 细胞分泌胰高血糖素。

2. 激素的调节

（1）胰岛激素　在胰岛内，胰岛素和生长抑素经旁分泌的方式可直接抑制胰高血糖素的分泌，胰岛素还可通过降低血糖间接促进胰高血糖素的分泌。

（2）胃肠激素　促胃液素和缩胆囊素可促进胰高血糖素的分泌，促胰液素则抑制胰高血糖素的分泌。

（3）其他激素　血液中的肾上腺素和去甲肾上腺素通过激活 β_2 受体刺激胰高血糖素的分泌。

3. 神经调节

（1）交感神经　末梢释放去甲肾上腺素，经 β 受体介导促进胰高血糖素的分泌，经 α 受体介导则抑制该激素的分泌。在没有使用阻断药物的情况下，刺激交感神经可引起胰高血糖素分泌增加，可见 β 受体在该交感神经的效应中占优势。

（2）迷走神经　末梢释放的乙酰胆碱作用于 M 受体也可促进胰高血糖素的分泌。

第五节　肾　上　腺

肾上腺位于肾的上方，由周边的皮质和中央的髓质构成，皮质部分泌类固醇激素，髓质部分泌儿茶酚胺。肾上腺是内分泌系统的重要组成部分，肾上腺分泌的激素具有调节机体的代谢、维持水盐平衡等生理功能，且在机体受到伤害性刺激时可发挥重要的保护作用。

一、肾上腺皮质激素

根据皮质细胞的形态和排列特征，可将肾上腺皮质分为球状带、束状带和网状带。球状带主要分泌以醛固酮为代表的盐皮质激素（mineralocorticoid，MC）；束状带主要分泌以皮质醇为代表的糖皮质激素（glucocorticoid，GC）；网状带主要分泌雄激素，包括脱氢表雄酮（dehydroepiandrosterone，DHEA）和雄烯二酮（androstenedione），但这些雄激素的生物活性较低。此外，网状带还能分泌少量的雌激素和糖皮质激素。

肾上腺皮质是维持正常生命所必需的内分泌腺。实验证实，切除双侧肾上腺皮质的动物会很快死亡，而如能给实验动物及时补充肾上腺皮质激素，则动物可以存活。

（一）肾上腺皮质激素的合成、运输与代谢

1. 肾上腺皮质激素的合成 🄮

2. 肾上腺皮质激素的运输

（1）皮质醇的运输　健康成年人清晨空腹时，血浆总皮质醇的浓度为 139 μg/L，平均日分泌量为 20 mg，而在应激状态下每日分泌量可增至 100 mg。皮质醇释放入血后，90%~95% 与皮质类固醇结合球蛋白［corticosteroid-binding globulin，CBG，又称皮质醇结合球蛋白（cortisol-binding globulin，CBG），也称运皮质激素蛋白（transcortin）］结合，5%~7% 与白蛋白结合，其余为游离型的皮质醇。但是，只有游离型的皮质醇才能进入靶细胞内与核受体结合，并引起相应的生物学效应，才可对腺垂体和下丘脑产生反馈作用。

与甲状腺激素一样，结合型皮质醇与游离型皮质醇之间可以相互转化，且保持动态平衡。皮质醇与血浆蛋白的结合可形成激素的储存库，一旦游离型皮质醇浓度降低，结合型的皮质醇即可以游离型释放到血浆中。皮质醇与血浆蛋白的结合也可保护激素不被肾小球滤过。由于大部分皮质醇以结合型的形式进行运输，故其生物半衰期较长，为 60 ~ 90 min。

（2）醛固酮的运输　健康成年人清晨空腹时，血浆总醛固酮的浓度很低，仅为 0.06 μg/L，平均日分泌量为 0.15 mg。血液中约 60% 醛固酮与血浆蛋白（主要是白蛋白）结合，其余约 40% 的醛固酮为游离型。醛固酮的半衰期相对较短，约为 20 min。

3. 肾上腺皮质激素的代谢

（1）皮质醇的代谢　肝是皮质醇降解的主要部位。大多数皮质醇先在肝内转化为四氢皮质醇，然后与葡糖醛酸或硫酸根结合并进入血液，最终随尿液排出。还有约 10% 的皮质醇在肝中转化为 17- 酮类固醇衍生物后，主要通过与硫酸根结合随尿液排出。

（2）醛固酮的代谢　醛固酮主要在肝中转化为四氢葡糖醛酸衍生物后随尿液排出。但有些醛固酮在肝和肾中转化为 18- 葡糖苷酸，这种葡糖苷酸不同于其他类固醇的分解产物，在 pH 为 1.0 时通过水解转化为游离醛固酮。有不到 1% 的醛固酮以游离型的形式随尿液排出。

皮质醇和醛固酮的代谢产物大部分以葡糖醛酸酯或硫酸酯的形式存在，总称 17- 羟皮质类固醇（17-hydroxycorticosteroid，17-OHCS），由于醛固酮的日分泌量极少，收集 24 h 尿液并测得的尿液中 17-OHCS 的浓度主要反映 GC 的分泌水平。

（二）肾上腺皮质激素的作用机制

1. 肾上腺皮质激素的受体　糖皮质激素和盐皮质激素受体可分为 Ⅰ 型和 Ⅱ 型两类受体。Ⅰ 型受体主要在肾表达，对 MC 有特异性，但对 GC 也有高亲和力。Ⅱ 型受体几乎在所有细胞中都有表达，且对 GC 有特异性。皮质醇的血浆浓度远高于醛固酮，且 GC 与 Ⅰ 型受体有高亲和力，但在生理状态下，GC 的 MC 效应仅为 MC 的 1/3 000，这主要与 11β- 羟类固醇脱氢酶（11β-hydroxysteroid dehydrogenase，11β-HSD）有关。11β-HSD 有 11β-HSD 1 和 11β-HSD2 两种亚型，前者主要存在于 GC 的靶细胞内，后者主要存在于 MC 的靶细胞内。在 MC 的靶细胞内，皮质醇可被 11β-HSD2 转化为皮质酮而被灭活。由于皮质醇与 MC 受体有高亲和力，皮质醇的这种失活方式可显著减弱皮质醇的醛固酮样作用，保证 MC 受体主要被 MC 激活。而在 MC 靶细胞内生成的皮质酮经血液运输进入 GC 的靶细胞（如肝、脂肪、皮肤和中枢神经系统）后，又可被 11β-HSD1 转化回皮质醇，发挥其生物学效应。但应该注意的是，当皮质醇过度分泌或当 11β-HSD2 受到抑制时，血液中高水平的皮质醇可通过 MC 受体产生较强的 MC 样作用。

2. 肾上腺皮质激素的生理效应　类固醇激素的生理效应可分为基因组效应和非基因组效应，前者需要数小时或更长时间才能完成，后者只需数分钟甚至数秒钟即可完成。

类固醇激素的大多数生理效应为经核受体介导的基因组效应。在激素缺乏的情况下，类固醇激素受体与分子伴娘（molecular chaperone）如热激蛋白结合成稳定的复合物存在于胞质中。当类固醇激素穿过细胞膜并与胞质受体结合形成激素 - 受体复合物后，受体与分子伴侣解离，激素 - 受体复合物快速转位至核内，以二聚体的形式与其靶基因附近的激素应答元件（HRE）结合，激活或抑制靶基因转录，从而影响特异性功能蛋白的生成，引起靶细胞功能活动的改变。

类固醇激素的效应也存在非基因组效应。非基因组效应不直接涉及基因转录的机制，但可通过膜受体或离子通道机制使靶细胞产生快速反应。例如，类固醇激素可使神经元的电活动发生变化，或类固醇激素作用于 $GABA_A$ 受体并对 Cl^- 电导进行调节，这些作用机制均可使靶细胞产生快速的非基因组效应。但是，这些非基因组效应所涉及的信号转导机制目前尚不完全清楚。

（三）糖皮质激素

1. 生物学作用 人肾上腺分泌的 GC 中，皮质醇（cortisol）约占90%，皮质酮（corticosterone）仅占10%，且皮质酮的 GC 生物活性仅为皮质醇的30%，因此，GC 的生物学效应绝大部分来源于皮质醇。生理浓度的 GC 主要调节物质代谢，而药理剂量的 GC 除了影响物质代谢外，还能产生其他药理作用。

（1）调节物质代谢 GC 可影响肝和肝外组织的物质代谢，两者在功能上存在相互的联系（图 11-18）。

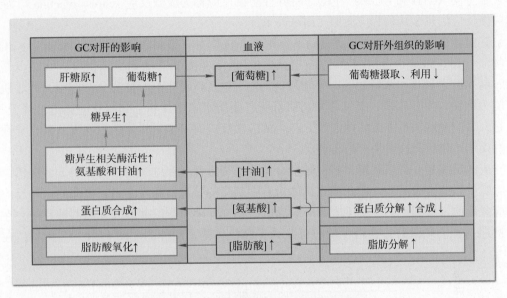

图 11-18 糖皮质激素对物质代谢的影响

1）糖代谢：GC 可促进糖异生、抑制外周组织对葡萄糖的摄取和利用，使血糖升高，因而在葡萄糖稳态的维持中起着重要的作用。具体来说，在肝，GC 通过增强糖异生所需酶（如磷酸烯醇丙酮酸羧化激酶和葡糖-6-磷酸酶）的活性促进糖异生；GC 还可通过影响肝外组织的蛋白质和脂肪代谢，提高血浆中氨基酸和甘油的浓度，促进糖异生；GC 通过增强糖原合成所需酶的活性，促进糖原的合成。在骨骼肌和脂肪组织，GC 除了抑制GLUT4 介导的对葡萄糖的摄取外，还通过抑制 NADH 氧化使糖酵解减少，从而抑制组织对葡萄糖的利用。因此，血液中 GC 浓度过高可引起血糖浓度升高，甚至导致肾上腺糖尿病（adrenal diabetes）；GC 缺乏则可引起低血糖。

2）蛋白质代谢：GC 对肝外组织（特别是骨骼肌）蛋白质代谢的影响是促进降解、抑制合成，因此可为肝提供丰富的氨基酸，促进肝糖异生；GC 还可促进氨基酸进入肝细胞，由此促进肝内蛋白质的合成。因此，皮质醇过多会导致肌萎缩和肌无力。

3）脂肪代谢：GC 可促进肝外脂肪分解，提高血浆中甘油和脂肪酸的浓度；GC 还可直接促进肝内或肝外组织中脂肪酸的氧化。在禁食期间，GC 通过增强儿茶酚胺促进脂肪分解的作用，使游离脂肪酸作为能量来源，甘油用于糖异生，以节约葡萄糖，维持正常的血糖浓度。库欣综合征（Cushing syndrome）或长期应用大剂量糖皮质激素类药物的患者可因血液中 GC 浓度过高而引起高血糖，后者可刺激胰岛素的分泌。由于 GC 促进脂肪分解的作用较弱，如果同时存在高胰岛素血症，则主要表现为脂肪合成增加，而不是脂肪分解，即胰岛素可能在 GC 增多者脂肪合成增加中起重要作用。此外，GC 还与胰岛素协同促进前脂肪细胞分化为脂肪细胞。由于尚未完全了解的原因，GC 过多可引起体内脂肪重新分布，即四肢脂肪分布减少，而面、颈和躯干部脂肪分布增加，表现为面圆（满月脸，moon face）、背厚（水牛背，buffalo hump）、躯干偏胖而四肢消瘦的特殊体型，称为向心性肥胖（central obesity）。

（2）参与应激反应 伤害性刺激（如创伤、疼痛、缺氧、强烈的精神刺激等）引起机体大量分泌 ACTH 和 GC 所产生的非特异性防御反应称为应激反应（stress reaction）。能引起应激反应的刺激统称为应激原（stressor）。

在应激反应中，GC 主要通过以下作用增强机体对有害刺激的耐受力和抵抗力：①调节物质代谢，维持一定的血糖水平，保证脑、心等重要器官的葡萄糖供应；②减少缓激肽、前列腺素和蛋白水解酶等有害物质的产生；③ GC 对儿茶酚胺的允许作用，使心肌收缩能力增强、血管收缩、支气管平滑肌舒张、脂肪水解增加和毛细血管壁通透性降低等。但是，如应激刺激过强或作用过久，产生的应激反应有可能对机体造成伤害，甚至导致应激性疾病（如应激性溃疡）的出现。

应激反应是一个多系统、多种激素参与的复杂过程。在应激刺激的作用下，交感 – 肾上腺髓质系统也被激活，以此增强机体对有害刺激的警觉性和应变力，机体的这种反应称为应急反应。实际上，应激反应和应急反应是相互伴随、难以截然分开的两种反应，在机体遭遇伤害性刺激时，这两种反应可共同提高机体的适应能力（图 11-19）。此外，在应

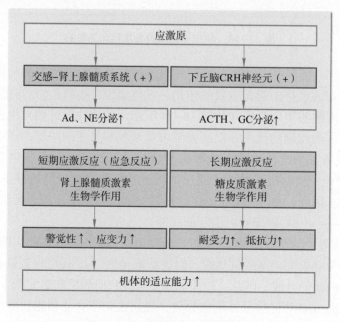

图 11-19　应激反应和应急反应

激反应中，生长激素、催乳素、血管升压素和醛固酮等激素的分泌也增加，这些激素在应激反应中的作用尚不完全清楚。

（3）影响组织器官的活动　由于 GC 受体的分布特点，GC 可影响机体大部分组织器官的活动。

1）对血细胞的影响：GC 可使血液中红细胞、血小板和中性粒细胞数量增加，淋巴细胞和嗜酸性粒细胞数量减少。这是因为 GC 可刺激红细胞生成素的合成、促进边缘池的中性粒细胞进入循环池、抑制淋巴细胞的有丝分裂、促进淋巴细胞的凋亡及增加肺和脾对嗜酸性粒细胞的滞留。因此，GC 可用于再生障碍性贫血、粒细胞减少症、过敏性紫癜和儿童急性淋巴细胞性白血病的治疗。

2）对心血管系统的影响：GC 对儿茶酚胺的心血管效应具有允许作用，由此可增强心肌收缩能力、加强血管收缩，使心输出量增加、血压升高。所以，GC 缺乏的患者可出现低血压和对缩血管药物的敏感性降低等现象。

3）对胃肠道的影响：GC 可提高胃腺对促胃液素和迷走神经的敏感性，促进胃酸和胃蛋白酶原的分泌，并由此增加患溃疡病的风险。GC 对胃肠道黏膜有营养作用，如 GC 缺乏，胃肠道黏膜退化，胃酸和消化酶的分泌减少。

4）对肾的影响：GC 可抑制血管升压素的分泌，GC 还可通过降低入球小动脉阻力使肾小球滤过率增加，这些作用均可促进肾水的排泄。但是，GC 也有弱的 MC 活性，可促进远曲小管后段和集合管对水、Na^+ 的重吸收及 K^+、H^+ 的排泄。在缺乏 GC 的情况下，肾的排水能力减弱，严重时可致"水中毒"，此时，补充 GC 可缓解症状。

5）对骨的影响：GC 可抑制小肠和肾对钙的吸收或重吸收，使血钙浓度降低。但是，随着血钙浓度的下降，甲状旁腺激素分泌增加，而甲状旁腺激素可通过促进骨吸收，动员骨钙入血。除此之外，GC 还可直接抑制成骨细胞的成骨功能、抑制胰岛素样生长因子 1 和生长激素的表达和作用。因此，尽管 GC 可用于治疗关节炎，但过度使用会导致骨质疏松。

6）其他作用：生理水平的 GC 有利于维持人的正常心理功能，GC 水平过量或不足均可引起精神障碍。GC 水平过高，由于蛋白质过度降解和由 GC 的 MC 样作用造成的低钾血症均可引起肌肉乏力。GC 是胎儿中枢神经系统、视网膜、皮肤、胃肠道和肺的正常发育所必需的，GC 可诱导肺泡 II 型上皮细胞的分化和成熟，从而有利于胎儿在妊娠后期产生表面活性物质，使出生时呼吸得以开始。GC 可抑制成纤维细胞增殖和胶原形成，因此，在 GC 过量的情况下，皮肤变薄，更容易受损。药理剂量的 GC 还可产生抗炎和免疫抑制作用。

2. 分泌的调节　生理状态下 GC 的分泌量（即 GC 的基础分泌）呈现出明显的昼夜节律性波动，一般在清晨觉醒前分泌量最大，然后分泌量逐渐下降，午夜后又逐渐升高；GC 分泌的另一个特点是呈脉冲式释放，一般每天有 7～15 个脉冲（图 11-20）。GC 的基础分泌受下丘脑-腺垂体-肾上腺皮质轴（hypothalamic-adenohypophysis-adrenal cortex axis）的调控（图 11-21）。

（1）下丘脑调节肽 CRH 对 ACTH 分泌的调节　下丘脑分泌的 CRH 可促进 ACTH 的分泌，血管升压素可加强该作用。

1）CRH 受体：属 G 蛋白耦联受体，通过 Gs-AC-cAMP-PKA 信号转导通路发挥作用。

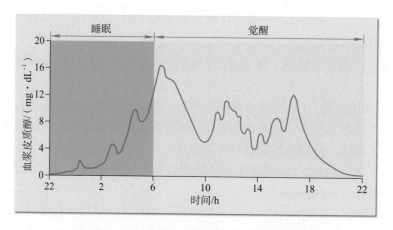

图 11-20　皮质醇分泌的昼夜节律与脉冲式释放

目前发现的 CRH 受体有 CRH-1 和 CRH-2 两种。CRH-1 受体表达在腺垂体等脑的许多区域及性腺和皮肤中，这种受体的激活可促进 ACTH 的合成和释放。CRH-2 受体在中枢神经系统和外周组织中均有表达，但作用尚不完全清楚。

2）CRH 的生物学作用：下丘脑的 CRH 神经元的胞体主要分布在室旁核，部分神经元存在 CRH 和血管升压素的共存现象，这些神经元的轴突投射至正中隆起，释放的 CRH 和血管升压素经垂体门脉系统运至腺垂体。

在腺垂体，CRH 与 ACTH 分泌细胞细胞膜上的 CRH-1 受体结合，其短期效应是刺激 ACTH 的释放，长期效应可增加阿黑皮素原（pro-opiomelanocortin，POMC）的基因表达并促进 ACTH 分泌细胞的肥大和增殖。经垂体门脉系统运至腺垂体的血管升压素与 ACTH 分泌细胞上的 V_3 受体结合，可增强 CRH 的作用即促进 ACTH 的分泌。

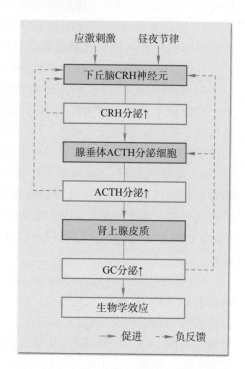

图 11-21　下丘脑 – 腺垂体 – 肾上腺皮质
轴对 GC 分泌的调节

3）CRH 分泌的调节：CRH 的分泌受到视交叉上核的昼夜节律性调节，正因为 CRH 的分泌存在昼夜节律，所以 ACTH 和 GC 的分泌量也发生相应的昼夜节律性波动。CRH 的分泌还受到 GC、ACTH 的反馈性调节。恐惧、低血糖和大失血等应激刺激也可促进 CRH 的分泌。

（2）腺垂体激素 ACTH 对 GC 分泌的调节　ACTH 由腺垂体 ACTH 分泌细胞内的 POMC 经酶解生成，健康成年人 ACTH 的日分泌量仅为 5～25 μg，血浆浓度为 1～50 ng/L，生物半衰期为 10～25 min。这种激素也表现为脉冲式释放，且呈现明显的昼夜节律。

1）ACTH 受体：促黑素 2 型受体（melanocortin 2 receptor，MC2R）是生理性地分布于肾上腺皮质的 ACTH 受体，只被 ACTH 激活。释放入血的 ACTH 与肾上腺皮质的 MC2R

结合后，通过激活 Gs–AC–cAMP–PKA 信号转导通路发挥作用。

2）ACTH 的生物学作用：①促进 GC 的合成和释放；②促进肾上腺皮质的细胞的分裂和增殖；③调节 CRH 的分泌；④应激时可促进 MC 的分泌；⑤直接或经 GC 促进肾上腺髓质激素的合成与释放。

3）ACTH 分泌的调节：ACTH 的分泌受到 CRH 的调控及 GC 的反馈性调节。应激刺激通过促进下丘脑 CRH 的分泌，使腺垂体 ACTH 的分泌增加。

（3）反馈调节 分泌入血液循环的 GC 通过血 – 脑屏障作用于下丘脑和腺垂体，分别与 CRH 神经元和 ACTH 分泌细胞细胞膜上的 GC 受体结合，抑制 CRH 和 ACTH 的生物合成和分泌（长反馈），并降低腺垂体 ACTH 分泌细胞对 CRH 的敏感性。强烈的应激刺激可以影响 GC 对下丘脑的负反馈效应，从而将调定点设定在一个更高的水平。此外，腺垂体分泌的 ACTH 可对下丘脑的 CRH 神经元进行负反馈调节（短反馈）；而下丘脑分泌的 CRH 也可对 CRH 神经元进行负反馈调节（超短反馈）。

临床上长期大剂量应用 GC 的患者，药理浓度的 GC 可对下丘脑 CRH 神经元和腺垂体 ACTH 分泌细胞产生负反馈抑制作用，而 ACTH 分泌的长期减少可导致肾上腺皮质逐渐萎缩，内源性 GC 的合成和释放受到抑制。此时，若突然停药或减量过快，特别是受到应激刺激时，患者可出现急性肾上腺皮质功能不全或危象，需及时抢救。因此，在药物治疗结束时应经历一个缓慢减量的过程，使萎缩的肾上腺皮质逐渐恢复合成 GC 的能力。如需长期大剂量应用 GC，可在药物治疗期间采用间断补充 ACTH 的措施，防止肾上腺皮质萎缩。

（四）盐皮质激素

肾上腺皮质球状带分泌的 MC 包括醛固酮、去氧皮质酮和去氧皮质醇，以醛固酮的生物活性最强。据估计，醛固酮的生物学效应约占 MC 总效应的 90%。

1. 生物学作用 醛固酮的肾效应主要为促进远曲小管后段和集合管对 Na^+ 和水的重吸收，并促进 K^+ 和 H^+ 的分泌。此外，醛固酮增强血管平滑肌对儿茶酚胺敏感性的作用强于 GC。醛固酮分泌过多可致高血钠、低血钾、碱中毒和顽固性高血压，醛固酮缺乏则可引起低血钠、高血钾、酸中毒和低血压。

2. 分泌的调节 醛固酮的分泌主要受肾素 – 血管紧张素系统、血 K^+ 和血 Na^+ 水平的调节（详见第八章）。

（五）肾上腺雄激素 🔗

二、肾上腺髓质激素

肾上腺髓质是指肾上腺的中央部分，主要由接受交感神经节前纤维支配的嗜铬细胞组成。由于肾上腺皮质和髓质的血窦相延续，来自肾上腺皮质的血液需流经髓质后才进入体循环，意味着流入肾上腺髓质的血液中含有来自皮质的较高浓度的 GC，而 GC 可抑制髓质嗜铬细胞的分化，使其不能形成树突和轴突。而且，GC 可诱导髓质中苯乙醇胺氮位甲基移位酶（phenylethanolamine–N–methyl transferase，PNMT）的表达，该酶可使去甲肾上腺素甲基化，生成肾上腺素。

肾上腺髓质分泌的激素中约 80% 为肾上腺素，20% 为去甲肾上腺素，此外还有少量的多巴胺。这些儿茶酚胺类物质需分泌到血液中作为激素发挥作用。循环血液中的肾上腺素全部来自肾上腺髓质，但去甲肾上腺素只有约 30% 来自肾上腺髓质，其余 70% 由交感神经节后纤维释放并扩散到血液中。因为肾上腺髓质不是儿茶酚胺的唯一来源，所以该组织并不是维持生命所必需的。

（一）儿茶酚胺的合成、释放、运输和代谢

1. 儿茶酚胺的合成　嗜铬细胞以血液中的酪氨酸（tyrosine，Tyr）为原料，在胞质中通过限速酶酪氨酸羟化酶进行羟化，生成多巴（DOPA），再经过胞质的芳香族氨基酸脱羧酶（aromatic amino acid decarboxylase）的催化生成多巴胺，多巴胺转运入嗜铬颗粒后，在多巴胺β-羟化酶的作用下转化为去甲肾上腺素。嗜铬颗粒内的大部分去甲肾上腺素通过易化扩散进入胞质，并被胞质内的 PNMT 甲基化，生成肾上腺素（图 11-22），然后，肾上腺素被囊泡膜上的单胺转运体（monoamine transporter）转运回颗粒内，与去甲肾上腺素共同储存。此外，嗜铬细胞还能合成肾上腺髓质素和脑啡肽等多种肽类物质。

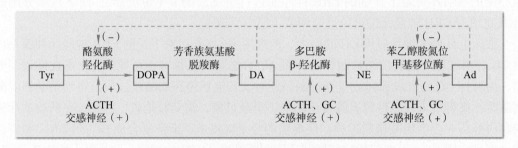

图 11-22　肾上腺髓质激素的合成及其分泌的调节
Tyr: 酪氨酸；DOPA: 多巴；DA: 多巴胺；NE: 去甲肾上腺素；Ad: 肾上腺素。

2. 儿茶酚胺的释放　是交感神经兴奋在肾上腺髓质的直接反应。交感神经兴奋，节前纤维末梢释放的乙酰胆碱与嗜铬细胞细胞膜上的 N_1 受体结合，通过引起膜的去极化，激活电压门控 Ca^{2+} 通道，引起 Ca^{2+} 内流，从而触发嗜铬颗粒经出胞过程将儿茶酚胺释放入血。

3. 儿茶酚胺的运输和代谢　血液中的儿茶酚胺约 50% 与白蛋白结合进行运输，其半衰期较短，一般小于 2 min。肾上腺髓质释放的儿茶酚胺部分被交感神经末梢摄取，然后被 MAO 和 COMT 降解；部分在肝、肾和平滑肌细胞等非神经组织中被 COMT 灭活；还有一部分在肾经尿液直接排出。由于体内儿茶酚胺的最终代谢产物约 60% 为香草扁桃酸（vanillylmandelic acid，VMA），且 VMA 大部分经尿液排出，因此测定 24 h 尿液中 VMA 的含量可反映体内血液中儿茶酚胺的水平。

（二）肾上腺髓质激素的生物学作用

肾上腺素和去甲肾上腺素的靶细胞效应是通过激活 α 和 β 肾上腺素受体实现的。由于儿茶酚胺不易透过血-脑屏障，肾上腺髓质释放的儿茶酚胺几乎只在外周组织中发挥作用，这些激素对外周各组织器官的作用已在前面各相关章节中讨论，此处主要讨论肾上腺髓质激素对物质代谢的影响和在应急反应中的作用。

1. 调节物质代谢　儿茶酚胺对物质代谢的影响取决于激活受体的类型。肾上腺素和去甲肾上腺素激活 $β_2$ 受体可促进肝糖原和肌糖原的分解，激活 $α_1$ 受体和 $β_2$ 受体可促进肝糖异生，激活 $β_3$ 受体可促进脂肪组织的脂肪分解，从而增加肝糖异生的底物。肾上腺素和去甲肾上腺素还可通过激活 $β_2$ 受体促进胰高血糖素的分泌、激活 $α_2$ 受体抑制胰岛素分泌，以增强激素对代谢的影响。

2. 参与应急反应 机体遭受伤害性刺激时发生的交感－肾上腺髓质系统活动增强的适应性反应称为应急反应（emergency reaction）。在机体发生应急反应时，交感神经兴奋，交感神经末梢和肾上腺髓质释放大量的儿茶酚胺入血，其生理作用包括立毛、出汗、心率加快、心肌收缩力加强，全身血流重新分配、支气管扩张、肺通气量增加、胃肠道平滑肌运动抑制和胃肠道括约肌收缩加强等，并可通过促进糖原分解和脂肪分解，促进糖异生，使血液中葡萄糖、甘油和游离脂肪酸的水平升高，有助于机体获得充足的能量，增强机体对有害刺激的警觉性和应变力。

（三）肾上腺髓质激素分泌的调节

肾上腺髓质激素的分泌既受到交感神经、ACTH 的神经和体液调节，也受到多巴胺、去甲肾上腺素和肾上腺素的自身反馈性调节。

1. 交感神经 交感神经兴奋，节前纤维释放乙酰胆碱作用于嗜铬细胞膜中的 N_1 受体，促进肾上腺髓质激素的释放，同时，还通过提高儿茶酚胺合成酶系（酪氨酸羟化酶、多巴胺 β- 羟化酶和 PNMT）的活性，促进肾上腺髓质激素的合成。

2. ACTH 和 GC 实验表明，ACTH 既可直接提高嗜铬细胞酪氨酸羟化酶、多巴胺 β- 羟化酶和 PNMT 的活性，也可通过促进 GC 的分泌，间接提高多巴胺 β- 羟化酶和 PNMT 的活性，促进儿茶酚胺的合成。

3. 自身反馈性调节 嗜铬细胞内多巴胺和去甲肾上腺素可对酪氨酸羟化酶产生负反馈调节作用，肾上腺素可对 PNMT 产生负反馈调节作用，从而使肾上腺髓质激素的合成保持相对稳定。

第六节 钙调节激素

健康成年人体内钙（calcium）总量约为 1 300 g，磷（phosphorus）总量为 600～900 g，其中约 99% 的钙和 86% 的磷以羟基磷灰石（hydroxyapatite）的形式沉积在骨骼和牙齿中，仅有极少量的钙和磷存在于血浆中。

血钙可分为两部分，即游离钙（即离子钙）和结合钙，两者约各占 50%。结合钙包括与血浆蛋白结合的钙（约占结合钙的 80%）和与阴离子结合的钙（如磷酸钙和柠檬酸钙等，约占结合钙的 20%）。蛋白结合钙中，80%～90% 与白蛋白结合，其余与球蛋白结合。游离钙可直接产生生物学作用，而结合钙则不能，但游离钙与蛋白结合钙之间可保持动态平衡，并受血液 pH 的影响。酸中毒可导致蛋白结合钙减少，而游离钙增加；碱中毒则相反，导致蛋白钙增加和游离钙的减少。血钙水平的相对稳定对维持正常的细胞功能、神经传递、膜稳定性、骨骼结构、血液凝固功能和胞内信号转导至关重要。

血液中磷的存在形式为有机磷和无机磷。生理状态下，血浆中的无机磷酸盐主要以磷酸氢根（HPO_4^{2-}）或磷酸二氢根（$H_2PO_4^-$）的形式存在，少量的磷以与血浆蛋白或阳离子（如 Na^+ 和 K^+）结合的形式存在。由于组织中含有的磷酸盐的量约是钙的十几倍，这意味着严重的组织损伤（如挤压综合征）可导致高磷血症（hyperphosphatemia），而磷酸盐与游离钙的结合又可导致急性低钙血症的出现。磷在生命活动中起着非常重要的作用：磷构成骨盐（主要为羟基磷灰石结晶）的成分，磷是核酸、核苷酸、磷脂和辅酶等生物分子的组成成分，磷酸化和去磷酸化是众多代谢和信号通路中的关键调控步骤，高能磷酸化合物如 ATP 和磷酸肌酸的高能磷酸键断裂时可释放出大量的自由能，血浆的 NaH_2PO_4/Na_2HPO_4 和胞内的 KH_2PO_4/K_2HPO_4 可作为体内缓冲系统的一部分，参与对酸碱平衡的调节。

健康成年人的血清总钙为 2.25 ~ 2.58 mmol/L，游离钙为 1.10 ~ 1.34 mmol/L；血磷浓度为 0.97 ~ 1.61 mmol/L。血钙与血磷浓度（mg/dL）的乘积为一常数，即 $[Ca]\times[Pi]=36 \sim 40$，所以，若血磷浓度升高，则血钙浓度可降低。

直接参与调节钙、磷代谢的激素统称为钙调节激素（calcium-regulation hormone）。正常的血钙、血磷浓度的维持主要依赖甲状旁腺激素、1,25- 二羟维生素 D_3 和降钙素的共同调节作用，此外，性激素（雄激素和雌激素）、生长激素、催乳素、糖皮质激素、细胞因子、肿瘤坏死因子、白细胞介素 1 和白细胞介素 6 等也参与对钙、磷代谢的调节。

一、甲状旁腺激素

甲状旁腺通常位于甲状腺左、右叶的背面，一般有上下两对，其主要实质细胞是主细胞。主细胞分泌的甲状旁腺激素（parathyroid hormone，PTH）在骨重塑和钙稳态的维持中起主要作用。

（一）甲状旁腺激素的一般特性

甲状旁腺主细胞先合成含 115 个氨基酸的前甲状旁腺激素原，然后将其快速裂解，生成甲状旁腺激素原，随后继续裂解成为含 84 个氨基酸残基的全分子 PTH。PTH 的相对分子质量为 9.5×10^3，其氨基端的 34 个氨基酸残基的肽片段具有 PTH 的全部生物学作用。健康成年人的血浆 PTH 浓度为 1 ~ 10 pmol/L（免疫化学发光法）。

PTH 在肝内被降解为氨基末端（PTH 1–34）和羧基末端片段。氨基末端片段约占循环 PTH 片段的 10%，该片段具有生物活性，但半衰期较短（4 ~ 20 min）；而羧基端片段约占循环 PTH 片段的 80%，这个片段无生物活性，但半衰期较长。由于血浆中存在多种 PTH 分解后生成的肽产物，因此全分子 PTH（即 PTH 1 ~ 84）的测定是血浆 PTH 水平的唯一可靠指标。PTH 的裂解产物最终经肾排出。

（二）甲状旁腺激素的生物学作用

PTH 受体属于 G 蛋白耦联受体，目前已鉴定出三种 PTH 受体，但 PTH 的生理作用主要是由 PTH 受体 1（parathyroid hormone receptor 1，PTHR1）介导的，PTHR2 和 PTHR3 的生理作用尚不清楚。PTHR1 在成骨细胞和肾中表达，PTH 与靶细胞细胞膜中的 PTHR1 结合后，可经 G_s–AC–cAMP–PKA 和 G_q–PLC–IP_3/DG 信号转导通路调节靶细胞的功能。

PTH 是维持血钙和血磷稳态的重要激素，其靶器官是肾和骨，总的生理效应是升高血钙水平和降低血磷水平。

1. 对肾的作用　在肾，PTH 可促进远端小管对 Ca^{2+} 的重吸收、抑制近端小管对磷酸盐的重吸收，使血钙水平升高、血磷水平降低；PTH 还可通过激活肾的 1α- 羟化酶，增加 1,25- 二羟维生素 D_3 的生成，间接调节钙、磷代谢。

近端小管对 Ca^{2+} 的重吸收不受激素的调节。在远端小管，Ca^{2+} 的跨细胞途径重吸收受 PTH 的调节。这种跨细胞途径的重吸收过程是：小管液内的 Ca^{2+} 顺电 - 化学梯度经顶端膜的 Ca^{2+} 通道进入上皮细胞内，再经基底侧膜上的 Ca^{2+}–ATP 酶和 Na^+–Ca^{2+} 交换体转运至组织间液，然后进入血液循环。PTH 通过促进 Ca^{2+} 通道插入顶端膜（即增加顶端膜 Ca^{2+}

通道的数量），从而促进小管液中的 Ca^{2+} 进入肾小管上皮细胞内。1,25- 二羟维生素 D_3 通过增加基底侧膜上的钙泵和 Na^+–Ca^{2+} 交换体的表达，与 PTH 共同促进远端小管对 Ca^{2+} 的重吸收。

PTH 抑制近端小管对无机磷酸盐的重吸收。约 70% 磷酸盐的重吸收是通过顶端膜 Ⅱ 型 Na^+–HPO_4^{2-} 共转运体（type Ⅱ Na^+–HPO_4^{2-} cotransporter）进行的。PTH 可促进近端小管顶端膜上的 Ⅱ 型 Na^+–HPO_4^{2-} 共转运体的内化并被溶酶体的酶降解，使顶端膜 Ⅱ 型 Na^+–HPO_4^{2-} 共转运体数量减少，近端小管对磷酸盐的重吸收减少。

2. 对骨的作用　骨吸收（bone resorption）是指破骨细胞移除骨基质的破骨过程，可将 Ca^{2+} 和无机磷酸盐释放到循环中，骨形成（bone formation）是指在骨重建过程中的同一骨表面，破骨细胞发挥破骨作用后由成骨细胞发挥成骨作用的生理过程，包括合成和分泌骨胶原、形成骨基质及通过释放 Ca^{2+} 使基质钙化等成骨过程。通过骨重建，可使骨组织不断进行更新和改造，并参与维持体内的钙稳态。

骨细胞夹在相邻两层骨板间或分散排列于骨板内，是一种多突起的细胞，突起所在的空间称骨小管（bone canaliculus），胞体所在的空间称为骨陷窝（bone lacuna）。成骨细胞位于成骨活跃的骨组织表面，常排成一层，细胞表面有许多突起，可与邻近的骨细胞或成骨细胞的突起形成缝隙连接。由深埋的骨细胞和表面的成骨细胞通过突起相互连接，形成的细胞网络称为骨细胞 – 成骨细胞膜（osteocytic-osteoblastic bone membrane）。骨细胞 – 成骨细胞膜在矿化骨（mineralized bone）与中央管组织液之间形成一层可通透的膜，在这层膜与矿化骨之间即骨小管和骨陷窝内分布有富含 Ca^{2+} 的骨液（图 11-23）。

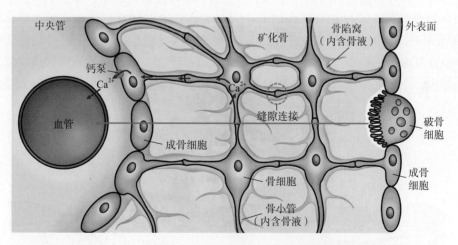

图 11-23　骨细胞 – 成骨细胞膜与甲状旁腺激素的骨效应
→: PTH 的快速效应；→: PTH 的延缓效应。

PTH 是骨重建的主要调节因素，既可促进骨形成，也可促进骨吸收，PTH 的最终骨效应取决于 PTH 的浓度及其作用时间的长短。

PTH 的骨效应可分为快速效应和延缓效应两个时相。PTH 的快速效应出现在激素作用后的数分钟内，通过提高骨细胞膜对 Ca^{2+} 的通透性、激活骨细胞 – 成骨细胞膜上的钙泵，促进骨液中的 Ca^{2+} 经骨细胞 – 成骨细胞膜进入中央管组织液并入血，升高血钙水平，使机体对低血钙状态作出迅速应答。PTH 的延缓效应出现在激素作用后的 12~24 h，通过激活骨吸收，促进骨基质中的钙和磷酸盐的释放。PTH 的延缓效应包括：① PTH 促进破骨细胞的成熟与骨吸收（图 11-24）。PTHR1 在成骨细胞上表达，而在破骨细胞上不表达。PTH 与成骨细胞 PTHR1 结合，促进细胞膜上的 NF-κB 受体激活蛋白配体（receptor activator of nuclear factor-κB ligand，RANKL）的表达和巨噬细胞集落刺激因子（macrophage-colony stimulating factor，M-CSF）的分泌。RANKL 与前破骨细胞（osteoclast precursor）细胞膜表面的 NF-κB 受体激活蛋白（receptor activator of nuclear factor-κB，RANK）结合及 M-CSF 与前破骨细胞膜上的受体结合均可促进破骨细胞前体细胞增殖并分化为成熟的破骨细胞，并最后融合成多核功能性破骨细胞（multinucleated functional osteoclast）。附着在骨表面的破骨细胞和骨表面之间形成一个孤立的胞外微环境，破骨细胞在该处释放的多种水解酶和有机酸可溶解骨盐、分解有机成分。在骨吸收过程中，酸性环境有利于羟基磷灰石的溶解，并为溶酶体蛋白酶（包括破骨细胞分泌的胶原酶和组织蛋白酶）的活动提供了最佳条件。骨降解产物钙和磷酸盐通过穿胞作用（transcytosis），从破骨细胞皱褶缘一端胞吞、从另一端胞吐释放入体循环。由于在骨降解过程中，胞内的碱性磷酸酶（alkaline phosphatase）也被释放到组织间隙并进入血液循环，因此，血液中碱性磷酸酶水平的升高可作为破骨细胞活动加强的标志。② PTH 抑制护骨因子（osteoprotegerin，OPG）的生成，促进骨吸收。成骨细胞分泌的护骨因子是 RANKL 的天然拮抗剂，可作为"诱饵"蛋白与 RANKL 结合，阻止其与 RANK 结合，从而有效地抑制 RANKL 介导的破骨细胞的成熟，参与对骨吸收的调节。PTH 通过抑制护骨因子的生成，促进破骨细胞的成熟，使溶骨活动加强。另外，糖皮质激素可抑制护骨因子的生成，而雌激素则增加护骨因子的表达。

　　PTH 的骨效应除了与 PTH 作用时间长短有关外，还与 PTH 的浓度有关。低钙血症导致 PTH 水平升高，而高水平的 PTH 可打破骨形成和骨吸收的平衡，使破骨细胞活动相对增强，以恢复血清钙水平。但如果这种情况长期持续下去，最终会导致骨转换加强，骨量减少。相反，间歇性给予低剂量的 PTH（如每天注射一次）可增加成骨细胞的数量、促进

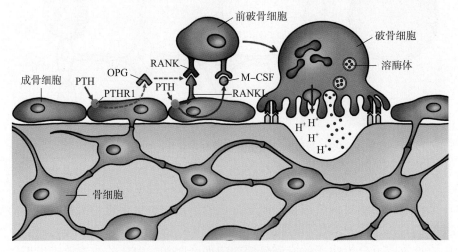

图 11-24 甲状旁腺激素的延缓效应

PTH：甲状旁腺激素；OPG：护骨因子；RANKL：NF-κB 受体激活蛋白配体；
RANK：NF-κB 受体激活蛋白；PTHR1：PTH 受体 1；M-CSF：巨噬细胞集落刺激因子。

骨合成代谢，使骨密度增加、骨折的风险降低。人重组 PTH 已被批准用于治疗绝经后女性和骨折高危男性的骨质疏松症。

原发性甲状旁腺功能亢进患者血浆中全分子 PTH 和血钙水平均升高、血浆磷酸盐水平一般降低。血钙水平的升高是因骨吸收增加、肾远端小管对 Ca^{2+} 的重吸收增加及由 1, 25- 二羟维生素 D_3 介导的小肠吸收 Ca^{2+} 增加所致。由于 PTH 在血 Ca^{2+} 水平的急性调节中起重要作用，若在甲状腺手术过程中误切除甲状旁腺，其早期表现是手足搐搦，这是因为低钙血症导致神经、肌肉兴奋性异常升高所致。

（三）甲状旁腺激素分泌的调节

1. 血钙浓度　调节 PTH 分泌的主要因素是血钙浓度。在一定范围内，血钙浓度降低可促进 PTH 的分泌，而血钙浓度升高则抑制 PTH 的分泌（图 11-25）。

Ca^{2+} 敏感受体（Ca^{2+}-sensing receptor，CaSR）属于 G 蛋白耦联受体，在甲状旁腺主细胞、甲状腺 C 细胞、肾、小肠和骨等组织细胞均有表达。CaSR 对血钙浓度变化非常敏感，甲状旁腺主细胞通过 CaSR 检测血清 Ca^{2+} 浓度的变化。如血钙浓度升高，激活甲状旁腺主细胞细胞膜上的 CaSR，通过一系列级联反应，一方面导致胞内预合成的 PTH 分子的降解，使全分子 PTH 释放减少，另一方面可通过升高胞质 Ca^{2+} 浓度抑制 PTH 的释放，从而使远端小管对 Ca^{2+} 的重吸收和骨钙的释放减少，血钙浓度迅速回降。与之相反，血钙浓度降低则可引起 PTH 合成与释放增加、PTH 在胞内降解减少，使血钙浓度迅速回升。

2. 其他因素　PTH 的释放也受血浆磷酸盐和镁浓度、1,25-（OH）$_2$-D_3 等因素的调节。血浆无机磷酸盐浓度升高，通过降低血钙浓度间接促进 PTH 的释放。血镁浓度升高，通过激活 CaSR 抑制 PTH 分泌，而血镁水平的中度降低可促进 PTH 分泌；如果严重低镁血症与低钙血症同时存在，低镁血症可抑制低钙血症时的 PTH 的释放。1,25-（OH）$_2$-D_3 可抑制 PTH 的合成，从而使 PTH 的释放减少。激活甲状旁腺主细胞上的 β 受体或 H_2 受体可促进 PTH 的释放。

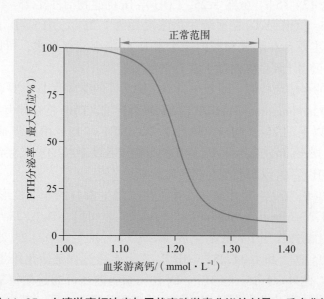

图 11-25　血清游离钙浓度与甲状旁腺激素分泌的剂量 - 反应曲线

二、1,25- 二羟维生素 D_3

维生素 D_3 实际上是一种激素原，必须经历两次连续的羟基化才能成为具有生物活性的 1,25- 二羟维生素 D_3［1,25-dihydroxyvitamin D_3，1,25-（OH）$_2$-D_3］。1,25-（OH）$_2$-D_3 又称钙三醇（calcitriol）或 1,25- 二羟胆钙化醇（1,25-dihydroxycholecalciferol）。1,25-（OH）$_2$-D_3 通过调节小肠对钙和磷酸盐吸收、肾对钙和磷酸盐重吸收及骨重建，参与维持体内钙和磷酸盐的稳态。

（一）维生素 D 的活化、运输与代谢

1. 1,25- 二羟维生素 D_3 的合成　维生素 D_3 原（provitamin D_3）又称 7- 脱氢胆固醇（7-dehydrocholesterol），多存在于皮肤内，经紫外线照射可转变为维生素 D_3；维生素 D_3 也可从多脂鱼、鱼肝油、动物肝、强化牛奶和蛋黄等食物中获得。维生素 D_3 实际上只是一种激素原，本身无生物学活性。维生素 D_3 被运至肝后，在肝微粒体 25- 羟化酶的催化下，生成 25- 羟维生素 D_3［25-hydroxyvitamin D_3，25-（OH）-D_3］；25-（OH）-D_3 再在肾近端小管上皮细胞线粒体的 1α- 羟化酶的作用下，生成维生素 D_3 的主要活性形式 1,25-（OH）$_2$-D_3（图 11-26）。

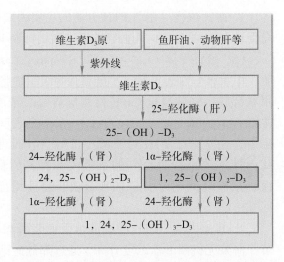

图 11-26　维生素 D_3 的活化过程及其生理作用

维生素 D_3 的活性形式主要有 25-（OH）-D_3 和 1,25-（OH）$_2$-D_3，其中，25-（OH）-D_3 的血浆浓度为 1.5 ~ 6.0 μg/dL、半衰期为 15 d，而 1,25-（OH）$_2$-D_3 的血浆浓度仅为 2 ~ 3 ng/dL、半衰期为 12 ~ 15 h。虽然 1,25-（OH）$_2$-D_3 的生物活性比 25-（OH）-D_3 高 500 ~ 1 000 倍，但因 25-（OH）-D_3 在血液中的浓度约为 1,25-（OH）$_2$-D_3 的 1 000 倍，是血浆中维生素 D_3 的主要存在形式和肝内维生素 D_3 的主要储存形式，所以测定血清中 25-（OH）-D_3 的水平可用于评估体内维生素 D 的水平。

2. 维生素 D 的运输与代谢　血液中具有生物活性的维生素 D 主要通过与维生素 D 结合蛋白（vitamin D binding protein，DBP）结合进行运输。DBP 是一种由肝合成的血清糖蛋白，可结合 85% 以上的 25-（OH）-D_3 和 1,25-（OH）$_2$-D_3，由此形成了一个维生素 D 的储存库。此外，还有部分维生素 D_3 及其代谢物以乳糜微粒的形式存在于血液中，仅有 0.4% 的 1,25-（OH）$_2$-D_3 以游离型存在于血液中。

1,25-（OH）$_2$-D_3 在 24- 羟化酶的作用下生成维生素 D 的非活性形式 1,24,25- 三羟维生素 D_3［1,24,25-trihydroxyvitamin D_3，1,24,25-（OH）$_3$-D_3］；25-（OH）-D_3 在 24- 羟化酶和 1α- 羟化酶的作用下，先后生成 24,25- 二羟维生素 D_3［24,25-dihydroxyvitamin D_3，24,25-（OH）$_2$-D_3］和 1,24,25-（OH）$_3$-D_3。上述过程是活化维生素 D 的主要失活途径（图 11-26）。此外，1,25-（OH）$_2$-D_3 在靶细胞内还可通过侧链氧化而被灭活。维生素 D_3 及其代谢物在肝内与葡萄糖醛酸结合后随胆汁排入小肠，其中一部分通过肠肝循

环被吸收回血，其余随粪便排出体外。

（二）维生素 D 的生物学作用

$1,25-(OH)_2-D_3$ 主要与靶细胞内的核受体即维生素 D 受体（vitamin D receptor，VDR）结合，通过调节基因表达产生生物学效应。VDR 主要在小肠、骨、肾和甲状旁腺中表达，在皮肤、淋巴细胞、骨骼肌、心肌、乳房和腺垂体中也有表达。VDR 对 $1,25-(OH)_2-D_3$ 的亲和力约是对 $25-(OH)-D_3$ 的亲和力的 1 000 倍。除了基因组机制外，$1,25-(OH)_2-D_3$ 还可通过非基因组机制产生生物学效应，其可能机制是 $1,25-(OH)_2-D_3$ 与细胞膜上的受体结合，通过蛋白激酶 C、磷脂酶 C 和腺苷酸环化酶等多种信号转导通路，产生 $1,25-(OH)_2-D_3$ 的快速效应。$1,25-(OH)_2-D_3$ 的主要靶器官是小肠、骨和肾，其生物学效应是升高血钙和血磷水平。

1. 对小肠的作用　小肠对 Ca^{2+} 的吸收是通过细胞旁途径和跨细胞途径实现的（见第六章），跨细胞途径的 Ca^{2+} 吸收过程涉及肠上皮细胞顶端膜上的 Ca^{2+} 通道、胞质中的钙结合蛋白（CaBP）及基底侧膜上的钙泵和 Na^+-Ca^{2+} 交换体。如膳食中 Ca^{2+} 含量丰富，Ca^{2+} 主要经不受激素调节的细胞旁途径吸收；如 Ca^{2+} 供应不足，受 $1,25-(OH)_2-D_3$ 调节的跨细胞途径成为 Ca^{2+} 的主要吸收途径。

$1,25-(OH)_2-D_3$ 可促进小肠对 Ca^{2+} 和磷酸盐的吸收。$1,25-(OH)_2-D_3$ 通过基因组机制，促进小肠上皮细胞钙吸收相关蛋白（如 Ca^{2+} 通道、CaBP 和钙泵）的表达，从而在较长时间内促进小肠对 Ca^{2+} 的吸收。$1,25-(OH)_2-D_3$ 也能促进小肠对磷酸盐的吸收，该作用可能是激素的直接效应，也可能是继发于激素的促进 Ca^{2+} 吸收作用之后。

2. 对骨的作用　$1,25-(OH)_2-D_3$ 在骨吸收和骨盐沉积中均起重要作用，以前者为主，故可升高血钙和血磷水平。$1,25-(OH)_2-D_3$ 通过刺激破骨细胞的成熟和更新促进骨吸收，升高血钙和血磷水平；而血钙和血磷水平的升高及 $1,25-(OH)_2-D_3$ 的促进成骨细胞合成骨钙蛋白（osteocalcin）的作用又可促进骨盐的沉积和骨的钙化。

此外，$1,25-(OH)_2-D_3$ 与 PTH 的促进骨吸收效应具协同作用。过量服用维生素 D 可引起骨吸收；而在缺乏维生素 D 的情况下，PTH 的促进骨吸收作用大为减弱，其机制尚不完全清楚。

3. 对肾的作用　$1,25-(OH)_2-D_3$ 可促进肾远端小管对 Ca^{2+} 的重吸收、促进近端小管对磷酸盐的重吸收，使血钙、血磷水平升高。然而，$1,25-(OH)_2-D_3$ 的肾效应较弱，可能在维持血钙和血磷的稳态中并不起主要作用。

维生素 D 缺乏可使小肠对钙和磷酸盐的吸收减少，血钙和血磷水平降低，而血钙水平的下降通过刺激 PTH 的分泌进而抑制肾小管对磷酸盐的重吸收，这可使血磷水平进一步降低，从而导致骨钙化受损，即类骨质形成但钙化不足。骨钙化受损是儿童佝偻病和成年人骨软化症产生的主要原因，不过佝偻病的维生素 D 缺乏发生在骨骼成熟前，而骨软化症的维生素 D 缺乏发生在骨骼生长完成和骨骺闭合后。

（三）$1,25-(OH)_2-D_3$ 生成的调节

1. 血钙水平　$1,25-(OH)_2-D_3$ 的合成受血钙水平的控制，表现为在一定范围内，血浆中 $1,25-(OH)_2-D_3$ 的浓度与血钙浓度成反比关系。

血钙水平降低可使肾 $1\alpha-$ 羟化酶的活性升高，其机制有二：首先，血钙水平的降低刺激 PTH 的分泌，而 PTH 可激活肾 $1\alpha-$ 羟化酶；其次，血钙水平的降低也可直接使肾

$1\alpha-$ 羟化酶的活性升高，但以前者更为重要。上述两个机制均可促进 $1,25-(OH)_2-D_3$ 的合成，使血钙水平向正常方向恢复。与之相反，若血钙水平超过正常范围，由于 $1\alpha-$ 羟化酶的活性降低，$1,25-(OH)_2-D_3$ 的生成被抑制，$25-(OH)-D_3$ 会转化为生物活性很低的 $24,25-(OH)_2-D_3$，从而导致血钙浓度逐渐降回至正常水平。

2. 血磷水平　越来越多的证据表明，成纤维细胞生长因子 23（fibroblast growth factor 23，FGF23）是磷代谢的一个重要调节因子。FGF23 是一种相对分子质量约为 30×10^3 的多肽，通常由成骨细胞和骨细胞表达。

血浆磷酸盐浓度增加可刺激 FGF23 的分泌，而 FGF23 通过抑制肾近端小管上皮细胞顶端膜 $Na^+-HPO_4^{2-}$ 共转运体的表达，使近端小管对磷酸盐的重吸收减少，促进磷酸盐的排泄；FGF23 还可抑制肾近端小管上皮细胞 $1\alpha-$ 羟化酶的表达，并上调 $24-$ 羟化酶的表达，因此可抑制 $1,25-(OH)_2-D_3$ 的合成、增加 $24,25-(OH)_2-D_3$ 的合成，这也有助于血磷水平的降低。相反，血浆磷酸盐浓度降低则通过抑制 FGF23 的分泌，促进近端小管对磷酸盐的重吸收和增加 $1,25-(OH)_2-D_3$ 的合成，使血磷水平往正常方向恢复。

3. $1,25-(OH)_2-D_3$ 水平　$1,25-(OH)_2-D_3$ 生成增加，通过抑制 $1\alpha-$ 羟化酶的表达，减少自身的合成；而 $1,25-(OH)_2-D_3$ 生成减少则相反，增加自身的合成。显然，$1,25-(OH)_2-D_3$ 对 $1\alpha-$ 羟化酶的负反馈作用有助于维持血液中 $1,25-(OH)_2-D_3$ 水平的相对稳定。

可见，在 $1,25-(OH)_2-D_3$ 的生成过程中，肾的 $1\alpha-$ 羟化酶是关键因素。PTH 可激活 $1\alpha-$ 羟化酶，增加 $1,25-(OH)_2-D_3$ 的生成，在没有 PTH 的情况下，几乎不生成 $1,25-(OH)_2-D_3$；而血浆中 FGF23、$1,25-(OH)_2-D_3$ 和 Ca^{2+} 水平的提高均可抑制 $1\alpha-$ 羟化酶的活性或表达，减少 $1,25-(OH)_2-D_3$ 的生成。上述各种调节均有助于维持机体的钙磷稳态。

三、降钙素

降钙素（calcitonin，CT）是一种由甲状腺滤泡旁细胞（即甲状腺 C 细胞）分泌的含 32 个氨基酸残基的肽类激素，相对分子质量为 3.4×10^3。其他物种的 CT 在人体中也具有生物活性，而且有的作用更强，例如鲑鱼的 CT 在人体内的作用强度是人 CT 的 20 倍，现已作为抗骨吸收剂用于治疗代谢性骨病。CT 可降低血钙浓度，参与钙稳态的维持，但与 PTH 和 $1,25-(OH)_2-D_3$ 相比，CT 对血钙浓度的调节作用较弱。CT 的半衰期约为 5 min，主要在肝和肾内代谢和清除。

（一）降钙素的生物学作用

CT 受体与 PTH、肾上腺髓质素、促胰液素受体为同一受体家族，是一种七次跨膜 G 蛋白耦联受体。CT 与受体结合后可通过 cAMP 激活蛋白激酶 A，或通过激活磷脂酶 C 通路，引起胞内储存 Ca^{2+} 的释放和胞外 Ca^{2+} 的内流。CT 的主要靶器官是骨和肾，其生物学效应是降低血钙和血磷水平。

1. 对骨的作用　给一些幼小动物注射 CT，数分钟内就可通过抑制破骨细胞的分化、皱褶缘的形成和分泌活动，使破骨细胞的骨吸收活动减弱，血钙浓度迅速降低。但是，CT 的长期作用是减少新的破骨细胞的形成，由于破骨细胞的骨吸收活动可导致继发性的成骨细胞活动，如破骨细胞数量减少，成骨细胞数量也会随之减少。因此，CT 长期作用的最终结果是破骨细胞和成骨细胞的活动均降低，对血钙浓度的影响不大。意味着 CT 对血钙浓度的影响是短暂的，最多持续数小时至数天。

CT 对成年人的血钙浓度的影响较弱。临床上甲状腺全切除术并不会导致患者出现高钙血症，甲状腺髓样癌（也称滤泡旁细胞癌）患者血浆中过量的 CT 也不会导致低钙血症，这些例子均说明在生理状态下人体内的 CT 并不参与钙稳态的调节。CT 对血钙浓度影响较小的原因有两个，首先，任何由 CT 引起的血钙浓度的降低都会在数小时内强烈刺激 PTH 的分泌，从而抵消掉 CT 的降血钙效应；其次，成年人体内每日通过破骨细胞的溶骨活动只能向细胞外液提供 0.8 g 的钙，故 CT 抑制骨吸收的作用对血钙浓度的影响很小。

CT 在儿童钙稳态的维持中可能起重要作用，这是因为儿童的骨重塑发生得很快，通过破骨细胞的溶骨活动，每日可向细胞外液提供高达 5 g 或更多的钙，这相当于其细胞外液钙总量的 5～10 倍。因此，CT 抑制破骨细胞的溶骨活动后对儿童血钙水平的影响远较成年人大。

2. 对肾的作用　在肾，CT 通过抑制肾小管对钙和磷酸盐的重吸收而使血钙和血磷酸盐浓度降低，但是生理水平 CT 的肾效应很弱。

临床上，CT 已用于预防骨吸收和恶性肿瘤所致的高钙血症的短期治疗。骨质疏松症是一种以骨量低和骨组织退化为特征的全身性骨骼疾病，CT 可直接抑制破骨细胞的活动，减少骨吸收，因而可用于绝经后 5 年以上妇女的骨质疏松症的治疗。CT 也可通过抑制肾小管对钙的重吸收，使患有转移性骨病的高钙血症患者的血钙水平快速下降。

（二）降钙素的分泌的调节

1. 血钙水平　CT 的分泌主要受血钙水平的调节。如血浆 Ca^{2+} 浓度高于 9 mg/dL，激活甲状腺滤泡旁细胞细胞膜上的 CaSR，促进 CT 的合成和分泌，使血钙浓度降低。CT 对血钙浓度的调节作用迅速且短暂，可迅速纠正高钙饮食引起的血钙浓度升高。

2. 胃肠激素　CT 的释放也受到胃肠激素的调节。促胃液素、促胰液素和缩胆囊素均可促进 CT 的分泌，其中以促胃液素的作用最强。

综上所述，血钙稳态的维持有赖于 PTH、1,25-（OH）$_2$-D_3 和 CT 的共同调节作用。血钙浓度的降低可刺激 PTH 的分泌，而 PTH 又可激活 1α 羟化酶、增加 1,25-（OH）$_2$-D_3 的生成，PTH 和 1,25-（OH）$_2$-D_3 作用于靶器官，增强破骨细胞的溶骨活动、促进肾小管对钙的重吸收和小肠对钙的吸收，使血钙浓度回升。如长期钙摄入不足，PTH 可刺激足够的骨钙吸收以维持长达 1 年或更久的正常血钙浓度。血钙浓度急性升高后 3～5 min，PTH 的分泌速率即开始降低，并由此减少 1,25-（OH）$_2$-D_3 的生成，这两种激素的分泌减少可使血钙浓度降回正常。在儿童，血钙浓度的升高可使 PTH 分泌减少，而 CT 分泌增加，CT 可抑制骨吸收，使血钙浓度迅速、短暂地降低。

第七节　性腺和胎盘内分泌

性腺（gonad）是指男性的睾丸和女性的卵巢，两者均具有产生配子（精子或卵子）和分泌激素等功能。与甲状腺和肾上腺一样，健康成年人的性腺功能主要受下丘脑-腺垂体-性腺轴的调节。在妊娠期间，胎盘也是一个重要的内分泌器官，胎盘分泌的激素具有维持妊娠和促进胎儿生长等功能。

一、睾丸的内分泌

睾丸实质由生精小管（seminiferous tubule）和睾丸间质构成。生精小管的管壁由生精上皮（seminiferous epithelium）及其外侧的基膜和肌上皮细胞构成，生精上皮内有支持细胞（sustentacular cell）和各级生精细胞（spermatogenic cell）。睾丸间质为位于生精小管之间的富含血管和淋巴管的疏松结缔组织，分布于其中的睾丸间质细胞（interstitial cell of the testis）是一种分泌雄激素的内分泌细胞。

（一）睾丸的功能

男性睾丸的主要功能是产生精子（spermatozoon）和分泌雄激素（androgen），以确保其生育能力和男性性征的形成与发育。支持细胞和睾丸间质细胞是负责睾丸功能的两种主要细胞（图 11-27）。

1. 睾丸支持细胞的功能　支持细胞又称塞托利细胞（Sertoli cell），在精子发生过程中支持细胞起着重要的辅助作用，良好的支持细胞功能对生精细胞的生存和发育至关重要。

（1）支持和营养作用　精子发生（spermatogenesis）是指从精原细胞经初级精母细胞、次级精母细胞、精子细胞至精子形成的过程。在支持细胞的侧面镶嵌着处于不同发育阶段的生精细胞，支持细胞通过与生精细胞之间形成黏着连接（adherens junction）和缝隙连接，为这些生精细胞提供支持作用，并形成生精细胞发育和成熟所需的微环境。在精子发生的后期，通过支持细胞与生精细胞之间这些连接的形成和破坏，引导精子细胞向管腔侧移动。

（2）参与血-睾屏障的形成　相邻支持细胞侧面的近基底部细胞膜形成的紧密连接将生精上皮分为基底室（basal compartment）和近腔室（abluminal compartment），近基膜侧的基底室含有精原细胞和早期初级精母细胞，近管腔侧的近腔室含有晚期初级精母细胞和所有随后阶段的精细胞。由毛细血管内皮细胞及其外侧的基膜、疏松结缔组织、生精上皮基

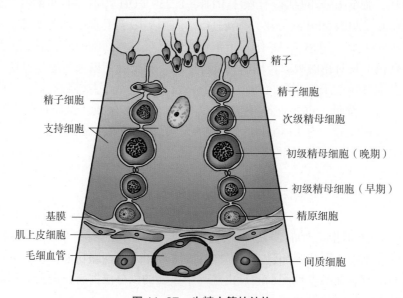

图 11-27　生精小管的结构

膜和支持细胞侧面的紧密连接组成的物理屏障称为血-睾屏障（blood-testis barrier），其作用是阻止血液中的某些物质进入生精上皮，形成和维持有利于精子发生的微环境，并可防止生精细胞的抗原物质进入血液而引发自身免疫反应。

（3）启动并维持生精过程　精子发生需要局部存在高浓度的睾酮，且FSH也是精子发生所必需的，但睾酮受体和FSH受体只在支持细胞表达，而不是发育中的生精细胞，因此睾酮和FSH可通过作用于支持细胞间接促进精子发生。腺垂体分泌的FSH与支持细胞细胞膜上的FSH受体结合，既可促进支持细胞分泌精子发生所需物质，启动精子发生，也可刺激支持细胞分泌雄激素结合蛋白（androgen-binding protein，ABP），ABP与间质细胞分泌的睾酮结合后运输至生精小管，使近腔室、生精小管管腔和男性生殖道的近端部分保持较高的睾酮水平，维持精子发生。

（4）内分泌功能　6~7周龄胎儿的支持细胞可分泌抗米勒管激素（anti-Müllerian hormone，AMH），这种糖蛋白激素作用于中肾旁管周围间充质上的AMH受体，抑制中肾旁管的发育，并使其在第8~10周迅速退化，此时，中肾管在睾丸间质细胞分泌的睾酮作用下形成男性生殖管道。在FSH的作用下，支持细胞还可分泌抑制素（inhibin，INH），而抑制素可对腺垂体FSH的分泌产生负反馈作用，从而将血中的FSH水平维持在一个特定的范围内。此外，支持细胞表达的芳香化酶（aromatase）可将间质细胞分泌的睾酮转化为雌二醇，这种局部生成的雌激素可促进精子发生。

（5）其他功能　支持细胞具有重要的吞噬功能，可吞噬在精子发生过程中脱落的胞质及退化、死亡的生精细胞。支持细胞还可分泌大量的液体，为精子提供适当的液体环境，并帮助不能游动的精子从生精小管进入附睾。

2. 睾丸间质细胞的功能　睾丸间质细胞也称莱迪希细胞（Leydig cell），属于内分泌细胞，可分泌睾酮（testosterone）、雄烯二酮和脱氢表雄酮等雄激素，以睾酮的生物活性最强。从青春期开始，睾丸间质细胞分泌的雄激素是男性体内雄激素的主要来源。

（1）雄激素的合成 🅔

（2）雄激素的运输与代谢 🅔

（3）雄激素的作用机制🅔

（4）雄激素的生物学作用　在男性，睾酮经靶细胞的雄激素受体介导，直接产生生物学效应；睾酮也可先被靶细胞的芳香化酶和5α-还原酶代谢为雌二醇和DHT，然后再产生雌二醇和DHT的生物学作用。

雄激素（包括睾酮和DHT）在胎儿期、青春期和成年期的作用各有侧重，①胎儿期：控制胚胎性别分化，使中肾管发育为男性生殖管道；促进阴茎、阴囊和前列腺的发育，并使睾丸下降至阴囊。②青春期：促进男性第二性征（secondary sex characteristic）的出现，如身材高大、肌肉发达、喉结突出、声音低沉及长出胡须、阴毛和腋毛等；促进睾丸、阴茎、阴囊、前列腺、精囊、附睾和输精管的生长发育；启动精子发生；促进蛋白质的合成，增加肌肉质量；促进长骨的生长，引起最初的生长突增，但随后导致骺板融合、长骨生长停止；增加皮肤厚度和促进皮脂生成。③成年期：影响生殖功能，包括维持精子发生、维持第二性征和正常的性欲；影响机体的代谢，包括增加血液中的极低密度脂蛋白和低密度脂蛋白、降低高密度脂蛋白，维持肌肉的质量和骨密度。雄激素还可通过刺激红细胞生成素的产生而促进红细胞的生成。

睾酮被睾丸和性腺外组织中的芳香化酶转化为雌二醇后，可经旁分泌的方式作用于邻近靶细胞，或者通过胞内分泌的方式与雌激素受体结合后产生生物学效应，或者直接进入血液产生内分泌效应。睾酮的许多作用不是由睾酮本身引起的，而是睾酮被芳构化为雌二醇后由雌二醇产生的，表现为：①雌二醇作用于神经系统，影响性冲动和性行为，并在下丘脑－腺垂体－睾丸轴中介导部分睾酮的负反馈效应；②睾酮衍生的雌二醇在青春期可促进骨骼成熟、骨骺生长板的逐渐闭合和软骨形成的终止，是青春期生长突增、骨骼成熟和骨量峰值发生的关键激素；在成年人，雌二醇通过对骨重塑和骨转换的影响，在维持骨量的恒定方面起着很重要的作用；③睾丸中的高水平雌二醇在胎儿的男性生殖系统发育和成年男性正常睾丸功能的维持中都有重要的作用。

（二）睾丸功能的调节

睾丸功能主要受下丘脑－腺垂体－睾丸轴（hypothalamus-adenohypophysis-testis axis）的调节（图 11-28）。下丘脑－腺垂体－睾丸轴在新生儿期较活跃，随后进入休眠状态。促性腺激素释放激素（GnRH）脉冲式释放的出现对青春期的开始至关重要，通过下丘脑 GnRH 的脉冲式分泌，腺垂体促性腺激素的分泌随之增加，后者刺激睾丸分泌雄激素，从而引发青春期。青春期是儿童期和成年期之间的生理过渡，包括第二性征的发育和青春期生长突增，整个过程约需要 4 年的时间。

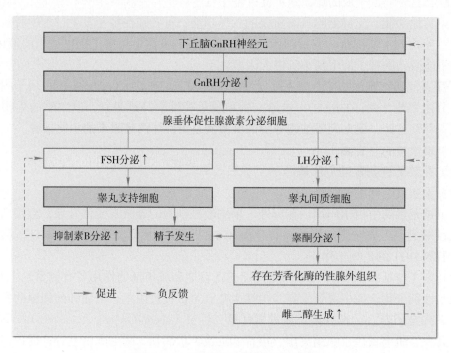

图 11-28　下丘脑－腺垂体－睾丸轴

1. 下丘脑分泌的 GnRH 的作用　GnRH 经垂体门脉系统运输至腺垂体，与促性腺激素分泌细胞细胞膜上的 G 蛋白耦联受体结合，主要通过 G_q-PLC-IP_3、DG 信号转导通路刺激促性腺激素的合成与分泌。促性腺激素包括卵泡刺激素（follicle-stimulating hormone，FSH）和黄体生成素（luteinizing hormone，LH），后者在男性又称间质细胞刺激素（interstitial cell stimulating hormone，ICSH）。

腺垂体促性腺激素的释放受下丘脑GnRH脉冲发生器（pulse generator）的调控，GnRH的脉冲频率决定LH和FSH的生成比例。GnRH的低频脉冲主要促进FSH的合成，而高频脉冲则有助于促进LH的合成。导致GnRH的脉冲式释放的机制尚未完全阐明。然而，一些来自中枢或外周的信号参与调节GnRH神经元的活动。例如，去甲肾上腺素、神经肽Y和瘦素（leptin）可促进GnRH释放，β-内啡肽、白细胞介素1、GABA和DA可抑制GnRH释放，而雌二醇则具有促进和抑制GnRH释放的双重作用。

2. 腺垂体分泌的FSH和LH的作用 FSH和LH是腺垂体促性腺激素分泌细胞在GnRH的刺激下分泌的。大多数促性腺激素分泌细胞同时产生FSH和LH，但有少数促性腺激素分泌细胞只产生FSH或LH。FSH和LH同属异源二聚体糖蛋白，由一个共同的α亚单位和一个特定的β亚单位（包括LH-β或FSH-β）组成。在血浆中，FSH和LH以游离型形式存在，FSH的半衰期为1~3 h，LH的半衰期为30 min。血浆中LH浓度的波动幅度高于FSH。

FSH和LH与睾丸间质细胞和支持细胞细胞膜上的G蛋白耦联受体结合，经Gs-AC-cAMP-PKA信号转导通路产生生物学作用。其中，FSH作用于支持细胞，与睾酮一起共同刺激支持细胞的所有功能，包括促进支持细胞合成ABP和抑制素、启动并维持精子发生；LH可促进睾丸间质细胞分泌睾酮，其机制包括促进胆固醇的摄取与利用、增强合成睾酮所需酶的活性。FSH和LH的长期效应分别是促进支持细胞、间质细胞的增殖。此外，FSH通过控制支持细胞的增殖和生精小管的生长，在未成熟睾丸的发育中发挥重要作用。

3. 睾丸分泌的睾酮的反馈调节 下丘脑GnRH脉冲发生器的活动及腺垂体LH的分泌受睾酮及其衍生物雌二醇的反馈调节。LH刺激睾丸间质细胞合成睾酮，而睾酮可在外周组织芳构化为雌二醇。如血中睾酮特别是雌二醇浓度的升高，在下丘脑水平抑制GnRH的释放，在腺垂体水平通过抑制LH特异性β亚单位的合成和GnRH受体的表达，使LH分泌的脉冲幅度降低，但对FSH-β亚单位合成的抑制作用较弱，腺垂体FSH的分泌主要受支持细胞分泌的抑制素的负反馈调节。虽然睾酮在外周组织可以转化为DHT，但DHT不参与对腺垂体或下丘脑的负反馈调节。

4. 抑制素和激活素对FSH分泌的调节 除了GnRH外，抑制素和激活素之间的相互作用也参与调节FSH的释放。

抑制素由一个α和一个β亚单位组成。由于β亚单位有βA和βB两种，因此，抑制素有两种，即抑制素A（αβA）和抑制素B（αβB）。男性的抑制素主要是抑制素B，抑制素A极少或无。抑制素B是支持细胞在FSH刺激下分泌的激素，可同时发挥旁分泌和内分泌效应。其内分泌效应是通过与腺垂体促性腺激素分泌细胞细胞膜中的丝氨酸/苏氨酸激酶受体结合，抑制FSH β亚单位的合成，由此减少FSH的分泌。由于男性的血清抑制素B水平与精子总数和睾丸体积相关，因此可作为精子发生的血清标志物，中、重度少精子症患者血清抑制素B的含量降低。

激活素（activin）是一种由抑制素的两个β亚单位组成的二聚体，由于β亚单位有βA、βB两种同工型，因此激活素有βAβA、βAβB、βBβB三种组合。激活素在包括垂体在内的多种组织中表达。在腺垂体，局部产生的激活素可对抗抑制素B的作用，即促进β-FSH的合成，使FSH释放增加。

下丘脑－腺垂体－睾丸轴可将睾丸的生精功能和内分泌功能维持在适当的水平。男性运动员如滥用雄激素，通过雄激素对下丘脑和腺垂体的负反馈作用，使腺垂体促性腺激素分泌减少，引起睾丸生精障碍。对于各种因促性腺激素分泌不足所致的睾丸功能减退症患者，如有生育要求，雄激素替代治疗只能促进外生殖器的发育，但无精子生成；而具有LH作用的人绒毛膜促性腺激素可促进睾丸生精和分泌雄激素的作用，雌激素受体拮抗剂和芳香化酶抑制药分别通过阻断下丘脑的雌激素受体、减少外周组织雌二醇的生成，消除雌二醇对下丘脑和腺垂体的负反馈作用，从而促进腺垂体促性腺激素的分泌，促进睾丸生精和分泌雄激素。

二、卵巢的内分泌

卵巢实质中较厚的周围部为皮质，含有处于不同发育阶段的卵泡、黄体和白体等结构；中央部为髓质，由疏松结缔组织构成，有丰富的血管和淋巴管。皮质和髓质之间没有明显的分界线。卵巢几乎不含卵泡的一端称为门部，为血管、淋巴管和神经出入卵巢之处，门部结缔组织中的门细胞为内分泌细胞，可分泌雄激素。

（一）卵巢的功能

女性卵巢的主要功能是产生卵子（ovum）、分泌雌激素（estrogen）和孕激素（progestogen），使女性具有正常的生理特征和生育能力。

1. 产生卵子 卵泡由一个卵母细胞（oocyte）和包绕其周围的许多卵泡细胞（follicular cell）组成。

（1）卵泡的生长发育过程 卵泡的生长发育过程可分为原始卵泡、生长卵泡（包括初级卵泡和次级卵泡）和成熟卵泡三个阶段（图11–29）。

（2）优势卵泡和闭锁卵泡 在前一个月经周期结束时，由于腺垂体分泌 FSH 增加，10～20 个次级卵泡被募集，并开始快速、依赖 FSH 生长。在月经周期的第 5～7 d，通过选择的过程，在被募集的卵泡中，一般只有一个能继续发育成为优势卵泡（dominant follicle）并排卵。优势卵泡的选择过程可用 FSH 阈值学说来解释。卵泡生长发育所需的最低血中 FSH 浓度称为 FSH 阈值，可反映卵泡对 FSH 的敏感性。由于不同卵泡表达不同数量的 FSH 受体，因而对 FSH 具有不同的敏感性。卵泡期开始时，由于 FSH 水平较高，有

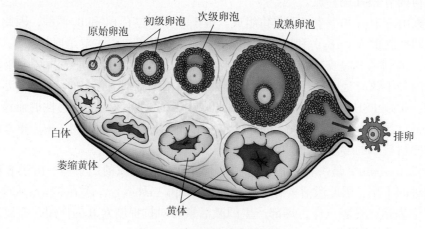

图 11–29 卵泡的生长过程

较多卵泡被募集并进行快速的生长，同时，雌激素的分泌量也逐渐增加。由于雌激素对下丘脑和腺垂体的负反馈作用及颗粒细胞产生的抑制素对 FSH 分泌的抑制作用，血液中的 FSH 水平出现降低，此时，血中 FSH 的浓度一般仅能满足一个分布有最多 FSH 受体的最大卵泡继续生长的需要，该卵泡即成为优势卵泡，而其他卵泡则逐渐退化。

卵巢内绝大部分卵泡可因颗粒细胞和卵母细胞发生凋亡而在发育的不同阶段先后退化，这些卵泡称为闭锁卵泡（atretic follicle）。

主要抑制排卵的避孕药的作用原理是外源性的雌激素和孕激素通过负反馈机制抑制 GnRH、FSH 和 LH 的分泌，血浆中低水平的 FSH 可干扰优势卵泡的选择、低水平的 LH 则抑制排卵，从而达到避孕的目的。人工诱导排卵时，通过改变 FSH 的起始剂量、维持量和维持时间即可控制能发育成熟并排卵的卵泡数量。

2. 内分泌功能　卵巢合成的雌激素主要包括雌二醇（estradiol，E_2）和雌酮（estrone），以雌二醇的生物活性最强；孕激素主要是孕酮（progesterone，P）。排卵前，卵泡的膜细胞和颗粒细胞协作合成雌激素，膜细胞也能合成少量的孕酮；排卵后，黄体分泌大量的雌激素和孕激素。除了雌激素和孕激素外，卵巢也合成少量的雄激素和抑制素等。

（1）卵巢性激素的生物合成　与糖皮质激素一样，胆固醇是卵巢合成雌激素和孕激素的原料或前体。

1）雌激素的合成：卵泡合成雌激素需要膜细胞和成熟卵泡的颗粒细胞共同完成。其中，膜细胞合成雄烯二酮和睾酮，颗粒细胞负责将雄激素转化为雌二醇和雌酮。

膜细胞表达将胆固醇转化为雄烯二酮所需的酶，但不表达高水平的 17β- 羟类固醇脱氢酶，且缺乏将雄激素转化为雌二醇所需的芳香化酶，而颗粒细胞表达芳香化酶。双细胞模型（two-cell model）认为，在 LH 的作用下，膜细胞以胆固醇为原料合成雄烯二酮和少量的睾酮，这些雄激素可透过基膜扩散入颗粒细胞内，由于 FSH 可增加成熟卵泡颗粒细胞芳香化酶的活性，芳香化酶则将雄烯二酮和睾酮转变为雌酮和雌二醇。此外，成熟颗粒细胞 FSH 受体被激活还可增加 LH 受体的表达，LH 与 LH 受体结合也可促进雌二醇的合成。颗粒细胞合成的雌激素大部分释放入血，小部分进入卵泡腔（图 11-30）。

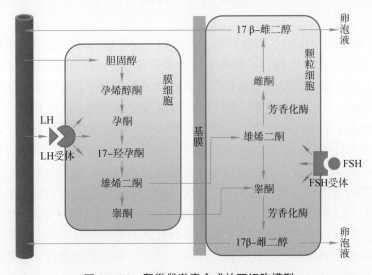

图 11-30　卵巢雌激素合成的双细胞模型

2）孕激素的合成：孕激素主要在卵巢的颗粒黄体细胞内合成，其合成过程是：胆固醇在胆固醇侧链裂解酶（限速酶）、3β- 羟类固醇脱氢酶（关键酶）的作用下，先后生成孕烯醇酮和孕酮。颗粒黄体细胞表达大量的 LH 受体。LH 与其受体结合，通过 Gs-AC-cAMP-PKA 信号转导通路，增加使胆固醇向孕酮转化的酶（即胆固醇侧链裂解酶和 3β- 羟类固醇脱氢酶）的表达，减少使孕酮向雌激素转化的酶（如 17α- 羟化酶和芳香化酶）的表达，从而促进孕酮的合成。由于孕酮是卵巢性激素合成过程中的中间产物，孕酮合成增加也可增加雌二醇的合成。

（2）卵巢性激素的运输与代谢 𝑒

（3）卵巢性激素的作用机制 𝑒

（4）卵巢性激素的生物学作用　雌激素和孕激素的生物学作用既存在相互协同作用，也存在相互拮抗作用，以保证女性生殖系统的正常功能活动（表 11-6）。

表 11-6　雌激素和孕激素的主要生物学作用的比较

比较项目	雌激素的作用	孕激素的作用
卵巢	促进卵泡发育；促进排卵	促进卵母细胞成熟；阻止排卵
输卵管	促进输卵管节律性收缩和纤毛摆动	抑制输卵管节律性收缩
子宫肌	提高子宫平滑肌对缩宫素的敏感性并增强其收缩力	降低子宫平滑肌对缩宫素的敏感性和收缩能力
子宫内膜	促进子宫内膜增殖	促进子宫内膜腺体分泌大量黏液
宫颈	分泌大量清亮、稀薄的黏液	分泌少量黏稠黏液
阴道	促进阴道上皮增生和角化，维持阴道的酸性环境	抑制阴道上皮增生、降低其角化程度
乳腺	刺激乳腺导管上皮细胞的生长	刺激乳腺小叶和腺泡的发育
神经系统	神经保护作用	提高下丘脑体温调定点的水平，使整个月经周期内体核温度呈现双相模式
水盐代谢	引起水、钠潴留	促进水、钠排泄
其他作用	抑制骨吸收，促进长骨成熟和骺板闭合；增加血清高密度脂蛋白水平、降低血清低密度脂蛋白水平	刺激呼吸，降低血液 CO_2 分压

1）雌激素的生物学作用：雌激素除了可影响女性生殖器官的结构与功能外，还有许多非生殖组织效应。①生殖器官：雌激素的卵巢效应包括与 FSH 协同促进卵泡发育；对卵巢颗粒细胞有强大的促有丝分裂的作用；卵泡期雌激素对下丘脑和腺垂体的正反馈作用促进 LH 峰的形成，从而促进排卵；黄体期雌激素与孕激素对下丘脑和腺垂体发挥负反馈作用，使血液中 LH 和 FSH 的浓度一直处于较低水平。雌激素的输卵管效应主要是促进输卵管节律性收缩和纤毛摆动，有助于精子或卵子的运送。雌激素的子宫效应包括促进子宫内膜增殖；妊娠晚期，雌激素通过增加缩宫素受体的数量和收缩蛋白质的表达，提高子宫平滑肌对缩宫素的敏感性并增强其收缩力；使宫颈口松弛而刺激宫颈分泌大量清亮且稀薄的黏液，从而有利于精子穿过进入宫腔。雌激素的阴道效应为促进阴道上皮增生和角化、增加糖原含量，糖原分解产物使阴道分泌物呈酸性从而增强其对感染的抵抗力。此外，雌激素还促进外生殖器的发育。②乳腺和女性第二性征：雌激素刺激乳腺导管上皮细胞的生长和分化，并刺激结缔组织的生长。促进脂肪在乳腺的聚集，使乳房丰满而隆起。促进女

性其他第二性征的形成，如音调增高、骨盆横径的发育大于前后径及显现出女性特有的体态等。③骨骼：雌激素能促进成骨细胞的活动，加速骨生长和促进骨中钙、磷沉积，使女性青春期出现生长陡增；雌激素也可通过促进骺板闭合使长骨生长停止。因此，女性较男性更早出现生长停止。雌激素通过抑制骨转换及维持骨形成与骨吸收之间的平衡来保存骨量，绝经期缺乏雌二醇可致骨质疏松症，特别是绝经后的前 5 年内，雌激素的缺乏可导致骨质的快速流失。④心血管系统：雌激素对心脏有保护作用，可通过内皮依赖性和不依赖内皮的机制引起短期血管舒张。雌激素还可抑制内皮细胞凋亡、促进靶组织的血管生成。⑤中枢神经系统：缺氧或受到其他损害时，雌激素对神经元具有保护作用；雌激素的年龄相关性下降与认知功能下降相关。⑥肝：雌激素对肝的总体影响是改善血液中脂蛋白的构成。雌激素增加 LDL 受体的表达，从而增加肝对富含胆固醇的低密度脂蛋白颗粒的清除，降低血清总胆固醇；雌激素还能增加循环中的高密度脂蛋白水平。因此雌激素可能有预防动脉粥样硬化的作用，绝经前女性的心、脑血管疾病发病率明显低于男性可能与此有关。此外，雌激素可降低血浆纤维蛋白原、抗凝血酶、蛋白质 S 及纤溶酶原激活物抑制物 –1 的浓度，雌激素还可促进激素结合蛋白（包括甲状腺素结合球蛋白、皮质醇结合球蛋白和性激素结合球蛋白）的合成。⑦皮肤：雌激素刺激角质形成细胞（keratinocyte）增殖，抑制角质形成细胞凋亡。在真皮，雌激素可增加胶原合成，与孕酮一起抑制胶原的分解，并可增加真皮中糖胺聚糖的生成和沉积。⑧水盐代谢：高浓度的雌激素可促使体液向组织间隙转移，引起血容量减少，继而刺激醛固酮的分泌，导致水、钠潴留。

　　2）孕激素的生物学作用：孕激素的主要靶器官是子宫、乳房和脑，该激素没有显著的促进合成代谢的作用。①生殖器官：孕酮的卵巢效应包括减少卵泡闭锁，促进卵母细胞成熟；负反馈调节腺垂体促性腺激素的分泌；大剂量的孕酮可抑制 LH 分泌，使 LH 峰不能形成，从而阻止排卵。孕酮的输卵管效应是促进输卵管上皮分泌黏性液体，并减弱其节律性收缩。一般来说，孕酮的子宫效应是为妊娠的开始和维持做好准备，包括刺激合成负责溶解透明带的酶，促进着床；刺激内膜腺体分泌大量黏液，使子宫内膜产生分泌期的变化；降低子宫平滑肌的兴奋性、对缩宫素的敏感性和收缩能力；使宫颈分泌少量黏稠的黏液，阻止精子通过。孕酮的阴道效应是抑制阴道上皮增生、降低其角化程度。②乳腺：孕酮刺激乳腺小叶和腺泡的发育，为泌乳做准备。在妊娠中、晚期，孕酮可拮抗催乳素的作用；分娩后，由于血中孕酮水平的突然下降，对乳汁生成的抑制作用消除，催乳素可始动并维持乳汁的生成。③神经系统：孕酮作用于下丘脑可提高体温调定点的水平，因此，黄体期血液中高水平的孕酮可使体温升高，整个月经周期内体核温度呈现双相模式。这是根据体温变化来确定是否有排卵的基础。月经期孕酮的丧失是经前期综合征（premenstrual syndrome，PMS）和一些妇女经历的经前焦虑症（premenstrual dysphoric disorder，PMDD）的基础。④水盐代谢：大剂量的孕酮可拮抗醛固酮的肾效应，促进水、钠排泄。⑤呼吸系统：无论是在月经周期黄体期还是妊娠期，孕酮均可刺激呼吸，降低血液 CO_2 分压，但意义尚不清楚。

　　（二）卵巢功能的调节

　　卵巢功能的周期性变化受下丘脑 – 腺垂体 – 卵巢轴（hypothalamic-adenohypophysis-ovarian axis）的控制。下丘脑 – 腺垂体 – 卵巢轴是由下丘脑促垂体区的 GnRH 释放神经元驱动的，这种神经元在婴儿期的前两年较活跃，但随后的 10 年左右生殖轴进入休眠状态。

在围青春期，与睡眠相关的 GnRH 脉冲式分泌开始出现；至青春期，GnRH 脉冲的频率和振幅均增加，释放的 GnRH 可刺激 LH 和 FSH 的产生，而 LH 和 FSH 可调节卵巢卵泡的发育和排卵及雌激素和孕激素的分泌。与其他下丘脑 – 腺垂体 – 靶腺轴不同的是卵巢激素对下丘脑、腺垂体的反馈作用既有正反馈，也有负反馈（图 11–31）。女性雌激素对下丘脑和腺垂体的正反馈作用到青春期后期才趋于成熟。

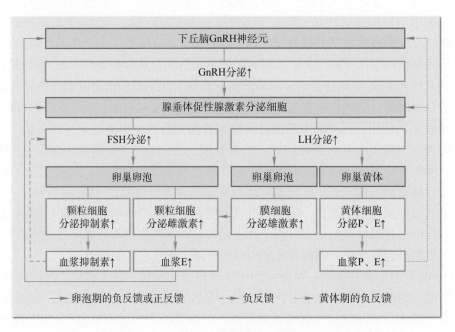

图 11–31　**下丘脑 – 腺垂体 – 卵巢轴示意图**

卵巢黄体细胞是指颗粒黄体细胞（分泌孕激素）和膜黄体细胞（分泌雄激素）。卵泡期早期，
雌激素对下丘脑和腺垂体进行负反馈调节；卵泡期晚期，雌激素对下丘脑和腺垂体进行正反馈调节。

1. 下丘脑分泌的 GnRH 的作用　正常情况下 GnRH 呈脉冲式分泌，下丘脑 GnRH 神经元的脉冲模式是决定腺垂体 FSH、LH 释放的关键因素，但下丘脑 GnRH 脉冲发生器的性质和确切位置仍未确定。一般来说，下丘脑中的去甲肾上腺素（可能还包括肾上腺素）可增加 GnRH 脉冲频率；相反，脑啡肽和 β– 内啡肽等阿片样肽可降低 GnRH 脉冲的频率。雌激素使脉冲频率增加，孕酮使脉冲频率降低。

在黄体期末和卵泡期早期，GnRH 脉冲频率为每 90~120 min 一次，此时 FSH 分泌占主导地位。到卵泡期的晚期，GnRH 脉冲频率增加到每 60 min 一次，使 LH 的分泌量多于FSH。排卵后，卵巢黄体细胞以分泌孕酮为主，孕酮增加下丘脑阿片样活性并使 GnRH 脉冲频率降至每 3~5 h 一次，这种较慢的 GnRH 脉冲模式有利于 FSH 的合成，但与此同时，黄体生成的雌二醇和抑制素抑制 FSH 的释放，导致腺垂体 FSH 储存增加。随着黄体退化，雌二醇、抑制素和孕酮分泌量急剧下降，GnRH 脉冲频率又逐渐升高，在缺乏雌二醇和抑制素的情况下，选择性的 FSH 释放占主导地位，并随之启动下一波卵泡发育。

2. 腺垂体分泌的 FSH 和 LH 的作用　由于 GnRH 的分泌是脉冲式的，FSH 和 LH 的分泌方式也是脉冲式的。在月经周期的不同时相，这些脉冲的幅度和频率的变化存在一定的规律性。

FSH 和 LH 均通过与 G 蛋白耦联受体结合对卵巢功能进行调节，控制女性的生殖功能。在卵泡期，来自垂体的 FSH 负责卵泡的早期成熟，FSH 和 LH 共同负责卵泡的最终成熟；LH 促进膜细胞合成雄激素，FSH 促进颗粒细胞将来自膜细胞的雄激素转变为雌激素。月经中期形成的 LH 峰可引起排卵和黄体的形成，但此时 FSH 分泌的小幅度突增的意义尚不确定。在黄体期，LH 可刺激黄体细胞分泌雌激素和孕酮。

3. 卵巢激素的反馈调节　促性腺激素的合成和释放受卵巢激素的正、负反馈调控。除了卵泡期晚期雌激素对下丘脑 GnRH 神经元和腺垂体促性腺激素分泌细胞进行正反馈调节外，卵泡期早期的雌激素及整个黄体期的雌激素和孕激素对下丘脑和腺垂体进行负反馈调节。卵泡颗粒细胞分泌的抑制素主要抑制腺垂体 FSH 的合成与释放。

（三）月经周期及其激素调控

1. 月经周期的概念　育龄妇女在下丘脑－腺垂体－卵巢轴的调控下，卵巢功能和子宫内膜发生一系列周期性变化，伴随卵巢功能周期性变化而出现的子宫内膜周期性脱落及出血的现象称为月经（menstruation）。女性的第一次月经称为初潮（menarche），多出现在 13~14 岁，但可早在 11 岁、迟至 16 岁出现。每次月经的持续时间称为月经期（menstrual phase），一般为 3~5 d。以月经为特征的卵巢功能和子宫内膜的周期性变化称为月经周期（menstrual cycle），如以出血的第一天作为月经周期的开始，则两次月经第一天之间的时期即为一个月经周期，一般为 21~35 d，平均为 28 d。

2. 月经周期的激素调控　根据子宫内膜的组织学变化可将月经周期分为月经期、增殖期和分泌期，根据卵巢的形态和功能变化特点又可将月经周期分为卵泡期（follicular phase）和黄体期（luteal phase），前者为子宫周期（uterine cycle），后者为卵巢周期（ovarian cycle），其中，月经期和增殖期分别对应于卵泡期早期和晚期，而分泌期则对应于黄体期（图 11-32）。下面关于月经周期各期所对应的时间均以一个正常月经周期为 28 d 为例。

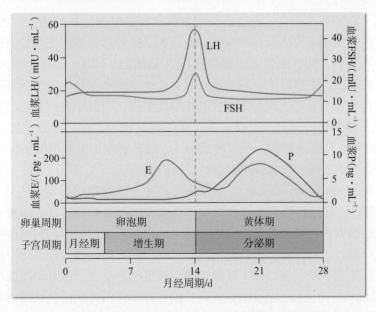

图 11-32　月经周期中血浆腺垂体促性腺激素和卵巢性激素浓度的变化

（1）月经期　是指从月经开始到出血停止的时期，为月经周期第 1~4 d。在月经期，由于黄体退化、卵泡的颗粒细胞少，血浆雌激素、抑制素 B 和孕激素浓度均处于低水平，对下丘脑和腺垂体的负反馈抑制作用较弱，使 GnRH 的分泌以低频脉冲方式进行，这种脉冲频率主要刺激腺垂体分泌 FSH，可使血中 FSH 浓度小幅度升高，从而募集较多卵泡进行快速生长（图 11-33）。

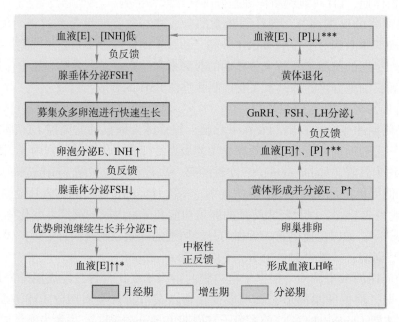

图 11-33　月经周期各期的子宫特征、卵巢功能的变化及其激素机制
*：子宫内膜增生；**：子宫内膜增生、腺体分泌；***：子宫内膜剥落、出血
E：雌激素；INH：抑制素；P：孕激素。

月经期的子宫特征是子宫内膜脱落与出血，这与血中雌激素和孕激素水平急剧下降、从而引起子宫内膜功能层发生蛋白酶解和缺血有关。排卵后，溶酶体内的蛋白水解酶逐渐增多，至月经周期第 25 d，随着血中雌激素和孕酮浓度的下降，溶酶体膜的通透性增加，多种蛋白水解酶释放入子宫内膜，导致子宫腺、基质细胞和血管内皮的溶解；至月经来潮前 24 h，子宫内膜螺旋动脉出现逐渐加强的痉挛性收缩，引起子宫内膜功能层和远端血管壁缺血、坏死；继而螺旋动脉又突然扩张，致使血管破裂，最终导致功能层出血和剥脱（图 11-34）。此外，月经来潮前，子宫内膜 $PGF_{2\alpha}$ 的显著增加可刺激溶酶体释放酸性水解酶，增强子宫肌层的收缩，帮助排出剥落的子宫内膜。

（2）增殖期（proliferative phase）　是指从月经停止到排卵的时期，为月经周期第 5~14 d。在增殖期，卵泡进行快速生长并增加雌激素和抑制素的分泌量。随着血浆雌激素和抑制素浓度的逐渐升高，雌激素和抑制素对腺垂体促性腺激素分泌的抑制作用加强，血中 FSH 水平出现降低，这可引起大多数处于发育过程中的卵泡逐渐退化，只有优势卵泡能继续生长并分泌雌激素，从而使血浆中雌激素的浓度继续升高，形成月经周期中雌激素的第一个高峰。到排卵前 36~48 h，雌激素对下丘脑和腺垂体的作用由负反馈转为正反馈，雌激素的中枢性正反馈作用可触发下丘脑 GnRH 的高频脉冲式分泌，或者直接作用于腺垂

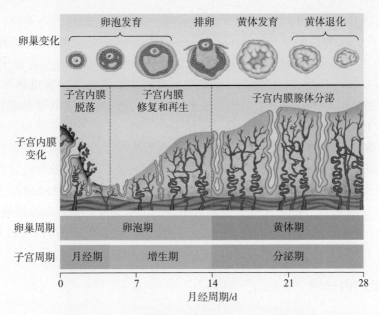

图 11-34　月经周期各期的卵巢和子宫内膜的变化

体，使促性腺激素分泌细胞的 GnRH 受体数量增加，从而促进 LH 和 FSH（主要是 LH）的分泌，导致排卵前 LH 峰的出现。LH 峰值出现后 16～24 h 即可出现排卵（图 11-33）。

成熟卵泡破裂并排出卵子的过程称为排卵（ovulation）。女性在月经初潮和绝经之间排卵约 450 次。排卵由月经周期中血液的 LH 峰触发。排卵前，成熟卵泡挤压卵巢表面，卵巢壁因局部缺血而形成凸出的透明小区，称为卵泡斑（follicular stigma）。LH 峰诱导膜细胞和颗粒细胞释放炎性细胞因子和水解酶，这些分泌成分导致卵泡壁、白膜和卵泡斑附近的表面上皮破裂，最后，卵泡腔与腹腔相通，次级卵母细胞与放射冠一起通过破裂的卵泡斑，以缓慢、平缓的过程从卵泡排出，排出的卵子可被覆盖在卵巢表面的输卵管漏斗部伞端摄入。被输卵管摄入的次级卵母细胞如在 24 h 内不受精则退化消失；如受精，通过完成第二次成熟分裂，生成一个成熟卵细胞和一个第二极体。

增殖期的子宫特征是在卵泡分泌的雌激素的作用下，子宫内膜呈增殖性变化，表现为子宫内膜厚度由 0.5 mm 增厚至 3～5 mm，子宫内膜中子宫腺增多、增长并发生弯曲，腺腔扩大，但子宫腺不分泌，螺旋动脉逐渐形成并伸长（图 11-34）。

（3）分泌期（secretory phase）　是指从排卵后到下次月经前的时期，为月经周期第 15～28 d。排卵后，残留于卵巢内的卵泡壁（包括颗粒层和卵泡膜）向卵泡腔内塌陷，在 LH 的作用下，卵泡壁逐渐发育成富含血管的内分泌细胞团。由于该细胞团新鲜时呈黄色，故称之为黄体（corpus luteum）。位于黄体中央的、由颗粒细胞分化而来的颗粒黄体细胞（granulosa lutein cell）分泌孕激素；位于黄体周边的、由膜细胞分化而来的膜黄体细胞（theca lutein cell）与颗粒黄体细胞协作分泌雌激素。通过黄体细胞的分泌活动，血中的孕激素和雌激素的浓度逐渐升高（孕激素增加更显著），由此形成孕激素的高峰和雌激素的第二个高峰，使子宫内膜呈现分泌期的变化。随后，由于孕激素和雌激素对下丘脑和腺垂体的负反馈作用，FSH 和 LH 的分泌逐渐减少，黄体开始萎缩、退化，孕激素和雌激素的分泌量迅速减少，由此进入下一个月经周期（图 11-33）。

　　黄体的维持时间取决于排出的卵子有无受精。如果排出的卵子未受精，黄体仅维持2 周左右即退化，此为月经黄体（corpus luteum of menstruation）。如排出的卵子受精，在胎盘分泌的人绒毛膜促性腺激素的作用下，卵巢中的黄体可继续发育增大为妊娠黄体（corpus luteum of pregnancy），为维持妊娠的孕激素的主要来源。妊娠黄体可维持 3 个月，以后由胎盘接替妊娠黄体的内分泌功能，使整个妊娠期血中雌激素和孕激素均可保持在高水平，而 FSH 和 LH 保持在低水平，由此出现停经、卵泡不再发育成熟和不排卵。月经黄体或妊娠黄体维持一段时间后均会发生退化，并逐渐被增生的结缔组织所取代，形成称为白体（corpus albicans）的白色瘢痕样结构，白体逐渐下沉至卵巢髓质并被缓慢吸收。

　　分泌期的子宫特征是在雌激素和孕激素的作用下，子宫内膜继续增厚（分泌期晚期可厚达 10 mm），子宫腺迂回弯曲并分泌富含糖原的清亮黏液；螺旋动脉继续增生并卷曲，血管管腔扩张；同时，表面上皮细胞下的基质细胞分化为前蜕膜细胞，从而为胚泡的植入做好准备（图 11-34）。

三、胎盘的内分泌

（一）胎盘的结构与功能

　　胎盘（placenta）由胎儿的丛密绒毛膜和母体的底蜕膜共同构成。胚泡植入子宫内膜后，滋养层分化为内、外两层，内层是细胞滋养层（cytotrophoblast），由单层立方细胞组成，细胞之间界线清楚，有很强的分裂增殖能力；外层是合体滋养层（syncytiotrophoblast），细胞相互融合、细胞间的细胞膜消失，呈合胞体样，系与母体组织接触的界面。

　　胎盘是维持胎儿生长、发育的重要器官，其主要生理功能有：①物质交换功能，包括气体交换、提供胎儿所需的营养物质和排出胎儿的代谢产物等；②抑制局部免疫系统，防止母体对胎儿产生免疫排斥反应；③内分泌功能，胎盘几乎可合成和分泌人体内存在的所有激素，这些激素具有维持妊娠、促进胎儿生长、使妊娠母体产生适应性变化和发动分娩等功能。

（二）胎盘分泌的激素

　　胎盘的合体滋养层能合成和释放人绒毛膜促性腺激素、人胎盘催乳素、孕激素、雌激素等多种类固醇和蛋白质类激素，以维持正常妊娠、促进胎儿的生长发育（图 11-35）。

　　1. 人绒毛膜促性腺激素（human chorionic gonadotropin，hCG） 是一种由合体滋养层产生的糖蛋白激素，由一个 α 糖蛋白亚单位（α-glycoprotein subunit，α-GSU）和一个 β 亚单位（即 β-hCG）组成，α-GSU 与同一激素家族的 FSH、LH 和 TSH 的 α 亚单位的结构非常相似，具有共同的抗原性，而 β-hCG 的结构各不相同，用于检测 hCG 的抗体就是检测 β-hCG 的。β-hCG 与 β-LH 的结构相似，但 β-LH 中不存在 β-hCG 的最后 24 个氨基酸的延长部分。就结构和功能来说，hCG 与 LH 最相似，且 hCG 与 LH 受体有高亲和力，hCG 的作用主要是通过 LH 受体介导的。

　　hCG 由合体滋养层产生后释放入胎儿和母体循环血液中。hCG 的半衰期可长达 30 h，这是 hCG 能在母体血液中迅速积累的主要原因。正常妊娠的女性在胚泡植入后 24 h 即可在血清中检测到 hCG；在妊娠前 6 周，母体血清的 hCG 水平每 2 d 增加 1 倍，直到 10 周左右达峰值；然后血清 hCG 浓度开始下降，至妊娠中、晚期降至峰值的 10% 左右并持续至分娩，产后 2 周内消失。尿 hCG 定性试验可用于正常妊娠的早期诊断，妊娠 4 周的阳

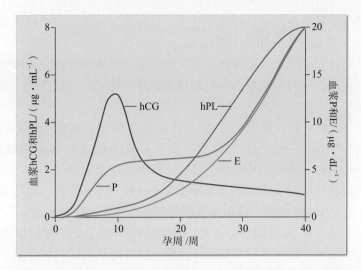

图 11-35　妊娠期间母体血浆人绒毛膜促性腺激素、人胎盘催乳素、孕酮和雌激素水平的变化

hCG：人绒毛膜促性腺激素；hPL：人胎盘催乳素；P：孕酮；E：雌激素。

性率为 100%。

hCG 的生物学作用如下。①对母体的作用：妊娠初期，胎盘产生的 hCG 与 LH 受体结合后促进胚泡的植入，并可使母体卵巢中的月经黄体发育增大为妊娠黄体，并继续分泌雌激素和孕激素，以维持妊娠。约 3 个月后，随着胎盘承担维持妊娠的雌激素和孕激素生物合成的作用，妊娠黄体逐渐退化。此外，hCG 的快速增加是导致孕妇妊娠早期恶心的原因；因 hCG 与 TSH 受体有较弱的亲和力，所以妊娠早期可能会出现短暂的甲状腺功能亢进。②对胎儿的作用：少量 hCG 可进入胎儿循环，在胎儿下丘脑-腺垂体-性腺轴完全成熟之前，hCG 可刺激胎儿睾丸间质细胞分泌睾酮，促进男胎性分化。

2. 人胎盘催乳素（human placental lactogen，hPL）　又称人绒毛膜生长激素（human chorionic somatomammotropin，hCS），是一种由合体滋养层产生的由 191 个氨基酸残基组成的蛋白质类激素，其结构与生长激素和催乳素类似。

妊娠 3 周母体的血清中即可检测到 hPL，以后，母体血清 hPL 水平逐渐升高，至妊娠晚期，hPL 的分泌量可高达 1 g/d，产后迅速降低，产后 7 h 即检测不到。尽管 hPL 在母体血液中含量很高，但对正常妊娠来说可能并不是必需的。

合体滋养层产生的 hPL 可释放入母体和胎儿的循环血液中，hPL 几乎无催乳作用，其主要生物学作用如下。①对母体的作用：与生长激素一样，hPL 可促进蛋白质合成；hPL 还可促进脂肪分解，这有助于母体利用游离脂肪酸作为能量的来源，减少对葡萄糖的消耗；胎儿通过胎盘从母体获取的葡萄糖是胎儿所需能量的主要来源，hPL 抑制母体对葡萄糖的消耗，这有助于妊娠期糖尿病的发生，但有利于胎儿从母体获得更多的葡萄糖。②对胎儿的作用：hPL 可促进胎儿的生长，并可刺激胰岛素样生长因子、胰岛素、肾上腺皮质激素和肺表面活性物质的合成。

3. 孕酮　妊娠初期，孕激素主要来源于受 hCG 调节的妊娠黄体，从妊娠第 8 周开始，胎盘的合体滋养层成为孕酮的主要来源。由于胎盘合成孕激素无需胎儿组织的参与，因此，母体血中孕激素水平不能作为衡量胎儿健康状况的指标。

胎盘合成的孕激素主要释放到母体循环中。妊娠期，母体血中孕激素水平可从黄体期的 25 ng/mL 逐渐升高到妊娠晚期的 150 ng/mL。

孕激素在维持妊娠期间子宫的静息状态、抑制前列腺素的合成、调节免疫反应以维持妊娠等方面发挥重要作用。孕激素也可引起母体在妊娠期间的一些生理变化，并诱导乳房生长和分化。

4. 雌激素 妊娠早期，雌激素主要由妊娠黄体合成；妊娠 10 周后，雌激素主要由胎儿胎盘单位（fetoplacental unit）合成。从胎儿肾上腺皮质释放的硫酸脱氢表雄酮（dehydroepiandrosterone sulfate，DHEAS）在胎儿肝中被转变为 16–（OH）–DHEAS 后，进入胎盘合体滋养层转化为妊娠期间的主要雌激素——雌三醇；或者，胎儿肾上腺皮质释放的 DHEAS 直接进入合体滋养层，在胎盘类固醇硫酸酯酶（steroid sulfatase）的作用下转变为脱氢表雄酮（DHEA），后者用于合成雌二醇和雌酮。由于雌三醇的生成需要胎儿的参与，因此母体血中的雌三醇水平可以用来评估胎儿的健康状况。

在整个妊娠期间，血浆中雌激素（包括雌二醇、雌酮和雌三醇）水平逐渐升高。雌激素在妊娠期间的主要生理作用包括刺激子宫生长、前列腺素合成和阴道上皮增厚，提高子宫平滑肌对缩宫素的敏感性，促进乳腺导管上皮细胞的生长和刺激母体腺垂体 PRL 分泌细胞的增殖等。

5. 其他胎盘激素 胎盘产生的甲状旁腺激素相关蛋白（parathyroid hormone-related protein，PTHrP）可增加胎盘钙的转运。胎盘的合体滋养层和滋养层细胞产生的促肾上腺皮质激素释放激素的结构和功能与下丘脑源性促肾上腺皮质激素释放激素相似，在整个妊娠期间，CRH 浓度呈指数式升高，在分娩期间达到顶峰；到妊娠晚期，大量 CRH 分泌入母体循环，可能在分娩的发动中发挥重要的作用。

数字课程学习……

📺 教学 PPT   📝 自测题   🖨 复习思考题

参考文献

［1］王庭槐. 生理学 [M]. 9 版. 北京：人民卫生出版社，2018.

［2］郭益民，朱亮. 基础医学与临床 [M]. 北京：人民卫生出版社，2017.

［3］Andreatta RD.Neuroscience Fundamentals for Communication Sciences and Disorders [M]. San Diego: Plural Publishing, 2020.

［4］Barrett KE, Brooks HL, Barman SM, et al.Ganong's Review of Medical Physiology [M]. 26th ed. New York: McGraw-Hill, 2019.

［5］Boron WF, Boulpaep EL. Medical Physiology [M]. 3rd ed. Philadelphia: Elsevier Saunders, 2016.

［6］Brunton LL.Goodman & Gilman's The Pharmacological Basis of Therapeutics [M]. 13th ed. New York: McGraw-Hill, 2018.

［7］Costanzo LS. Physiology [M]. 6th ed.Philadelphia: Elsevier, 2018

［8］Feldman M, Friedman LS, Brandt LJ. Sleisenger and Fordtran's Gastrointestinal and Liver Disease [M]. 11th ed.Philadelphia: Elsevier, 2021.

［9］Fox SI.Human Physiology [M]. 15th ed. New York: McGraw-Hill, 2019.

［10］Hall JE, Hall ME.Guyton and Hall Textbook of Medical Physiology [M]. 14th ed. Philadelphia: Elsevier, 2021.

［11］Hoffman R, Banz EJ, Silberstein LE, et al.Hematology： Basic Principles and Practice [M]. 7th ed. Philadelphia: Elsevier, 2018.

［12］Johnson LR.Gastrointestinal Physiology [M]. 9th ed. Philadelphia: Elsevier, 2019.

［13］Kibble JD.Physiology: Medical Course & Step 1 Review [M]. 2nd ed. New York: McGraw-Hill, 2020.

［14］Kam P, Power I.Principles of Physiology for the Anaesthetist [M]. 4th ed. Boca Raton: CRC Press, 2020.

［15］Khurana I, Khurana A.Textbook of Medical Physiology [M]. 2nd ed. Philadelphia: Elsevier, 2021.

［16］Koeppen BM , Stanton BA. Berne & Levy Physiology [M]. 7th ed. Philadelphia: Elsevier, 2018.

［17］Lumb AB, Thomas CR.Nunn and Lumb's Applied Respiratory Physiology [M]. 9th ed. Philadelphia: Elsevier, 2021.

［18］Melmed S, Auchus RJ, Goldfine AB, et al. Williams Textbook of Endocrinology [M]. 14th ed. Philadelphia: Elsevier, 2020.

［19］Michelson AD.Platelets [M]. 4th ed. London: Academic Press, 2019.

［20］Molina PE.Endocrine Physiology [M]. 5th ed. New York: McGraw-Hill, 2018.

［21］Pappano AJ, Wier WG. Cardiovascular Physiology [M]. 11th ed.Philadelphia: Elsevier, 2019.

［22］Rhoades RA, Bell DR. Medical Physiology: Principles for Clinical Medicine [M]. 5th ed. Philadelphia: Wolters Kluwer, 2018.

［23］Sherwood L, Ward C. Human Physiology: From Cells to Systems [M]. 4th ed. Toronto: Nelson Education Ltd.,

2019.

［24］Silverthorn DU.Human Physiology: An Integrated Approach [M]. 8th ed. Harlow: Pearson Education Ltd., 2019.

［25］Stanfield CL.Principles of Human Physiology [M]. 6th ed.London: Pearson Education, 2017.

［26］White BA, Harrison JR, Mehlmann LM.Endocrine and Reproductive Physiology [M]. 5th ed.St. Louis: Elsevier, 2019.

［27］Widmaier EP, Raff H, Strang KT.Vander's Human Physiology [M]. 15th ed. New York: McGraw–Hill, 2019.

［28］Yu ASL, Chertow GM, Luyckx VA, et al.Brenner & Rector's the Kidney [M]. 11th ed. Philadelphia: Elsevier, 2020.

［29］Zipes DP, Jalife J, Stevenson WG.Cardiac Electrophysiology: From Cell to Bedside [M]. 7th ed. Philadelphia: Elsevier, 2018.

郑重声明

高等教育出版社依法对本书享有专有出版权。任何未经许可的复制、销售行为均违反《中华人民共和国著作权法》，其行为人将承担相应的民事责任和行政责任；构成犯罪的，将被依法追究刑事责任。为了维护市场秩序，保护读者的合法权益，避免读者误用盗版书造成不良后果，我社将配合行政执法部门和司法机关对违法犯罪的单位和个人进行严厉打击。社会各界人士如发现上述侵权行为，希望及时举报，我社将奖励举报有功人员。

反盗版举报电话　（010）58581999　58582371

反盗版举报邮箱　dd@hep.com.cn

通信地址　北京市西城区德外大街4号　高等教育出版社法律事务部

邮政编码　100120

读者意见反馈

为收集对教材的意见建议，进一步完善教材编写并做好服务工作，读者可将对本教材的意见建议通过如下渠道反馈至我社。

咨询电话　400-810-0598

反馈邮箱　gjdzfwb@pub.hep.cn

通信地址　北京市朝阳区惠新东街4号富盛大厦1座　高等教育出版社总编辑办公室

邮政编码　100029

防伪查询说明

用户购书后刮开封底防伪涂层，使用手机微信等软件扫描二维码，会跳转至防伪查询网页，获得所购图书详细信息。

防伪客服电话　（010）58582300